第3版

ザ・ペリオドントロジー

■編集主幹

沼部幸博
梅田　誠
齋藤　淳
山本松男

■編集委員

小方賴昌
五味一博
澁谷俊昭
高柴正悟
高橋慶壯
中島啓介
西村英紀
古市保志
三谷章雄
三辺正人
山田　聡

永末書店

編者・執筆者一覧

【編集主幹】

沼部幸博　　梅田　誠　　齋藤　淳　　山本松男

【編集委員（五十音順）】

小方賴昌　　五味一博　　澁谷俊昭　　高柴正悟　　高橋慶壮　　中島啓介　　西村英紀　　古市保志
三谷章雄　　三辺正人　　山田　聡

【執筆者一覧（五十音順）】

青木　章　　東京医科歯科大学大学院医歯学総合研究科歯周病学分野　教授
青山典生　　神奈川歯科大学口腔統合医療学講座歯周病学分野　准教授
秋月達也　　東京医科歯科大学歯学部附属病院維持系診療科歯周病外来　講師
莇生田整治　慶應義塾大学医学部歯科・口腔外科学教室　専任講師
荒川真一　　東京医科歯科大学大学院医歯学総合研究科生涯口腔保健衛生学分野　教授／歯学部口腔保健学科　学科長
石原和幸　　東京歯科大学微生物学講座　教授
和泉雄一　　東京医科歯科大学　名誉教授
伊藤　弘　　日本歯科大学生命歯学部歯周病学講座　准教授
稲垣幸司　　愛知学院大学短期大学部歯科衛生学科　教授（愛知学院大学歯学部歯周病学講座　兼担教授）
井上富雄　　昭和大学歯学部口腔生理学講座　教授
臼井通彦　　九州歯科大学歯学科口腔機能学講座歯周病学分野　准教授
梅田　誠　　大阪歯科大学歯周病学講座　教授
奥田一博　　新潟大学大学院医歯学総合研究科摂食環境制御学講座歯周診断・再建学分野　准教授
小方賴昌　　日本大学松戸歯学部歯周治療学講座　教授
尾﨑友輝　　松本歯科大学歯科保存学講座（歯周）　助教
鎌田要平　　神奈川歯科大学高度先進口腔医学講座　助教
川浪雅光　　北海道大学　名誉教授
木下淳博　　東京医科歯科大学大学院医歯学総合研究科教育メディア開発学分野　教授
栗原英見　　広島大学大学院医歯薬保健学研究科歯周病態学研究室　教授
小林哲夫　　新潟大学医歯学総合病院歯科総合診療部　病院教授
五味一博　　鶴見大学歯学部歯周病学講座　教授
齋藤　淳　　東京歯科大学歯周病学講座　教授
齋藤俊行　　長崎大学大学院医歯薬学総合研究科医療科学専攻社会医療科学講座口腔保健学分野　教授
坂上竜資　　福岡歯科大学口腔治療学講座歯周病学分野　教授
佐故竜介　　松本歯科大学歯科保存学講座（歯周）　助手
佐藤秀一　　日本大学歯学部保存学教室歯周病学講座　教授
佐藤　聡　　日本歯科大学新潟生命歯学部歯周病学講座　教授
讃井彰一　　九州大学病院歯周病科　講師
柴　秀樹　　広島大学大学院医歯薬保健学研究科歯髄生物学研究室　教授
澁谷俊昭　　朝日大学歯学部歯周病学講座　教授
申　基喆　　明海大学歯学部口腔生物再生医工学講座歯周病学分野　教授
菅野真莉加　昭和大学歯学部歯周病学講座　助教
菅谷　勉　　北海道大学大学院歯学研究院口腔健康科学講座歯周・歯内療法学教室　准教授
須田玲子　　昭和大学歯学部歯周病学講座　准教授
関野　愉　　日本歯科大学生命歯学部歯周病学講座　准教授
関野　仁　　東京都立心身障害者口腔保健センター　診療部治療室長
高柴正悟　　岡山大学大学院医歯薬学総合研究科歯周病態学分野　教授
高田　隆　　広島大学大学院医歯薬保健学研究科口腔顎顔面病理病態学講座　教授

高橋慶壮	奥羽大学歯学部歯科保存学講座歯周病学分野　教授
滝口　尚	昭和大学歯学部歯周病学講座　講師
田口　明	松本歯科大学歯学部歯科放射線学講座　教授
竹内康雄	東京医科歯科大学大学院医歯学総合研究科生体支持組織学講座歯周病学分野　講師
田中昭男	大阪歯科大学病理学室　教授
多部田康一	新潟大学大学院医歯学総合研究科摂食環境制御学講座歯周診断・再建学分野　教授
中川種昭	慶應義塾大学医学部歯科・口腔外科学教室　教授
長澤敏行	北海道医療大学歯学部総合教育学系臨床教育管理運営分野　教授
中島啓介	九州歯科大学歯学科口腔機能学講座歯周病学分野　教授
永田俊彦	徳島大学　名誉教授
仲谷　寛	日本歯科大学附属病院総合診療科　教授
成石浩司	徳島大学病院・歯科（歯周病科）　講師
西村英紀	九州大学大学院歯学研究院口腔機能修復学講座歯周病学分野　教授
新田　浩	東京医科歯科大学大学院医歯学総合研究科全人的医療開発学講座歯科医療行動科学分野　准教授
沼部幸博	日本歯科大学生命歯学部歯周病学講座　教授
根本英二	東北大学大学院歯学研究科口腔生物学講座歯内歯周治療学分野　准教授
野口和行	鹿児島大学大学院医歯学総合研究科先進治療科学専攻顎顔面機能再建学講座歯周病学分野　教授
野口俊英	愛知学院大学　名誉教授
長谷川梢	鹿児島大学大学院医歯学総合研究科先進治療科学専攻顎顔面機能再建学講座歯周病学分野　助教
林丈一朗	明海大学歯学部口腔生物再生医工学講座歯周病学分野　准教授
原　宜興	長崎大学　名誉教授
深谷千絵	慶應義塾大学医学部歯科・口腔外科学教室　非常勤講師
藤田　剛	広島大学大学院医歯薬保健学研究科歯周病態学研究室　准教授
古市保志	北海道医療大学歯学部口腔機能修復・再建学系歯周歯内治療学分野　教授
前川祥吾	東京医科歯科大学歯学部附属病院維持系診療科歯周病外来　特任助教
水谷幸嗣	東京医科歯科大学大学院医歯学総合研究科生体支持組織学講座歯周病学分野　助教
三谷章雄	愛知学院大学歯学部歯周病学講座　教授
三辺正人	神奈川歯科大学口腔統合医療学講座歯周病学分野　教授
宮内睦美	広島大学大学院医歯薬保健学研究科口腔顎顔面病理病態学講座　准教授
宮澤　健	愛知学院大学歯学部歯科矯正学講座成人矯正歯科　特殊診療科教授
村井　治	岩手医科大学歯学部歯科保存学講座歯周療法学分野　助教
村上伸也	大阪大学大学院歯学研究科口腔科学専攻口腔分子免疫制御学講座歯周病分子病態学歯周病診断制御学　教授
茂木美保	東京医科歯科大学歯学部口腔保健学科　非常勤講師
八重垣健	日本歯科大学生命歯学部衛生学講座　教授
八重柏隆	岩手医科大学歯学部歯科保存学講座歯周療法学分野　教授
山崎和久	新潟大学大学院医歯学総合研究科口腔保健学分野　教授
山下明子	九州大学大学院歯学研究院口腔機能修復学講座歯周病学分野　助教
山田　聡	東北大学大学院歯学研究科口腔生物学講座歯内歯周治療学分野　教授
山本弦太	愛知学院大学歯学部歯周病学講座　講師
山本直史	岡山大学大学院医歯薬学総合研究科歯周病態学分野　准教授
山本松男	昭和大学歯学部歯周病学講座　教授
吉江弘正	新潟大学　名誉教授
吉成伸夫	松本歯科大学歯科保存学講座（歯周）　教授
吉村篤利	長崎大学大学院医歯薬学総合研究科医療科学専攻歯周歯内治療学分野　教授
米山武義	米山歯科クリニック　院長
渡辺　久	東京医科歯科大学大学院医歯学総合研究科生体支持組織学系専攻生体硬組織再生学講座　前准教授

序文 新版〈第3版〉

　本書の前身の教科書『歯周病学』は、現東京医科歯科大学名誉教授の石川烈先生を編集主幹として 1996 年 4 月に誕生しました。そして、同じく現東京医科歯科大学名誉教授の和泉雄一先生が『歯周病学』の基本姿勢を踏まえながら内容を大きく改訂し 2009 年 10 月に刊行したのが、『ザ・ペリオドントロジー』新版でした。それから 2014 年 3 月に一度版を重ね、今回の第 3 版の刊行に至っています。石川、和泉両教授も序文で述べているように、本書は歯周病学を学ぶ初学者にとっては歯周病学の基本を習得しその進歩を理解するために、また歯周病の治療に取り組んでいる臨床家にとっては、歯周病学・歯周治療学の知識、技術の再確認・再構築に役立つように作られています。

　厚生労働省の平成 28 年歯科疾患実態調査報告でも、依然として本邦の歯周病罹患者の率は高く、また「8020運動」推進の成果として、超高齢社会を迎える反面、保存される歯の数が年々増加しているものの、それには多様な全身疾患を抱えながら、口腔内では歯周病でも悩む高齢者の増加という側面もあり、そのような方々の歯周病の治療・予防も喫緊の課題となっています。歯周病がさまざまな全身疾患の発症や進行と関係があるというペリオドンタルメディシン（歯周医学）の研究の進展、その概念の一般の方々への浸透によって、ますます歯周病の予防・治療が口腔内の健康だけでなく、全身の健康にもつながり、健康寿命の延伸と深く関わることが明確となり、それが健康長寿社会実現に向けての重要な方略の一つである事は疑う余地がありません。また、医科歯科連携の時代から多職種連携の時代へと推移し、チーム医療として患者さんやその家族の方々に向き合い、歯周治療に参加する機会も増えてきました。

　このように、歯周病学を取り巻く変化に対応すべく、本書は内容を大幅改訂し、第 3 版として今回の上梓に至りました。多くの方々にとって、本書がそれぞれの目的に応じた指南書の役割を果たすことができるものと、編者、執筆者一同、確信をしています。

　お気づきのように、今回第 2 版の A4 サイズから、B5 サイズへと、ダウンサイジングをはかりコンパクトな装幀となりましたが、本文や図表は読みやすく、見やすいようにレイアウトに工夫を施しました。また、巻頭の国試対照表や各項目ごとの学習目標、到達項目も健在で、索引もさらに充実させています。

　本書の上梓に当たり、編集主幹として私の他に 3 名、編集委員として 11 名、執筆者はなんと総勢 83 名の方々が関わり、全国 29 の歯学部、歯科大学、そして臨床の最前線で活躍されている先生方の知識と力が、この本に凝集しています。

　結びに、ご多忙中にもかかわらず玉稿を御執筆頂き、また度重なる校正や編集にご協力いただいた先生方に、心より感謝申し上げます。また本書の刊行は、永末書店編集部の皆さまの多大なご理解とご助力があってこそ実現できたものです。特に井上佐保子氏の献身的努力で、こうして版を重ねることができました。記して感謝の意を表します。

2018 年 12 月
編集主幹代表
沼部幸博

序文〈第1版〉

『ザ・ペリオドントロジー』新版を世に送り出したのが、2009年10月でした。それは、石川烈先生（現東京医科歯科大学名誉教授）を編集主幹として、1996年4月に初版が刊行された『歯周病学』の基本姿勢を踏まえながらも内容を大きく改訂したものでした。その結果、『ザ・ペリオドントロジー』は、歯周病学を学ぶ初学者にとっては歯周病学の基本を習得し、その進歩を理解するために、また、歯周病の治療に取り組んでいる先生方には知識・技術の再確認・再構築にお役に立てたと思います。　わが国は、歴史上例をみない早さで高齢化が進む一方、結婚や出産年齢が年々高まり、少子化も深刻化しつつあります。このように急速な少子高齢社会の到来を迎え、健康で長生きを喜べる社会、すなわち健康長寿社会の実現が大きな課題となっています。このような状況のなかで、2011年8月に歯科口腔保健の推進に関する法律が公布・施行されました。これは、「口腔の健康が国民が健康で質の高い生活を営むうえで基礎的かつ重要な役割を果たし、国民の日常生活での歯科疾患予防の取り組みが口腔の健康保持に有効」であるとし、「国民保健の向上に寄与するため、歯科疾患の予防等による口腔の健康の保持の推進」を「総合的に推進しようとする」ものです。さらに、2013年4月1日から21世紀における第二次国民健康づくり運動（健康日本21（第二次））が実施されました。ここでは「歯・口腔の健康は摂食と構音を良好に保つために重要であり、生活の質の向上にも大きく寄与する」と明記され、目標として「健全な口腔機能を生涯にわたり維持する」ために「歯周病予防、齲蝕予防および歯の喪失防止に加え、口腔機能の維持及び向上等」を掲げ、「歯科口腔保健に関する知識等の普及啓発や「8020運動」のさらなる推進等に取り組む」とし、国としても口腔疾患の予防や口腔保健への関心を高める方向性となっています。

口腔疾患、特に歯周病が、全身疾患と深くかかわっていることが最近徐々に明らかにされてきており、私ども歯科医師が行う治療が、患者の全身状態の改善にもつながるということが証明されつつあります。これからの歯科医療は、今までの単なる局所的な治療の提供だけではなく、生活支援や生活の質（QOL）の向上という視点からその方向性や社会性が求められており、少子高齢社会における歯科医療は、さらに、そこにかかわる保健・医療・福祉などの専門職種からのニーズに応えることが必要です。この歯科医療の中心をなすのが歯周治療です。

このような社会の大きな変化から、『ザ・ペリオドントロジー　第2版』の出版が必要となりました。歯周病学および歯周治療に関して基本的事項を網羅し、体系的かつコンパクトな教科書となる基本方針は変えず、各章の充実に努めました。初版では4名の編集委員で編集を進めましたが、今回、全国の大学から13名の先生方に編集委員として加わっていただき、より内容の充実に努めました。その結果、「第5章　ライフステージを通じた歯周治療」や「第7章　歯周病の予防管理」が加わり、「第2章　歯周病のリスクファクター」や「第9章　ペリオドンタルメディシン」の充実を図りました。執筆者は全国29大学歯学部、歯科大学の歯周病学関係の先生からなり、まさにオールジャパンとして取り組みました。

最後に、ご多忙中にもかかわらず原稿の執筆ならびに度重なる編集にご協力いただきました全国の先生方に感謝申し上げます。また、膨大な原稿を前に私ども編集委員とともにご尽力いただきました永末書店編集部の皆さまに深謝申し上げます。

2009年8月
和泉雄一

序文〈初版〉

これまで我国では歯周病学に関する多くの教科書や成書が出版されてきた。ここに私共が編集したものは、それらと同種のものではなく、歯周病学に新しい扉を開く意味あいを込めて作成した。

今回特に意図したことは、これまでの教科書ではふれられていない重要な項目を取り上げたこと、歯周疾患がultifactorialな疾患であるといわれる意味を誰もが正しく理解できるように作ったことである。歯周病学を一つの山に例えれば、単にその山に速く登る道を述べるのではなく、裾野から眺め、中腹で周りを見回し、他の山との関連を探り、またいくつかの登山道を切り開きながら頂上をめざそうと試みた積もりである。各項目では、本来ならもっと頁をさいて多くのことを書いてもらいたかったが、多数の項目をコンパクトにまとめようとしたため制限せざるを得ず、もの足りない面もあったかと思われる。この場合は参考文献でより理解を深めて頂きたい。

この教科書を作るに当たって、強く実行することを薦めて頂いた東京医科歯科大学元学部長石川梧朗名誉教授にまず御礼申し上げたい。先生の励ましなしにはこの本は出版できなかったと思われる。また、編集委員を快く引き受けて下さった岡田宏大阪大学教授、中村治郎鶴見大学教授、山田了東京歯科大学教授に御礼申し上げたい。御多忙な三教授を交えて金曜日の夜、何度も目次立てを考えることができたことは本当に良い思い出になりそうである。目次を立てる度に、この項目はどの先生に書いて頂くか、ほとんど皆意見の一致をみた。現在活躍中の第一人者に執筆いただけたことは、幸いである。執筆者の中にはご多用中不本意な先生もおられたかと思われるが、快く了解され、内容の充実した原稿を執筆して頂き有り難く思っている。また、他の部分と重複していて大幅に削減して頂くなど、御迷惑をおかけした方もあり、紙面を借りてお詫びしたい。さらに、ぐずぐずしていた私共に積極的に実行を促がして下さった永末書店のスタッフに感謝する。この素晴らしい製作努力のおかげで、この様な短期間にまとめることができた。

今回の「歯周病学」はすぐ臨床の手引きになるようには書かれていないが、歯周治療におけるその基となる考え方を理解してもらえればと思っている。多くの御批判や御批評を頂ければ幸いである。

1996年5月
和泉雄一

■ 平成30年版　歯科医師国家試験出題基準と本書との対照表 ■

【必修の基本的事項】

大項目	中項目	小項目	本書の対応項目
2　社会と歯科医療	ア　患者・障害者のもつ心理社会的問題と背景	a　疾病・障害の概念・構造（社会的関わり）	1章1、8章1
	イ　保健・医療・福祉・介護の制度と医療経済	e　保健・医療・福祉・介護の制度と職種	8章2
		g　地域歯科保健活動での職種の連携	8章2
3　チーム医療	ア　チーム医療の意義	a　多職種連携	8章2
		b　医科歯科連携	8章2
		c　病診連携	8章2
4　予防と健康管理・増進	ア　健康増進と疾患予防	b　プライマリヘルスケア	8章1
		e　メタボリックシンドローム	3章3
	ウ　予防手段	a　フッ化物応用	5章II-3〜5、5章V-1
		b　保健指導	5章II-3〜5、5章V-1
		c　口腔清掃	5章II-3〜5、5章V-1
	エ　口腔健康管理	a　口腔衛生管理のための口腔ケア	5章II-3〜5、5章V-1
		b　口腔機能維持向上のための口腔ケア	5章II-3〜5、5章V-1
		c　病期に応じた口腔ケア	5章II-3〜5、5章V-1
5　人体の正常構造・機能	ア　全身・口腔の構造と機能	d　組織（上皮組織、結合〈支持〉組織（血液を含む）、筋組織、神経組織）	1章2
		f　免疫（免疫担当細胞、自然免疫、体液性免疫、細胞性免疫、粘膜免疫）	1章6
	イ　全身・口腔の生態系	a　常在微生物叢	1章5
		b　微生物の構造・一般性状	1章5
		c　プラーク〈口腔バイオフィルム〉	1章5
6　人体の発生・成長・発達・加齢	イ　人体の発育	b　発育期の特徴	6章1
	エ　加齢、老化	a　細胞・組織・臓器の加齢現象（歯および口腔を含む）	6章4
		b　高齢者の生理的特徴	6章4
		c　高齢者の心理的特徴	6章4
7　主要な疾患と障害の病因・病態	ア　疾病の概念	d　炎症	1章6〜8
		e　感染症	1章6〜8、9章12
		i　代謝障害、萎縮、壊死	9章2
		j　病的増殖	9章5、6
	イ　口腔・顎顔面領域の疾患と障害の概念	c　歯周疾患	4章1
		e　咀嚼障害	9章
		g　先天異常	2章5
		l　口腔粘膜疾患	9章
		m　唾液腺疾患	9章
		o　薬物・放射線による有害事象	9章6

vi

8 主要な症候	ア 全身の症候	a 発熱、全身倦怠感、体重減少・増加、ショック、意識障害、脱水、浮腫、けいれん、めまい、黄疸、呼吸困難、チアノーゼ、頭痛、動悸、息切れ、胸痛、睡眠障害、嘔吐、下痢	1章
	イ 口腔・顎顔面領域の症候	a 一般的症候（疼痛、腫脹、腫瘤、色調の変化、熱感、出血、瘻、硬さの異常、触覚の異常、機能障害（開口障害など））	1章4
		d 歯周組織の症候	1章4
		f 口腔粘膜の症候	1章4
	ウ 全身的疾患に関連する口腔・顎顔面領域の症候	b 出血性素因に伴う症候（歯肉出血、抜歯後出血など）	9章2
		c 急性白血病に伴う症候（歯肉出血など）	9章11、12
		d 後天性免疫不全症候群〈AIDS〉に伴う症候（カンジダ症、歯周疾患、毛状〈様〉白板症など）	9章2
		h 糖尿病に伴う症候（口腔乾燥、歯周疾患など）	3章2
		i 臓器・造血幹細胞移植に伴う症候（歯肉出血、移植片対宿主病〈GVHD〉など）	9章2
		l 認知症患者、要介護高齢者にみられる症候（カンジダ症、口腔乾燥、摂食嚥下障害など）	6章4
	エ 薬物に関連する口腔・顎顔面領域の症候	a 歯の変色、歯肉肥大〈歯肉増殖〉、多形｛滲出性｝紅斑、抗腫瘍薬による口内炎、菌交代現象〈菌交代症〉に伴う症候、顎骨壊死、唾液分泌量減少・増加、味覚異常	5章Ⅶ-8、9章6
9 診察の基本	ウ 医療面接	a 意義、目的（医療情報の収集・提供、患者歯科医師関係の確立、患者の指導、動機付け、治療への参加）	4章2
		b マナー（身だしなみ、挨拶、態度、会話のマナー、コミュニケーションの進め方、プライバシーの保護、感情面への対応）	5章Ⅱ-3
		c 聴取事項（主訴、現病歴、既往歴、家族歴、患者・家族の考え方・希望）	4章2
	キ 歯・歯周組織の診察	a 歯と修復物の所見	4章2
		c 歯周組織の症状	4章2
10 検査・臨床判断の基本	ウ 基準値と結果の解釈	c 性差、年齢差	4章2
		d 症候、病歴（既往歴、投与薬物）との関連	4章2
	エ 検体検査の種類	e 微生物学検査	4章2
	オ 口腔・顎顔面の検査	b 歯周組織の検査	4章2、5章Ⅱ-1
	カ 画像検査	d エックス線撮影（口内法、パノラマエックス線検査）	4章2
		e CT（単純、造影）	4章2
	ク 根拠に基づいた医療〈EBM〉	d 臨床疫学的指標（アウトカム、リスク比、オッズ比）	7章

12 治療の基礎・基本手技	カ 麻酔法	a 局所麻酔	5章Ⅲ
	キ 創傷の処置	a 洗浄、消毒	5章Ⅲ
		b 止血	5章Ⅲ
		c 縫合	5章Ⅲ
	ク 膿瘍の処置	a 穿刺、切開、ドレナージ	5章Ⅱ-2、5章Ⅶ-3、7章3
	ケ 歯・歯周組織に対する基本的処置	a 抜歯	5章Ⅶ-4
		d 歯周治療	5章Ⅱ-1
	コ 薬物療法	a 薬理作用（薬力学、主作用および副作用を含む）	5章Ⅵ-1
		b 薬物動態	5章Ⅵ-1
		c 薬物投与（連用および併用を含む）	5章Ⅵ-1
	ス 患者管理の基本	a 口内環境の評価（口腔清掃状態、補綴装置の清掃状態、残存歯の状態、口腔粘膜の状態、咬合状態、補綴装置の適合状態、顎堤の状態、唾液、味覚）	4章2、5章Ⅱ-1
		b 全身管理に留意すべき疾患・対象（皮膚・粘膜疾患、呼吸器疾患、循環器疾患、消化器疾患、血液・造血器・リンパ系疾患、泌尿器・生殖器疾患、精神疾患、神経疾患、内分泌疾患、免疫・アレルギー性疾患、感染症、小児疾患など）	9章13
	セ 歯科材料・機器	j 口腔インプラント・口腔外科・歯周治療用材料	5章Ⅲ-3、6章

【歯科医学総論】

総論Ⅰ　保健・医療と健康増進

大項目	中項目	小項目	本書の対応項目
1　健康の保持・増進と社会保障の仕組み	イ　口腔と全身の健康増進	c　健康診断、口腔の診察・検査、スクリーニング検査	4章2、8章
		e　禁煙指導・支援	9章1
	ウ　保健・医療・福祉・介護の法規と制度	k　医療連携、チーム医療	8章2
		l　保健・医療・福祉・介護の制度と連携	8章2
	エ　地域保健、地域医療	a　公衆衛生活動、地域保健活動（医療政策を含む）	7章1、8章
		b　医療計画、健康増進計画	7章
		c　ヘルスプロモーション	7章
		d　地域保健活動の進め方	7章
		e　都道府県・市町村・保健所の歯科保健業務	7章
		f　プライマリヘルスケア	7章
		g　かかりつけ歯科医機能	7章
2　ライフステージ別にみた保健・福祉の制度	ア　母子保健、母子歯科保健と児童福祉	d　妊産婦の歯科保健	6章3
		e　乳幼児の歯科保健と健康診査	6章1
	エ　成人保健、成人歯科保健	a　現状、動向	8章1
	オ　高齢者保健、高齢者歯科保健	b　高齢者の特性	6章4
		c　QOL〈quality of life〉、日常生活動作〈ADL〉	8章1
	カ　障害児・障害者の保健・福祉	e　障害児・障害者の歯科保健医療	8章2
6　疫学と調査	ア　疫学とその応用	a　疫学の概念	7章
		b　疫学指標	7章
		e　観察研究、介入研究	7章
	イ　指標と調査	a　歯科領域における統計指標と疫学調査	7章
	ウ　口腔疾患の疫学要因	b　歯周疾患の疫学要因	7章

総論Ⅱ　正常構造と機能、発生、成長、発達、加齢

大項目	中項目	小項目	本書の対応項目
2　生態系	ア　常在微生物		1章5
3　免疫	ア　免疫系担当臓器・細胞		1章6
	イ　抗原処理と抗原提示		1章6
	ウ　自然免疫		1章6
	エ　獲得免疫	a　体液性免疫	1章6
		b　細胞性免疫	1章6
4　頭頸部の構造	オ　頭頸部の内臓系	a　口腔〈口唇、口腔前庭、固有口腔、口蓋、口〔腔〕底、頰、口峡〉	1章2
5　歯と歯周組織の構造	ア　歯の形態	a　基本事項（生物学的特性、生歯、歯式、方向用語、歯の外形、歯髄腔の形態、歯根の形態、三歯徴〈三表徴〉）	1章2
		b　乳歯	1章2
		c　永久歯	1章2
		d　特殊な形態	1章2

総論 II　正常構造と機能、発生、成長、発達、加齢（つづき）

大項目	中項目	小項目	本書の対応項目
5　歯と歯周組織の構造	イ　組織と性状	a　エナメル質、象牙質、歯髄	1章2
		b　歯周組織	1章2
6　口腔・顎顔面の機能	ウ　食物摂取	b　吸啜、咀嚼	1章3
7　口腔の生態系	ア　常在微生物叢		1章5
	イ　プラーク〈口腔バイオフィルム〉		1章5
8　人体の成長・発達・加齢	エ　加齢・老化による口腔・顎顔面の変化	a　器質的変化	6章
9　口腔・顎顔面の発生・成長・発育	イ　歯・歯周組織の形成と歯の萌出	c　歯周組織形成	1章2

総論 III　病因・病態

大項目	中項目	小項目	本書の対応項目
1　病因、病態	ア　内因、外因		3章1～10
	ウ　修正と再生	d　創傷治癒	1章4
	オ　炎症	a　概念	1章2、1章4 2章1
		b　病因	1章4、2章2
		c　分類と病態	1章4、4章1
		d　炎症に関与する細胞	1章5、1章6
	カ　感染症	a　概念	1章5、2章4
		b　病原微生物	1章5、2章4
		c　感染症	1章5、2章4
2　口腔・顎顔面領域の疾患の病因・病態	ア　主な病因・病態	a　先天異常	2章5
		b　歯・歯周組織の疾患	2章4、2章6 2章9
		g　口腔・顎顔面領域に症状を伴う全身疾患	2章5、9章9、9章10
	イ　歯の喪失に伴う変化・障害	a　口腔の変化	6章1～5、1章3

総論 IV　主要症候

大項目	中項目	小項目	本書の対応項目
2　口腔・顎顔面の症候	イ　歯周組織		1章2

総論 V　診察

大項目	中項目	小項目	本書の対応項目
3　障害者への対応	オ　歯科治療状留意すべき事項		5章I-1、5章II-9
4　妊婦・授乳婦への対応	ア　身体的特徴		3章6
	イ　心理社会的特徴		6章3
	ウ　診察		6章3
	エ　歯科治療上留意すべき点		6章3

総論Ⅴ　診察（つづき）

	大項目		中項目		小項目	本書の対応項目
5	高齢者への対応	イ	機能評価	d	運動機能	3章7
				e	摂食嚥下障害	6章4、6章5
				f	要介護度（フレイルを含む）	6章4
6	全身疾患を有する者への対応	ア	留意すべき点	b	循環器疾患（高血圧、心疾患脳血管疾患など）	3章4
				c	消化器疾患（肝疾患など）	3章9、3章10
				g	神経・運動器疾患（Alzheimer型認知症、関節リウマチ、筋委縮性側索硬化症など）	3章8
				h	内分泌・代謝疾患（糖尿病、脂質異常など）	3章2、3章3 3章4

総論Ⅵ　検査

	大項目		中項目		小項目	本書の対応項目
1	口腔検査、顎口腔機能検査	ア	口腔検査	a	歯の硬組織の検査	4章1、4章2
				b	歯髄・根管の検査	4章2
				c	歯周組織検査（口腔清掃状態の検査を含む）	4章2
				d	舌・口腔粘膜検査	4章2
				e	歯列・咬合の検査	4章2
				f	口臭検査	4章2
2	画像検査	エ	エックス線単純撮影	b	口内法エックス線検査	4章2
3	検体検査	ア	検体検査	b	血液学検査（血球検査、凝固・線溶系検査、血液型・輸血関連検査、赤沈など）	4章2
				c	生化学検査（タンパク、生体色素、酵素、含窒素成分、糖代謝関連物質、脂質代謝関連物質、電解質など	4章2
				d	免疫血清学検査（炎症マーカー、自己抗体、血清学的診断など）	4章2
				e	微生物学検査（染色法、培養検査、薬剤感受性など）	4章2

総論Ⅶ　治療

	大項目		中項目		小項目	本書の対応項目
1	治療の基礎	イ	治療の種類	a	キュアとケア	5章
				b	原因療法と対症療法	5章
				c	保存療法と外科療法	5章
				d	緩和療法	5章
4	手術・周術期の管理、麻酔	ア	手術	a	手術の適応と時期	5章Ⅲ
				b	消毒と滅菌（標準予防策〈standard precautions〉）	5章Ⅲ
				c	切開法	5章Ⅲ
				d	止血法、縫合法	5章Ⅲ
				e	穿刺、切開排膿、ドレナージ	5章Ⅱ-3 5章Ⅲ
				f	抜歯、口腔の小手術（偶発症を含む）	5章Ⅲ
				g	移植術、再建手術	5章Ⅲ

総論Ⅶ　つづき

4	手術・周術期の管理、麻酔	イ	周術期の管理	a	口腔環境の評価	6章5
				c	全身的併発症、合併症	5章Ⅶ-5
		ウ	麻酔	a	局所麻酔（局所麻酔薬、血管収縮薬）	5章Ⅲ
8	薬物療法	ア	薬物の選択	a	薬物療法の種類と特徴	5章Ⅵ-1
				b	薬効（薬物の作用部位・作用機序）	5章Ⅵ-1
				c	薬物動態（吸収、分布、代謝、排泄）	5章Ⅵ-1
		イ	用法と用量	a	投与経路と剤形の種類・機序・対策	5章Ⅵ-1
				b	用量と反応	5章Ⅵ-1
				c	服薬計画・指導	5章Ⅵ-1
				d	薬物の副作用・有害事象の種類・機序・対策	5章Ⅵ-1
				e	薬物適用の注意（薬物の連用・併用、薬物・食物・嗜好品との相互作用、薬効に影響を及ぼす身体的要因）	5章Ⅵ-1
		ウ	疾患に応じた薬物治療	a	鎮痛薬	5章Ⅵ-1
				b	抗炎症薬	5章Ⅵ-1
				c	抗感染症薬	5章Ⅵ-1
9	その他の治療法	エ	レーザー療法			5章Ⅵ-2

総論Ⅷ　歯科材料と歯科医療機器

	大項目		中項目		小項目	本書の対応項目
1	生体材料の科学	イ	材料の性質	d	生物学的性質と生体安全性	5章Ⅲ-6
2	診療用器械・器具	ア	診療用器械	d	レーザー装置	5章Ⅵ-2
11	口腔インプラント・口腔外科・歯周治療用材料	イ	骨補填用材料			5章Ⅲ-6
		ウ	骨接合・顎骨再建用材料			5章Ⅲ-6

xii

【歯科医学各論】

各論Ⅰ　成長・発育に関連した疾患・病態

大項目	中項目	小項目	本書の対応項目
1　口腔・顎顔面の発育を障害する先天異常	イ　遺伝性疾患（主に口腔に症状がみられる）	c　Papillon-Lefèvre症候群	9章10
		j　低フォスファターゼ症	9章9
	エ　染色体異常	a　Down症候群	9章8
2　歯の異常	イ　形態の異常	h　歯根の異常	2章4
		i　異所性エナメル質（エナメル滴、エナメル突起）	2章4
6　不正咬合の病因・病態	オ　不正咬合による障害		2章4
10　不正咬合の治療	カ　補綴・歯周治療との併用		5章Ⅳ-1

各論Ⅱ　歯・歯髄・歯周組織の疾患

大項目	中項目	小項目	本書の対応項目
1　歯の硬組織疾患	イ　歯の硬組織疾患の予防・管理	e　食生活指導	5章Ⅱ-1
2　歯髄疾患、根尖性歯周疾患	ア　歯髄疾患・根尖製歯周疾患の病因と病態	c　歯内－歯周疾患	5章Ⅱ-8
3　歯周疾患	ア　歯周疾患の病因と病態	a　歯肉病変	1章、4章1
		b　歯肉病変のリスクファクター	2章3
		c　歯周炎	1章、4章1
		d　歯周炎のリスクファクター	2章3
		e　壊死性歯周疾患	9章2
		f　咬合性外傷	2章4
		g　歯周組織の膿瘍	5章Ⅱ-2
		i　歯周－歯内病変	5章Ⅱ-8
		j　歯周疾患と健康の関わり	3章
3　歯周疾患	イ　歯周疾患の予防・管理	a　歯肉炎の予防・管理	8章1
		b　歯周炎の予防・管理	8章1
		c　予防効果の評価	5章Ⅱ-11
		d　口腔清掃指導	8章1
		e　禁煙指導・支援	9章1
		f　生活習慣指導	8章1
	ウ　歯周疾患の治療	a　急性症状を有する歯周疾患への対応	5章Ⅱ-2、5章Ⅶ-3
		b　歯周基本治療	5章Ⅱ-1
		c　咬合性外傷に対する治療	5章Ⅱ-6、5章Ⅱ-7
		d　歯周外科治療（切除療法、組織付着療法、歯周組織再生治療）（エナメルマトリックスタンパク質）	5章Ⅲ-6
		e　歯周外科治療（歯周形成手術）	5章Ⅲ-4、5章Ⅲ-7
		f　根分岐部病変の治療	5章Ⅲ-8
		g　口腔機能回復治療	5章Ⅳ
		h　薬物療法	5章Ⅵ-1
		i　メインテナンス、SPT〈supportive periodontal therapy〉	5章Ⅴ
		j　全身疾患を有する者の歯周疾患治療	5章Ⅶ-4、5章Ⅶ-5 5章Ⅶ-8

各論Ⅱ　歯・歯髄・歯周組織の疾患（つづき）

3	歯周疾患	エ	小児期にみられる歯周疾患	a	小児の歯肉病変・歯周炎の特徴	6章1
				b	小児の歯肉病変・歯周炎への対応	6章1
		オ	高齢者にみられる歯周疾患			6章4

各論Ⅲ　顎・口腔領域の疾患

	大項目		中項目		小項目	本書の対応項目
1	主として軟組織に関連する疾患の病態・診断・治療	ア	先天異常と変形を主徴とする疾患の病態・診断・治療	d	歯肉・口蓋の異常	2章4
				e	小帯の異常	2章4
		ウ	軟組織の炎症の病態・診断・治療	a	歯冠周囲炎〈智歯周囲炎〉	5章Ⅵ-1
				b	口腔軟組織の炎症（歯肉膿瘍、歯槽膿瘍、骨膜下膿瘍、蜂窩織炎〈蜂巣炎〉、組織隙の炎症、歯性扁桃周囲炎を含む）	5章Ⅱ-2
				e	歯性全身感染症（菌血症、敗血症、歯性病巣感染、全身性炎症反応症候群〈SIRS〉、感染性心内膜炎）	5章、9章
		オ	軟組織に発症する腫瘍および腫瘍類似疾患	g	歯肉癌	9章11
				j	軟組織の肉腫	9章11
				k	白血病	9章12
				l	悪性リンパ腫	9章11
		キ	がん治療患者の管理	b	治療時の患者管理・生活習慣指導	6章5
		ク	口腔粘膜疾患の病態・診断・治療	h	壊死性潰瘍性歯肉口内炎、壊疽性口内炎	9章2
4	主として全身に関連する疾患の病態・診断・治療	ア	口腔・顎顔面に異常をきたす骨系統疾患・症候群	d	Down症候群	9章8
		カ	口腔症状を呈する内分泌障害、代謝障害	i	糖尿病	3章2
		ケ	白血球系疾患	a	白血病	9章12
		ス	全身管理に留意すべき疾患・状態	i	代謝性疾患	3章2
				k	妊娠	6章3
5	顎・口腔領域の疾患の予防	ア	生活習慣指導	e	口臭の予防	9章2
				g	口腔乾燥症の予防	6章5

各論Ⅳ　歯質・歯・顎顔面欠損と機能障害

	大項目		中項目		小項目	本書の対応項目
2	診察、検査、診断	イ	検査と評価	h	口腔衛生状態の評価	4章2
8	指導と管理	ア	口腔衛生指導		（禁煙指導・支援、インプラント一次手術前の指導と管理を含む）	5章Ⅲ
		イ	補綴装置に対する指導		（義歯の清掃・管理、支台歯・インプラントの清掃・管理、睡眠中の管理を含む）	5章Ⅳ-2、5章Ⅳ-3
		ウ	口腔機能向上に関する指導		（機能障害の予防を含む）	5章Ⅲ
		オ	リコールとメインテナンス	a	ホームケア、プロフェッショナルケア	5章Ⅴ

各論V　高齢者等に関連した疾患・病態・予防ならびに歯科診療

大項目	中項目	小項目	本書の対応項目
1　高齢者等の歯科診療で注意すべき疾患・病態・症候	ア　運動障害	d　廃用症候群	6章4
	オ　フレイル	（サルコペニア）	6章4
4　高齢者等に関連した予防と管理	ア　歯の喪失予防	a　口腔保健指導	8章1
	イ　フレイル予防のための歯科保健管理	a　口腔衛生指導	6章4
5　高齢者等に関連した歯科診療	ア　歯および歯周疾患への対応		6章4
	ウ　軟組織疾患への対応		6章4
	カ　周術期口腔機能管理		6章5

目次

第 1 章　歯周病を正しく理解するための基礎知識

1　歯周病について　　　　　　　　　　　　　　　　　　　　　　　沼部 幸博　　2
歯周病とは／歯周病原細菌の発見、疾患感受性／歯周病の概念と治療法の変化／本邦の歯周病の現状

2　歯周組織の解剖・組織学　　　　　　　　　　　　　　　　　　　田中 昭男　　6
歯周組織とは／歯肉／セメント質／歯根膜／歯槽骨／歯周組織の血管分布

3　歯周組織の生理学　　　　　　　　　　　　　　　　　　　　　　井上 富雄　　9

4　歯周病の病理組織学的変化　　　　　　　　　　　　　宮内 睦美、高田 隆　　12
プラーク性歯肉炎の病理組織像／慢性歯周炎の病理組織像／歯肉炎および歯周炎の発生と進行過程／
ポケットの形成過程／歯周組織の退縮

5　歯周病の細菌学　　　　　　　　　　　　　　　　　　　　　　　石原 和幸　　15
口腔環境と口腔細菌叢／バイオフィルム／デンタルプラークの病原性／病原性因子／新たな概念

6　歯周病の免疫学　　　　　　　　　　　　　　　　　　　　　　　山崎 和久　　20
免疫系とは／歯周病で展開される免疫応答／歯周病の発症と進行

7　歯周病の生化学　　　　　　　　　　　　　　　　　　　　根本 英二、山田 聡　　26
歯周組織を構成する組織の生化学的特徴／歯周病と白血球の遊走について／歯周病と炎症メディエーター／
歯周病における組織破壊とタンパク質分解酵素

8　歯槽骨の吸収　　　　　　　　　　　　　　　　　　　　　　　　小方 頼昌　　34
歯槽骨のリモデリング／骨吸収破壊のメカニズム／炎症性骨吸収としての歯槽骨吸収

第 2 章　歯周病のリスクファクター

1　歯周病の原因の定義　　　　　　　　　　　　　　　　　　　　　沼部 幸博　　38
歯周病の原因の定義

2　歯周病の病因　　　　　　　　　　　　　　　　　　　　　　　　山本 松男　　39
局所因子と全身因子について

3　リスクファクターの総論　　　　　　　　　　　　　　　　　　　古市 保志　　40
リスクファクターとは／歯周病のリスクファクター

4　リスクファクターの各論　　　　　　古市 保志、藤田 剛、高橋 慶壮、坂上 竜資ほか　　42
細菌因子／環境因子／宿主因子

5　歯周病の遺伝的背景　　　　　　　　　　　　　　　　高柴 正悟、山本 直史　　55
歯周病の遺伝的背景／歯周病の遺伝的な捉え方／歯周病発症と遺伝子

第 3 章　ペリオドンタルメディシン

1　ペリオドンタルメディシンの定義　　　　　　　　　　　　　　　沼部 幸博　　60
ペリオドンタルメディシンとは／ペリオドンタルメディシンの基本概念

2　歯周病と糖尿病　　　　　　　　　　　　　　　　　　山下 明子、西村 英紀　　62
糖尿病とは／糖尿病と歯周病の関係／糖尿病患者に対する歯周病治療の留意点

3 歯周病と肥満 ──────────────── 齋藤 俊行 65

メタボリックシンドロームとは／疫学／脂肪組織から全身へ／肥満から歯周病へ／歯周病から肥満へ

4 歯周病と血管病変 ──────────────── 梅田 誠 67

歯周病の動脈疾患に対するリスク／動脈疾患罹患部位からの歯周病原細菌の検出／

動脈疾患患者の歯周病原細菌に対する抗体価の上昇／動脈疾患と *Porphyromonas gingivalis* ／

動脈疾患と炎症性サイトカイン／まとめ

5 歯周病と骨粗鬆症 ──────────────── 田口 明、吉成 伸夫 70

骨粗鬆症とは／歯周病と骨粗鬆症を結ぶメカニズム／歯周病の進行と骨粗鬆症／骨粗鬆症治療薬と歯周病

6 歯周病と早産・低出生体重 ──────────── 長谷川 梢、野口 和行 72

早産・低出生体重／歯周治療が早産・低出生体重に与える効果／

歯周病が早産・低出生体重に影響を及ぼすメカニズム／まとめ

7 歯周病と誤嚥性肺炎 ──────────────── 米山 武義、沼部 幸博 75

肺炎、特に高齢者における肺炎の特徴／誤嚥性肺炎の発生機序／誤嚥性肺炎の原因微生物と歯周病／

誤嚥性肺炎の予防

8 歯周病と関節リウマチ ──────────────── 小林 哲夫 77

歯周病と関節リウマチの関連／歯周治療が関節リウマチに与える効果

9 歯周病と非アルコール性脂肪性肝炎（NASH） ──── 三辺 正人、鎌田 要平 79

非アルコール性脂肪性肝炎（NASH）とは／歯周病と NASH の関連

10 歯周病と慢性腎臓病（CKD） ──────────── 成石 浩司、永田 俊彦 81

慢性腎臓病（CKD）とは／歯周病と慢性腎臓病（CKD）の双方向の関連性／今後の臨床上の留意点

第 4 章　歯周病の検査・診断と治療

1 歯周病の分類と診断 ──────────────── 奥田 一博、多部田 康一 84

歯周病の分類に関する考え方の変遷／日本歯周病学会の歯周病分類（2006）／歯肉病変／歯周炎／

分類に含まれる「その他の疾患」／歯周病の分類の問題点／歯周病分類の将来展望／歯周病の診断

TOPICS　歯周病分類の新国際基準 ──────────── 関野 愉 90

2 歯周病の検査 ─── 沼部 幸博、讃井 彰一、高柴 正悟、山本 直史、八重垣 健 91

基本的な検査／その他の検査

第 5 章　歯周病の治療法

Ⅰ　一口腔単位の歯周治療の進め方

1 歯周治療 ──────────────────── 山本 松男 106

歯周治療の特徴／歯周治療を進めるうえでの留意点／まとめ

Ⅱ　歯周基本治療と再評価

1 歯周基本治療とは ──────────────── 齋藤 淳 107

歯周基本治療の目的／歯周基本治療の内容／歯周基本治療と歯周組織検査（再評価）

目次

2　応急処置（急性歯肉膿瘍・歯周膿瘍に対する処置） ———— 臼井 通彦、中島 啓介　111

膿瘍の定義／鑑別診断

3　モチベーション ————————————————————————— 木下 淳博　113

モチベーションとは／モチベーションの方法／歯周治療におけるモチベーション／モチベーションの強化

4　プラークコントロール ——————————— 深谷 千絵、中川 種昭、五味 一博　115

プラークコントロールとは／プラークコントロールの分類／物理的歯肉縁上プラークコントロール／

物理的歯肉縁下プラークコントロール／化学的歯肉縁上プラークコントロール／

化学的歯肉縁下プラークコントロール／プラークコントロールの評価

5　スケーリング・ルートプレーニング（SRP） ———— 佐藤 聡、茂木 美保、新田 浩　124

SRPとは／SRPの意義と臨床的効果／病的セメント質の為害性／SRPを始める時期／歯石の探知／

スケーラーの種類／手用スケーラーのシャープニング法／手用スケーラーの操作法／

パワードリブンスケーラーの操作法／SRPの難易度を決める因子

6　暫間固定 ————————————————————————————— 長澤 敏行　132

暫間固定とは／暫間固定の分類と種類／暫間固定にあたっての注意点

7　咬合調整 ——————————————————————————— 秋月 達也、小田 茂　134

咬合調整の時期／咬合調整の術式

8　歯内と歯周病変の関係 ——————————————————————— 高橋 慶壯　136

歯内－歯周病変の成因／歯内－歯周病変の鑑別

9　抜歯の判定基準 —————————————————————————— 関野 愉　139

抜歯の際に参考にすべきこと／抜歯に対しての患者へのインフォームド・コンセント

10　象牙質知覚過敏 ————————————————————— 水谷 幸嗣、和泉 雄一　141

象牙質知覚過敏の発症／象牙質知覚過敏の治療法／象牙質知覚過敏を防ぐには

11　再評価 ——————————————————————————————— 関野 愉　142

再評価の意義／歯周基本治療に対する歯周ポケットの反応性

Ⅲ　歯周外科治療

1　歯周外科治療 ———————————————————————— 茂木 美保、新田 浩　145

非外科的治療の効果と限界

2　歯周外科治療の目的と基本事項 ——————————————————— 佐藤 秀一　146

歯周外科治療とは

3　歯周組織の治療と再生 ——————————————————————— 小方 賴昌　150

軟組織の創傷治癒／歯周病における歯槽骨の再生の意義

4　組織付着療法 ——————————————————————————— 佐藤 秀一　152

歯周ポケット掻爬術／新付着術：excisional new attachment procedure：ENAP／

フラップキュレッタージ（アクセスフラップ手術）／ウィドマン改良フラップ手術

5　切除療法 ————————————————————————————— 澁谷 俊昭　156

歯肉切除術／歯肉弁根尖側移動術／歯槽骨整形術／歯槽骨切除術

6　歯周組織再生療法 ————————————— 齋藤 淳、村上 伸也、高橋 慶壯　159

骨移植術／組織再生誘導法／増殖因子などの応用／骨再生誘導法

7 歯周形成手術（歯肉歯槽粘膜形成術）　　　　　　　　　　　　　　　　佐藤 秀一　175

歯周形成手術（歯肉歯槽粘膜形成術）／歯周形成手術の種類／遊離歯肉移植術／歯肉結合組織移植術／

歯肉弁側方移動術／歯肉弁歯冠側移動術／歯肉弁根尖側移動術／その他の歯周形成手術

8 根分岐部病変　　　　　　　　　　　　　　　　　　　　　　　　　　　　菅谷 勉　183

根分岐部病変とは／根分岐部病変の検査、診断／根分岐部病変の治療法

Ⅳ　口腔機能回復治療

1 矯正治療　　　　　　　　　　　　　　　　　　　山本 弦太、宮澤 健、三谷 章雄　188

歯列不正と歯周組織破壊／矯正力と歯周組織の反応／矯正治療の目的と開始時期／

矯正治療の適応と禁忌／矯正治療中の歯周組織／保定

2 修復・補綴治療　　　　　　　　　　　　　　　　　　　　　　八重柏 隆、村井 治　191

歯周組織と修復・補綴装置との関係／欠損補綴の考え方／審美性の回復と歯周補綴

3 インプラント治療　　　　　　　　　　　　　　　　　　　　林 丈一朗、申 基喆　194

インプラント治療とは／歯周治療におけるインプラント治療／インプラント周囲疾患／

インプラントのメインテナンス（支持療法）

Ⅴ　メインテナンス

1 メインテナンス・SPT　　　　　　　　　　　　　　　　　　吉村 篤利、原 宜興　200

メインテナンス・SPT とは／メインテナンス・SPT の内容／メインテナンス・SPT の方法

メインテナンス・SPT の実際

Ⅵ　その他の治療

1 薬物療法　　　　　　　　　　　　　　　　　　　　　　　　　　　　　五味 一博　205

歯周治療における薬物療法の位置づけ／抗菌薬の適正使用の基準／歯周ポケットへの薬物療法／

抗菌薬の経口投与（内服）による薬物療法／まとめ

2 レーザー　　　　　　　　　　　　　　　　　　　　　　　　青木 章、水谷幸嗣　210

歯周治療におけるレーザー／レーザーの発振原理と特性／各種レーザーの特性／

歯周・インプラント治療におけるレーザーの応用／今後の課題と展望

Ⅶ　歯周組織の突発病変の概要

1 突発的な歯の動揺　　　　　　　　　　　　　　　　　　　　　　　　　青山 典生　213

原因因子と診断／重度歯周炎や急性歯周膿瘍の場合

2 歯の挺出　　　　　　　　　　　　　　　　　　　　　　　　　　　　　青山 典生　214

歯の挺出について／挺出した歯に対する治療

3 急激な腫脹や膿瘍形成の処置　　　　　　　　　　　　　　　　　　　　青山 典生　215

急激な腫脹や膿瘍形成の原因／重度歯周炎や急性歯周膿瘍の場合

4 歯周治療に関連する肉芽組織の異常増殖の対策　　　　　　　　　　　　青山 典生　216

全身的因子の関与／重度歯周炎や急性歯周膿瘍の場合

5 歯周外科処置後における持続性出血の対策　　　　　　　　　佐故 竜介、吉成 伸夫　217

歯周外科処置後における持続性出血の原因／処置法

xix

目次

6 急性および慢性疼痛 ——————————————————————— 尾﨑 友輝、吉成 伸夫　219
定義／診断／対策

7 ポケットの再発 ——————————————————————————————— 伊藤 弘　221
ポケットの再発の原因／ポケット再発に対する対策

8 ビスホスホネート関連顎骨壊死 ————————————————————— 仲谷 寛　223
ビスホスホネート関連顎骨壊死

第 6 章　ライフステージを通じた歯周治療

1 小児の歯周病 ——————————————————————————————— 梅田 誠　228
小児の歯周病の特徴および細菌学的特徴／小児における歯周病を有する者の割合／
小児期から歯周組織破壊を伴う歯周病の分類、特徴／まとめ

2 思春期の歯周病 ————————————————————————————— 梅田 誠　231
思春期の特徴／思春期における歯周疾患罹患状況／思春期から主に発症する侵襲性歯周炎／まとめ

3 女性の歯周病（妊娠性歯肉炎：妊娠と関連する歯肉炎） ———————— 沼部 幸博　233
妊娠性歯肉炎

4 高齢者の歯周病 ————————————————————————————— 吉成 伸夫　234
高齢者の特徴および治療時の注意点／超高齢社会における歯周治療の意義／高齢者に対する歯周治療

5 更年期、周術期における歯周病への対応 ——————— 深谷千絵、中川 種昭　239
更年期への対応／周術期における対応

第 7 章　歯周病の疫学

1 歯周病の疫学 ——————————————————————————————— 古市 保志　244
疫学 epidemiology とは／歯周病の疫学研究に用いられている指標／世界における歯周病有病率の疫学調査／
わが国における歯周病有病率の疫学調査／歯周病のリスクファクターに関する疫学調査／
歯周病と全身疾患との関連性に関する疫学調査

第 8 章　歯周病の予防管理

1 ライフステージと歯周病 ————————————————————————— 荒川 真一　252
口腔保健（予防）／疾病予防のコンセプト／各ライフステージにおける歯周病予防

2 歯科関係者と多職種との連携 ————————————————————— 荒川 真一　257
歯科医師と歯科衛生士の連携／多職種との関わり／多職種との関わりで成果を上げるためには

第 9 章　特殊な歯周病

1　喫煙関連歯周炎　　　　　　　　　　　　　　　　　　　　　稲垣 幸司、野口 俊英　262

ニコチン依存症／喫煙の口腔、歯周組織への影響／受動喫煙による歯周組織への影響／
禁煙による歯周組織への影響／禁煙のもたらすもの

2　壊死性潰瘍性歯肉炎・歯周炎　　　　　　　　　　　　　　　　　　　須田 玲子　264

病変とその成り立ち／症状と診断／治療

3　急性ヘルペス性歯肉口内炎　　　　　　　　　　　　　　　　　　　　滝口 尚　265

病変とその成り立ち／症状と診断／治療

4　剥離性歯肉炎　　　　　　　　　　　　　　　　　　　　　臼井 通彦、中島 啓介　266

病変とその成り立ち／症状と診断／治療

5　歯肉線維腫症　　　　　　　　　　　　　　　　　　　　　　　　　山本 松男　267

病変とその成り立ち／症状と診断／治療

6　薬物性歯肉増殖症　　　　　　　　　　　　　　　　　　　　　　菅野 真莉加　268

薬物性歯肉増殖症とは／歯肉増殖症を起こす薬物／臨床所見／組織学的所見／発症機構／治療法

7　侵襲性歯周炎　　　　　　　　　　　　　　　　　　　　　　　　　沼部 幸博　271

侵襲性歯周炎

8　Down 症候群と歯周炎　　　　　　　　　　　　　　　　　　　　　　関野 仁　272

Down 症候群と歯周炎の関連／ Down 症候群が歯周炎に罹患しやすい要因／治療

9　低フォスファターゼ症　　　　　　　　　　　　　　前川 祥吾、渡辺 久、和泉 雄一　274

低フォスファターゼ症／低フォスファターゼ症の分類／低フォスファターゼ症の遺伝子解析／
低フォスファターゼ症の歯周病の特徴と治療の注意点

10　Papillon-Lefèvre 症候群による歯周炎　　　　　　　　　　　　　　　仲谷 寛　276

Papillon-Lefèvre 症候群の特徴／ PLS 患者に対する歯周治療

11　良性腫瘍と悪性腫瘍との鑑別診断　　　　　　　　　　　　莇生田 整治、中川 種昭　278

歯周組織の腫瘍／良性腫瘍と悪性腫瘍／歯周領域における診断時の注意点

12　白血病性歯肉炎　　　　　　　　　　　　　　　　　　　莇生田 整治、中川 種昭　280

病変とその成り立ち／症状と診断／治療

13　好中球減少症　　　　　　　　　　　　　　　　　　　　　　　　　梅田 誠　282

好中球減少症とは

14　Chédiak-Higashi 症候群　　　　　　　　　　　　　　　　　　　　澁谷 俊昭　283

病変とその成り立ち

索引　　　　　　　　　　　　　　　　　　　　　　　　　　　　　　　　　　284

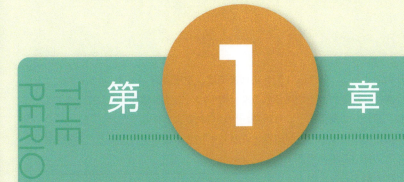

1. 歯周病について

学習目標	到達項目
歯周病の定義と原因、治療法の概要を学ぶ。	□ 1. 歯周病の病態を説明できる。 □ 2. 歯周病の原因を説明できる。 □ 3. 歯周治療の基本を説明できる。

1. 歯周病とは

　歯周病は、歯周組織に起こる炎症性病変である（図1）。1920年代までは、歯槽膿漏 alveolar pyorrhea という名称が一般的であった。歯槽膿漏は進行した歯周炎で認められる症状の一つである排膿を意味していることから、疾患の名称としては不適切とされ、変わって歯周病という用語が用いられるようになった。

　歯周組織の感染・炎症は齲蝕による歯髄炎が根尖部の歯周組織に波及して生じる根尖性歯周炎と、歯頸部に堆積したプラーク中の細菌によって起こる辺縁部の歯周組織の炎症である辺縁性（慢性）歯周炎とに大別することができる。しかしすべてを辺縁性（慢性）歯周炎として分類するだけでは実際の病因・病態を表すためには不十分である。たとえば歯周炎は成人に認められることが多いが、思春期以前に重度な歯周炎に罹患する症例も認められ、それらが同一の疾患であるとすることは不合理であった。また、局所的な要因としても外傷性咬合などによる歯周組織の破壊がプラーク細菌による組織破壊と混在しており、それらの病因・病態を説明するための的確な分類が必要とされてきた。そのため歯周病の病因についての研究の進展とともに分類は大きく変遷を遂げてきている。

　1955年の国際歯槽膿漏学会の分類に従えば、歯周病は炎症性歯周疾患 parodontopathia inflammata、異栄養性歯周疾患 parodontopathia dystrophica、腫瘍性歯周疾患 parodontopathia neoplastica のように分類されている。

　当時は若年者にみられる歯周炎を異栄養性歯周疾患 parodontopathia dystrophica あるいは歯周症 parodontose、periodontosis に分類し、非炎症性の退行性病変と捉えていた。

　1965年 Löe ら[1,2]が口腔清掃を中止することにより、実験的に歯肉炎を惹起し、それに伴うプラークの付着状況と微生物叢の変化を研究して、歯周病とプラークの関係を一層明らかなものとした（図2）。

　この頃より歯周病の病因としてプラーク細菌の重要性が明確になり、歯周病は、主として、非特異的なプラークによる炎症性疾患（非特異細菌説）として扱われるようになった。さらに、腫瘍性疾患も歯周病の対象から除かれていった。

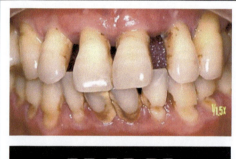
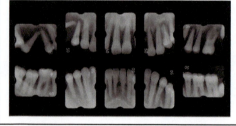

図1　重度歯周炎（口腔内写真とエックス線画像）

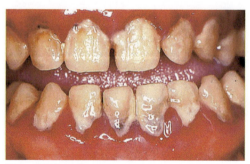

図2　歯周病とプラーク
プラークが付着すると歯肉に炎症が生じる。

2. 歯周病原細菌の発見、疾患感受性

　続いて嫌気性細菌の培養技術の進歩とともに、*Aggregatibacter actinomycetemcomitans*（以下、*A. actinomycetemcomitans*）や *Porphyromonas gingivalis* などの歯周病原細菌が次々と発見され、非特異的プラーク細菌説からこれらグラム陰性嫌気性細菌を中心とした特異細菌による炎症性疾患という考え方（特異細菌説）に変遷してきた。1980〜90年代になると、バイオフィルムとしてプラークが再認識され、プラーク中の細菌の関係は無秩序なものではなく、細菌種間の特異的関係があるという細菌集合体 complex の考え方が提唱されるようになった。Socransky ら[3]はプラーク形成の後期に優位となる菌種の集合体を red complex と呼び、これらが歯周組織破壊に直接的に結びつく細菌群と位置づけた。最近では、プラークがバイオフィルムとして病原性を発揮するうえで、細菌同士の共生・拮抗関係に強い影響を与える keystone（コア）となる細菌があるのではないかという考え方がある[4]。

　若年者の歯周炎局所から *A. actinomycetemcomitans* が高頻度で検出され、さらに宿主の好中球機能に異常が認められるという報告などから、若年者の歯周炎における退行性病変という捉え方は、次第に炎症性病変と発症年齢を重視した若年性歯周炎 juvenile periodontitis に変わっていった。また細菌だけでなく、宿主の感受性という問題が新たに考慮されるようになってきたことも注目に値する。宿主の感受性については、全身疾患が関与した歯周炎において Papillon-Lefèvre 症候群におけるカテプシン C 遺伝子の変異など遺伝子レベルで病因が明らかとなってきているが、いまだに不明な点が多い。Socransky ら[5]によって、1984年には、歯周炎がゆっくりと連続的に進行するのではなく、急速に破壊が進行する活動期と休止期の二相性の変化を繰り返しながら進行する破壊のモデルが提唱されたが、その活動期を決定する要因は明らかになっていない。病理組織学的に、歯周病の進行に伴い、T 細胞病変から B 細胞病変への変化が認められることが報告されてきた。1980年代後半からはサイトカイン遺伝子のクローニングが相次ぎ、多くの疾患がサイトカインの発現パターンで説明されるようになってきたため、歯周病でも多くのサイトカインと prostaglandin の発現調節が詳細に検討され、歯周炎局所における IL-1、IL-6、IL-8、TNF-α などの炎症性サイトカインや prostaglandin E_2（PGE_2）の上昇が報告されてきた。

3. 歯周病の概念と治療法の変化

　歯周炎のリスクを高めるリスクファクター、リスクインディケーターが存在し、リスクファクターの有無によって歯周炎の発症頻度や重症度が異なることが疫学研究で明らかになった。これには糖尿病などの全身疾患、喫煙などの環境因子のほかに、サイトカイン遺伝子や免疫グロブリン遺伝子などの遺伝子多型が報告されている。このように、歯周病の原因は局所にとどまらず、後天的（環境）または先天的（遺伝など）も関与して、歯周病の病態に影響を及ぼすことも知られるようになった（図3）。

　また、1990年代後半、歯周炎が全身疾患に与える影響についても報告されるようになった。歯周病原細菌が動脈硬化や誤嚥性肺炎に関与し、PGE-2 が早産・低出生体重のリスクを高め、TNF-α がインスリン抵抗性を増大させるなど、歯周炎におけるこれらの細菌や炎症メディエーターの産生が全身疾患のリスクを増加させる原因となることが明らかとなり、これらの研究領域はペ

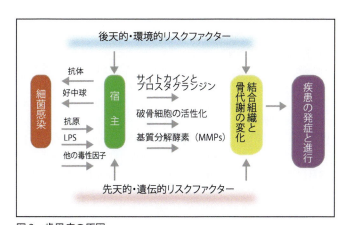

図3　歯周病の原因
　局所での反応に加え、後天的・先天的因子が歯周病の進行に関与する。

リオドンタルメディシン（歯周医学）と呼ばれ、関連する疾患も多くが提示され、注目を集めている。

歯周疾患の予防・治療に関しては、ブラッシング、スケーリング・ルートプレーニングおよび歯周外科治療などによって原因除去を行う治療が確立されてきた。また、特異細菌を除くための抗菌療法も細菌検査の確立とともに発展してきた。より効率的で付加的な効果の期待できる歯科用レーザーによる治療も歯周治療に取り入れられ、臨床応用されている。これらの治療によって歯周組織の破壊を停止させ、健康な歯周組織へと組織の修復をもたらすことができるようになってきた。さらに歯周治療の目的として正常な歯周組織へと回復させるための再生治療が開発されている。再生治療は Nyman ら[6] の歯周組織再生誘導法（GTR 法）の確立によって進歩を遂げた。歯周組織再生治療は、エナメルマトリックスタンパク質（Emdogain®）、さらに FGF-2（b-FGF）（リグロス®）などの増殖因子を応用したものも実用化され広く用いられ、適応症に限れば、予知性の高い組織再生が期待できるようになった。

現在では上皮細胞、歯根膜細胞および骨芽細胞の歯周組織再生における役割について分子レベルでの研究が展開されており、間葉系幹細胞や歯根膜細胞シート、骨膜細胞シートなどを用いた治療も開始されている。

さらにこれまで集積されたエビデンスを解析し、診断および治療に関するコンセンサスが築かれるようになってきた。また、これらのエビデンスに基づき、歯周病予防や歯周病進行を抑制し、審美的・機能的な回復を行うことが可能となってきている。

4. 本邦の歯周病の現状

厚生労働省の平成 28 年歯科疾患実態調査報告[7] によると、80 歳になっても自分の歯が 20 本以上ある 8020（はちまるにいまる）達成者の割合が、前回調査の平成 23 年の 40.2％から 51.2％に増加していることが示された。また、80 〜 84 歳で保たれている歯は 15.3 本で、こちらも前回調査の 13.9 本よりも増加しており、これらの値は調査年ごとに増加傾向を示している。

一方、我々が歯を失う原因疾患のトップは歯周病であり[8]（**表1**）、日本人成人の多くが罹患している[7]。事実、4mm 以上の歯周ポケットをもつ人の割合は、高齢になるにつれ増加している[7]。齲蝕の罹患率が減少してきている現在、歯周病は私たちが一生自分の歯で噛んで食べる、快適な食生活を送るうえでの大きな障害となっている。これらのことから、今後は多数歯が歯周病に罹患した高齢者が増加し、基礎疾患の存在を考慮しながらの歯周治療の必要性が高まることは明白であり、来るべき時代への新たな歯周治療学の構築が必要である。また、歯周病は食生活と喫煙に関係する生活習慣病と位置づけられていることからもわかるように（**表2**）、低年齢、若年者からの行動変容も含めた徹底的な歯周病予防対策と、軽度の歯周病の早期発見・早期治療を行うことが、先ほ

表1　日本人の歯の喪失原因[8]

理由	男性		女性		合計	
	n	%	n	%	n	%
齲蝕（むし歯）	1,473	32.0	1,512	33.6	2,985	32.7
破折	438	9.5	532	11.8	970	10.6
歯周病（歯槽膿漏）	2,126	37.4	1,686	37.4	3,812	41.8
矯正治療での必要性	25	0.5	86	1.9	111	1.2
その他	548	11.9	689	15.3	1,237	13.6
合計	4,610	100.0	4,505	100.0	9,115	100.0

表2　歯周病は生活習慣病

食生活によるもの
①2型糖尿病（成人性糖尿病）
②肥満症　③脂質異常症（家族性を除く）
④高尿酸血症　⑤循環器疾患　⑥高血圧症
⑦大腸がん（家族性を除く）　⑧歯周病

運動習慣によるもの
①2型糖尿病（成人性糖尿病）
②肥満症　③脂質異常症（家族性を除く）
④高血圧症

喫煙によるもの
①肺扁平上皮がん　②循環器疾患（先天性を除く）
③慢性気管支炎　④肺気腫　⑤歯周病

飲酒によるもの
①アルコール性肝障害

どの periodontal medicine の考え方からも、高齢者になっても健康な歯で食事し、健康を維持し、健康寿命を延伸するために重要な鍵となる。

文 献

1）Löe H, et al: Experimental gingivitis in man. J Periodontol, 36: 177-187, 1965.
2）Theilade E, et al: Experimental gingivitis in man. II. A longitudinal clinical and bacteriological investigation. J Periodont Res, 1: 1-13, 1966.
3）Socransky SS, et al: Microbial complexes in subgingival plaque. J Clin Periodontol, 25: 134-144, 1998.
4）Hajishengallis G, et al: Beyond the red complex and into more complexity: the polymicrobial synergy and dysbiosis (PSD) model of periodontal disease etiology. Mol Oral Microbiol, 27: 409-419, 2012.
5）Socransky SS, et al: New concept of destructive periodontal disease. J Periodontol, 11: 21-32, 1984.
6）Nyman S, et al: New attachment following surgical treatment of human periodontal disease. J Clin Periodontol, 9 : 290-296, 1982.
7）厚生労働省: 平成28年歯科疾患実態調査. (http://www.mhlw.go.jp/toukei/list/dl/62-28-01.pdf)
8）Aida J, et al: Reasons for permanent tooth extractions in Japan. Journal of Epidemiology, 16: 214-9, 2006.

〈沼部幸博〉

2. 歯周組織の解剖・組織学

学習目標	到達項目
歯周組織の病態を理解するうえで必要となる基礎的な組織構造を学ぶ。	□ 1. 歯周組織の構造と機能を説明できる。 □ 2. 歯肉の特徴を説明できる。 □ 3. セメント質の特徴を説明できる。 □ 4. 歯根膜の特徴を説明できる。 □ 5. 歯槽骨の特徴を説明できる。

1. 歯周組織とは

歯周組織 periodontal tissue は、歯肉 gingiva、歯根膜 periodontal ligament、セメント質 cementum、歯槽骨 alveolar bone の 4 種から構成される組織の総称である。そのうち、セメント質、歯根膜、歯槽骨は歯小嚢から形成される。

2. 歯肉

歯肉は、遊離歯肉 free gingiva と付着歯肉 attached gingiva で構成され（図1）、組織学的に歯肉上皮と歯肉固有層からなる。

1）遊離歯肉と付着歯肉
（1）遊離歯肉
遊離歯肉は辺縁歯肉ともいい、歯頸部に存在し、歯の周囲を取り囲み可動性である。隣接歯との歯間部に存在する遊離歯肉は歯間乳頭 interdental papilla といい、その頬側と舌側がピラミッド状に高く、隣接歯との接触点下は鞍状になる。この部分をコル col という。この部の上皮は非角化のためプラーク刺激に弱く、歯周病の初期変化が起こりやすい。遊離歯肉と付着歯肉の境界には浅い V 字型の遊離歯肉溝 free gingival groove が存在する。遊離歯肉溝は歯肉の辺縁から約 0.5 ～ 2mm のところにあり、この位置は歯肉溝の底部にほぼ相当する（図1）。
（2）付着歯肉
付着歯肉は遊離歯肉に連続し、遊離歯肉溝から歯肉歯槽粘膜境までの範囲をいう（図1）。付着歯肉は粘膜下組織をもたず、歯肉固有層が直接、歯槽骨に強固に結合して線維性付着を形成しているため非可動性である（図2）。

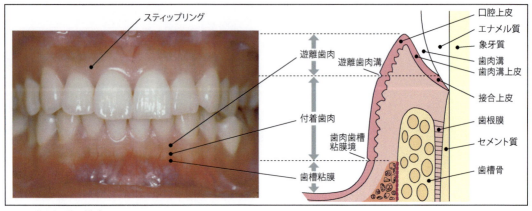

図1　歯周組織の構成

健康な歯肉では付着歯肉や歯間乳頭に スティップリングと呼ばれる小窩が多数みられる（**図1**）。これは上皮がコラーゲン線維で引っ張られていることによる。

2） 歯肉上皮

歯肉上皮 gingival epithelium は重層扁平上皮からなり、部位的に内縁上皮と外縁上皮に分かれる。前者は**歯肉溝上皮** sulcular epithelium と**接合上皮** junctional epithelium（付着上皮）、後者は**口腔歯肉上皮** oral gingival epithelium からなる（**図1**）。

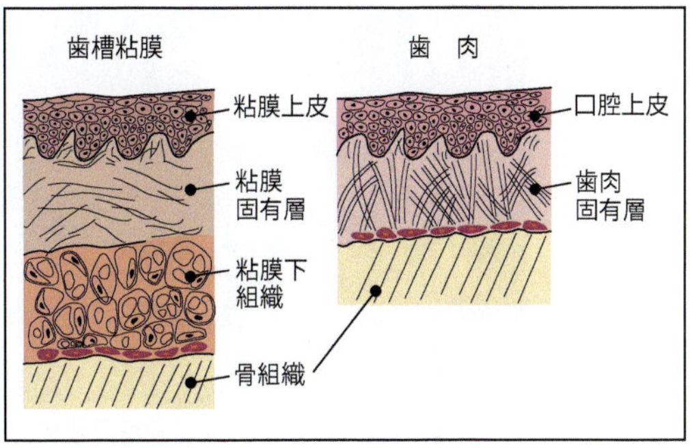

図2 歯槽粘膜および歯肉の模式図
歯肉には粘膜下組織は存在せず、歯肉固有層が歯槽骨に結合している。

（1） 歯肉溝上皮

歯肉溝上皮は歯肉辺縁より内側で歯肉溝に面し、非角化性の数層の扁平な細胞からなり、結合組織との境界は平坦で上皮突起は存在しない。炎症が生じると上皮は増殖傾向を示し、上皮突起が形成される。歯肉溝上皮の基底層の細胞は、結合組織とヘミデスモゾームと基底板（膜）を介して結合し、歯肉溝上皮の細胞同士はデスモゾームによって結合している。

（2） 接合上皮

接合上皮は、退縮エナメル上皮に由来し、歯と歯肉の境界に存在し、基底細胞と有棘細胞で構成され、細胞の長軸は歯面に平行である。接合上皮は一方が結合組織と、他方がエナメル質やセメント質とそれぞれ結合している。基底細胞は、歯肉溝上皮と同様に結合組織とヘミデスモゾームおよび基底板を介して結合している。一方、有棘細胞の最表層の細胞は歯面とヘミデスモゾームおよび基底板を介して結合している。

（3） 上皮性付着

上皮性付着（上皮付着）は接合上皮と歯との付着様式であり、歯周治療により露出歯混面に形成される。上皮性付着は上述の通り、歯面とはヘミデスモゾームおよび基底板を介して結合している。

3） 歯肉固有層

歯肉固有層は上皮下に存在する線維性結合組織のことであり、膠原（コラーゲン）線維が主体である。コラーゲンやファイブロネクチン、エラスチン、ラミニンなどの細胞外マトリックスがあり、非定型物質としてプロテオグリカンやヒアルロン酸が存在する。また、コラーゲンを産生する線維芽細胞、組織球および肥満細胞ならびに脈管や神経が存在する。コラーゲン線維束の一端はセメント質に埋入され、歯に強固に結合している。

3. セメント質

セメント質は、歯根象牙質を被覆している硬組織で、骨と異なり脈管を含まない。セメント質は生理的に吸収も改造も起こらないが、加齢的に添加される。セメント質を形成するのはセメント芽細胞であり、セメント質は基質内にコラーゲン線維を含み、無機質の量は65％である。ちなみに骨の無機質の量は50％である。

セメント質には、原生セメント質（無細胞セメント質）と第二セメント質（細胞セメント質）の2種類がある（**図3**）。セメント質は歯槽骨よりも吸収されにくい。原生セメント質は歯根全面を被覆している。特に歯冠側1/3から歯根中央部に多く存在し、歯を歯槽窩に固定する役目をもつ。一方、第二セメント質は根尖側1/3に多く、セメント小窩内にセメント細胞が存在する。また、セメント小腔からセメント小管が伸びセメント細胞突起が存在する。なお、歯周外科治療後に露出歯根面に新生セメント質が形成され、歯肉線維や歯根膜線維による付着が起こる。これは新付着と呼ばれ、**結合組織性付着**の形式であり、接合上皮による上皮性付着に対応する用語である。

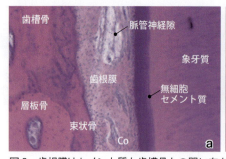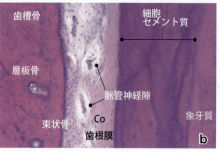

図3 歯根膜はセメント質と歯槽骨との間に存在
無細胞セメント質（a）および細胞セメント質（b）を示す。Co：コラーゲン線維。

4. 歯根膜

　歯根膜はセメント質と歯槽骨との間に存在し、血管の豊富な線維性結合組織で、厚みは0.2～0.4 mmであり、歯周靱帯とも呼ばれる。歯根膜の主線維はコラーゲン線維で、その一端はセメント質に、他端は歯槽骨に埋入し、歯を歯槽窩に固定している。セメント質および歯槽骨に埋入されている部分のコラーゲン線維をシャーピー線維という。歯根膜はコラーゲン線維からなる歯根膜線維、オキシタラン線維、血管および神経以外に、細胞成分としては歯根膜線維芽細胞、骨芽細胞、セメント芽細胞、破骨細胞、マラッセの上皮残遺がある。このほかに、歯根膜幹細胞が存在し、歯周組織の再生に重要な役割を担っている。血管・神経は、脈管神経隙に存在し（図3）、セメント芽細胞はセメント質、骨芽細胞は歯槽骨にそれぞれ接して存在する。破骨細胞は歯槽骨の吸収に、破歯細胞は歯の吸収に関与する。

5. 歯槽骨

　歯槽骨は解剖学的に上顎骨では歯槽突起、下顎骨では歯槽部と呼ばれ、上顎骨および下顎骨の一部を構成し、歯槽窩を形成して歯を支えている。歯槽骨の内側は固有歯槽骨、外側は支持歯槽骨と呼ばれる。支持歯槽骨は緻密骨および海綿骨からなり、固有歯槽骨はエックス線不透過像を示し、歯槽硬線と呼ばれている。近年、歯槽骨は束状骨と層板骨に分類されるようになり（図3）、束状骨は歯根膜の主線維の続きであるシャーピー線維が入り込んでいるので、線維骨ともいわれる。

6. 歯周組織の血管分布

　歯周組織のなかでセメント質には脈管（血管）はみられないが、セメント質以外の歯肉、歯根膜および歯槽骨には脈管が存在する。遊離歯肉や付着歯肉の上皮下には歯肉固有層があり、その乳頭内には毛細血管が網状に密なループがみられ、それは、上皮直下の結合組織乳頭部である。

文献

1) Lindhe J, et al: The anatomy of periodontal tissues. In: Lindhe J, et al, eds : Clinical periodontology and implant dentistry, 6th ed, wiley-Blackwell, Oxford, 3-47, 2015.
2) Eley BM, et al: The periodontal tissue. In: Eley BM, et al, Periodontics, 6th ed, Elsevier, Edinburgh, 1-18, 2010.
3) 山下靖雄: 歯周組織の解剖・組織学, 石川烈, 歯周病学, 永末書店, 京都, 3-9, 1996.
4) Nanci A, et al: Structure of periodontal tissue in health and disease. Periodontol 2000, 40: 11-28, 2006.
5) Nanci A: Periodontics. In: Nanci A, Ten Cate's oral histology, 8th ed, Elsevier, St Louis, 205-232, 2013.

〈田中昭男〉

3. 歯周組織の生理学

学習目標	到達項目
歯周組織の病態を理解するうえで必要な、咀嚼運動の概略と、歯周組織の感覚の役割を学ぶ。	□ 1. 歯根膜機械受容器の応答特性を説明できる。 □ 2. 歯根膜刺激で誘発される反射を説明できる。 □ 3. 歯根膜感覚の咀嚼に対する影響を説明できる。 □ 4. 咀嚼に対する歯の喪失の影響を説明できる。

　咀嚼により食物は細かく粉砕され、消化液が作用する表面積が増えて消化の効率が上がる。さらに、唾液中のアミラーゼによって炭水化物の消化も始まる。咀嚼による効率の良い栄養摂取は、ヒトを含む哺乳類の高いエネルギー消費を支える。哺乳類の歯は歯根膜を介して堅固かつ弾力性をもって歯槽骨と結合し、咀嚼の際に歯に加わる力に対応している。さらに、歯根膜には優れた感度をもつ歯根膜機械受容器があり、咀嚼の運動制御に重要な役割を果たす。

1） 歯根膜機械受容器の応答特性

　歯に力が加わると健康な歯でも位置がわずかに移動し、歯根膜は部位によって圧迫あるいは牽引される。これにより歯根膜中に存在する歯根膜機械受容器が興奮し、歯根膜機械受容器を支配する感覚神経（歯根膜求心性神経）にインパルスが発生し、歯に加わる力の方向や大きさの情報が中枢神経系に伝えられる。

（1） 閾値

　歯根膜機械受容器の感度は非常に高く、ヒトの前歯部で1g重（約0.01N）、第一大臼歯で8g重（約0.08N）の力を加えれば、歯が押されている感覚（圧覚）が生じる。また、種々の厚さの金属箔を噛んだとき、厚さが20μm以上であれば噛んでいるという感覚が生じるが、これには歯根膜感覚が主要な役割を果たすと考えられている。一方、極めて強い力を歯に加えた場合は、侵害受容器が興奮し痛みが生じる。

（2） 順応性

　歯根膜機械受容器に一定の大きさの圧刺激を加えると、すぐに歯根膜機械受容器の興奮性が低下して感覚神経線維（歯根膜求心性線維）に発生するインパルスの発生頻度が減少するタイプと（速順応型）、刺激を加えている間、持続的にインパルスが発生するタイプ（遅順応型）が存在する。ヒトの遅順応型の求心性線維のインパルスの発生頻度は、歯に加える力が大きくなるにつれて発射頻度が高くなり（図1）、歯に加わる力の大きさの情報を脳に送る。ほとんどの求心性線維は、弱い力を加えたときには、加える力に比例してインパルスの発生が増えるが、前歯では1N以上、臼歯では3～4N以上の力が加わるとインパルスの発生頻度の増え方が緩やかになる。

（3） 方向特異性

　歯根膜機械受容器は、歯に加える力の方向によってインパルスの発生頻度が変化する（方向特異性）。図2に示す下顎中切歯に分布する求心性線維の例では、遠心方向に押したときが、他の方向に比べて最もインパルスの発生頻度が高い。個々の求心性線維で、一番強く応答を起こす力の方向を調べると、前歯に分布する求心性線維では、その方向はさまざまに分かれている。一方、大臼歯では狭い方向に偏り、たとえば下顎第一大臼歯の求心性線維は舌側または遠心方向の力によく応答するものが多い[2]。歯に加わる力の方向を考えると、前歯は食物を

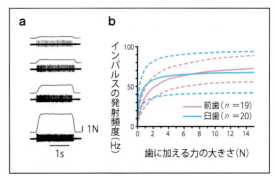

図1　前歯あるいは臼歯に分布するヒト遅順応型歯根膜求心性神経線維の応答様式[2]
a：4つの異なる大きさの圧刺激を加えたときの前歯歯根膜求心性神経の活動。
b：加える力の大きさとインパルス発射頻度との関係。実線と破線はそれぞれ応答の平均値と1 s.d.の範囲を示す。

かじり取ったり物を口にくわえて運んだりするのに用いられるため、力が加わる方向はさまざまである。これに対し、下顎第一大臼歯は咀嚼によって舌側方向へ変位する[3]。前歯と大臼歯の方向特異性の差異は、このような機能時に加わる力の方向の違いによると考えられる。

（4）受容野

ある歯に力を加えて特定の歯根膜求心性線維にインパルスが発生したとき、その求心性線維にインパルスを発生させた歯を受容野という。ヒトの前歯および臼歯の求心性線維の約半分は、受容野が1本の歯に限られる。残りの求心性線維は複数の歯（多くは隣接した2〜4本の歯）の圧刺激によってインパルスが発生する。受容野が複数歯なのは、歯が動くと隣在歯の歯冠と接触して隣在歯が動いたり、歯根と歯根を連結する歯槽間線維が隣在歯の歯根を牽引するためとされている[2]。受容野が複数歯にわたることで、歯に加わる力や方向の情報をより確実に脳に伝えることができる。

（5）二重の経路による中枢投射

歯根膜求心性神経は、細胞体が三叉神経節に存在するものと、三叉神経中脳路核に存在するものの2種類ある。前者は軸索分枝を三叉神経主感覚核および脊髄路核に送り、これらの核に存在する二次感覚ニューロンとシナプス結合をする（図3）。この二次ニューロンのなかには軸索を視床に送り視床中継ニューロンとシナプス結合するものがあり、最終的に大脳皮質体性感覚野に情報が送られ歯根膜感覚が発現する。一方、別の二次ニューロンは軸索を閉口筋運動ニューロン、開口筋運動ニューロンあるいは脳幹の介在ニューロンに送り、各種の反射の発現に役立っている。三叉神経中脳路核は、吻尾方向に細長い神経核で、脳内にありながら、閉口筋筋紡錘や歯根膜機械受容器に分布する一次求心性神経の細胞体が存在する。歯根膜求心性神経の細胞体は、この核の尾側部に存在している。歯根膜に分布する中脳路核ニューロンは、三叉神経上核、三叉神経運動核、三叉神経間域、三叉神経傍域、三叉神経主感覚核、三叉神経脊髄路核、脊髄路核内側の小細胞性網様体に軸索分枝を送っている（図3）。

2）歯根膜刺激で誘発される反射

（1）歯根膜－咬筋反射と緊張性歯根膜咀嚼筋反射

弱い噛みしめをしているときに上顎中切歯の唇面を叩いて一過性の圧刺激が歯根膜機械受容器に加わり、三叉神経中脳路核に細胞体をもつ歯根膜求心性神経を介して単シナプス反射と同様の潜時で咬筋に興奮性応答が誘発される（歯根膜－咬筋反射）。上顎中切歯を浸潤麻酔すると、この反射は著しく減弱する。また、上顎切歯に持続的な圧刺激を加えると咬筋に持続的な筋活動が誘発される（緊張性歯根膜咀嚼筋反射）。

（2）開口反射

歯に立ち上がりの速い圧刺激を加えて歯根膜を刺激すると、閉口筋の抑制反応が起こる（開口反射）。ただし、ネコやウサギなどの動物では明瞭な開口筋の興奮も同時に起こるが、ヒ

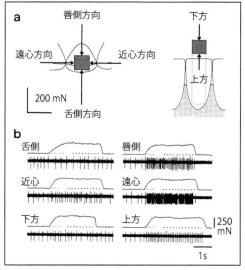

図2 ヒト下顎中切歯にさまざまな方向から力を加えたときの歯根膜求心性線維活動の例[2]
a：実験に用いた下顎中切歯に取り付けたアタッチメントと圧刺激を加えた方向を示す模式図。
b：さまざまな方向からの圧刺激に対する求心性神経応答。記録の上段は圧刺激、下段は神経活動を示す。

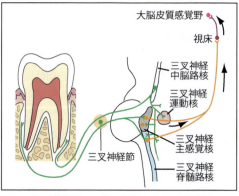

図3 歯根膜感覚の二重の経路による中枢投射
歯根膜に分布する一次求心性ニューロンは、細胞体が三叉神経節に存在するものと三叉神経中脳路核に存在するものの2種類がある。

トでは短い潜時の開口筋の興奮は生じない。開口反射は歯周組織を傷害するような強い刺激（侵害刺激）で容易に誘発されるが、弱い刺激（非侵害刺激）でも誘発することができる。歯根膜刺激で誘発された開口反射の中枢経路については、三叉神経節に細胞体をもつ歯根膜求心性神経が関与する。

(3) 反射効果に影響を与える要因

歯根膜機械受容器の刺激で、閉口筋に対して興奮性の反射が起こるのか抑制性の反射が起こるのかは、さまざまな要因によって変化する。緊張性歯根膜咀嚼筋反射は、上顎切歯に咀嚼時に通常かかる力の方向である舌側から唇側方向へ力が加わると閉口筋活動が増強されるが、逆方向から力が加わると閉口筋活動の抑制が起こる。また、鋭く立ち上がる圧刺激を加えると抑制性の反射が誘発されることが多い。開口反射の起こり方も、咀嚼時と安静時で変化する（**図4**）。たとえば、硬い食物を噛み砕く際には、上下の歯根膜に大きな力が加わることで開口反射が起こり、開口が抑制される可能性があるが、非侵害刺激によって誘発される開口反射は、咀嚼が始まると、一様に抑制されて開口反射が起こらない。一方、侵害刺激によって誘発される開口反射は、咀嚼が起こると逆に増強される。このことは、食物中に混入した石などを噛んで強い力が歯に加わったときに、閉口筋の活動を強力に抑制して歯や歯周組織の傷害を防いでいる。

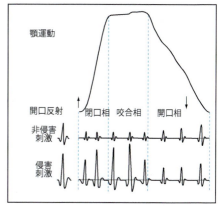

図4　咀嚼による開口反射の変調[4]
図の上段はある1咀嚼サイクルの下顎運動で、上方向が閉口を示す。左から順に閉口相、咬合相、開口相を示す。中段と下段は、咀嚼サイクルのさまざまな相で、非侵害刺激（中段）と侵害刺激（下段）によって誘発された開口反射を示す。

3）咀嚼に対する影響

動物を使って歯根膜感覚を含めて口腔内感覚と顔面皮膚感覚を遮断すると、閉口筋の活動が著しく減弱して咀嚼力が低下する。一方、ゴムの小片を臼歯部で噛ませて歯根膜を刺激すると咬筋活動が増大する。この増大効果は、歯根膜感覚を伝える神経を麻酔すると弱まるので、歯根膜機械受容器からの感覚情報は、基本的に咀嚼中の閉口筋活動を増大させる働きをすると考えられる。ただし、刺激が痛みを起こすほど強い場合は、開口反射が起こって閉口筋活動が抑制される[5]。また、既に閉口筋が大きな力を出しているときは、歯根膜感覚は抑制性に働く。閉口筋筋紡錘からの感覚も咀嚼時の閉口筋活動を増大させる働きをもつことが動物実験で確かめられているが、閉口筋活動を抑制する効果はない。

4）歯の喪失による影響

歯の喪失、特に臼歯の喪失により咀嚼能力は低下する。歯の喪失によって食物の摂取を行う器官がなくなるだけでなく、閉口筋活動を調節する歯根膜感覚の働きも消失する。抜歯をすると歯根膜に分布する一次求心性ニューロンの細胞体が存在する三叉神経中脳路核の尾側部でニューロン数が減少する。さらに、大脳皮質体性感覚野においても、前歯の抜去を行うと、抜去された歯の隣在歯や対合歯を含む周囲組織からの感覚情報が多数入力し、複雑な投射パターンに変化することが知られている[6]。また、加齢による咬筋や内側翼突筋の筋量の減少は、有歯顎者よりも無歯顎者のほうが大きい。総義歯の患者は天然歯のそろった人に比べて咬合力が20～40%も低下する[7]。咀嚼機能は日常生活の質（QOL）を左右する重要な要素の一つである。歯の喪失をできるだけ防ぎ、咀嚼機能を保持することがQOLの維持に重要であろう。

文　献

1) 日本エム・イー学会編：身体運動のバイオメカニクス, コロナ社, 東京, 25-40, 2002.
2) Trulsson M: Sensory-motor function of human periodontal mechanoreceptors. J Oral Rehabil, 33: 262-73, 2006.
3) Miura H, et al: The measurement of physiological tooth displacement in function. J Med Dent Sci, 45: 103-15, 1998.
4) Lund JP, et al: The importance of reflexes and their control during jaw movement. TINS, 6: 458-463, 1983.
5) 井上富雄: 咀嚼の神経機構. BRAIN and NERVE－神経研究の進歩, 67: 141-156, 2015.
6) Henry EC, et al: Plasticity of the cortical dentition representation after tooth extraction in naked mole-rats. J Comp Neurol, 485: 64-74, 2005.
7) Haraldson T, et al: Bite force and oral function in complete denture wearers. J Oral Rehabil, 6: 41-8, 1979.

〈井上富雄〉

4. 歯周病の病理組織学的変化

学習目標	到達項目
歯肉炎、歯周炎、歯肉退縮について診断と治療に必要な病理組織学的特徴を理解する。	☐ 1. 歯肉炎・歯周炎の病理組織像を説明できる。 ☐ 2. 歯肉炎と歯周炎の相違点を説明できる。 ☐ 3. 歯周炎の発症・進行過程について説明できる。 ☐ 4. ポケットの種類と形成過程について説明できる。 ☐ 5. 歯肉退縮について説明できる。

1. プラーク性歯肉炎の病理組織像

　炎症と炎症に伴う組織破壊が歯肉に限局したものを歯肉炎という。歯肉炎のほとんどはプラーク細菌が原因で生じるプラーク性歯肉炎である。プラーク性歯肉炎では、接合上皮直下の歯肉結合組織の血管は拡張し、リンパ球や形質細胞からなる慢性炎症細胞浸潤が観察される。接合上皮は、しばしば側方へ上皮釘脚を伸長するが、歯面に沿った深行増殖はみられない。拡張した上皮細胞間や上皮直下には好中球が遊走する。プラークに接する接合上皮の歯冠側端部では、上皮細胞が変性脱落して歯肉ポケットが形成される。歯肉が炎症性に腫大することによって相対的に歯肉溝が深化しているため仮性ポケットと呼ばれる。

　炎症の範囲が拡大し、結合組織性付着が破壊されると、接合上皮はセメント-エナメル境を越えて根尖側方向に深行増殖を始める。

2. 慢性歯周炎の病理組織像

　炎症が歯槽骨や歯根膜にも波及し、歯槽骨の吸収や歯根膜の破壊を示すものを歯周炎という。最も一般的な歯周炎は慢性歯周炎で成人に生じる。

　慢性歯周炎では、炎症の進展に伴って、セメント質の破壊、歯槽骨の吸収や歯根膜の線維の消失が生じる（図1a）。歯周炎では、歯槽骨や歯根膜の破壊による結合組織性付着の消失により、接合上皮が根面に沿って深行増殖し、歯周ポケット（真性ポケット）が形成される。慢性歯周炎では、歯槽骨は主に水平に吸収されており、ポケット底は歯槽骨頂よりも歯冠側に位置すること（骨縁上ポケット）が多いが、垂直性骨吸収を示す部位では、ポケット底が歯槽骨頂より歯根端側に位置することもある（骨縁下ポケット）。ポケット内には歯石やプラークが蓄積し、ポケットを裏装する上皮（ポケット上皮）にはびらんや潰瘍が観察される。拡張したポケット上皮細胞間に多数の好中球が浸潤している。ポケット上皮下の結合組織内には、リンパ球や形質細胞からなる慢性炎症細胞浸潤と血管の拡張・充血が目立つ。炎症細胞浸潤が歯根膜に及ぶと歯根膜線維の消失が起こる。また、歯槽骨表面には多数の破骨細胞が出現し、活発に骨を吸収する（図1b）。

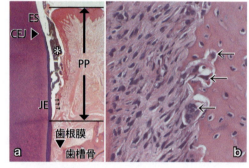

図1　慢性歯周炎
a：接合上皮（JE：→）は深行増殖して歯根面に位置し歯周ポケット（PP）が形成されている。ポケット内には歯石やプラーク（*）がみられる。炎症は深部歯周組織に波及し、歯根膜や歯槽骨の破壊が起こっている。ES：脱灰エナメル質空隙、CEJ：セメント-エナメル境。
b：歯根膜の拡大像。歯槽骨縁に沿って破骨細胞（→）が出現している。

3. 歯肉炎および歯周炎の発生と進行過程

　Page & Schroederはプラークの誘導する歯肉炎・歯周炎の発症・進行過程を、①開始期、②早期、③確立期、

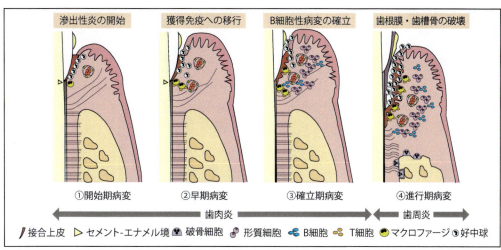

図2 歯肉炎および歯周炎の発生と進行過程の模式図

④進行期の4段階に分けている[1]。①～③が歯肉炎、④が歯周炎に相当する（図2）。

1） 開始期病変（プラーク付着開始直後）

リポ多糖に代表されるプラーク細菌由来物質の刺激で、歯周組織構成細胞（接合上皮細胞、線維芽細胞、血管内皮細胞）から産生された炎症性サイトカインやPGE$_2$などにより、接合上皮直下の歯肉結合組織内で血管拡張、浮腫、好中球遊走などの滲出性炎が誘導される。好中球にやや遅れマクロファージも出現する。

2） 早期病変（プラーク付着開始後8～14日）

活性化された好中球やマクロファージがサイトカインやPGE$_2$を盛んに産生することによって滲出性炎が進行し、臨床的にも歯肉炎が確認できるようになる。また、接合上皮直下の領域にはT細胞が出現し、マクロファージによる抗原提示を受けて活性化される。すなわち早期病変では、自然免疫から獲得免疫への移行がみられる。

3） 確立期病変（プラーク付着開始後3～4週）

歯肉結合組織内にB細胞と形質細胞が多数出現し、抗体産生を行う慢性炎症巣（B細胞性病変）が形成される。接合上皮直下の領域ではプラーク刺激に対する滲出性炎が存続している。接合上皮の破壊が進み、炎症細胞浸潤の範囲はさらに拡大する。病巣内で産生されるサイトカイン、PGE$_2$、マトリックスメタロプロテアーゼ matrix metalloproteinase：MMPなどによって結合組織の破壊も起こる。

4） 進行期病変（確立期から次の進行期病変へ移行する期間は症例によって異なる）

慢性炎症が根尖側へ広がり歯根膜の破壊や歯槽骨吸収が始まり、病変は歯周炎へと移行する。歯周炎病巣で産生されるサイトカイン、PGE$_2$やMMPは、歯根膜の破壊および歯槽骨吸収にも関与する。

4. ポケットの形成過程

ポケットとは病的に深化した歯肉溝のことで、通常、生理的歯肉溝が0.5～2 mmの深さであるのに対し、それ以上に深くなったものをいう。臨床的には3 mm以上のものを指す。

ポケットは歯周病原細菌の繁殖の場となるため、炎症反応の中心となる。ポケット内の細菌由来物質の刺激によって、上皮直下の血管から遊走してきた好中球が接合上皮細胞間を通過し、ポケット内細菌巣へと集簇する。細

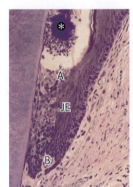

図3 ポケットの形成過程
プラーク（*）の周囲には多数の好中球が集簇している。ポケット底部（A）では細菌や好中球由来の物質によって接合上皮（JE）が破壊され、歯面から剝離してポケットを形成する。炎症によって結合組織が破壊されると、JE根尖側端部（B）ではJEが根面に沿って深行増殖する。JEの深行増殖と破壊を繰り返し、ポケットは深くなる。

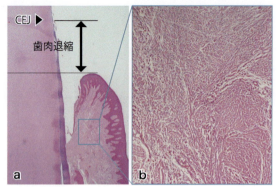

図4 歯肉退縮
a：セメントーエナメル境（CEJ）から根尖側に歯肉が退縮している。
b：歯肉は密な線維性結合組織によりなる。

菌巣に近いポケット底部では、細菌由来の為害物質や好中球の産生するタンパク分解酵素などによって接合上皮が破壊され、歯面から剝離して裂隙が形成される。一方で、細菌巣から離れた接合上皮の根尖側部分では、炎症によって結合組織性付着が破壊されるため、接合上皮が根面に沿って深行増殖できるようになる。このようにポケット底部での接合上皮の破壊と根尖側端部での深行増殖を繰り返しながら歯周ポケットは深化する（図3）。

5．歯周組織の退縮

歯周組織は加齢に伴って生理的に退縮するほか、歯周炎、咬合機能の消失、外傷などの病態に関連し退縮する。

1） 歯肉退縮

歯肉退縮とは、唇側歯肉縁の位置がセメントーエナメル境より根尖側方向へ移動し、根面が露出した状態をいう（図4a）。ポケット形成や歯肉組織の炎症は、通常はみられない（図4b）。歯周組織の状態は良好で、歯の動揺もない。歯周炎に対する治療後に生じる歯肉退縮が最も多いが、感染や炎症とは無関係に生じるものもある。非炎症性に生じる場合、前歯〜小臼歯部の唇側歯肉が好発部位である。この部の歯槽骨は通常でも非常に薄く、①加齢的変化、②ブラキシズムなどの咬合性外傷、③誤ったブラッシングなどによる機械的刺激などで骨が喪失し、それに伴って歯肉も退縮する。歯の中央部の遊離歯肉の細い亀裂（Stillmanのクレフト）として始まることが多い。歯肉のロール状の腫脹（McCallのフェストゥーン）が形成される症例もある。根面が露出すると、審美的に問題となるばかりでなく、齲蝕や摩耗あるいは象牙質知覚過敏が生じる。

2） 歯周退縮

歯周退縮という用語は、現在では一般的に用いられないが、加齢に伴う生理的な萎縮と歯の機能消失に伴う廃用性萎縮がある。歯肉の萎縮に加えて歯根膜主線維の機能的配列の消失、骨梁の減少を伴う骨髄腔の拡大、セメント質の肥大および歯の挺出に伴う根面の露出が生じる。

文 献
1) Page RC, et al : Pathogenesis of inflammatory periodontal disease. A summary of current work, Lab Invest, 33 : 235-249, 1976.

〈宮内睦美、髙田 隆〉

5. 歯周病の細菌学

学習目標	到達項目
歯周病の発症と進行を理解するうえで必要な口腔細菌学知識を習得する。	□ 1. 歯周病原因子について細菌学的に説明できる。

1. 口腔環境と口腔細菌叢

　人体には、人の細胞数を超える細菌が定着している。口腔にも口腔細菌叢 oral microbiome、oral microflora が形成されている。口腔は、粘膜から硬組織である"歯"が萌出し、常に唾液が流れているという人体でも特徴ある構造をもつ。さらに口腔内の酸素濃度は外に比べ低く、食事の度に食物が通過している。口腔環境に定着している菌種は、700種を超すといわれ、個人の口腔でも200種に及ぶ菌種が存在している。その組成は、口腔内のそれぞれの部位によって異なっている[1]。

　口腔細菌叢は、出産時に産道で細菌に感染することによって形成が始まる、生まれた直後には Streptococcus、Staphylococcus などの菌種が多く認められるが、すぐに Streptococcus salivarius の定着が起こり、次第に口腔特有の細菌叢へ移行していく。これに加えて歯が萌出すると、歯に定着可能な菌の定着が起こる。口腔粘膜に形成される細菌叢は、時間とともに古くなった上皮の剝離が起こるため薄いが、歯の表面は剝がれることがないため粘膜部分に比べ、厚い菌叢"デンタルプラーク"が形成される。

　形成されるデンタルプラークも、場所によってその影響を受ける。歯肉縁下プラークは、その栄養源を歯肉溝滲出液から得ていると同時に外界から歯肉によって遮断されているため、周囲の酸素分圧が低く、周囲の酸素、唾液・食物の成分を栄養源として酸素の多い環境で発育している歯肉縁上プラークとはその組成が異なっている。実際に歯肉の炎症に関わるのは直接歯肉に接する歯肉縁下プラークである[2]。デンタルプラークは、日々のブラッシングによって除去され再び形成されるというサイクルを繰り返している。ブラッシング後に形成されたデンタルプラーク中の細菌組成もその形成とともに変化していく。歯肉縁上プラークでは、初期から Streptococcus が最も主要なグループとなっている。Neisseria のような好気性菌は初期には多いがプラークの成熟とともに減少する。これに対し偏性嫌気性菌である Fusobacterium、Prevotella、Veillonella などは、初期にはその占める割合が少ないが、プラークの成熟とともにその菌数が増加する（**図1**）[3]。

　これらの菌種の変化は、プラークの成熟とともに起こり、デンタルプラーク中の酸素濃度の減少がプラークの細菌組成に大きな影響を与えていることを示唆している。加えて、細菌間の代謝産物による共生作用、バクテリオシンや代謝産物による拮抗作用も菌叢組成の変化に影響を与える。

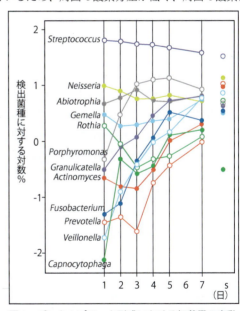

図1　デンタルプラーク形成における細菌叢の変動
（文献3引用改変）
右下端の「s」の上の点は唾液細菌叢中の割合を示している。

2. バイオフィルム

　細菌の自然界での存在様式としては、浮遊状態（プランクトニック）と物体の表面に、菌と高分子化合物

extracellular polymeric substance：EPS によって形成されている凝集塊バイオフィルム [4] の 2 種の状態がある。自然界の細菌の多くはバイオフィルムを形成し存在しており、バイオフィルムが、体内留置カテーテルのような医療器具に形成され、感染症を引き起こすとともに、難治性慢性感染症の一部に関わることが明らかにされ、バイオフィルム状態での病原性についての解析が急速に増加した。口腔内において、唾液中の菌はプランクトニックであるのに対し、デンタルプラークはバイオフィルムであり、齲蝕、歯周炎はバイオフィルムによって起こる感染症である。バイオフィルムの基質を形成する EPS の組成は多糖、タンパク質、核酸、脂質であり、そのほとんどは微生物から分泌されたものである。EPS はその粘着性により菌体の物体表面への付着、バイオフィルムの強度や形態維持のような物理的な側面に関わるとともに栄養源や水分の保持など多彩な役割を果たしている。EPSにより形成されるバイオフィルムの基質内にはチャネルが存在し、発育に必要な水や栄養分をバイオフィルム内部に供給している。

　バイオフィルムの形成は、厳しい条件の環境下での生存を可能とする発育様式であり、同じ細菌でもバイオフィルムを形成するとその性状が異なることが知られている。バイオフィルムはチャネルをもつものの、内部に高分子の物質は透過しない。そのため抗体や抗菌薬などはバイオフィルム内へ浸透することができない。バイオフィルム内では菌の密度が高いため、菌の増殖速度は低下している。これらは、バイオフィルム形成とともに起こる抗菌薬に対する抵抗性の上昇に関わると考えられている。さらにバイオフィルムでは、単独の菌に比べ大きな塊になるので食細胞が貪食し処理することも困難になる。バイオフィルムの一部は、遊離し他の部位に付着しバイオフィルムを形成する。*Aggregatibacter actinomycetemcomitans* は、dispersin B のように周りの基質を分解して、バイオフィルムから積極的に離脱する菌種があることが報告されている [5]。

　バイオフィルム中の菌には、多細胞生物のような細菌間の有機的なコミュニケーションが存在し、クオラムセンシング quorum sensing と呼ばれている。このコミュニケーションに関わる物質をオートインデューサー autoinducer：AI と呼ぶ。バイオフィルムの形成とともに菌の密度が上がると菌は AI を産生する。AI は周囲の菌を刺激し、菌の遺伝子の発現を変化させる。この作用は、バイオフィルム形成に伴う菌の性状変化の中心的役割を果たしている。クオラムセンシングは、種々の菌において認められ、それぞれで発光、バイオフィルム形成、病原因子産生を含む種々の作用を引き起こすことが知られている。AI として働く物質には複数のタイプが存在する。グラム陽性菌では、ペプチドがクオラムセンシングを司っている。*Streptococcus mutans* はその密度の増加とともに *comC* 遺伝子に code されている competence-stimulating peptide：CSP を産生する。CSP の作用を受けると、菌の外来遺伝子獲得能の増加、バクテリオシン産生、バイオフィルム形成亢進などの複数の作用が引き起こされる。グラム陰性菌では、AI-1 と呼ばれるアシル化ホモセリンラクトンがクオラムセンシングを司っている。

　歯周病原性菌の多くがグラム陰性菌であるが、歯周病原性菌においてはまだ AI-1 によるコミュニケーションについては報告されていない。AI-2 は、LuxS によって合成される furanosyl borate diester であり、グラム陰性菌とグラム陽性菌の両方に存在し、菌種を超えたコミュニケーションを引き起こす。口腔細菌では *Porphyromonas gingivalis*、*A. actinomycetemcomitans*、*Prevotella intermedia*、*S. mutans*、*Streptococcus gordonii* などの菌種において AI-2 の産生が認められ、鉄獲得、バイオフィルム形成、代謝、ストレス応答などに影響を与えることが報告されている。これらバイオフィルムの特徴は、歯周病をはじめとするバイオフィルム感染症の病態に密接に関わるとともに、現時点では治療においてスケーリングなどによるデンタルプラークの物理的除去が最も効果的な処置であることを示している。

3. デンタルプラークの病原性

　1960 年代に行われた実験では、健康な若年者に 3 週間実験的にブラッシングを止めさせ、デンタルプラークの増加に伴い歯肉炎が発症していること、さらにプラークの除去、抗菌薬の投与により炎症が治癒すること、歯肉炎の進行とともに菌叢が変化することなどが示されている [6]。併せて同時期に、ビーグル犬の歯に歯肉縁の高さ

に絹糸を巻き長期間のプラークの沈着を起こすことで不可逆性の歯周組織の炎症性破壊、骨吸収が起こることが示されている。これらの解析は、デンタルプラーク細菌が歯肉炎・歯周炎に関わることを示す最初の試みである。

これに伴い、人での実験によって、効果的なプラーク評価指数を用い、機械的なプラークの除去を行うことで、臨床で歯周炎の進行を阻止することが可能であることが明らかにされた。これ以降、歯周炎の病態と菌叢の関わりについての解析が行われ、*P. gingivalis* をはじめとする複数の菌種と歯周炎との間に関連性が認

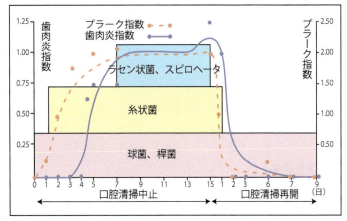

図2　実験的歯肉炎（文献6引用改変）
ブラッシングなどの口腔清掃を中止するとプラークの沈着と歯肉の炎症が発生、再開すると炎症が消退した。

められ、その病原性についても明らかにされてきた。このプロセスで、歯周病原菌は、通常の感染症の病原体で用いられているコッホの原則を満たすことが難しく、それを修正した以下のような概念が用いられるようになった。①歯周病原細菌は、歯周病の部位から高頻度で認められるかまたは検出される菌数が多く、健常部からは検出されないか検出されてもその菌数が少ない、②その菌を除去、または検出限界以下まで減らすことによって歯周組織の状態が改善する、③その菌の感染によって宿主の免疫応答が起こり抗体価の上昇が認められる、④動物実験で歯周炎の症状が引き起こされ、その菌の病原性因子によって疾患もしくは組織傷害が起こる。

1）　歯肉炎と細菌

デンタルプラークの蓄積が起こるとともにデンタルプラーク内で *Actinomyces* 属、グラム陰性桿菌などの増加が認められ、それと一緒に歯肉の炎症が認められる。このようにプラークの蓄積によって起こった歯肉炎は単純性歯肉炎と呼ばれる。プラークの増加と菌種の変化は起こっているものの、特定の菌種が関わることはないと考えられている。これに対し、全身的背景の認められる歯肉炎の一部では特定の細菌の増加が報告されている。妊娠性歯肉炎には、エストラジオールやプロゲステロンによってその発育が促進される *P. intermedia* の増加が認められるという報告がある。急性壊死性潰瘍性歯肉炎 acute necrotizing ulcerative gingivitis：ANUG では、スピロヘータ、Fusobacterium、*P. intermedia* の増加が報告されている。

2）　歯周炎と細菌

慢性歯周炎においては、病巣部から検出される菌の解析が行われてきたが、多くは検出している菌種の範囲が異なり、サンプル数が少ないため、それぞれの比較が困難であった。Socransky らは DNA probe を用いて 185 人から得た 1,300 サンプルに対し DNA probe で 40 菌種を同時に検出し、その菌叢を解析し歯周炎の状況とそこに認められる菌種を解析し 6 の菌群（complex）に分けている。このうち Orange complex に含まれる *P. intermedia*、*Prevotella nigrescens*、*Parvimonas micra*（*Peptostreptococcus micros*）、***Fusobacterium nucleatum***、*Fusobacterium periodonticum*、*Campylobacter rectus*、*Campylobacter showae*、*Campylobacter gracilis*、*Streptococcus constellatus*、*Eubacterium nodatum*、red complex に含まれる ***P. gingivalis***、***Tannerella forsythia***、***Treponema denticola*** が歯周炎との間に関連が認められ、このうち red complex が重度の歯周炎の部位に多いことが報告されている[7]。近年、次世代シークエンサーにより細菌の解析が網羅的に行われるようになり、新たに ***Filifactor alocis***、***Synergistetes***、TM7 などが歯周炎の部位で増加していることが報告されている。

侵襲性の歯周炎は、宿主因子が関わることが多く病因が複雑な疾患であるが、以前から限局性侵襲性歯周炎か

ら *A. actinomycetemcomitans* が高頻度に検出されその病因に関わっていることが示されてきた。近年では、このうちロイコトキシンの高産生株がそのリスクとなり得ることも報告されている。しかし、びまん性の侵襲性歯周炎では、歯周炎部位の菌叢についてあまりはっきりとした特徴が認められていない。

4. 病原性因子

歯周病原性菌の、歯周病原性を示す因子については、**表1**に示すようなものが現在までに明らかにされている。

1）定着因子

生体に付着し増殖するためには何らかの付着に関わる構造物が必要である。

P. gingivalis、*A. actinomycetemcomitans* は定着因子として線毛をもつ。*P. gingivlais* には FimA と Mfa1 の 2 種の線毛がある。FimA は、唾液成分、他の細菌、歯肉上皮・線維芽細胞などへの付着作用をもつ。FimA には 6 つの遺伝子型があり、Ⅱ型をもつものが病原性が強いことが報告されている。Mfa1 は、Toll-like receptor2 や CD14 に対する結合能が報告されているがその機能については不明な点が多い。さらに *P. gingivalis* では、タンパク分解酵素であるジンジパインが、赤血球凝集・付着ドメインをもち、それによってフィブリノーゲン、コラーゲンなどに付着するとともに他の菌との付着にも関わる。*A. actinomycetemcomitans* の線毛は、*flp* により code され、他の菌や唾液成分に対する付着に関わる。本菌では分離されたばかりの菌株では線毛形成が認められるが、培養とともに線毛形成能が失われコロニーの形態もそれに伴い rough 型から smooth 型に変化することが知られている。本菌にはこの他、表層の autotransporter が上皮細胞への付着に関わっている。*T. forsythia* は表面に存在する BspA が上皮細胞への付着に関わる。*F. nucleatum* は、Fad と呼ばれる細胞付着性を示す因子をもつ。*T. denticola* は、Msp によってマトリクスプロテインへの付着作用をもつ。

表1　歯周病原菌の病原因子

菌種	病原因子
付着因子	
P.gingivalis	線毛　FimA 　　　Mfa1 ジンジパイン 　　　RgpA、Kgp
A. actinomycetemcomitans	線毛
T. forsythia	BspA
T. denticola	Msp
F. nucleatum	FadA
免疫回避・攪乱	
P.gingivalis *T. denticola*	ジンジパイン 　　　RgpA、RgpB、Kgp FhbB
細胞傷害性	
グラム陰性の歯周病原菌	内毒素
A. actinomycetemcomitans	ロイコトキシン
A. actinomycetemcomitans	細胞致死膨化毒素
P.gingivalis	ジンジパイン 　　　RgpA、RgpB、Kgp
P.gingivalis	酪酸
T. denticola	Dentilisin

2）宿主防御からの回避

P. gingivalis は、ジンジパインが抗体、補体成分を分解しオプソニン化を回避する。*T. denticola* は、FhbB により補体による傷害作用を回避する。*P. gingivalis* と *T. denticola* は、それぞれジンジパインとデンティリジンによって補体を活性化するため、補体の活性化により炎症を起こすと同時に補体の作用を回避しており、免疫を攪乱しているといえる。*A. actinomycetemcomitans* は、ロイコトキシンによって多形核白血球やマクロファージに傷害作用を示すことによって防御を回避する。

3）細胞傷害性因子

P. gingivalis、*A. actinomycetemcomitans* は、宿主上皮細胞に対し侵入性をもつことが示されている。*P. gingivalis* は、侵入後多くは細胞内で消化されるものの、そのプロセスで細胞に傷害を与える。さらに 10％程度はメンブ

レントラフィックを利用して他の細胞へ感染することが示されている。ジンジパインは、歯周組織構成タンパク分解を介した細胞傷害性、サイトカイン分解などを介した免疫ネットワークの攪乱作用をもつ。さらに本酵素は、Factor X、トロンビンを活性化し血液凝固を促進する。同時に、ジンジパインとデンティリジンは、フィブリノーゲンを分解することによって血液凝固を阻害する。これらの作用により止血機構が乱れ持続的な出血が誘導される。P. gingivalis の代謝産物である酪酸は、T 細胞にアポトーシスを起こす作用が報告され、リンパ球の傷害を介し歯周組織に何らかの影響を与えていると考えられている。A. actinomycetemcomitans の**細胞致死膨化毒素**は、細胞周期を G2 期で止めてしまうことにより、細胞を死滅させる。歯周病原細菌の多くはグラム陰性菌であり、その内毒素は、Toll-like receptor を介し、炎症性サイトカイン酸性誘導などの多彩な生物活性により歯周炎に関わる。

5. 新たな概念

次世代シークエンサーによる網羅的な解析が行われるようになっても、従来の歯周病原菌の検出について大きな齟齬は起こっていない。しかし、プラーク内の特定の細菌が病原因子を発揮し、それによって歯周炎が起こるという考え方では説明できない部分が多い。

近年、歯周炎を含むバイオフィルム感染症では、特定の細菌というよりは、細菌叢のバランスが崩れること（dysbiosis）が病因ではないかという考え方がされるようになってきている（図3）[8]。つまり、通常形成されるバイオフィルムは病原性が弱いが、このプロセスに特定の因子が加わると、それによってバイオフィルムを構成する菌のバランスが崩れ、組成が病原性の高いものに変わり疾病に関わるという考え方である。

この考え方と、P. gingivalis の感染によってプラークの細菌量、細菌種が増加したという報告をもとに、最近ではバイオフィルム形成に P. gingivalis が存在すると、バイオフィルムのバランスが崩れ dysbiosis が起こり歯周病原性の強いプラークが形成され、歯周炎につながると考えられている[9]。バイオフィルム形成において細菌間には共生・拮抗作用が存在する。歯周病原菌間でも T. denticola は、P. gingivalis の産生する酪酸によって発育が促進され、T. denticola の産生するコハク酸は、P. gingivalis の増殖を促進する。P. gingivalis の遊離するグリシンによって T. denticola によるペプチド分解が促進され、病原因子遺伝子の発現が上昇することも示されている。このような細菌間の相互作用は、dysbiosis を引き起こす因子の一つと考えられる。

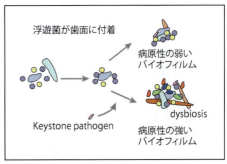

図3 dysbiosis
菌がバイオフィルムを形成するプロセスに別の因子が影響を与えることによって、病原性の高い菌種組成のバイオフィルムが形成される。例としては、通常は病原性の弱いバイオフィルムを形成している菌種に、特殊な菌種（keystone pathogen）が加わることによってそれ以外にも病原性の高い菌種がバイオフィルムに加わり病原性の高いバイオフィルが形成される。P. gingivalis は、keystone pathogen の役割を果たすと考えられている。

文献

1) Simon-Soro A, et al: Microbial geography of the oral cavity. J Dent Res 92: 616-21, 2013.
2) Lamont RJ, et al: eds. Oral Microbiology and Immunololgy. 2nd edition, ASM Press: Washington, DC, 2014.
3) Takeshita T, et al: Dental plaque development on a hydroxyapatite disk in young adults observed by using a barcoded pyrosequencing approach. Sci Rep 5: 8136, 2015.
4) Costerton JW, et al: Bacterial biofilms: a common cause of persistent infections. Science 284: 1318-1322, 1999.
5) Izano EA, et al: Detachment and killing of Aggregatibacter actinomycetemcomitans biofilms by dispersin B and SDS. J Dent Res 86: 618-22, 2007.
6) Theilade E, et al: Experimental gingivitis in man. II. A longitudinal clinical and bacteriological investigation. J Periodontal Res 1: 1-13, 1966.
7) Socransky SS, et al: Microbial complexes in subgingival plaque. J Clin Periodontol 25: 134-144, 1998.
8) Hajishengallis G, Lamont RJ: Beyond the red complex and into more complexity: the polymicrobial synergy and dysbiosis (PSD) model of periodontal disease etiology. Mol Oral Microbiol 27: 409-419, 2012.
9) Hajishengallis G, et al: The keystone-pathogen hypothesis. Net Rev. Microbiol 10: 717-725, 2012.

〈石原和幸〉

6. 歯周病の免疫学

学習目標	到達項目
歯周組織における免疫応答を理解する。	□ 1. 自然免疫と獲得免疫の違いを説明できる。 □ 2. 自然免疫と獲得免疫の受容体分子を説明できる。 □ 3. 免疫担当細胞の種類と機能を説明できる。 □ 4. 免疫担当細胞の遊走・定着機構を説明できる。 □ 5. 歯周組織の破壊メカニズムを説明できる。

1. 免疫系とは

　免疫系は、微生物、ウイルス、異物などの外来抗原から生体を守るため、自己抗原と外来抗原を識別するように発達したシステムである。歯周病を考える場合の外来抗原とは歯周病原細菌ということになる。哺乳動物の免疫系には自然免疫 innate immunity と獲得免疫 acquired immunity が存在する。自然免疫による速やかな免疫応答（炎症応答）は宿主に侵入する病原体への最初の防御応答である。自然免疫応答の特徴は、限られた種類の識別分子（レセプター）で、比較的低い抗原特異性をもって病原体を識別し、速やかに防御応答をすることである。獲得免疫は、あらゆる抗原分子の認識に対応しうる多様性をもった T 細胞、B 細胞レセプターにより効果的に外来抗原の排除に機能する。また免疫記憶をもって同一病原体への再感染に対して効果的にその排除を行う。自然免疫応答におけるサイトカイン産生や、抗原提示能の増強はさらなる獲得免疫応答の誘導と抗原特異的な外来抗原の排除を促進するものであり、自然免疫と獲得免疫は連続的にかつ相互に作用して感染防御に機能している。また、自然免疫と獲得免疫のいずれにおいても細胞性免疫と体液性免疫が互いに協調して防御機能を発揮する。両者の違いを表1にまとめた。

表1　自然免疫・獲得免疫の特性

	自然免疫	獲得免疫
特異性	低い	極めて高い
受容体	遺伝子再構成　なし	遺伝子再構成　あり
認識機構	抗原分子パターン	ペプチド／アミノ酸三次構造
記憶	もたない	もつ
寛容	示さない	示す

1）　自然免疫 [1, 2]

　自然免疫系で機能する歯周病関連免疫担当細胞を表2に示した。

表2　自然免疫系で機能する歯周病関連免疫担当細胞

細胞種	機能	産生因子
多形球 白血球	異物の貪食 抗菌因子の産生	カルプロテクチン
上皮細胞	物理的バリアー 抗菌因子の産生 ケモカインの産生	カルプロテクチン デフェンシン IL-8、MCP-1
単球・マクロファージ	異物の貪食 獲得免疫系の活性化 （抗原提示機能）	IL-1 IL-6 IL-10 TNF-α
樹状細胞	異物の貪食、抗原提示（マクロファージよりも強力）	
NK 細胞	細胞傷害（がん細胞、ウイルス感染細胞に対して）	

(1) 自然免疫の受容体分子と機能

　自然免疫系の細胞に発現する主要な抗原認識受容体は toll-like receptor：TLR ファミリーである。TLR は病原体（さまざまな細菌・ウイルスなど）に保存された分子パターンを認識するシグナリングレセプターである（表3）。自然免疫の活性化は炎症性サイトカイン（特に TNF-α）や Ⅰ 型インターフェロンの産生を誘導する。樹状細胞やマクロファージに補助刺激分子の発現が誘導され、抗原提示を受けた T 細胞を活性化し、獲得免疫を誘導する。こうして活性化された T 細胞は IL-2 や IFN-γ などのサイトカインを産生してマクロファージを活性化し、B 細胞の分化・クラススイッチを誘導することにより特異的抗体産生を促進する。

　このように TLR は自然免疫の受容体分子としてだけでなく獲得免疫の活性化に必須の役割を果たす。TLR を介した刺激は細胞内のさまざまなアダプター分子のリン酸化により伝達される。最終的に転写因子 NF-κB が活性化され、炎症性サイトカインの産生が誘導される。TLR によるシグナリングにおいて NF-κB は代表的な転写因子であり、その転写活性により炎症性サイトカインの産生が亢進する。一方、ウイルス抗原刺激の場合には IRF と呼ばれる転写因子の活性化により Ⅰ 型インターフェロンの産生が誘導される。短期的な細菌刺激は自然免疫・獲得免疫の活性化により細菌の排除に有効に働くが、歯周炎でみられる慢性的な感染は炎症性サイトカインの持続的な産生を引き起こし、マクロファージ、線維芽細胞においてコラゲナーゼ、PGE_2 の産生、破骨細胞の活性化を誘導して炎症性組織破壊に関与する。歯周炎組織では種々の TLR 分子発現が亢進しており、持続的な抗原刺激が加わっていると考えられる（図1）。

表3 受容体とリガンド

受容体	リガンド
TLR1	Triacyl lipopeptides
TLR2	細菌由来リポタンパク、リポペプチド ペプチドグリカン Zymosan（Yeast） Fimbriae（P. gingivalis 由来） LPS（Some bacterial species）
TLR3	Poly（I：C）、dsRNA（二本鎖 RNA ウイルス）
TLR4	リポ多糖（Lipopolysaccharide：LPS）
TLR5	Flagellin（鞭毛タンパク）
TLR7/TLR8	ssRNA（一本鎖 RNA ウイルス）
TLR9	CpG DNA（細菌・ウイルス由来二本鎖 DNA）
NOD1	γ-D-Glu-meso-DAP（iE-DAP） ペプチドグリカンの部分構造
NOD2	Muramyl dipeptide（MDP） ペプチドグリカンの部分構造

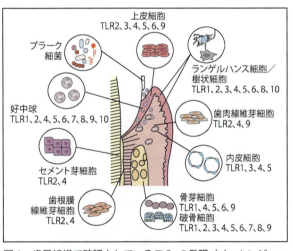

図1 歯周組織で確認されている TLRs の発現（メッセンジャー RNA）[3]
細胞種により異なる TLR の発現がみられる。歯周組織での役割が不明なものもある。

2) 獲得免疫[4]

　歯周病に関連する獲得免疫系の細胞を表4に示した。T 細胞、B 細胞の抗原受容体分子はそれぞれ T 細胞レセプターと B 細胞レセプター（細胞膜免疫グロブリン分子）である。これらのレセプターは自然免疫受容体分子と異なり、レセプターの抗原を認識する可変領域の遺伝子再構成により膨大な多様性をもって多様な抗原を認識する。抗原提示細胞の主要組織適合抗原複合体 major histocompatibility complex：MHC 上に提示された抗原を T 細胞レセプターを介して認識したヘルパー T 細胞は、補助刺激分子とサイトカインによる作用で B 細胞を活性化して特異的抗体産生を促進する。

表4 歯周病に関連する獲得免疫担当細胞

細胞種	サブセット		機能
T細胞	CD4	Th1、Th2、Th17（表5参照）	免疫応答の促進、免疫応答の抑制
	抑制性CD4	IL-10、TGF-β	
	CD8	IFN-γ	免疫応答の抑制、細胞障害
NKT細胞		IL-4、IFN-γ	免疫応答の抑制
B細胞		IL-1α？	抗体産生、抗原提示

2. 歯周病で展開される免疫応答 [5,6]

1) 免疫担当細胞およびそれらが産生する分子とその歯周病の病態形成への関与

(1) 細胞成分（図2）

a. 多形核白血球

歯肉溝滲出液中の細胞成分の約90％を占め、貪食により細菌の排除を行っている。そのため、多形核白血球の数や機能に異常を示す疾患（周期性好中球減少症やLazy leukocyte syndromeなど）では重症の歯周病に罹患することが知られている。一方、貪食の結果死滅した多形核白血球からは多くのライソゾーム酵素が放出され、組織破壊に関与すると考えられている。

b. マクロファージ

貪食細胞および抗原提示細胞として機能する。細胞表面にTLRを発現し、ペプチドグリカンやリポ多糖 lipopolysaccharide：LPSなどの細菌外膜抗原などを認識することにより炎症性サイトカインを産生する。TLRを介した刺激はマクロファージの補助刺激分子の発現も亢進する。同時にMHC上に抗原ペプチドを提示してT細胞を活性化することにより、細胞性免疫応答、体液性免疫応答を誘導する。活性化されたマクロファージはまた、MMP、PGE₂を産生し、コラーゲンの分解や破骨細胞の活性化に関与する。

c. 樹状細胞

強力な抗原提示細胞として機能する。樹状細胞にはさまざまな種類があることがわかってきたが、歯周組織に存在することが報告されているのは骨髄系樹状細胞、形質細胞様樹状細胞、ランゲルハンス細胞である。抗原を取り込んだ樹状細胞はLPSなどの刺激を受けて成熟し、T細胞を強力に活性化する。抗原の種類や影響するサイトカインによりTh1タイプ、あるいはTh2タイプの反応が誘導される。

d. T細胞

プラークの蓄積に伴って発症する歯肉炎はT細胞浸潤が中心である。これが歯周炎になるとB細胞・形質細胞浸潤が主体となるが、T細胞も多数認められる。T細胞は機能の違いによりいくつかのサブセットに分類することができる（表5）。近年、T細胞サブセットの変化あるいはT細胞制御機構の破綻が組織破壊と関連すると指摘されてきた。歯肉炎組織ではTh1応答が優性であり、IFN-γ産生により自然免疫応答が

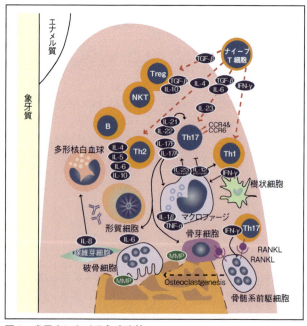

図2　歯周炎における免疫応答
歯周組織における免疫応答は複雑多様であり、歯槽骨の吸収も免疫応答と密接に関連している。常に完全に除去できないプラーク（抗原）に曝露され、骨と近接した組織であるという点においてヒトの体の中ではユニークな炎症病変である。

表5 T細胞サブセットと機能

タイプ	サイトカイン	機能
Th0	IL-2、IFN-γ、IL-4	増殖促進と効果細胞への分化
Th1	IL-2、IFN-γ、TNF-β	細胞性免疫応答 IFN-γは炎症性にも作用
Th2	IL-4、IL-5、IL-6、IL-10、IL-13	液性免疫応答・炎症の抑制
Th3	TGF-β、IL-10	免疫応答の抑制
Tr1	IL-10、TGF-β	免疫応答の抑制
CD4+ CD25+	IL-10、TGF-β	免疫応答の抑制
Th17	IL-17	炎症の増強、多形核白血球遊走 破骨細胞の活性化

活性化されている。歯周炎組織ではTh2優性であり、B細胞の活性化が生じていると報告される。一方で、Th1がマクロファージの活性化を誘導し、その結果産生される炎症性サイトカインが組織破壊に重要であるとの報告もある。歯周炎組織においては自己反応性のT細胞が集積しており、制御性T細胞とのバランスの破綻も示唆されている。さらに近年同定されたTh17と呼ばれるT細胞サブセットの歯周炎の病態形成に及ぼす影響も注目されている。

e. B細胞

T細胞の作用により形質細胞へと分化し、抗体産生を行う。膜型抗体により抗原を貪食したB細胞は、MHC上に抗原を提示する。ヘルパーT細胞はこれを認識すると同時にIL-4、IL-5、IL-6を産生し、それらの作用でB細胞は形質細胞へと分化する。形質細胞は分泌型の抗原特異的抗体を産生し、抗体は抗原の中和を行うほか、オプソニン化、補体活性化に関与し、貪食能の亢進や細胞傷害活性を誘導する。抗原特異的な抗体が優性に産生されている場合には防御的に作用し、多クローン性B細胞活性化により特異性の低い抗体が大量に産生されると細菌抗原による侵襲を防ぐことができない。

f. 歯肉上皮細胞

古典的な免疫担当細胞ではないが、近年、物理的バリアーとして働くのみならず、免疫応答に深く関わっていることが明らかになってきた。細菌抗原に反応して抗菌物質を産生するとともに、ケモカインと呼ばれる遊走因子を産生することにより病変局所に多形核白血球やマクロファージを動員する。

(2) 液性成分

a. サイトカイン

サイトカインは細胞間のコミュニケーションを司る分子であり、発生、癌化、創傷治癒、感染、アレルギー反応において中心的な役割を演じている。サイトカインは当初、最初にみつけられた機能に基づき命名されてきたが、複数のサイトカインが同一の機能を有すること、また1つのサイトカインが複数の作用を有することが明らかになってきたため、interleukin：IL、interferon：IFN、tumor necrosis factor：TNF、colony stimulating factors：CSF、growth factorsに分類されるようになった。特に歯周炎と関連するサイトカインを表6に示した。

b. 抗体分子

獲得免疫系の主要な液性成分は抗体分子である。抗体分子は抗原と結合して病原性を中和するとともに、Fc部位を介して、あるいは古典経路により補体を活性化して貪食作用を増強する機能をもつ。歯肉溝滲出液あるいは炎症歯肉組織中の主要な抗体はIgGである。IgGはヒトではIgG1からIgG4の4つのサブクラスに分けられるが、歯周炎組織中ではIgG1が最も優勢で以下IgG2、IgG3、IgG4と続く。IgG1、IgG3とIgG4はタンパク抗原に対して産生され、IgG1とIgG3は補体結合能をもつことからオプソニン効果を発揮するがIgG4にはその作用はない。IgG2はLPSなどの多糖抗原に反応して産生されるが、オプソニン効果がないためグラム陰性菌に対する排除効果が低いと考えられる。また、抗 *P. gingivalis* 抗体の抗原との親和性は低いという報告があるが、歯肉溝滲

表6　歯周炎に関連する主要なサイトカイン

	主要な産生細胞	主要な標的細胞	作用、その他
IL-1 α/β	マクロファージ B細胞 線維芽細胞	単球／マクロファージ B細胞 血管内皮細胞	Th1誘導、IL-2産生の促進 マクロファージの活性化 B細胞増殖 血管内皮細胞のPGE2産生により血管透過性亢進
IL-2	T細胞（Th1）	T/B細胞 マクロファージ NK細胞	増殖・分化の誘導
IL-4	T細胞（Th2） 肥満細胞 NKT細胞	T/B細胞 血管内皮細胞	MHC Class IIの発現誘導、IgEの産生 Th1の抑制 接着分子VCAM-1の発現誘導によるリンパ球の血管接着促進
IL-6	単球 マクロファージ T/B細胞 血管内皮細胞 線維芽細胞 脂肪細胞	T/B細胞 血管内皮細胞 肝細胞	B細胞増殖・分化を誘導 接着分子VCAM-1の発現誘導によるリンパ球の血管接着促進 IL-8やMCP-1などのケモカインの産生亢進による白血球遊走促進 肝細胞からCRP産生の誘導 脂肪細胞が分泌するアディポカインの一つ
IL-8	上皮細胞 血管内皮細胞 マクロファージ	免疫応答の抑制	ケモカインとして白血球遊走を促進
IL-10	単球／マクロファージ T/B細胞	単球／マクロファージ B細胞応答の抑制	MHC Class II、補助刺激分子の発現抑制 B細胞の分化、抗体産生の増強 IFN-γ産生の抑制によりTh2応答を促進
IL-12	マクロファージ	炎症の増強、多形核白血球遊走	Th1応答を促進
IL-17	T細胞（Th17） 肥満細胞	T/B細胞 マクロファージ 好中球	IL-6、シクロオキシゲナーゼ、NO産生を誘導 自己免疫疾患においても観察される 好中球前駆細胞の分化
TNF-α	マクロファージ NK細胞 脂肪細胞	NK細胞 マクロファージ	増殖・分化の誘導 アポトーシスの誘導 脂肪細胞が分泌するアディポカインの一つ
IFN-γ	T細胞（Th1） NK細胞 T細胞（CTL）	マクロファージ T細胞 抗原提示細胞 （マクロファージ、B細胞、樹状細胞）	マクロファージの活性化（ライソゾームの活性化） NK細胞の活性化 抗原提示能の増強
TGF-β	T細胞 マクロファージ 骨芽細胞	T/B細胞 単球	増殖・分化の誘導 骨芽細胞増殖

出液中に免疫複合体が検出されないということも抗体の親和性が低いことを支持するものである。これらも体液性応答が菌の排除に有効に働いていない可能性を示している。

2）　炎症歯周組織への免疫担当細胞の遊走・定着機構

　白血球の組織への遊走は、炎症性サイトカインによる血管内皮細胞の接着分子の発現とケモカインと呼ばれる強力な走化性因子により制御されている。

　接着分子については、「歯周病の生化学」の項で解説する。以下のように分類される。

　ケモカインは、白血球の遊走と活性化に関与する100個以下のアミノ酸からなる小さな塩基性ペプチドの総称である。細胞の遊走に関連するサイトカインを特にケモカインと呼ぶ。産生細胞はマクロファージ、樹状細胞などの白血球系の細胞が中心であるが、血管内皮細胞、線維芽細胞、上皮細胞も産生する。細菌抗原や炎症性サイトカインの刺激を受けた上皮細胞や血管内皮細胞はIL-8やMCP-1を産生し、多形核白血球、T細胞の組織への遊走を促進する。MIP-1α、MIP-1β、RANTESはTh1の遊走を促進し、TRAC、MDCといったケモカインはTh2の遊走を誘導するといわれている。BLCはB細胞の遊走に関与している。これらケモカインの産生のバラン

スが炎症性細胞浸潤の性状に関与すると考えられている。血管外に遊走してきたリンパ球は、接着分子を介して
リンパ球同士あるいはリンパ球と線維芽細胞や細胞外マトリックスと相互作用を行いながら炎症組織に定着した
り、組織内での移動を行ったりすると考えられる。

3. 歯周病の発症と進行 [5,6]

1) 上皮・血管の応答と多形核白血球の浸潤

　臨床的に健康な歯周組織をもつ成人であっても多形核白血球の歯肉溝への浸潤が観察される。これはプラーク
細菌由来の FMLP や細菌抗原刺激により歯肉上皮細胞から産生される IL-8 により生じる。プラークの蓄積は上
皮細胞によるさらに大量の炎症メディエーターの産生を誘導し、それらが結合組織に到達して血管に作用すると
透過性の亢進を引き起こす。さらに炎症性サイトカインの作用を受けた血管内皮細胞は細胞接着分子の発現や
MCP-1 の産生を介して持続的な多形核白血球の浸潤・遊走を誘導し、単球やリンパ球の血管外への遊走を引き起
こす。走化性因子の濃度勾配により多形核白血球は歯肉溝に至り、そこで貪食・殺菌を行って歯肉溝から細菌を
除去する。しかし、大量の細菌を貪食した多形核白血球は自壊し、放出された酵素は組織に傷害を与える。

2) T 細胞病変の成立と B 細胞病変への移行

　プラークの刺激がさらに持続すると、血管から結合組織に浸潤してくる細胞は主として T 細胞になる。歯肉炎
組織中の T 細胞のほとんどは CD4 陽性、CD45RO 陽性のメモリータイプである。マクロファージによって活性
化された T 細胞は種々のサイトカイン（IL-2、IL-4、IL-5、IL-6、IL-10、IL-13、IL-17、IFN-γ）などを産生す
る。T 細胞の産生する IFN-γ はマクロファージや線維芽細胞を活性化し、炎症性サイトカインの産生や細胞接着
分子の発現を誘導し、炎症反応を修飾する。炎症の持続は接合上皮の傷害と上皮の根尖側への増殖を誘導するこ
とになり、歯肉溝は深化する。歯肉溝内の環境の変化は細菌叢の変化を誘発することになり、グラム陰性細菌の
増殖、結合組織固有層におけるコラーゲン線維の破壊と B 細胞・形質細胞主体の病変へと移行する。B 細胞は T
細胞による抗原特異的な活性化および LPS による多クローン性の活性化を受けて、抗体産生が増強される。その
結果、いわゆる B 細胞病変と呼ばれる組織像を呈するようになる。

3) 歯周ポケット形成と歯槽骨吸収

　B 細胞病変中ではさまざまな自己反応性の T 細胞・B 細胞もみられるようになる。これらは自己組織の傷害あ
るいは変性自己組織の排除に働いていると考えられる。また、自己反応性 T 細胞の増加に伴って、抑制性の機能
をもった種々の制御性 T 細胞サブセットも増加してくる。局所では炎症性サイトカイン産生の増加とともに、IL-
10、TGF-β といった抑制性サイトカインの産生も増強される。その結果、細胞間相互作用はより複雑な様相を呈
するようになる。歯槽骨近傍では IL-1、TNF-α、IL-17、RANKL などの作用により破骨細胞が活性化され、歯槽
骨吸収が生じる。組織像は基本的には B 細胞病変であるが、歯周ポケットの形成も生じ、プラーク細菌の持続的
な作用により、ポケット上皮内あるいは直下結合組織には好中球、マクロファージも検出される。

文 献

1) Trinchieri G, et al: Cooperation of Toll-like receptor signals in innate immune defence. Nature Rev Immunol, 7: 179-190, 2007.
2) Kinane DF, et al: Human variability in innate immunity. Periodontol 2000, 45: 14-34, 2007.
3) Mahanonda R, et al: Toll-like receptors and their role in periodontal health and disease. Periodontol 2000, 43: 41-55, 2007.
4) Gemmell E, et al: The role of T cells in periodontal disease: homeostasis and autoimmunity. Periodontol 2000, 43: 14-40, 2007.
5) Kornman KS, et al: The host response to the microbial challenge in periodontitis: assembling the players. Periodontol 2000, 14: 33-53, 1997.
6) Kinane DF, et al: Etiopathogenesis of periodontitis in children and adolescents. Periodontol 2000, 26: 54-91, 2001.

〈山崎和久〉

7. 歯周病の生化学

学習目標	到達項目
歯周病による歯周組織破壊の生化学的メカニズムを学ぶ。	□ 1. 健全な歯周組織を生化学的に説明できる。 □ 2. 歯周病による歯周組織破壊を生化学的に説明できる。

1. 歯周組織を構成する組織の生化学的特徴

1) 結合組織

結合組織は細胞と細胞外マトリックス extracellular matrix：ECM（細胞間質）から構成される。ECM は線維成分と基質成分に分類され、線維成分には、**コラーゲン**やエラスチンなどがあり、基質成分には、**細胞接着タンパク質**、**プロテオグリカン**、グリコサミノグリカンがある。ECM を構成するこれらの成分は細胞から産生された後、不溶性の高分子複合体である ECM を形成し、支持機能ばかりではなく、細胞の増殖・分化を制御する[1-3]。

(1) コラーゲン

コラーゲンは体タンパク質の約 30% を占め、皮膚、骨、腱、軟骨、靱帯、筋肉、歯などの主な線維成分であり、器官の基本骨格の構築と機能に重要な役割を果たしている。コラーゲンの分子は、3 本のポリペプチド鎖（α鎖）が三本鎖ヘリックス（らせん）構造をとり（図 1、コラーゲン線維の構造）、コラーゲン分子に硬い棒状の分子構造を与える。

α鎖は -Gly-X-Y-（X、Y は任意のアミノ酸）の繰り返し構造をもち、X の位置にはプロリン、Y の位置にはヒドロキシプロリンが多い。コラーゲン分子は長さ 300 nm であり、自ら会合し、コラーゲン線維となるが、約 1/4 ずつずれて会合するため電子顕微鏡写真において 67 nm 周期の縞模様として観察される。コラーゲンは特徴的なアミノ酸組成を有し、グリシン含有量が高く、全アミノ酸の約 1/3 に達する。また、通常のタンパク質と比べるとプロリンの含有量も多く、他のタンパク質にはほとんどみられないヒドロキシプロリンやヒドロキシリシンを含んでいる。組織内ではコラーゲン分子は単独、または他の ECM と複合体を形成し、細胞の増殖、生存、形態、分化の制御に関与している。

(2) プロテオグリカン

プロテオグリカンはコアタンパク質と呼ばれる骨格の役割を果たす 1 本のポリペプチド鎖にヒアルロン酸、コンドロイチン硫酸、ヘパラン硫酸、ケタラン硫酸などのグリコサミノグリカン鎖が共有結合した糖タンパクである。グリコサミノグリカンは、ウロン酸（あるいはガラクトース）とヘキソサミンからなる二糖の繰り返し構造からなる多糖であり、プロテオグリカンの性質を決めるうえで重要な役割を果たす。

プロテオグリカンは水酸基が多く大量の水と結合して粘稠なゲルを形成する。圧力に対してクッションのような働きをし、組織の線維成分および細胞成分を保護し、負荷に耐える弾力性を組織に与える。これまで 30 種以上のプロテオグリカンが同定されており、代表的なプロテオグリカンとしてアグリカン、バーシカン、デコリン、シンデカンなどが挙げられる。プロテオグリカンは、ECM としての重要性のみならず、成長因子やその受容体と結

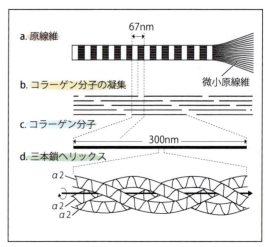

図 1　コラーゲン線維の構造（文献 1 引用改変）

合し、シグナル伝達や形態形成を制御する。

（3） 細胞接着タンパク質

　細胞接着タンパク質は ECM 基質成分や細胞と接着する領域をもつ糖タンパクである。細胞接着領域には RGD（アルギニン―グリシン―アスパラギン酸）に代表されるペプチド配列があり、細胞表面のインテグリンと結合する。ECM との結合に対しては、コラーゲン結合領域やヘパリン／ヘパラン硫酸結合領域をもつ。主な細胞接着タンパク質はフィブロネクチン、ラミニンである。フィブロネクチンの生理活性は細胞の接着、伸展、形態の調節、走化性、創傷治癒での細胞の移動と多岐にわたり関与している。ラミニンは基底膜の重要な構成成分の糖タンパク質で IV 型コラーゲン、細胞表面、ヘパリンとの結合部位をもち、上皮細胞や内皮細胞が産生する。ほかにもテネイシン、ビトロネクチンなどがある。

2） 歯周組織の生化学的特徴

　歯周組織は歯を支える周囲組織であり、軟組織の歯肉、歯根膜と硬組織のセメント質、歯槽骨からなる[1-3]。

（1） 歯肉

　歯肉は歯根膜、セメント質、歯槽骨を保護し、歯肉上皮と歯肉結合組織からなる。歯肉上皮は非コラーゲン性タンパク質、脂質、核酸および基底膜成分が主体である。一方、歯肉結合組織は、コラーゲンと非コラーゲンタンパク質であるプロテオグリカンや糖タンパク質と脂質からなる。基底膜といわれる外側基底板は上皮細胞を歯肉結合組織から隔てる ECM の薄い膜であり、IV 型コラーゲン、ラミニン、パールカン（ヘパラン硫酸プロテオグリカン）、およびエンタクチン（またはニドゲン）で構成される。ラミニンはパールカンやエンタクチンを介して、IV 型コラーゲンに結合することにより強固な基底膜を形成する。歯肉結合組織は歯肉固有層であり、その線維成分の主なものはコラーゲン線維で、その大部分（80％以上）は I 型コラーゲンである。歯肉結合組織のコラーゲン線維束は選択性方向性をもち、一定の配列を示して歯肉線維群を構成している。歯肉のコラーゲン代謝に関しては、その生物学的半減期が 5 日であり、生体のなかでもコラーゲン代謝活性が高いことが知られている歯根膜（1 日）と比較すると約 5 倍も遅いことが知られている（歯槽骨〈6 日〉、皮膚〈15 日〉）。このことから、歯肉の結合組織は歯を歯肉に固定するだけではなく、歯肉の形態を維持する役割も果たしていると考えられる。

（2） 歯根膜

　歯根膜の構成成分は、細胞成分が 20 〜 35％、コラーゲンなどの ECM 成分が 50 〜 55％、神経・脈管成分が約 10％で、他の結合組織と比較して細胞・血管の占める割合が著しく大きな特徴である。ECM の主要線維成分はコラーゲン線維で、I 型コラーゲン（約 80％）が III 型コラーゲン（約 20％）とともに結合組織内に広く分布している。歯根膜の主体を占めるシャーピー線維（両端を固有歯槽骨とセメント質に埋入している線維）は I 型コラーゲンであり、III 型コラーゲンは太い線維の周辺や血管の周辺に分布する。歯根膜には主要線維成分のコラーゲン線維とともに弾性系線維であるオキシタラン線維が存在する。歯根膜中でのオキシタラン線維は歯根中央から根尖 1/3 の部位に局在している。その走行はコラーゲン線維と異なり（セメント質から骨に向かうのではなく）、歯軸方向に走行している。歯根膜の ECM 基質成分は約 70％が水分で、歯根膜の荷重緩衝に重要な役割を果たしている。ECM 基質成分は、プロテオグリカンと糖タンパクに分けられる。歯根膜の全タンパク質の約 43 〜 52％はコラーゲンであるが、全タンパク質の約 20％は血清由来の糖タンパク質、約 10％がプロテオグリカンと結合組織の糖タンパク質からなっている。

（3） 歯槽骨とセメント質

　両者は組織学的に類似するが、セメント質には血管と神経は存在しないことや、リモデリングが限られている点で骨と異なる。無機質（重量比で約 65％）、有機質（約 23％）と象牙質の組成と類似している。無機質の大部分はハイドロキシアパタイトで占められる。無機質が沈着していない状態の骨およびセメント質をそれぞれ類骨 osteoid およびセメント前質 pre-cementum または類セメント質 cementoid という。有機質の約 90％はコラーゲンで大部分は I 型コラーゲンからなっている。セメント質に存在する非コラーゲン性タンパクには主にオステオ

カルシン、骨シアロタンパク、オステオポンチン、プロテオグリカンなどが含まれる。

2. 歯周病と白血球の遊走について

1） 白血球の炎症組織への遊走

　感染部位において、微生物を貪食して殺す食細胞にはマクロファージと好中球の2種類の細胞が存在する。マクロファージは組織に長期間（数カ月〜）存在する細胞であり、感染のごく初期から応答する。一方、好中球は白血球のなかで最も数が多いが（約60％）、生存期間の短い（2日以下）食細胞で血中に存在し、マクロファージからの招集によって組織に集積する。感染部位では炎症メディエーターが放出されることで多数の好中球が集積し、感染部位での主要な食細胞となる。

　炎症反応の際には、血液と組織間の白血球（最初は好中球、後から単球）の移動は接着分子によって調節される。接着分子とは、細胞同士あるいは細胞−ECM基質が相互作用して、シグナルを伝達する際に介在する細胞表面に存在する特定の糖タンパク質であり、細胞間あるいは細胞−ECM基質間の接着を誘導する。白血球の血管外遊走は次の4段階で進行する（図2）[4]。第1段階（ローリング）：E-セレクチンの発現が血管内皮細胞上に誘導される。E-セレクチンは白血球表面の糖タンパクのシアリルルイスX（S-Lex）に可逆的に結合し血管内皮細胞に沿ってゆっくり回転する。第2段階（強い結合）：白血球上のLFA-1 leukocyte function-associated antigen 1：CD11aと血管内皮細胞上のICAM-1（intercellular adhesion molecule-1：CD54）との相互作用により強固に接着し、ローリングが停止する。第3段階（血管外遊出）：白血球が内皮細胞間をくぐり抜ける過程で、LFA-1に加えて白血球と内皮細胞の両者に発現しているCD31も関与する。白血球が基底膜に達し、タンパク分解酵素を産生することで基底膜を分解し通過する。第4段階（遊走）：感染部位から産生されるケモカインの濃度勾配によって感染部位に遊走する。

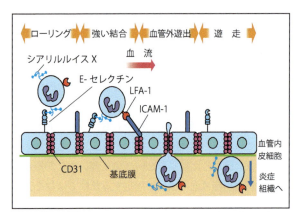

図2　血管内皮細胞への白血球の接着から炎症組織への遊走
（文献4引用改変）

2） 歯肉組織におけるICAM-1発現

　接着分子のなかでも歯周組織構成細胞において報告の多い分子としてはICAM-1が挙げられる。ICAM-1は歯周炎病変部では血管内皮細胞、線維芽細胞、歯肉上皮細胞などに発現が認められる[5]。また、歯周炎患者の歯肉溝滲出液や血清中には可溶型ICAM-1が多く検出され、歯周組織の炎症状態の程度との間に有意な相関があることが報告されている。

3. 歯周病と炎症メディエーター

　炎症反応は、炎症メディエーターによって制御されている。炎症メディエーターとは損傷された組織、および炎症部位に浸潤した白血球や肥満細胞、マクロファージなどから放出される生理活性物質の総称で、血管透過性亢進、血管拡張、白血球の遊走・浸潤、組織破壊などの作用を引き起こす。炎症メディエーターは、血漿由来と細胞由来に分類できる（表1）。細胞由来のメディエーターのなかでも、ヒスタミンやセロトニンは細胞内に貯蔵されているものが放出するのに対し、それ以外のメディエーターは刺激により迅速に合成され細胞外に放出され

表1 主な炎症メディエーターとその由来

メディエーター	由来
ブラジキニン	血漿
補体成分	血漿
ヒスタミン	血小板、肥満細胞
セロトニン	血小板、肥満細胞
サイトカイン・ケモカイン	白血球、血管内皮細胞
プロスタグランジン	白血球、血管内皮細胞、血小板
ロイコトリエン	白血球
活性酸素	白血球
一酸化窒素	白血球

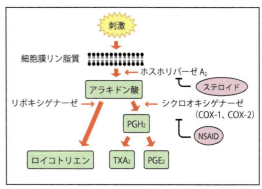

図3 アラキドン酸代謝物と歯周組織破壊

る。歯周炎の進展においては、特に先述のサイトカイン・ケモカイン（20頁『第1章 6.歯周病の免疫学』参照）、プロスタグランジン prostaglandin：PG、ロイコトリエン leukotriene：LT、活性酸素などが重要である。

1) アラキドン酸代謝物と歯周組織破壊

PGやLTはアラキドン酸代謝物（エイコサノイド：注釈参照）であり、多種多様な作用を示す炭素数20個からなる生理活性脂質の炎症メディエーターである。細菌構成成分や炎症性サイトカイン刺激により、細胞内に存在しているホスホリパーゼA_2という酵素が活性化されことで、細胞膜リン脂質から不飽和脂肪酸であるアラキドン酸が細胞内に遊離する。このアラキドン酸がアラキドン酸カスケード（図3）により、PGおよびLTという生理活性脂質に代謝される。PGには、PGE_2、トロンボキサンやプロスタサイクリン（PGI_2）などさまざまな種類が存在する。PGは、細胞内に遊離したアラキドン酸からPG合成酵素であるシクロオキシゲナーゼ cyclooxygenase：COXにより合成される。特にPGE_2は発熱、発痛、血管拡張、骨吸収などの作用を有する一方、骨芽細胞の分化を規定する転写因子Runx2の発現を誘導し、骨のリモデリングに重要な働きをしているなど、多彩な活性がある。COXには、多くの細胞・組織で恒常的に発現している構成酵素のCOX-1とインターロイキン（IL）-1や腫瘍壊死因子（TNF）-α、などの炎症性サイトカイン、リポポリサッカライドなどの細菌構成成分、あるいは成長因子などによって誘導されるCOX-2の2種類が存在する。COX-1は、胃粘膜保護、腎機能維持、血小板凝集など生理機能に関連するPGを産生するのに対し、COX-2は主に炎症、発熱、発痛に関与するPGを産生する。

トロンボキサンA_2は、活性化血小板内で産生される。放出されたトロンボキサンA_2は血小板表面に結合し血小板凝集を誘導する。LTは、細胞内に遊離したアラキドン酸は5-リポキシゲナーゼにより合成される（図3）。特に、LTB4は好中球や単球などの細胞に対して強力な化学走化性を有する。酸性非ステロイド性抗炎症薬 non-steroidal anti-inflammatory drug：NSAIDはシクロオキシゲナーゼ活性を阻害することで、アラキドン酸からのPGH_2合成を阻害し、PGとトロンボキサン合成を抑制する（図3）。アスピリンやインドメタシンに代表されるNSAIDはCOX-1とCOX-2の両方の活性を阻害するため胃腸障害や腎障害を誘発する危険性がある。現在では、さまざまなCOX-2選択的阻害薬が開発されている。一方、副腎皮質ステロイド抗炎症薬は、ホスホリパーゼA_2の活性化を阻害することで、アラキドン酸の遊離を阻害し、その結果としてPGとLTの両者の生成を抑制することによって抗炎症作用を示す（図3）。

歯周病患者では、その歯肉溝滲出液中や炎症歯肉組織にPGE_2を含むPGが健常組織に比べて有意に増加している[6]。歯肉溝滲出液中PGE_2量は疾患活動度の予知因子となる可能性が報告されており、またPGE_2が歯周病の発症・進行の重要なメディエーターとして作用していることが明らかとなっている。長期間NSAIDを服用している歯周炎患者は非服用者と比べて歯周ポケットが浅く、歯肉の炎症が軽度であることが報告されている。また、歯周組織におけるPG産生にはCOX-2が重要であることが報告され、COX-2選択的阻害薬の投与により、実験動物およびヒトにおいて歯周炎の進行抑制あるいは改善に有効であることが示されている。このようなことから、PG

生成を抑制する NSAID の歯周病治療への応用が試みられている。しかしながら、これらの薬物の長期間服用は、心臓血管系における有害事象も報告されており、歯周炎に対する薬物療法として扱うにはさらなる開発と検討が必要である。

※注釈：エイコサノイド eicosanoid はアラキドン酸を骨格にもつ化合物ないしその誘導体の総称である。

2) 活性酸素と歯周組織破壊

炎症の場においては、活性酸素 reactive oxygen species は主に多形核白血球である好中球の NADPH オキシダーゼ系によって生成され、その殺菌作用により生体防御に重要な役割を果たしている。一般的に活性酸素はスーパーオキシド（$O_2^{\bullet-}$）、ヒドロキシルラジカル（$HO^{\bullet}$）、過酸化水素（H_2O_2）、一重項酸素の 4 種類とされる（$\bullet$ は不対電子）。過剰な活性酸素の生成は、膜脂質の過酸化反応、酸化的 DNA 損傷、タンパク質変性などを引き起こし、細胞障害を誘導する。さらに、活性酸素により不活性型マトリックスメタロプロテアーゼ matrix metalloproteinase：MMP が活性型 MMP に変換されることで（詳細は 31 頁『MMPs の役割』参照）、ECM の分解が促進され、直接的な組織破壊を誘導する。

一方、活性酸素は破骨細胞形成経路における細胞内シグナル伝達分子として機能し、間接的な歯周組織破壊にも関与している。実際、歯周炎患者の歯周組織由来好中球は、健常者と比べて高いレベルの活性酸素を生成することが知られている。通常、細胞には活性酸素を消去する抗酸化酵素が存在し、活性酸素による酸化的ストレスを減少させる巧みな防御機構を有している。

スーパーオキシドディスムターゼ superoxide dismutase は細胞内に発生した活性酸素を分解する酵素で、スーパーオキシド（$O_2^{\bullet-}$）を過酸化水素と酸素へ変換する（$2O_2^{\bullet-} + 2H^+ \rightarrow H_2O_2 + O_2$）。生成された過酸化水素はカタラーゼやペルオキシダーゼなどによってさらに分解され、活性酸素を無害化する。

スーパーオキシドディスムターゼの歯肉溝滲出液および血清中の濃度は歯周炎患者においては低値を示すことが知られており、歯周炎においては酸化反応と抗酸化反応のバランスが崩れ、活性酸素が優位となる酸化反応に傾くことが、歯周組織破壊の進行の一因であると考えられる[7]。

4. 歯周病における組織破壊とタンパク質分解酵素

1) 歯周組織の破壊に関与していると考えられる酵素

歯周病の主たる病態は、歯肉上皮ならびに結合組織などの比較的表層に存在する歯肉組織の破壊と、さらに深部の歯根膜および歯槽骨の破壊である。歯周組織の破壊には、宿主由来酵素と歯周病原細菌由来酵素が深く関与している。歯周ポケットに定着している歯周病原細菌は、内毒素を有し、宿主に対して直接・間接的に炎症を惹起するだけでなく、歯周組織破壊に関与するさまざまな酵素を産生している。特に P. gingivalis は、トリプシン様タンパク質分解酵素のジンジパイン gingipain を産生する。一方、宿主細胞は歯周病原細菌との炎症・免疫反応の過程において MMP、セリン系プロテアーゼ（エラスターゼなど）、システイン系プロテアーゼ（カテプシンなど）の歯周組織破壊に関わるさまざまな酵素を産生する。

宿主由来酵素の産生源と考えられている細胞としては、多形核白血球、リンパ球、形質細胞、マクロファージ、線維芽細胞、上皮細胞、肥満細胞、骨芽細胞、破骨細胞などがある。これらは、いずれも生体の防御機構や恒常性の維持のために重要な機能を担っている細胞であるが、炎症性刺激による活性化、あるいは細胞死などが生じると、細胞内に含まれる多くの酵素が他の細胞成分とともに細胞外へ分泌あるいは漏出し、宿主自身を傷害してしまう。たとえば、多形核白血球やマクロファージなどの食細胞は刺激に応じて自ら分泌するコラゲナーゼやエラスターゼなどの酵素作用で、細胞外物質の分解、細胞内取り込みにより生体防御として働くが、炎症性刺激に応じて過剰に酵素を分泌し、細胞外基質の分解、組織破壊に関与する。産生された酵素は一部歯肉溝やポケットへと漏出するため、歯肉溝滲出液中の酵素を定量することは、組織破壊の程度を表す有力な情報源となる[8-10]。

2) MMPs の役割

　MMP はコラーゲン、フィブロネクチン、エラスチン、ラミニン、プロテオグリカンなど ECM を分解するエンドペプチダーゼ（注釈参照）であり、①活性中心に亜鉛イオン（Zn^{2+}）を有し、活性に カルシウムイオン（Ca^{2+}）を必要とし、②前駆体酵素（pro-MMP）として産生され、プロドメインが切断され活性型 MMP に変換される。

　MMP は中性領域で活性を示すプロテアーゼで、細胞間質の pH は 中性域にあることから、MMP は ECM 分解に中心的役割を果たすと考えられる。MMP は ECM を分解するだけではなく、サイトカイン、ケモカイン、成長因子、細胞膜受容体、接着分子なども切断することでそれらの可溶性や生物活性を変化させる。たとえば、MMP は ECM を分解し、ECM 内の transforming growth factor（TGF）- β を遊離させ、さらに不活性型 TGF- β を酵素分解により活性型に変換する。また、IL-1 は MMP に分解されることで失活する。このような多彩な作用を介して、組織発生、リモデリングや創傷治癒など生理現象のみならず、炎症や癌の進行などの病的過程にも関与している。

　現在までに約 25 の MMP が同定されているが、MMP は基質特異性により、①コラゲナーゼ collagenase、②ゼラチナーゼ gelatinase、③ストロメリシン stromelysin、④マトリリシン matrilysin、⑤膜結合型 membrane-type of MMP, ⑥その他 other types of MMP の 6 種類に分類されている（**表 2**）。

　MMP の基本的な構造は、① アミノ末端のプロペプチド、② 活性ドメイン、③ カルボキシル末端のヘモペキシン様ドメインの 3 つ のドメインから構成され、不活性型の酵素前駆体（pro-MMP）として合成される（**図 4**）[11]。プロドメイン内の SH 基と活性ドメイン内の活性中心（Zn^{2+}）の配位結合が pro-MMP を不活性な状態に保っている。この結合が、化学的修飾あるいはプロペプチドの切断によって失われることで MMP が活性化される。ヘモペキシン様ドメインは MMP の基質特異性に関わると考えられている。また、このドメインには MMP の特異的阻害剤である tissue inhibitors of metalloproteinases：TIMP が結合し MMP 酵素活性を阻害する。

　MMP の基質特異性は**表 2** のとおりであり、共同して作用することで生体内のほとんどすべての ECM を分解することが可能と考えられる。MMP-1、MMP-8、MMP-13、MMP-18 はコラゲナーゼのグループに属し、その特徴は間質型コラーゲンである Ⅰ 型、Ⅱ 型および Ⅲ 型コラーゲンをアミノ末端から 3/4 のヘリックス部位を特異的

表 2　MMP とその基質（細胞外マトリックス成分）[1,8]

酵素	MMP	主な基質（細胞外マトリックス）
①コラゲナーゼ		
間質型コラゲナーゼ	MMP-1	コラーゲン（Ⅰ、Ⅱ、Ⅲ型）
好中球コラゲナーゼ	MMP-8	コラーゲン（Ⅰ、Ⅱ、Ⅲ型）
Collagenase3	MMP-13	コラーゲン（Ⅰ、Ⅱ、Ⅲ型）
Collagenase4	MMP-18	コラーゲン（Ⅰ型）
②ゼラチナーゼ		
Gelatinase A	MMP-2	コラーゲン（Ⅰ、Ⅱ、Ⅲ、Ⅳ、Ⅴ、Ⅵ型）、ゼラチン、エラスチン、フィブロネクチン、ラミニン
Gelatinase B	MMP-9	コラーゲン（Ⅳ、Ⅴ型）、ゼラチン、エラスチン
③ストロメリシン		
Stromelysin 1	MMP-3	コラーゲン（Ⅲ、Ⅳ、Ⅴ、Ⅶ、Ⅸ、Ⅹ、Ⅺ型）、ゼラチン、フィブロネクチン、ラミニン
Stromelysin 2	MMP-10	コラーゲン（Ⅲ、Ⅳ、Ⅴ型）、ゼラチン、フィブロネクチン
Stromelysin 3	MMP-11	コラーゲン（Ⅴ型）、ゼラチン、フィブロネクチン、ラミニン
④マトリリシン		
Matrilysin 1	MMP-7	コラーゲン（Ⅳ、Ⅹ型）、ゼラチン、エラスチン、フィブロネクチン、ラミニン
Matrilysin 2	MMP-26	コラーゲン（Ⅳ型）、ゼラチン、フィブロネクチン、ビトロネクチン
⑤膜結合型 MMP、⑥その他 MMP		

膜結合型（MMP-14, MMP-15, MMP-16, MMP-17, MMP-24, MMP-25）
その他（マクロファージエラスターゼ〈MMP-12〉、MMP-19、エナメリシン〈MMP-20〉、MMP-23、MMP-27、エピリシン〈MMP-28〉）

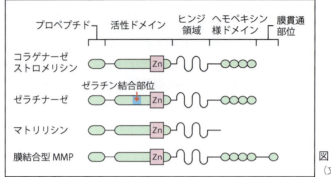

図4 MMPの構造
（文献11より引用改変）

に切断できることである。さらにコラゲナーゼは、その他の多数のECM分子および非ECM分子をも分解することができる。一方、MMP-2、MMP-9はゼラチナーゼのグループに属し、その特徴はゼラチン分解活性を有するのみならず、基底膜の主要な成分であるⅣ型コラーゲンを分解することができる。ただし、MMP-2はⅠ型およびⅢ型コラーゲン分解能を有する一方、MMP-9はⅤ型コラーゲンやエラスチンも分解することから、基質特異性に差異が認められる。MMP-3、MMP-10、MMP-11はストロメリシンのグループに属し、その特徴はプロテオグリカン、Ⅲ型、Ⅳ型およびⅨ型コラーゲン、ラミニン、フィブロネクチンなどを分解し、最も広い基質特異性をもっている。

　MMPの発現および活性の調節は、①転写レベル、②酵素前駆体pro-MMPの活性化、③内在性インヒビターの3つの機構によって調節されている。転写レベルの増加は、TNF-α、IL-1、IL-6などの炎症性サイトカインの刺激によって誘導される。一方、TGF-β、レチノイン酸、糖質コルチコイドによって抑制される。不活性型として産生されたpro-MMPは、細胞外で、セリン系プロテアーゼ（トリプシンや好中球エラスターゼ）、細菌由来プロテアーゼ、活性酸素などにより活性型MMPに変換される。いくつかのpro-MMPは他の（あるいは同じ）種類の活性型MMPによって活性化され、複雑な活性化カスケードが存在する。MMPの活性阻害は、特異的なインヒビターであるTIMP1-4がMMPに1分子：1分子で結合してMMP活性を阻害する。TIMPは正常な組織では低いレベルで発現しているが、組織のリモデリングや病的過程においてはその発現は上昇する。

※注釈：エンドペプチダーゼ endopeptidase とはタンパク質やペプチドの非末端のペプチド結合を加水分解するタンパク質分解酵素。一方、エキソペプチダーゼ exopeptidase はタンパク質やペプチドの末端からペプチド結合を一つひとつ分解する。

3）歯周組織に対するMMPの関与

　歯周炎病巣部には、MMPが過剰に分泌されている。Ⅰ型コラーゲンは歯周組織の主体を占めるECMであることからも、MMPのなかでも特にコラゲナーゼ（MMP-8、MMP-13）とゼラチナーゼ（MMP-2、MMP-9）が歯周炎による歯周組織破壊に大きく関与していることが示されている。実際、歯周炎患者の歯肉溝滲出液や唾液では、これらのMMPの量が健常者と比べて有意に増加していることが明らかとなっている。これらのサンプルは口腔内から非侵襲的に採取できるので一口腔単位あるいは部位特異的（1歯単位）に歯周組織の状態を評価する方法として有用性が認められつつある。組織局所におけるMMPの活性はその特異的なインヒビターであるTIMPによって調節され、MMPレベルとTIMPレベルのバランスの破綻、すなわちMMP/TIMP比の上昇により歯周組織の破壊が進行すると考えられる。健康な歯周組織においては、歯肉溝滲出液や組織からの抽出液中におけるMMPレベルは低く、TIMPレベルが高いのに対し、歯周炎においては逆にMMPレベルが高く、TIMPレベルは低下していることが示されている。

　MMPの遺伝子発現量は、遺伝子多型による影響を受ける[10]。歯周病の発症や進展に、プロモーター領域の多

型性が関与しているという報告が MMP-1、MMP-2、MMP-3、MMP-9 についてなされている。しかし、1 つの遺伝子の多型のみでは、歯周病の発症にはつながらないと考えられている。

近年、MMP 活性を阻害する薬物による歯周炎の治療が、米国において行われている。ドキシサイクリン（テトラサイクリン系抗生物質）は、低濃度では抗菌作用を示さないものの、本剤の有するキレート作用により MMP 活性が阻害される。低濃度のドキシサイクリンを服用することによって、MMP-7、MMP-8、さらには MMP-8/TIMP 比が下がることが報告されており、ドキシサイクリンの服用とスケーリング・ルートプレーニングを併用することで、より効果的な治療成績が得られることが示されている [12]。

4）　多形核白血球顆粒酵素

感染症における発症防御機構の中心は好中球であり、末梢血中の好中球は感染局所で活性化された血管内皮細胞を認識し、血管外へ遊走する。感染局所に集積した好中球は、その食菌作用を中心に、効率よく防御に働いている。

炎症歯肉組織に数多くの好中球が浸潤し、歯肉溝滲出液中の細胞成分の約 90% を占めている。好中球には、アズール顆粒、特殊顆粒、ゼラチナーゼ顆粒、分泌小胞が存在する。これらの顆粒に含まれる酵素として、アズール顆粒には、ミエロペルオキシダーゼ、エラスターゼ、カテプシン G、プロテイナーゼ 3 などが、特殊顆粒には、リゾチーム、ラクトフェリン、MMP-8、MMP-9 などが、ゼラチナーゼ顆粒には、MMP-9、MMP-25、リゾチーム、分泌小胞には MMP-25 などが含まれている。

好中球は細菌の貪食・殺菌作用の過程で、顆粒に含まれるタンパク分解酵素あるいは活性酸素を放出するが、これらの過剰な発現は歯周組織の破壊につながる。歯周病変組織には、前述したように MMP-8、MMP-9 などの MMP の増加がみられるが、これらは主に好中球から分泌される。また、同病変部にはセリン系プロテアーゼである好中球エラスターゼの増加が示されている。

好中球エラスターゼは、エラスチン、コラーゲン（Ⅰ型 - Ⅳ型）、ラミニン、ファイブロネクチン、プロテオグリカンなどの ECM を分解するだけではなく、不活性型 MMP を活性型に変換し、さらに TIMP を不活化する。歯肉溝滲出液中のエラスターゼレベルは、歯周組織の状態を評価する指標として有用であることが示されている [13]。

一方、病変組織には、エラスターゼやプロテイナーゼ 3 に阻害活性をもつ α1-ptoteinase inhibitor、エラスターゼやカテプシン G に阻害活性をもつ secretory leukocyte protease inhibitor などの活性阻害因子も放出されており、酵素と阻害因子とのバランスが重要となる。

文　献

1）早川太郎ほか: 口腔生化学第5版, 医歯薬出版, 東京, 31-73, 2011.
2）下野正基: 新編 治癒の病理, 医歯薬出版, 東京, 52-74, 2011.
3）脇田稔ほか: 口腔組織・発生学, 医歯薬出版, 東京, 161-216, 2006.
4）笹月健彦: 免疫生物学, 南江堂, 東京, 87-90, 2010.
5）Kasprak A, et al: Role of high endothelial venules and selected adhesion molecules in periodontal diseases: a review. J. Periodont. Res, 48: 1-21, 2012.
6）Noguchi K, et al: The roles of cyclooxygenase-2 and prostaglandin E2 in periodontal disease. Periodontol 2000, 43: 85-101, 2007.
7）Wang Y, et al: Oxidative Stress and Antioxidant System in Periodontitis. Front Physiol. 8:910, 2017.
8）Sapna G, et al: Matrix metalloproteinases and periodontal diseases. Oral Dis, 20: 538-550, 2014.
9）Franco C. et al: Matrix metalloproteinases as regulators of periodontal inflammation. Int J Mol Sci, 18: 440, 2017.
10）Sorsa T, et al: Matrix metalloproteinases: Contribution to pathogenesis, diagnosis and treatment of periodontal inflammation. Ann Med, 38: 306-321, 2006.
11）Nagase H, et al: Matrix metalloproteinases. J Biol Chem, 274 : 21491-21494, 1999.
12）Preshaw PM: Host modulation therapy with anti-inflammatory agents. Periodontol 2000, 76:131-149, 2018.
13）Alfakry H, et al: Neutrophil proteolytic activation cascades: a possible mechanistic link between chronic periodontitis and coronary heart disease. Innate Immun, 22:85-99, 2016.

〈根本英二、山田 聡〉

8. 歯槽骨の吸収

1. 歯槽骨のリモデリング

　骨は常に破骨細胞による吸収と骨芽細胞による骨形成を繰り返し、その形態を維持している。このように、骨吸収が生じ、吸収した部位に新しい骨が形成されることをリモデリングという。リモデリングは、副甲状腺ホルモン parathyroid hormone：PTH、カルシトニン、ビタミン D_3 などのホルモンや、IL-1、TNF-α、PGE_2 などのサイトカインによって調節される[1]。

　大理石骨病マウス（op/op マウス）では、出生直後の骨に破骨細胞が存在しない。この破骨細胞の分化の異常は、マクロファージコロニー刺激因子（M-CSF）遺伝子の変異によるものであり、op/op マウスに M-CSF を投与すると破骨細胞形成が誘導され、骨髄腔が形成される。骨リモデリングにおける骨吸収は、骨髄側の骨表面で生じ、破骨細胞が存在した部位に骨芽細胞が誘導され、骨形成を行う[2]。

　単球・マクロファージ系破骨細胞前駆細胞膜には M-CSF 受容体と RANK が存在する。破骨細胞の分化は M-CSF により誘導されるが、M-CSF 単独では破骨細胞を誘導するには不十分である。RANK のリガンドは RANK ligand：RANKL と呼ばれ、PTH や活性型ビタミン D3 などの刺激で骨芽細胞および骨髄ストローマ細胞の細胞膜に発現誘導され、M-CSF とともに破骨細胞前駆細胞の破骨細胞への分化に関与する[3]。Osteoprotegerin：OPG は RANKL のデコイ受容体であり、OPG が RANK に対して競合的に RANKL と結合し、破骨細胞の分化を抑制する[4]。歯周炎局所では、RANKL が浸潤したリンパ球上に特異的に発現している[5]。また、歯周炎患者の歯肉溝滲出液中の可溶性 RANKL 量は、健常者と比較して有意に増加しているが、OPG は健常者と比べて減少している。そのため、RANKL と OPG のバランスの崩れが破骨細胞の形成分化を促進すると考えられる[6]（図1）。

　骨粗鬆症治療薬であるビスホスホネート（BP）系薬剤の投与または服用患者で、顎骨壊死などの発症が報告されている。症例の多くは、抜歯や局所感染に関連しており、抜歯症例では抜歯部位付近に症状が認められる。顎骨壊死、顎骨骨髄炎は、高カルシウム血症治療のために癌患者に投与された BP 注射剤で報告されているが、骨粗鬆症患者への BP 経口剤においても報告がある。BP 系薬剤による顎骨壊死、顎骨骨髄炎のリスクファクターとしては、悪性腫瘍、化学療法、コルチコステロイド治療、放射線治療、口腔の不衛生、侵襲性歯科治療（抜歯、インプラント、歯周外科など）があることから、BP 系薬剤に代わるたとえば OPG を応用した薬剤の臨床応用が期待されている[7]。

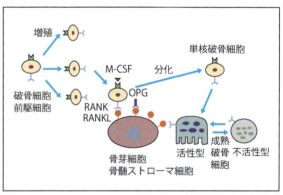

図1　M-CSF、RANK、RANKL、OPG による破骨細胞の分化調整[8]

2. 骨吸収破壊のメカニズム

　破骨細胞が骨基質に接着すると、外側基底膜と骨吸収面からなる極性を獲得し、骨吸収面で明帯 clear zone を形成する。破骨細胞は明帯で骨表面を取り囲み、内側に波状縁を形成して、酸やプロテアーゼを分泌して骨吸収を行う（図2）。骨吸収では、まず酸による無機成分の脱灰が生じる。細胞質内の炭酸脱水素酵素 carbonic anhydrase II：CAII により産生された H^+（プロトン）は、波状縁から H^+-ATPase を介して骨吸収面に放出され、吸収窩内は pH3〜4 の酸性環境となり、ハイドロキシアパタイトは溶解される。

　一方、Cl^- がクロライドチャネルを介して放出されることで、細胞内の電気的中性が保たれる。一方、カテプシ

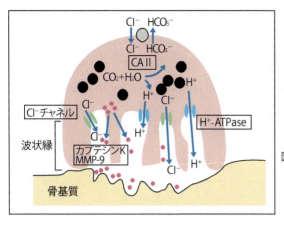

図2 破骨細胞による骨吸収
破骨細胞の波状縁からH⁺、Cl⁻が分泌されて無機成分を溶解し、カテプシンやMMP-9などのプロテアーゼが骨基質を分解する。分解された骨基質は波状縁から細胞内に取り込まれ、トランスサイトーシスによって外側基底膜から細胞外へ放出される。

ンKやMMP-9などの基質分解酵素が吸収窩に分泌される。カテプシンKの至適pHは酸性であることから、吸収窩内で活性化され、I型コラーゲンを分解する。MMP-9は、断片化されたコラーゲンを分解するゼラチナーゼとして機能する[8]。

3. 炎症性骨吸収としての歯槽骨吸収

歯周病は、歯肉縁下プラーク中の**歯周病原細菌**の感染に由来する炎症性疾患である。歯肉縁下プラークは、歯周ポケット内で細菌凝集塊が莢膜様糖衣で被われてバイオフィルムを形成する。バイオフィルムは、好中球やマクロファージ、免疫グロブリン、補体の作用から防御され、抗菌薬もバイオフィルム中には到達しにくいことから、慢性炎症巣となる。歯周炎が進行すると、歯肉、セメント質、歯根膜および歯槽骨は破壊または吸収される。歯周病の発症および進行には歯周病原細菌の菌体成分や代謝産物が関与するが、それに加えて宿主側の感染防御機構、免疫応答能などが大きく関係し、過度な炎症反応や免疫応答が、自己免疫疾患と同様に歯周組織を破壊する結果になると考えられている。歯周病は生活習慣病の一つであり、喫煙、ストレス、食事などの環境因子の関与が疾患の進行に大きく影響することから、細菌、宿主および環境の3因子が複雑に影響し合って歯周病が発症・進行すると考えられる[9]。

1）骨吸収を惹起する細菌成分

P. gingivalis、*T. forsythia*、*T. denticola*、*P. intermedia*、*A. actinomycetemcomitans*などのグラム陰性嫌気性菌が代表的な歯周病原細菌である。**骨吸収**を惹起する菌体成分は、グラム陰性菌の細胞壁外膜のリポ多糖lipopolysaccharide：LPS、線毛、細胞表層多糖およびタンパク質、ペプチドグリカンなどであり、これらの成分は、細菌の代謝産物とともに骨吸収を促進する。

LPSは、LPS結合タンパク質 LPS-binding protein：LBPと結合し、膜結合型CD14 membrane-bound CD14：mCD14を介してマクロファージを活性化する。LPSは、可溶型CD14 soluble CD14：sCD14と結合し、mCD14を発現していない血管内皮細胞、上皮細胞、線維芽細胞と反応して活性化し、サイトカインの産生を誘発する。さらにLPSは、TLRを介してシグナルを伝達する。大腸菌由来のLPS、*A. actinomycetemcomitans*由来のLPSは、マクロファージ、線維芽細胞、骨芽細胞のTLR4を活性化してIL-1、IL-6、TNF-αなどの炎症性サイトカインの産生を誘導する。*P. gingivalis*のLPSはTLR4を活性化しないことから、他のLPSの作用と拮抗する。LPSは、骨芽細胞に直接作用してRANKLの発現を誘導し、TNF-αやIL-1によるRANKLの発現を促進して、骨吸収を促進する作用を有する。これらのTLRを介するシグナル伝達には、TLRの細胞内アダプター分子MyD88が重要な役割を果たしている（図3）[10]。

線毛は、宿主細胞への細菌の付着や細菌の共凝集以外に、サイトカイン産生の誘導、免疫誘導能を有する。歯周病原細菌の細胞表層多糖およびタンパク質、ペプチドグリカンの最少構造であるムラミルジペプチドは、マクロファージや線維芽細胞でのサイトカインの産生を誘導する。

LPS は、歯肉溝上皮を通過して歯肉結合組織中に侵入すると、補体系を刺激し、好中球の遊走、オプソニン化、細胞融解を引き起こす。好中球は、コラゲナーゼ、エラスターゼ、カテプシンおよびライソゾーム酵素を放出する。マクロファージおよび好中球は、IL-1、TNF-α などのサイトカインを分泌し、線維芽細胞、骨芽細胞での細胞外マトリックスタンパク質の発現を抑制、MMP 産生の増加により、歯周組織の破壊が進行する[11]。

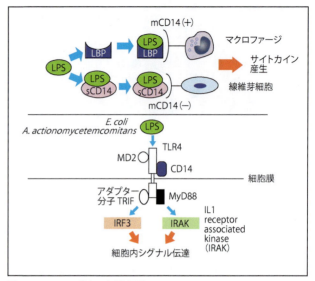

図3　LPSのシグナル伝達経路
LPS は CD14/TRL を受容体とし、MyD88 依存的経路（右）および非依存的経路（左）を介してシグナルを伝達する[10]。

2）骨吸収とサイトカイン

サイトカインは、分子量の小さいペプチドで、細胞増殖、炎症、免疫などの多くの細胞活性を制御する役割を有する。インターロイキン、インターフェロン、腫瘍壊死因子、コロニー刺激因子、増殖（成長）因子、プロスタグランジンなどが、骨吸収に関与するサイトカインである[11]。

以下、20頁『1章6.歯周病の免疫学』参照。

1. インターロイキン（IL）、2. インターフェロン（IFN）、3. 腫瘍壊死因子（TNF）、4. コロニー刺激因子（CSF）、5. 増殖因子 growth factor（①塩基性線維芽細胞増殖因子 fibroblast growth factor 2：FGF-2、②血小板由来増殖因子 platelet derived growth factor：PDGF、③トランスフォーミング増殖因子 transforming growth factor β：TGF-β、④インスリン様増殖因子 insuline-like growth factor：IGF）、6. プロスタグランジン（PG）。

文献

1) McCarthy TL, et al: Links among growth factors, hormones, and nuclear factors with essential roles in bone formqation. Crit Rev Oral Biol Med. 11: 409-422, 2000.
2) Felix R, et al: Macrophage colony stimulating factor restores in vivo bone resorption in the op/op osteopetrotic mouse. Endocrinology. 127: 2592-2594, 1990.
3) Katagiri T, et al: Regulatory mechanisms of osteoblast and osteoclast differentiation. Oral Dis, 8: 147-159, 2002.
4) 須田立雄ほか: 新骨の科学 第1版, 医歯薬出版, 東京, 2007.
5) Kawai T, et al: B and T lymphocytes are the primary sources of RANKL in the bone resorptive lesion of periodontal disease. Am J Pathol, 169: 987-998, 2006.
6) Mogi M, et al: Differential expression of RANKL and osteoprotegerin in gingival crevicular fluid of patients with periodontitis. J Dent Res, 83:166-169, 2004.
7) 窪田好ほか: ビスフォスフォネート製剤経口投与中の患者にみられた上顎骨骨髄炎の1例. 日本口腔外科学会雑誌, 53: 761, 2007.
8) Li M, et al: Histochemical evidence of osteoclastic degradation of extracellular matrix in osteolytic metastasis originating from human lung small carcinoma (SBC-5) cells. Microsc Res Tech, 69: 73-83, 2006.
9) 吉江弘正ほか: 臨床歯周病学 第2版, 医歯薬出版, 東京, 184-191, 198-205, 226-231, 2013.
10) 岡田宏ほか: 歯周病 新しい治療を求めて 第1版, 先端医療技術研究所, 東京, 277-292, 2000.
11) 鴨井久一ほか: 標準歯周病学 第4版, 医学書院, 東京, 37-51, 2005.
12) Samoto H, et al: Prostaglandin E2 stimulates bone sialoprotein (BSP) expression through cAMP and FGF2 response elements in the proximal promoter of the rat BSP gene. J Biol Chem, 278: 28659-28667, 2003.

〈小方頼昌〉

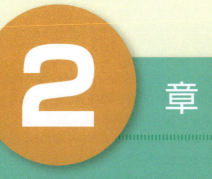

第 2 章

歯周病の
リスクファクター

1. 歯周病の原因の定義

学習目標	到達項目
歯周病のリスクファクターの定義とその種類について理解する。	☐ 1. リスクファクターの定義を説明できる。 ☐ 2. リスクファクターの種類を説明できる。 ☐ 3. リスクファクターと歯周病発症との関係を説明できる。

1. 歯周病の原因の定義

　歯周病は多因子性疾患であるが、発症のトリガーとなるのは細菌であり初発因子とも呼称される。1930～1960年頃までは、非特異的な細菌の細菌数が増加して歯周病を発症させると考えられていたが、現在では口腔内細菌のなかの、ある特定の細菌（歯周病原細菌）が歯周病の発症と関連することが明らかとなっている。しかし当該細菌は口腔内常在菌でもあり、コッホの原則を満たす真の病原菌ではなく、Socransky らが定めた認定基準を満たす細菌を歯周病原細菌と定めている[2]（42頁『第2章 4. リスクファクターの各論』表1 参照）。これらの細菌は、"潜在的" な病原因子を保有するが、同種のなかでも当該因子を保有する株と、そうでない株とが存在し、また病原因子の産生は、細菌が生存する環境に大きく影響することが明らかになっており、バイオフィルムであるプラーク中での病原性を検討する必要があると考えられる（図1）（16頁『第1章 5. 歯周病の細菌学 3. デンタルプラークの病原性』参照）。

　本章では、歯周病の発症と関連するリスクファクターについて、上記の歯周病原性細菌（細菌因子）に加え、環境因子、宿主因子、歯周病の遺伝的背景について述べる。

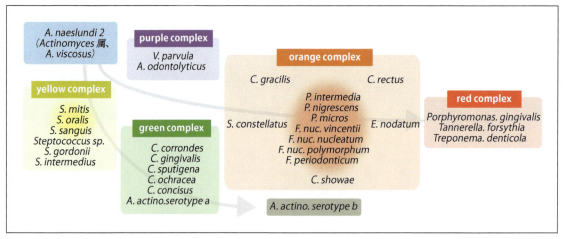

図1　プラークの構成細菌（日本臨床歯周病学会訳：ラタイチャーク カラーアトラス 歯周病学より引用改変）
プラーク中細菌の病原性に応じて色分けされ、red complex が歯周病の発症と進行に強く関与しているとされる。

文献

1) Page RC, et al: The pathogenesis of human periodontitis : An introduction. Periodontol 2000, 14: 9-11, 1997.
2) Socransky SS, et al: The bacterial etiology of destructive periodontal disease. Current concept. J Periodontol, 63: 322-331, 1992.
3) 日本臨床歯周病学会訳: ラタイチャーク カラーアトラス 歯周病学 第3版, 永末書店, 京都, 2008.

〈沼部幸博〉

2. 歯周病の病因

1. 局所因子と全身因子について

　歯周病は、歯周病原細菌の感染により発症する歯周組織の炎症性疾患であるが、その発症のしやすさや進行は、個体によってさまざまである。口腔内の微生物の塊であるデンタルプラークが歯肉炎を引き起こす初発因子であるといえる。歯肉に始まった炎症が歯周組織の破壊に進行する際に、たとえばプラーク中の細菌の産生する線毛や分泌物が影響を与えたり、宿主の免疫応答の強弱により組織破壊の程度に差が生じたり、患者本人が喫煙習慣をもっているなどによって、病態を促進するようにはたらく因子があることに気がつく。つまり、歯周病の発症と進行は、初発因子の細菌感染だけではなく、宿主である患者本人が抱えるさまざまな因子に影響を受けて疾患が成立しているということができ、このような疾患を多因子性疾患であるという（**図1**）。

　歯周病の原因を探る研究が古くから行われてきたが、疾患の発症や進行に影響するものを因子と呼び、分類が行われてきた。このような因子のなかで、歯1本1本や口腔内で観察されるものを局所因子と呼ぶことに対して、喫煙や服用している薬物の影響など宿主全身に関係することを全身因子と分類する考え方があった。

　一方で、細菌感染による組織局所での消化酵素の産生されやすさに違いがあれば宿主に関わる因子（宿主因子）であるが、たとえばブラキシズムは、患者のおかれた生活環境や精神面からの影響を受ける場合には、これを環境因子と呼ぶ。それぞれの因子は単一の性質をもつものばかりではなく分類に窮する因子もあるが、現在は細菌因子・宿主因子・環境因子に大別している。

　多因子性疾患では、疾患の発症や進行に与える各因子の影響の大きさを測定する臨床研究方法が考案されている。歯周病の原因を考える場合には、初発因子のみに注目するだけではなく、疾患の進行に影響を与える促進因子（細菌・宿主・環境因子）にも十分に配慮して、治療戦略を考える必要がある。歯周病の原因を考える場合には、それらの促進因子を時間の経過と共に疾患の進行や重症度を修飾するリスクファクターとして捉えていくことが大切である。次項以降に、リスクファクターの概念と、それらに分類されたそれぞれの因子を解説していく。

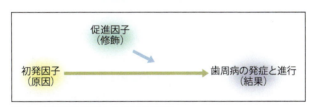

図1　多因子性疾患としての歯周病
　促進因子だけでは歯周病は発症しないが、進行の程度やスピードに影響を与える。

〈山本松男〉

3. リスクファクターの総論

学習目標	到達項目
歯周病のリスクファクターを理解する。	☐ 1. 歯周病のリスクファクターについて説明できる。

1. リスクファクターとは

　ある疾患の予防・治療・予後管理を行うには、その疾患への感受性が高い個人の早期発見と、効果的な治療法の開発が不可欠であり、疾患に関わるリスクの適切な評価（リスクアセスメント）が重要となる。医科領域では、1980 年代前からより正確なリスクアセスメントの実践を可能とするために、さまざまな疾患のリスクを定量するモデル（リスクモデル）と予知性を定量するモデル（予知モデル）の構築を目指し、数多くの研究が行われてきた。

　歯科においても 1980 年代から感染症でありかつ多因子疾患でもある齲蝕、歯周病についてさまざまな基礎および臨床研究が行われ、そのリスクと予後について数多くの知見が蓄積されている。適切なリスクアセスメントを行うには、まず、関連する用語を正しく理解する必要がある。

　Beck は、1998 年に "Risk revisited" と題した論文で歯科におけるいくつかの関連用語を以下のように定義している[1]。

● Risk factor：リスク因子、危険因子

　疾患発症の確率を増加させる因子、その因子がないこと、あるいはその因子を除去することによって疾患の発症と進行の確率が減少するような因子のこと。通常は、時間経過を加味した縦断コホート研究から得られた結果によって、その因子が発症と進行に関与していることの確証が求められる。Risk factor は、環境的、行動的、あるいは生物学的な因子に大別され、原因の一部、あるいは宿主を原因に曝露する因子でなければならない。一度、疾患が発症すると、リスク因子の除去を行っても、治癒に至らないことがある。

● Risk indicator：リスクインディケーター、リスク指示因子、危険指示因子（リスク因子として可能性がある、予測される、あるいは推定される因子）

　横断研究結果に基づいた曝露 exposure と状態 condition の相関関係のみが示されている際の曝露に関連する因子のこと。

● Demographic risk factor：人口統計学的危険因子（背景的要因とも呼称される）

　risk indicator としての要件は満たしているが、変えることのできないものであり、年齢、性別、人種などが含まれる。原因の一部というよりは、原因への曝露に関与する因子である。治療対象となる集団の特徴を表し、個人への治療法の選択よりも、その集団への治療法を選択するには有用な情報となる。

● Risk predictor：リスクプレディクター、リスク予測因子、危険予測因子

　発症のリスク上昇と相関の高い特徴ではあるが原因の一部とはならない因子のこと。一般的には、原因の副産物、過去の疾患への罹患状況を反映する数値などが挙げられる（例；研究開始時の喪失歯数、アタッチメントレベル）。risk marker と同義語で、こちらが頻繁に使用されてきた。risk predictor によって、リスクのある個人を特定することはできるが、その個人への効果的な治療法の選択には有用な因子とはならない。

● Prognostic factor：予知因子

　その因子の存在が、ある疾患の治療にプラスの効果を得られる確率に直接影響を及ぼす因子のこと。喫煙などのいくつかの因子は、risk factor であり、かつ prognostic factor でもある。その一方で、疾患の現在の状態などは prognostic factor でしかない。

2. 歯周病のリスクファクター

歯周病は、1965年にLöeらによって行われた実験的歯肉炎の研究[2]において、口腔清掃停止後のプラーク付着の増加に伴い細菌に対する防御反応・炎症反応である歯肉炎が発症し、口腔清掃の再開によってプラークを取り除くと炎症が消退したことから、歯肉辺縁部へのプラーク細菌の沈着によって惹起される感染症であることが証明された。

一方、歯肉炎の進行とそれに伴う歯周炎の発症には、プラークの量の増加と細菌叢の変化のみならず宿主や環境などのさまざまな因子が複雑に絡んだ多因子疾患としての特徴も認められる。すなわち、各個人における歯周病のリスクアセスメントを行うには、原因(初発因子)であるプラーク細菌の関与の判定のみならず歯周病の発症と予後に関わるリスクファクターの有無を適切に評価することが重要である。

疾患に対するリスクアセスメントを適切に行い、疾患のリスクファクターを解明することは、疾患の原因の正確な判定および予知性の向上、診断・予防・治療法の開発のために重要である[3]。しかしながら、当該因子がリスクファクターであることを実証するには、対象とする因子の危険性を予知しながらコホート研究を行わねばならず、リスクファクターの厳格な同定には倫理的な面で困難を伴うことが多い。

そこで、現在では、次に示すような実際的な基準に合致することでリスクファクターと定義されるようになっている。①他の結果との整合性、②症例対照(横断)研究でのオッズ比に示される関連性、③縦断(コホート)研究でのリスク比に示される関連性、④当該因子が疾患の発症に先行、⑤当該因子の存在期間が発症リスクと正の相関、⑥生物学的な妥当性、⑦動物実験での確認や当該因子に注目したランダム化比較対照研究による予防の可能性[1]。

上記のようなリスクファクターの考え方に基づき、現在、歯周病の成因は大きく、細菌因子、環境因子、宿主因子(生体応答因子)の3つに分類されている(図1)。また、Pageらは、歯周病は初発因子である細菌の沈着によって発症し、その発症と進行は歯周組織の軟組織と硬組織の破壊につながるそれぞれの経路の代謝異常として定義され、その代謝に遺伝的なリスクファクターと環境的なリスクファクターが関与することで歯周病の発症と進行の程度が左右されるとしている[4](図2)。

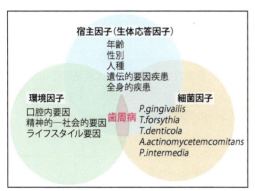

図1 歯周病の成因

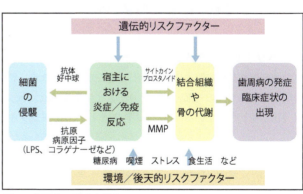

図2 歯周病の発症と進行

文献

1) Beck JD: Risk revisited. Commun Dent Oral Epidemiol, 26: 220-225, 1998.
2) Löe H, et al: Experimental gingivitis in man. J Periodontol, 36: 177-187, 1965.
3) Beck JD: Methods of assessing risk for periodontitis and developing multifactional models. J Periodontol, 65: 468-478, 1994.
4) Page RC, Kornman KS: The pathogenesis of human periodontitis : An introduction. Periodontol 2000, 14: 9-11, 1997.

〈古市保志〉

4. リスクファクターの各論

学習目標	到達項目
歯周病のリスクファクターの各論を理解する。	□ 1. 歯周病のリスクファクターとしての細菌因子について説明できる。 □ 2. 歯周病のリスクファクターとしての環境因子について説明できる。 □ 3. 歯周病のリスクファクターとしての宿主因子について説明できる

1. 細菌因子

1) 初発因子

歯周病は多因子性疾患であるが、発症のトリガーとなるのは細菌であり初発因子と呼称される。1930 〜 1960年までは、細菌種とは非特異的に細菌数が増加して歯周病を発症させると考えられていたが、現在では口腔内細菌のうち、ある特定種の細菌（歯周病原細菌）が歯周病を引き起こすことが明らかとなっている。しかし、当該細菌は口腔内常在菌でもあり、コッホの原則を満たす真の病原菌ではないことから、Socransky らは、歯周病原細菌と定義するための認定基準を提唱し、その基準を満たした細菌を歯周病原細菌と定めている[1]（**表1**）。これらの細菌は"潜在的"な病原因子を保有するが、同種のなかでも当該因子を保有する株とそうでない株が存在し、また病原因子の産生は細菌が生存する環境に大きく影響することが明らかになっており、バイオフィルム中での病原性を検討する必要があると考えられる。

表1 実際的な歯周病原細菌の認定基準[1]

① 病状と特定の細菌の相関が認められる（association）
② 病原菌を排除することにより、症状が緩快する（elimination）
③ 分離した細菌を実験動物に感染させると、歯周炎が惹起される（animal studies）
④ 歯周病原細菌に対する免疫応答の亢進が認められる（host responses）
⑤ 病巣からの分離細菌には、潜在的病原因子が存在する（virulence factors）

2) ペリオドンタルメディシン

歯周病原細菌は口腔内に疾患を引き起こすだけでなく、誤嚥性肺炎、動脈硬化、早産・低体重児出産などの全身的な疾患の原因の一部となっていることが推測され、ペリオドンタルメディシン（歯周医学）として、その因果関係が検討されている（60頁『第3章 1. ペリオドンタルメディシンの定義』参照）。

文献

1) Socransky SS, et al: The bacterial etiology of destructive periodontal disease. Current concept. J Periodontol, 63: 322-331, 1992.

〈古市保志〉

2. 環境因子

(1) 喫煙

環境因子のなかで、喫煙は歯周病の発症や進行に影響を与える歯周病最大のリスクファクターと考えられ、喫煙者のアタッチメントロスに対するリスクは非喫煙者と比べて、2 〜 7 倍ほど大きいことが示されている[1]。

喫煙が関連する歯周病の臨床的特徴は、歯肉に**メラニン色素**が沈着し、**歯槽骨の吸収**および**アタッチメントロス**が大きいが、**プロービング時の出血** bleeding on probing：BOP が少なく、歯肉の炎症程度が軽度なことである。また、喫煙は歯周治療の効果を低下させる。実際、喫煙者、元喫煙者および非喫煙者に対し歯周基本治療、歯周外科治療を行った場合、非喫煙者と比べ喫煙者は予後が悪いことが報告されている。一方、非喫煙者と元喫煙者との間では、治療効果に差がなかった[2]。

　タバコのなかには、200 種類以上の有害物質が含まれており、そのなかでニコチン、タール、一酸化炭素が三大有害物質であるといわれている。タバコ成分による歯周病増悪および歯周治療効果抑制のメカニズムが、細菌感染、免疫応答および結合組織代謝などさまざまな観点から明らかにされている。細菌感染の観点からは、歯周病原細菌の増加が報告されている[3]。

　喫煙は末梢血管の収縮や血流の低下を引き起こす。したがって、非喫煙者と比べて喫煙者の歯周ポケットでは、慢性的な低酸素状態が生じ、歯周病原細菌の定着や増殖が歯周ポケット内で促進すると考えられる。この促進は特に浅い歯周ポケットにおいて顕著になる。好中球の走化能・貪食能の低下、唾液や血清中の免疫グロブリン量の低下、およびマクロファージの活性の低下などの免疫機能低下や、炎症性**サイトカイン**産生促進などの、喫煙によって引き起こされる宿主応答の変化が歯周病の増悪に関わるとともに、歯周治療の効果を抑制する。さらに、線維芽細胞や骨芽細胞の増殖とコラーゲン産生の抑制、線維芽細胞の付着阻害などの歯肉組織や骨組織の代謝異常が、歯周病の悪化および歯周治療後の治癒を障害、遷延させる。以上から、禁煙は歯周病の予防や治療効果を高めることができると考えられるので、歯周病患者に対する禁煙指導は必須である。禁煙によって、短期間で歯肉血流量や歯肉溝滲出液量は非喫煙者のレベルまで回復する[4]。

　しかしながら、歯周病に対する喫煙のリスクを低下させるには長期の禁煙が必要である。若いうちに禁煙を始め、禁煙期間が長いほど歯周病の予防や治療に効果的である。

　喫煙については、262 頁『第 9 章 1. 喫煙関連歯周炎』参照。

(2)　栄養状態

　栄養状態の不良は**免疫機能**の低下を引き起こし、また栄養バランスのとれた食事は生活習慣病の予防に必要であることから、栄養状態は歯周病の予防または進行に関係すると考えられる。古くから歯周病との関連があると考えられている栄養素の代表的なものとして**ビタミンC**が挙げられる。ビタミンCは歯周組織の重要な構成要素であるコラーゲン線維の合成・代謝に関わり、さらに、抗酸化作用、抗ヒスタミン作用、好中球の走化能・貪食能などを促進する。実際、ビタミンCの欠乏である壊血病の症状の一つとして歯肉からの出血がある。また、骨代謝に関わる**ビタミンD**や**カルシウム**の歯周病の発症・進行への関連性が考えられている。

　全身の栄養状態を示す指標として血清アルブミンがあるが、血清アルブミン濃度の低下と歯周病の進行に関連があること[5]、さらに血清中の**総抗酸化物質レベル**が高いほど歯周病の重症度が低いことが示された[6]。歯周病の予防や進行抑制のために、抗酸化作用を有するビタミンCやビタミンE摂取の栄養指導の有用性が示唆される。

　過剰な栄養摂取は肥満を引き起こす。肥満者の内臓脂肪組織から分泌されるアディポサイトカインは、恒常的に全身の微細炎症を引き起こすことから、歯周組織の炎症促進への関与が推察できる。

(3)　心理社会的ストレス刺激

　疫学的報告から、心理社会的**ストレス**刺激と歯周病は相関を示し、ストレス刺激は歯周病の**リスクファクター**の一つであると考えられている[7,8]。心理社会的ストレス刺激が加わるとストレス反応として、視床下部ー下垂体ー副腎軸（HPA-axis）を介した**コルチゾール**分泌促進、および自律神経ー副腎髄質系経路によるアドレナリンなどの**カテコールアミン**の分泌が促進される。コルチゾールは全身的なストレス反応の指標として知られている。長期間の慢性的なストレス刺激によって過剰に分泌されたコルチゾールやカテコールアミンが、免疫系、炎症系に影響を与え、その結果として歯周病の増悪が惹起されると考えられている。

　また、ストレス刺激による日常行動パターンの変化によって、**糖尿病**などの**生活習慣病**の悪化、**口腔衛生状態**の悪化、喫煙などを引き起こし、口腔衛生管理状態の悪化や**ブラキシズム**が生じ、歯周病の進行に影響を与えて

いる可能性がある。皮膚などの末梢組織において HPA-axis を構成する因子やコルチコステロン産生が確認されていることから[9]、歯周組織においても同様の産生経路が存在し、歯周組織構成細胞によるストレス応答が歯周病の発症、進行に関わっていることが推察される。しかしながら、さまざまな要因が複合するストレス反応と歯周病の相関を明確にするためにはさらなる研究が必要である。

文献

1) Grossi SG, et al:Assessment of risk for periodontal disease. I. Risk indicators for attachment loss, J Periodontol, 65: 260-267, 1994.
2) Kaldahl WB, et al: Levels of cigarette consumption and response to periodontal therapy. J Periodontol, 67: 675-681, 1996.
3) Haff ajee AD, et al: Relationship of cigarette smoking to the subgingival microbiota. J Clin Periodontology, 28: 377-388, 2001.
4) Morozumi T, et al: Smoking cessation increases gingival blood fl ow and gingival crevicular fluid. J Clin Periodontology, 31: 267-272, 2004.
5) Iwasaki M, et al: Longitudinal study on the relationship between serum albumin and periodontal disease. J Clin Periodontol, 35: 291-296.2008.
6) Chapple IL, et al: The prevalence of infl ammatory periodontitis is negatively associated with serum antioxidant concentrations. J Nutr, 137:657-664, 2007.
7) da Silva AM, et al: Psychosocial factors in infl ammatory periodontal diseases. A review. J Clin Periodontol, 22: 516-526, 1995.
8) Peruzzo DC, et al: A systematic review of stress and psychological factors as possible risk factors for periodontal disease. J Periodontol, 78:1491-1504, 2007.
9) Slominski A, et al: CRH stimulates POMC activity and corticosterone production in dermal fi broblasts. J Neuroimmunol, 162: 97-102, 2005.

〈藤田　剛、柴　秀樹、栗原英見〉

3. 宿主因子

1）局所的因子

(1) プラーク付着増加因子（プラークリテンションファクター）

① 歯石

歯面に付着したプラークが石灰化し、固形化したものが歯石であり、歯肉辺縁より歯冠側にあるものを歯肉縁上歯石、根尖側にあるものを歯肉縁下歯石という。歯石自体に病原性はないとされているが、歯石の表面は粗であるため容易に病原性プラークを付着させる。このことより、歯石は歯周病の原因の炎症性因子に含まれる。

a. 歯肉縁上歯石

歯面に付着した歯石のうち、歯肉辺縁より歯冠側に存在するものを歯肉縁上歯石とし、通常は乳白色や黄白色を呈するが（**図1**）、歯肉縁下に形成された黒褐色の歯肉縁下歯石が歯肉退縮により歯肉縁上に現れることがあるため（**図2**）、歯石の色だけでは判断せず、付着する位置で決定する。

b. 歯肉縁下歯石

歯肉辺縁より根尖側に付着した歯石を歯肉縁下歯石とし、歯肉溝滲出液や血液由来のヘモグロビンを含むため茶褐色や黒褐色を呈する（**図3**）。

c. 歯石の構成

歯肉縁上歯石は無機質が 16 ～ 51％の範囲で最大80％を占め[1]、その他を有機質が占める。無機質にはリン酸カルシウム（$Ca_3(PO_4)_2$）が一番多く含まれ約75％を占め、その他、炭酸カルシウム（$CaCO_3$）やリン酸マグネシウム（$Mg_3(PO_4)_2$）が各々約3％含まれている。

有機質成分としては菌体成分、剥離上皮細胞や白血球、唾液糖タンパク質などが含まれている。歯肉縁下歯石の組成は無機質が 32 ～ 78％を占め、歯肉縁上歯石と類似しているが、唾液糖タンパク質は含まれていない。

d. 歯石の形成

プラークの石灰化の開始時期と成長速度は個人差があり、また口腔内の位置により異なる。つまり、歯石形成に重要な無機質は唾液と歯肉溝滲出液から供給され、その組成により形成の程度が決まる。無機質の主な供給源が唾液である歯肉縁上歯石は、舌下腺と顎下腺開口部に面した下顎前歯部舌側面と耳下腺開口部に面した上顎大

臼歯頬側面で好発する。歯石形成の著しい場合はプラーク形成後1日目から石灰化が始まり、12日目には60〜90%が石灰化される。

e. 歯石の歯面への付着
　歯石の歯面への付着はプラーク形成時のペリクルが石灰化し、エナメル質、セメント質、そしてセメント質が失われたことにより露出した象牙質の結晶との密接な接触により生じる。また、粗な歯面に結晶が入り込むことによる機械的な嵌合力により付着する。歯面への付着力は歯肉縁上歯石より歯肉縁下歯石が強固である。

f. 石灰化機序
　プラーク細菌のコロニー中の細菌内または細菌外基質に存在する石灰化の中心部となる結晶核に、唾液および歯肉溝滲出液から供給されるリン酸塩とカルシウムが沈着して石灰化は始まる。歯石の無機質の75%を占めるリン酸カルシウム結晶はブルシャイト（$CaH(PO_4) \times 2H_2O$）、リン酸8カルシウム（$Ca_4H(PO_4)_3 \times 2H_2O$）、ヒドロキシアパタイト（$Ca_5(PO_4)_3 \times OH$）、ウイトロカイト（$\beta\text{-}Ca_3(PO_4)_2$）の4種類からなり、歯石の成長により検出される割合が異なる[2]。

② 不適合修復物・補綴装置
　不適合な充填物、補綴装置はプラークの付着促進や異常な咬合力を誘発させ歯周組織を破壊し、歯周病を発症する（図4）。その因子として不適合な辺縁や歯肉縁下0.5mm以上への辺縁の設定、オーバーカントゥア、不適切な歯間鼓形空隙、不良な接触点、不自然なポンティックの形態などはプラークコントロールを妨げ、歯周組織の炎症性の破壊を促す。さらに、不調和な咬合は歯周組織を咬合性外傷により破壊する。

③ 義歯や矯正装置
　鋳造鉤や線鉤は適切な設計をしたとしても**オーバーカントゥア**となり歯面へのプラーク付着を促進する。さらに不適切な維持装置や床の設計は義歯の動きを大きくし、鉤歯に対する咬合力の負担を増加させ咬合性外傷を惹起させる。局部床義歯の設計時にはプラークコントロールのしやすさ、残存歯への負担の軽減、義歯の動きを最小にするなどを考慮し作製する。装着時には適切なプラークコントロールの方法を指導する。また、矯正装置においても食物残渣を装置と歯面との間に停滞させ、プラークの付着を促進させることにより、齲蝕や歯肉の発赤、腫脹を生じ（図5）、時に歯肉の退縮も誘発させる。特に非可撤式装置を使用する際には患者にプラークコントロールの重要性を認識させ、適切な方法を習得させる。

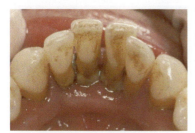

図1　歯肉縁上歯石（ミラー像）

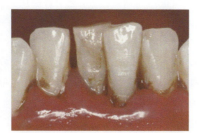

図2　歯肉退縮により歯肉縁上に現れた歯肉縁下歯石

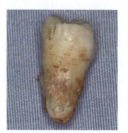

図3　根尖部まで形成された歯肉縁下歯石

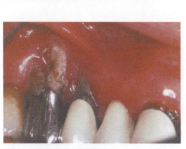

図4　不適合な補綴装置（ミラー像）

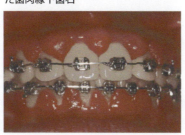

図5　矯正治療中の歯肉の発赤、腫脹

※図1〜5は、元・神奈川歯科大学　出口眞二先生（現・横浜歯科医療専門学校 歯科クリニック院長）提供によるもの。

④ 歯列不正

　歯の叢生、捻転、回転、転位、傾斜などによる歯列不正（図6）はプラークコントロールを困難にし、自浄作用の低下をも生じさせることによりプラークが蓄積し、歯周病を引き起こす。

⑤ 歯の形態異常

　歯の形態異常として口蓋裂溝（図7）、エナメル突起、エナメル滴（エナメル真珠）、露出した根面溝、くさび状欠損あるいはアブフラクションがある。形態異常が存在する歯面への清掃器具の到達は困難となるため、口腔全体の清掃状態が良好でも、形態異常のある歯は局所的なプラークの蓄積により入り口が狭く、深いポケットが存在することが多い。

⑥ 口腔軟組織の形態異常

　口腔軟組織の形態異常には線維性（図8）や浮腫性（図9）に肥厚した歯肉や歯槽骨の吸収に伴う棚状歯肉、クレーター状の歯肉、小帯の付着位置異常などがあり、プラークの停滞を促す。特に、小帯が高位付着や歯間陥入型であると乳頭歯肉や辺縁歯肉が機械的刺激で引っ張られ、プラークの付着と既に存在するポケット内へのプラークの蓄積が増加し、歯周組織の破壊を惹起する。

⑦ 歯頸部および根面齲蝕

　歯周組織の破壊により露出した歯根面は、エナメル質面より表面が粗であるためプラークが蓄積しやすく、エナメル質より耐酸性が低いため、歯頸部および根面に齲蝕（図10）ができやすい。歯頸部齲蝕および根面齲蝕はプラークの蓄積を促し、齲蝕に近接している歯周組織の破壊を助長する。

⑧ 歯列の解剖学的特徴

a. 正常な歯列の解剖学的特徴

- 正常な歯列とは上下顎の個々の歯が解剖学的に正常な形態で、頰粘膜と舌の間におさまっており、歯槽骨内においても歯根間の近遠心的距離が近接しすぎず等間隔で理想的に保たれていることをいう[3, 4]。さらに、歯列を内外側から取り囲む軟組織によって歯列や咬合機能のバランスが保たれている[3, 5]。
- 正常な歯列では、隣接面の接触関係が上下顎歯槽骨上に放物線型に連なった歯列弓となり、機能的なspeeの彎曲があり、正常な咬合がもたらされる[3, 5]。
- 咬耗によって歯冠長が短くなっても、歯列が正常であれば隣在歯との接触関係は崩されず、歯の近心移動や舌側傾斜によって咬合が保たれる。
- 上下顎が正常な歯列では側方運動時に犬歯ガイドが機能し、臼歯には過度な咬合干渉を生じない。

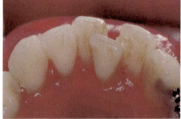

図6　下顎前歯の歯列不正部に認められる歯肉の腫脹

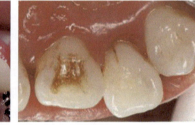

図7　|2 の口蓋裂溝

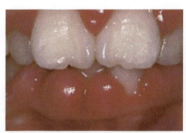

図8　線維性に肥厚した歯肉

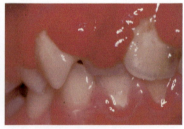

図9　浮腫性に肥厚した歯肉

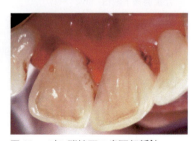

図10　1|1 隣接面の歯頸部齲蝕

※図6〜10は、元・神奈川歯科大学 出口眞二先生（現・横浜歯科医療専門学校 歯科クリニック院長）提供によるもの。

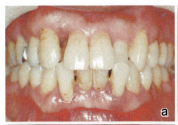
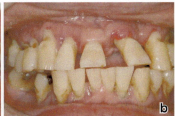
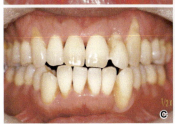
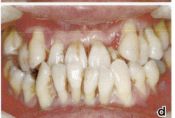

図11 前歯の咬合関係は臼歯部の歯周病の進行に影響する
a：上顎側切歯が口蓋側に転位した場合、咬頭嵌合位で上下前歯部がロックされるため、下顎運動がスムーズに行えない。そのため、クレンチング癖があるケースが多い。
b：フレアーアウトの症例では、既に臼歯部の咬合崩壊をきたしている。本症例はもともと切端咬合で、臼歯部への咬合干渉により臼歯部の歯周病が進行した結果フレアーアウトを生じたと推測される。
c, d：開咬、反対咬合の症例では、アンテリア・ガイドが不良なため、ポステリア・ガイドになり、臼歯部の歯周病が進行しやすい。

- 咬頭頂と窩、辺縁隆線と鼓形空隙、辺縁隆線と溝の接触が「1歯対2歯」の咬頭嵌合であれば安定した咬合支持が得られる[5]。

b. 歯列不正に伴って生じる歯周病の増悪因子

歯列不正には、歯の先天欠如、小児期からの顎顔面の発達の特徴、咬合、嚥下、口唇および舌の力、体癖（頬杖、就寝時の姿勢など）による歯の移動など多くの因子が複合的に長期にわたり関与する。以下に歯列不正の代表例を紹介し、解説を加えた。

- 叢生や歯の位置異常、歯軸の傾斜異常（図11a）により歯にプラークが付着しやすい状態では、歯肉の炎症が起こりやすく、歯周炎に易罹患性を示す[3,6]。さらに、近接した隣接歯では歯根間の距離が短く歯槽骨が薄いため骨吸収が急速に進行して歯周病も悪化しやすい[6]。
- 過度の過蓋咬合により下顎前歯の切縁が上顎前歯の口蓋側から突き上げるように咬合し、上顎前歯を動揺させることで水平的な骨吸収を進行させる。また、全顎的な歯周炎に罹患して臼歯の咬合が崩壊して咬合高径が低下することで、上顎前歯部が下顎前歯部によって突き上げられて上顎前歯部間の接触点を失い、歯軸が唇側に傾斜した状態をフレアーアウト（図11b）と呼ぶ。また、切縁が上顎前歯口蓋歯肉に接触し、その力が直接歯槽骨にダメージを与えることもある[3,5,7]。
- 開咬と反対咬合では上下顎前歯で下顎運動を誘導できないため（図11c, d）、臼歯を軸に下顎運動が行われ、「3級のテコ」状態にある下顎では、顎関節に近い臼歯部に過剰な咬合力が加わり、歯周病が進行しやすい。また、犬歯の咬耗により犬歯誘導がなくなり臼歯部における咬頭干渉によって歯周炎を進行させる。切端咬合でも同様に前歯部でのアンテリア・ガイドが確保できないために上下顎臼歯部歯周組織の破壊が生じやすい。一方、咬合に不参加の前歯部では機能刺激が欠如するために歯槽骨の廃用萎縮が起こり歯周炎が進行しやすい[6,8]。
- Angle Ⅱ級1類や開咬などに多い口呼吸の場合、口腔内が乾燥し唾液による自浄性が低下することや、プラークの粘度が増すことで歯面に付着しやすくなり、歯肉炎が惹起され歯周病が進行し口臭も顕著になりやすい[5,7,8]。

c. 個々の歯の形態異常に伴って生じる歯周病の増悪因子

- 先天的な歯冠の形態異常（巨大歯、矮小歯、癒合歯など）、歯数の異常（過剰歯、欠如歯）、顎堤異常（口蓋裂）により上下顎でアーチレングスディスクレパンシーを生じ、咬合機能不全となり歯肉や歯槽骨など歯周組織を直接破壊する力が働くことがある[3]。特に前歯が先天欠如している場合は、前歯のガイドが不良なことが多い。
- 咬耗により犬歯誘導が機能しなくなった場合、側方運動時に犬歯に加え小・大臼歯もガイドに加わり（グルー

プ・ファンクション）、頬舌的な咬合性外傷にさらされる。歯周病原細菌が感染して炎症反応が持続している部位では、カップ状あるいは垂直的な骨吸収が生じる。

- ブラキサーでは加齢とともに全歯の咬耗が進み、咬合高径が低くなる。そのため正常な咬合歯列であってもグループ・ファンクションになり、臼歯の骨吸収が進行しやすい[4]。
- 臼歯の咬耗が進むと辺縁隆線が失われ歯間の接触がすり減り、またスピルウェイ（裂溝）もなくなり咀嚼時の食物の流れが悪くなるため食片圧入なども生じ、骨吸収が進行しやすくなる[4]。
- 個々の歯の咬合面形態や歯冠豊隆部の異常により、プラークが停滞しやすかったり、ブラッシングしにくかったりすれば歯周病に罹患するリスクが増大する。

上述した「解剖学的リスク」を知ることが歯周病の理解には不可欠である。

⑨ 歯肉退縮

a. 歯肉退縮とは

歯肉退縮とは辺縁歯肉の位置がセメント—エナメル境より根尖側方向へ移動することによる歯根表面の露出である（図12）。Maynard ら（1979）[9]と Miller（1985）[10]によって歯肉退縮の分類が発表されている。

Maynard の歯肉退縮の分類では歯槽骨、付着歯肉および歯肉の厚みを指標にクラス1〜4に分類されている。一方、Miller の歯肉退縮の分類では、退縮した歯肉頂の位置が歯肉歯槽粘膜境を越えるか否か、歯間隣接部の軟組織と骨の喪失が生じているか、さらに歯の位置異常があるか否かに基づいてクラス1〜4に分類されている。

歯肉が部分的に中央部に深い谷のように退縮している歯肉を Stillman のクレフトという。歯ブラシの使用法を誤ったときに外傷を受ける犬歯や小臼歯に起こり、歯槽骨吸収や咬合性外傷によっても起こる。歯肉に咬合性外傷の慢性的な刺激が加わると歯肉辺縁がロール状に肥厚することがあり、この肥厚した歯肉を McCall のフェストゥーンという（51頁『(1) 咬合性外傷とは c. 咬合性外傷の臨床症状』参照）。

b. 歯肉退縮の原因

歯肉退縮は年齢とともに増加する生理的変化であるが、歯周病における炎症性骨吸収や矯正治療による歯槽骨の吸収、また咬合性外傷や歯ぎしり、さらに誤った歯ブラシの使用、歯の位置異常および小帯の位置異常によって悪化する。加齢の影響は、生理的な過程という考えもあるが、複数の因子が複雑に関わる慢性疾患である歯周病では、加齢そのものあるいは各種リスク因子（誤った過度のブラッシング、外傷性咬合、歯の位置異常）の経時的な関与の累積的な結果なのかの区別はできない[11]。

(2) 炎症増悪因子

① 食片圧入

食片圧入とは咬合力や舌圧、頬粘膜の圧力により歯間部に食物が押し込まれ、自浄作用により除去されることなく停滞することである。食片圧入には咬合面より生じる垂直的なものと、頬舌側より生じる水平的なものがあり、垂直的な場合は歯間部を押し広げるため、咬合性外傷を誘発し、デンタルフロスなどを使用しないと除去できないことが多い。水平性の場合は接触点へ圧入されることがほとんどなく、下部鼓形空隙に存在するため、歯間ブラシで容易に除去できる。原因として不良な接触点（位置、接触関係）、辺縁隆線の不揃い、不自然な歯間鼓形空隙（上部鼓形空隙、下部鼓形空隙）、プランジャーカスプ（楔状咬頭）などがあり、不適合修復・補綴装置と天然歯の咬耗や歯肉退縮などに由来する。

② 口呼吸

鼻疾患を有する患者は就寝時に鼻呼吸ができず、口呼吸を行うことで口腔粘膜が乾燥し、組織の抵抗力の減弱とプラークの蓄積の増加により、歯肉の発赤や腫脹、肥大を惹起する。口呼吸患者には上顎前歯部唇側歯肉が発赤する 口呼吸線（ブレーシングライン）（図13）と口蓋粘膜が肥厚する 堤状隆起（テンションリッジ）（図14）が生じやすい。

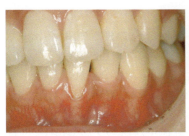
図12 矯正治療後、下顎前歯部の歯肉退縮を主訴に来院

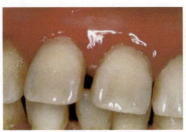
図13 上顎前歯部歯肉の口呼吸線（ブレーシングライン）

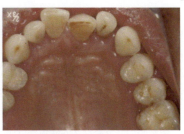
図14 堤状隆起（上顎）
（東京医科歯科大学　和泉雄一名誉教授 提供）

文献

1) Friskopp J, et al: A quantitative microradiographic study of mineral content of supragingival and subgingival dental calculus. Scand J Dent Res, 92: 25-32, 1984.
2) Sundberg JR, et al: Crystallography of supragingival and subgingival human dental calculus. Scand J Dent Res, 93: 30-38, 1985.
3) 山口和憲ほか: 歯科矯正学, 医歯薬出版, 東京, 2008, 70, 80, 90, 101-106, 286.
4) アメリカ歯周病学会編: AAP歯周治療法のコンセンサス. 第3章, クインテッセンス出版, 東京, 1992, 19-22.
5) 本橋康助ほか: 歯科矯正学v医歯薬出版, 東京, 1989, 31-39.
6) 須佐美隆三ほか: 反対咬合その基礎と臨床, 医歯薬出版, 東京, 1980, 24, 89, 90, 226, 263.
7) 山内和夫ほか: 上顎前突その基礎と臨床, 医歯薬出版, 東京, 1980, 16, 86, 87, 96.
8) 河田照茂ほか: 開咬その基礎と臨床, 医歯薬出版, 東京, 1980, 21, 203, 220, 231-233.
9) Maynard JG Jr, et al: Physiologic dimensions of the periodontium significant to the restorative dentist. J Periodontol, 50: 170-4, 1979.
10) Miller PD Jr: A classification of marginal tissue recession. Int J Periodontics Restorative Dent, 15: 8-13, 1985.
11) 高橋慶壮: 考えるペリオドンティクスー病因論と臨床推論から導かれる歯周治療ー, クインテッセンス出版, 東京, 2018.

〈高橋慶壮〉

（3）外傷性因子

1. 咬合性外傷と歯ぎしり

a. 咬頭干渉

　正常な顎運動パターンから下顎を偏位させるような上下歯列間の咬頭の接触を、**咬頭干渉**という。咬頭干渉は、局所的、全身的にさまざまな症状を誘発し、咬耗、ブラキシズム、咬合性外傷、顎関節機能障害、頭痛、耳鳴り、めまい、肩こりなどを生じることがある。

b. ブラキシズム

【ブラキシズムの定義】

　ブラキシズム bruxism とは、咀嚼筋の異常な緊張を伴う「歯ぎしり」や「くいしばり」のことであり、覚醒時（起きている時）に無意識に行うブラキシズムと、睡眠時（眠っている時）に行うブラキシズムとに分けられる[1-3]。ブラキシズムは、歯の破折、顎関節症、頭痛、肩こり、さらには歯周組織を破壊して歯周病を重度に増悪させる要因となる。ブラキシズムは、顎の動かし方のパターンから、グラインディング、クレンチング、タッピングの3つに分類できる。

①グラインディング

　グラインディング grinding とは、いわゆる**歯ぎしり**のことで、口腔内に食物が存在しない状態で、上下顎の歯を強く接触させながら側方や前後方向などに強くこすり合わせる状態をいう。

②クレンチング

　クレンチング clenching とは、いわゆる**くいしばり**のことで、口腔内に食物が存在しない状態で、上下顎の歯を接触させて強く噛みしめる状態をいう。

③タッピング

　タッピング tapping とは、口腔内に食物が存在しない状態で、かちかちと何度も連続的に歯を噛みあわせる運動をいう。

【ブラキシズムの原因】

ブラキシズムは、覚醒時と睡眠時の2つに分けて考えることができるが、両者ではその発症メカニズムが異なると考えられている[4,5]。

覚醒時のブラキシズムは約20%の成人が自覚しており、その病態生理は、まだほとんどわかっていない[6]。重い物を持ち上げたり押したりするときや、強いストレスや恐怖、緊張、怒りに伴っても一過性のブラキシズムが認められる。

睡眠時のブラキシズム発生率は子どもで高く老人で低いとされる[7-10]。睡眠時のブラキシズムの原因としては、局所的要因と、中枢的要因との2つが考えられている。局所的要因とは、歯列内に咬合位の高い歯冠補綴装置が装着された場合や、歯の位置異常により咬頭干渉が起こっている場合である。中枢的要因とは、局所的な異常がないにもかかわらず、咀嚼筋の緊張を起こす中枢神経のパターンが定着してしまっている場合である。

ブラキシズムの常習者はブラキサーと呼ばれる。ブラキサーでは、局所的要因はあまり関係がないとされており、むしろ昼間の強い精神的ストレスや肉体疲労が、睡眠中のブラキシズムを増悪することが知られている。

(1) 咬合性外傷とは

歯周病における歯周組織破壊のメインプロセスは、プラークによる炎症性破壊であるが、重度の歯周炎では咬合性外傷 occlusal trauma が歯周組織の破壊に重要な役割を果たすと考えられている。臨床においては、炎症性破壊への対処とともに、咬合性外傷をいかにしてコントロールしていくかがとても重要である[11,12]。

a. 咬合性外傷の定義

「咬合性外傷」は、広義には、頭頸部の筋肉と顎関節との傷害を含むさまざまな病態を意味する。しかし歯周病学の分野でこの用語を使用する場合には、歯と歯周組織における傷害に限局する場合が多い。

「外傷性咬合 traumatic occlusion」と「咬合性外傷 occlusal trauma」は似た用語であるが、前者は外傷を起こす原因であり、後者はその結果生じた病変を示しているので、2つの用語は意識して使い分ける必要がある。

咬合性外傷は、一次性と二次性に分類される[13-15]（図15）。

①一次性咬合性外傷

過度な咬合力により、歯と歯周組織に外傷が生じたものである。

②二次性咬合性外傷

歯周炎の進行によって支持歯槽骨が減少して支持力低下が生じた状態で引き起こされ、生理的咬合力によっても生じる。二次性咬合性外傷では、歯の動揺とともに、エックス線画像上での歯槽骨吸収と歯根膜腔拡大とを伴う。

b. 咬合性外傷の原因

咬合性外傷を生じる原因としては、早期接触、非機能的習癖（ブラキシズムなど）、歯に加わる過剰な力、側方からの力、持続的な力、支持力の低下した歯などがある。歯に加わる側方圧は垂直圧よりも咬合性外傷を生じさせやすい。さらに持続的な力は、歯根膜に継続的な血流障害を生じさせる。

①早期接触：歯列不正、咬合位の高すぎる補綴装置、歯の挺出や移動。
②非機能的習癖：ブラキシズム（グラインディング、クレンチングを含む）、舌や口唇の習癖。
③歯に加わる過剰な力：過剰な咬合力、対合する歯数の減少、過剰な矯正力。
④側方からの力：グラインディング、舌習癖、傾斜歯、食片圧入、部分床義歯の鉤歯、矯正力。
⑤持続的な力：クレンチング、強い矯正力。

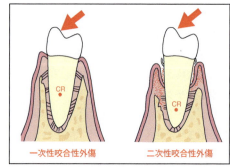

図15 一次性咬合性外傷と二次性咬合性外傷の模式図

⑥支持力の低下した歯：歯周病の進行による歯周組織の支持の不足（歯冠歯根比の悪化）、動揺歯。

c. 咬合性外傷の臨床症状

咬合性外傷によって、口腔内と口腔外にさまざまな臨床症状が発現する。咬合性外傷の口腔内における臨床所見としては次のようなものが挙げられる[15]。

①歯の動揺、②早期接触、③著しい咬耗（図16）、④歯の移動、⑤アブフラクション（図17）、⑥歯の破折、⑦補綴修復物の脱離、⑧深い歯周ポケット、⑨知覚過敏、⑩歯の自発痛・打診痛の出現、⑪歯肉退縮、McCallのフェストゥーン、Stillmanのクレフト（図18）、⑫舌、頬粘膜の圧痕（図19）、⑬骨隆起（図20）。

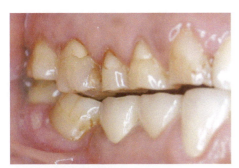

図16　咬耗の臨床写真
グラインディングが強く行われている患者では、エナメル質のみならず象牙質の露出がみられることがある。

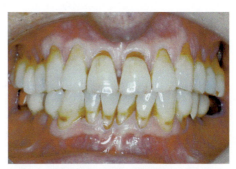

図17　アブフラクション abfraction
強い咬合力が加わると歯の歯頸部の歯質に応力が集中して、エナメル小柱間の化学的な結合が破壊されて、くさび状の歯質の欠損が生じる場合がある。

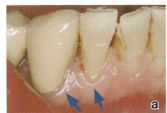
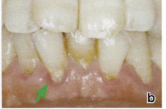

図18　クレフト
a：McCallのフェストゥーン　b：Stillmanのクレフト
外傷性咬合に対する歯肉の反応として、フェストゥーンとクレフトが挙げられることがあるが、これらは他の原因で生じることもある。
（昭和大学　山本松男先生 提供）

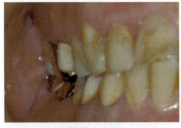
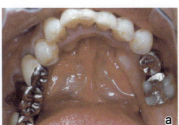
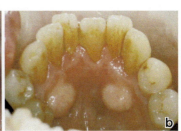

図19　舌、頬粘膜の圧痕
強くクレンチングを行っている患者では、舌や頬粘膜に歯の圧痕がみられることがある。筋の緊張により、舌や頬粘膜が歯に押し付けられることが原因である。

図20　骨隆起
強い咬合力が加わった場合には応力の集中する部位に骨隆起が生じることがある。下顎の犬歯・小臼歯部の舌側、上顎の口蓋正中部が骨隆起の好発部位である。
（昭和大学　山本松男先生 提供）

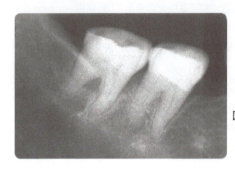

図21 エックス線画像上で認められる変化
強い咬合性外傷力が、エックス線画像上でみられる歯根膜腔の拡大、垂直性骨欠損、根分岐部病変などを惹起することがある。

エックス線画像上では、次のような変化が認められる[16]（図21）。
①歯根膜腔の拡大、②垂直性骨吸収、③歯槽硬線の断裂、消失、肥厚、④歯根吸収、⑤セメント質の肥厚、⑥根分岐部の透過像。

文献

1) AASM : International classification of sleep disorders. 2nd ed. Westchester: American Academy of Sleep Medicine; 2005.
2) The glossary of prosthodontic terms. J Prosthet Dent, 94: 10-92, 2005.
3) Ramfjord S et al: Occlusion. 3rd ed, Saunders, Philadelphia, 1980, 142.
4) Lavigne GJ et al: Sleep bruxism. Principles and practice of sleep medicine, 4th ed, Elsevier Saunders, Philadelphia, 2005, 946–959.
5) 坂上竜資：ブラキシズムの診断から治療へ―第54回春季学術大会を踏まえて―. 日本歯病学会会誌, 54: 149-154, 2012.
6) Glaros AG: Incidence of diurnal and nocturnal bruxism. J Prosthet Dent, 45: 545-549, 1981
7) Lavigne GJ et al: Restless legs syndrome and sleep bruxism: prevalence and association among Canadians Sleep, 17: 739-743, 1994.
8) Laberge L et al: Development of parasomnias from childhood to early adolescence. Pediatrics, 106: 67-74, 2000.
9) Ohayon MM et al: Risk factors for sleep bruxism in the general population. Chest, 119: 53-61, 2001.
10) Okeson JP et al: Nocturnal bruxing events in healthy geriatric subjects. J Oral Rehabil, 17: 411-418, 1990.
11) 加藤熙ほか: 歯周炎と咬合性外傷の合併による歯周組織破壊のメカニズムの解明―とくにBruxismによる歯周組織の破壊について. 日歯医誌, 19: 81-86, 2000.
12) 加藤熙: 歯周治療における咬合治療、ブラキシズムの処置, 最新歯周病学, 医歯薬出版, 東京, 247-282, 1997.
13) Hallmon W: Occlusal trauma: effect and impact on the periodontium. Annals of Periodontology, Am Acad Periodontology, 1999.
14) 日本歯周病学会編: 歯周病専門用語辞典, 医歯薬出版, 東京, 2007, 3.
15) 石川烈（監訳）：AAP歯周病の最新分類, クインテッセンス出版, 東京, 2001, 119.
16) 大森広雄ほか: 大臼歯の根分岐部病変に及ぼすブラキシズムの影響に関する研究. 日歯周誌, 39: 456-466, 176.

〈坂上竜資〉

2) 全身的因子

(1) 後天的リスクファクター

a. 糖尿病

歯周病は、網膜症、腎症、神経障害、末梢血管障害、大血管障害に続く糖尿病の第6番目の合併症として提唱されている[1]。公益社団法人日本糖尿病協会が発行する糖尿病連携手帳には合併症として歯周病も挙げられ、その症状と予防法が記載されており、記入項目も増えている。2型糖尿病と歯周病との関わりを調べた研究として、アメリカのアリゾナ州のピマインディアンを対象とした疫学調査が知られている。ピマインディアンは2型糖尿病を高頻度に発症し、糖尿病患者群は、同年代の非糖尿病患者群と比較して歯周病の発症率、進行度は有意に高いことが報告された[2]。さらにその後の多くの疫学研究によって、糖尿病が歯周病の発症・重症化に関わっていることが報告されてきた[3]。糖尿病患者の歯周病重症化のメカニズムは、微小循環障害による歯周組織の創傷治癒遅延や代謝障害、高血糖に伴うコラーゲンの代謝異常や白血球機能の低下、糖分を栄養源とする歯周病原細菌の増加などが挙げられる。さらに、タンパク質が糖化反応を繰り返して作られる最終糖化産物 advanced glycation endproduct：AGE の歯周組織破壊への関与が示唆されている[4]。

b. ヒト免疫不全ウイルス（HIV）感染

HIV感染によってCD4陽性Tリンパ球数が減少すると、細胞性免疫不全に陥り、種々の日和見感染や悪性腫瘍を発症する。この状態が後天性免疫不全症候群 acquired immunodeficiency syndrome：AIDS である。HIV感

染によって免疫能が低下した場合、壊死性潰瘍性歯肉炎あるいは壊死性潰瘍性歯周炎と類似の歯周疾患がみられることがある。近年、抗レトロウイルス療法（ART）の導入・進歩によって、CD4 陽性 T リンパ球数の減少の抑制、すなわち、AIDS 発症を抑制できるようになったことから HIV 感染者の生命予後は著しく改善し、HIV 感染症は慢性疾患と位置づけられようになった。しかしながら、ART の副作用によって口腔乾燥が生じることがある。HIV 感染、ART の服用が歯周病のリスクファクターとしてどの程度関わっているかについては今後さらなる研究を行う必要がある。

c．血液疾患

血液疾患による免疫能の低下は歯周病の進行の促進因子になり得る。白血病患者の歯肉では、重篤な歯肉の炎症がみられ、壊死性潰瘍性歯肉炎様の臨床所見を示すことがある。また、白血病患者の歯肉に、歯肉増殖が認められる場合もある。好中球減少症は、小児（乳歯列期、混合歯列期、永久歯列初期）において歯槽骨の吸収を伴う全身疾患の一つである。

d．皮膚科疾患

水疱性粘膜疾患である尋常性天疱瘡や類天疱瘡、炎症性角化疾患である扁平苔癬は、慢性剝離性歯肉炎と似た臨床所見を呈することがある。しかしながら、臨床症状もさまざまであり、慢性剝離性歯肉炎の発症メカニズムの解明には、さらなる研究が必要である。

e．アレルギー性疾患

金属アレルギーによって、歯肉や粘膜に刺激痛、擦過痛などの症状を伴う炎症が認められ、慢性剝離性歯肉炎の臨床所見を呈することがある。

f．骨粗鬆症

骨粗鬆症を有する歯周炎患者の歯槽骨吸収やアタッチメントロスは、骨粗鬆症のない歯周炎患者と比べて進行しているという報告があることから、骨粗鬆症は歯周炎のリスクファクターの一つとして考えられている。一方で、骨粗鬆症と歯周炎の進行の関連性を否定する報告もあることから、年齢、骨粗鬆症治療薬服用（ホルモン療法）の有無、食生活、他の全身的疾患の罹患状態を考慮した骨粗鬆症と歯周炎の関連性に関する疫学調査が必要である。

近年、医科領域で分子標的治療薬が注目されている。骨粗鬆症の治療にも骨吸収抑制薬として、ビスホスホネートに加え、receptor activator of NFκB ligand：RANKL に対するモノクローナル抗体であるデノスマブが使われている。服用患者においては骨吸収抑制薬関連顎骨壊死 anti-resorptive agents-related osteonecrosis of the Jaw：ARONJ のリスクがあり、歯周病原細菌による感染はそのリスクを増大させることから、医科歯科連携を行うためにも歯周組織の適切な管理が必須である[5]。

g．常用薬物

カルシウム拮抗薬（降圧剤）であるニフェジピン、抗けいれん薬であるフェニトイン、免疫抑制剤であるシクロスポリンAやタクロリムス（FK506）の副作用として、薬物性歯肉増殖症が起きることがある。

（2）　先天的リスクファクター

a．年齢・性別

高齢者は若年者に比べて、心疾患、糖尿病、高血圧症などの有病率が高い。すなわち、加齢に伴う身体・精神的変化が歯周病のリスクファクターになると考えられる。また、加齢に伴う細胞応答の変化からも、加齢が歯周病のリスクファクターであることが支持される。一方で、高齢者は若年者と比べて、多くの薬を服用している。歯周病原細菌は血液要求性が高いことから、易出血性の薬の服用に対して厳密な口腔衛生管理が必要とされる。抗精神薬などの抗コリン作用をもつ薬物は唾液流量の低下を招き、口腔衛生管理を困難にする。

女性ホルモンであるエストロゲンの影響については、思春期および妊娠時のエストロゲン分泌促進と閉経後のエストロゲン分泌低下が考えられる。分泌促進が関係する歯周病としては、思春期性歯肉炎、妊娠性歯肉炎が挙げられる。これら歯肉炎の発症はエストロゲンによって引き起こされる血管透過性の亢進、歯肉溝滲出液の増加

の誘導、*Prevotella intermedia* の増殖促進、好中球の遊走能と貪食能の低下によって、歯肉に炎症が惹起されやすい環境が作られることに起因する。

閉経後の女性では骨粗鬆症の発症が大きな問題となっている。骨粗鬆症はエストロゲン分泌の低下によって引き起こされる骨吸収促進によって生じると考えられている。これまでに閉経後女性の骨密度と歯周炎の間に関連性があるとする多くの研究報告がなされてきたが、一方で否定的な報告も少なくない[6]。今後、さらなる大規模な疫学研究が必要である。

b. 遺伝

次の項、55 頁『5. 歯周病の遺伝的背景』参照。

文 献

1) Loe H: Periodontal disease. The sixth complication of diabetes mellitus. Diabetes Care, 16: 329-334, 1993.
2) Nelson RG, et al: Periodontal disease and NIDDM in Pima Indians. Diabetes Care, 13:836-840, 1990.
3) 日本歯周病学会編: 糖尿病患者に対する歯周治療ガイドライン, 改訂第2版, 2014.
4) Zizzi A, et al: Gingival advanced glycation end-products in diabetes mellitus-associated chronic periodontitis: an Immunohistochemical study. J Perio. Res., 48: 293-301, 2013.
5) 顎骨壊死検討委員会: 骨吸収抑制薬関連顎骨壊死の病態と管理, 顎骨壊死検討委員会ポジションペーパー2016.
6) 杉田典子ほか: 閉経後女性における歯周炎, 日本歯周病学会会誌, 57(4), 143-148, 2015.

〈藤田　剛、柴　秀樹、栗原英見〉

5. 歯周病の遺伝的背景

学習目標	到達項目
歯周病の遺伝的背景を理解する。	☐ 1. 歯周病の遺伝的背景を説明できる。

1. 歯周病の遺伝的背景

1) 概説

歯周病は、歯周組織の慢性混合型感染が発端となって発症する疾患として捉えられている。感染した歯周組織における細菌叢は複雑であるが、感染があれば必ずしも発症するとは限らず、病状が感染量を反映していないことが多々ある。こうした臨床的な経験から、いわゆる「体質」が歯周病の発症と進行への感受性に影響を与えていることが考えられてきた[1]。

この「体質」こそが、遺伝的背景である。ある種の遺伝子の病的な変異によって歯周炎への感受性が高くなっているとして、特定の遺伝子と歯周炎の病状の関係を調べる研究が長年積み重ねられた。しかし、特定の歯周病原細菌が単独で歯周炎を発症させにくいことと同様に、特定の遺伝子の変異のみでは歯周炎の遺伝的背景を説明することが困難であった。

そこで最近では、種々の人種において、複数の遺伝子のわずかな変化を大規模な集団における調査と、その集団を長期間にわたって追跡する（前向きだけではなく後向きでも）コホート研究を組み合わせることによって、疾患感受性に関連する遺伝子変異を追求するようになっている。一方で、特に大きな家族集団であればなおさらよいが、家族症例を集めて、発症者にみられる遺伝子の変異をランダムに調べて、連鎖している遺伝子をみつける方法が、以前から行われている。この方法は、特定のタンパク分子に機能異常がある場合に、その分子の遺伝子において変異を詳細に調べれば、特に効果的である。

歯周病と同様に多因子性疾患であり「症候群」として症状が類似している疾患として、乳がん、高血圧症、2型糖尿病などがある。これらの遺伝的背景の研究は、前述のような検索によって進められ、成果を上げてきた。ただし、これらに対しても、環境因子が大きく関わっていることを忘れてはならない。

2. 歯周病の遺伝的な捉え方

1) 疾患発症の基本的な規範 （図1）

概説に述べたように、内部因子として種々のレベルでの遺伝子変異が存在して、それらが重積することに加えて、外部因子として環境因子が加わってくると、生体の恒常性が破綻して疾患が生ずる。歯周炎においても全く同じ考え方が当てはまる。遺伝的に感受性が高いと、健常者と同じ程度の環境因子が加わっても発症することになる。

2) 侵襲性歯周炎が歯周病の遺伝的背景を探るモデルとなる理由

侵襲性歯周炎のように、若年時から発症して急速に進行する歯周炎には、環境因子の大きさに見合わない病状の深刻さがある。これは、単に感染している歯周病原細菌の病原性が高いとか、量が多いとか、細菌叢が複雑だからとかという理由では説明できない。さらに、特別な局所的因子が存在しない場合が多い。こうした場合に、生体側の因子（免疫や炎症にかかわる細胞の機能、結合組織を構成する細胞の機能など）に理由を求めたくなる。そして、家族性の発症が多いという事実がこれを支持する[2]。

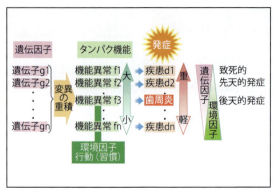

図1　歯周炎の病因の遺伝的背景と環境因子の考え方

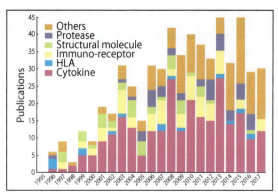

図2　歯周炎の病因遺伝子を追求した論文数

3）家族型発症の環境因子

　侵襲性歯周炎が家族性に発症しやすいことに加えて、慢性歯周炎であっても親子・兄弟で類似している場合がある[3]。さらに、母方あるいは父方に何らかの類似性があり、それが兄弟間での歯周炎への感受性に影響を与えている場合が観察されることがある。それは、「体質」という範疇に入らず、物事に対する価値観とそれに強く影響される習慣、もっと進めて考えると社会的なストレスや経済的な条件といったものまでもが、家族内で類似している。一方、家族員間での齲蝕原性細菌や歯周病原細菌の感染も観察されることがある。これらのように、家族内では環境因子が類似していることが多いことにも注意が必要である。

4）遺伝的背景

　生体側の因子として、免疫や炎症に関わる細胞の機能や結合組織を構成する細胞の機能などに影響を与える遺伝的因子を追求する動きがある。歯周病を伴って全身的に発症する特定の疾患を調べることで原因遺伝子を追求するものと、歯周病のみを発症している場合に特定の生体機能を調べることで原因遺伝子を追求するものとがある[4]。特に、特定の全身性疾患を発症し、それに歯周炎が合併しているような疾患（LAD や PLS などの症候群〈後述〉）では、特定の遺伝子変異が特定され、変異の違いによる疾患の重症度が説明できるレベルになっている。これらでは、家族性に発症することが多いので、家族内の保因者も含めて遺伝的素因が DNA レベルで説明される。遺伝子診断を確実に行うことが可能である。

　一方、歯周病への感受性に関連すると思われる生体因子を特定のものに絞って追求したり、特定のものに絞らずに広範囲に追求したりする試みが長年行われてきた。2017 年までのデータではあるが、対象遺伝子を分類して、それらに関する論文数をみると（図2）、近年ではサイトカインに関する論文が多いことがわかる。遺伝的背景を探索する場合の標的となる分子は、抗感染や免疫・炎症反応、さらには結合組織の恒常性維持に関連する広範囲なものに及ぶ（図3）。そのカテゴリーと具体的な分子が報告されてきている（表1）[3,4]。しかし、その後の研究から、現在ではインターロイキン1β（IL-1β）や腫瘍壊死因子（TNF-α）の遺伝子変異と慢性歯周炎との関連についてエビデンスは不十分と考えられている[5]。また、近年ではエピジェネティクス epigenetics（DNA 塩基配列の変化を伴わずに、DNA のメチル化や DNA が会合しているヒストン・タンパク質の修飾によって起きる遺伝子発現パターンの変化）が注目され、さまざまな遺伝子と歯周炎との関連が報告されている[6]。エピジェネティクスは遺伝的因子と環境因子との両方によって制御される機構であることから、今後の大規模研究への発展が期待されている。

5）歯周病の遺伝的要因の現在の考え方

　疾患への感受性は、加齢とともに各種の環境因子が加わることによって、疾患が発症する閾値を越えるように

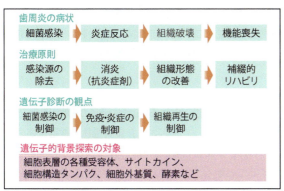

図3 歯周炎の病状段階からみた遺伝的背景探索の対象

表1 代表的な対象遺伝子

カテゴリー	具体的な分子
サイトカインとその受容体	IL-1、TNF
HLA アリル	HLA-DQ
免疫関連受容体	Fcγ受容体、CD18
タンパク分解酵素	MMP
組織構造関連分子	カテプシンC、ビタミンD受容体

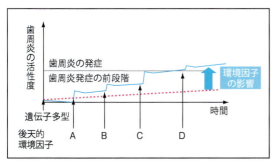

図4 一般的な遺伝的背景による発症

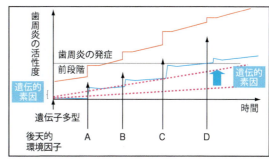

図5 遺伝的背景の重積による発症

なる。その際に、もともと個人がもつ遺伝子多型に現れるように**遺伝的素因**によって、感受性のラインは疾患発症の方向へやや傾いている。そこへ、環境因子が度重なって加わり、感受性のラインを持ち上げていく（図4）。これは、万人に当てはまるものである。

この状況下において、特定の個人がもつ遺伝子変異は、感受性のラインの傾きが強くなったり、感受性のラインを環境因子にかかわらずに持ち上げていったりする遺伝的素因となる。すなわち、$y = ax + b$ の関数で考えれば、a と b の変数に当たる部分が遺伝的素因である。複数の遺伝的な因子が重なり合うことによって、変数部分はさらに変化していく。これらの変化に伴い、感受性のラインは、わずかな環境因子によって、容易に疾患発症の閾値を越えてしまう（図5）。

3. 歯周病発症と遺伝子

1）侵襲性歯周炎の発症に関わる病因分子を突き止めた後に遺伝子の変異を同定できた例

白血球は、唯一フリーセルとして生体内を移動することができる細胞であり、感染・炎症局所に遊走し、細菌や真菌などの異物を処理する。歯周炎においては、歯肉上皮バリアを突破した病原体（歯周病原細菌）に対して、まず白血球（好中球やマクロファージ）による非特異的防御反応が作動する（自然免疫機構）。

好中球の機能は、主に遊走能、接着能、貪食能、そして殺菌能に分けられる。歯周病との関係は、古くは好中球の走化性と貪食能の低下が限局性若年性歯周炎（侵襲性歯周炎）患者に多いことが報告されたことに始まる[7]。とりわけ接着能の異常は、好中球－血管内皮細胞間にみられるローリング、接着機能を減弱化させるために、血管外炎症病巣への好中球の浸潤ができなくなり、結果として自然免疫機構の不成立、炎症増悪という負のスパイラルに陥る。このように、好中球の接着能が低下した患者が、重篤な歯周病を呈するという疾患発症の機序が古くから考えられてきた。このような免疫異常症は、ヒトでは**白血球接着異常症（LAD）**として知られる。特に、

常染色劣性遺伝によって発症する LAD-1（CD18 分子欠損症）は、幼児あるいは若年者であっても、しばしば重篤な歯周病を呈することが報告されている[8, 9]。これらの症状を引き起こす遺伝子異常には、複数の種類があることがわかってきており、近年、分子標的薬である IL-12/23 阻害剤が LAD-1 患者の歯周病に奏効することが報告された[10]。

2） 遺伝性を手がかりに連鎖解析によって早期発症型歯周炎の発症に関わる病因遺伝子が検索できた例

Papillon-Lefèvre 症候群（PLS）は、1924 年に Papillon-Lefèvre によって報告された常染色体劣性遺伝病の一つで、掌蹠の異常角化、易感染性および重篤な歯周病を呈することが知られる。100 万人に数名しか発症しない極めてまれな疾患であるとともに、高頻度に家族性に発症することから、疾患発症における遺伝性が報告されてきた。昨今、PLS 発症家系の遺伝子が調査され、調査された PLS 患者のすべてにカテプシン C 遺伝子の変異がみられた報告[11, 12]から、カテプシン C 遺伝子の変異の有無が PLS の原因として遺伝子診断に用いられるようになった。

カテプシン C は、各種動物細胞のリソソーム分画に見出されるプロテアーゼ群の一酵素であり、パパイン様システインプロテアーゼとして、免疫・炎症応答に必要なセリンプロテアーゼ群を切断し、活性化する機能をもつ。PLS 発症患者にみられる重篤な歯周病は、免疫機能の減弱に伴う易感染性に起因すると考えられているが、臨床所見は類似した症候群的であるような多種の遺伝子変異が原因となっており[13]、その詳細な発症機序については、いまだ不明な点が多く、今後の解明が待たれる（276 頁『第 9 章 10. Papillon-Lefèvre 症候群による歯周炎』参照）。

文 献

1) Kinane DF, et al: Periodontal diseases. Nat Rev Dis Primers. 2017.
2) Kulkarni C, Kinane DF. Host response in aggressive periodontitis. Periodontol 2000. 2014.
3) Stabholz A, et al: Genetic and environmental risk factors for chronic periodontitis and aggressive periodontitis. Periodontol 2000. 53:138-53, 2010.
4) Vieira AR, Albandar JM. Role of genetic factors in the pathogenesis of aggressive periodontitis. Periodontol 2000. 65(1):92-106, 2014.
5) Nikolopoulos GK, et al: Cytokine gene polymorphisms in periodontal disease: a meta-analysis of 53 studies including 4178 cases and 4590 controls. J Clin Periodontol. 35(9):754-767, 2008.
6) Larsson L, et al: Epigenetics and its role in periodontal diseases: a state-of-the-art review. J Periodontol. 86(4):556-68, 2015.
7) Cainciola LJ, et al : Defective polymorphonuclear leukocyte function in a human periodontal disease. Nature, 265(5593): 445-447, 1977.
8) Cox DP, Weathers DR. Leukocyte adhesion deficiency type 1: an important consideration in the clinical differential diagnosis of prepubertal periodontitis. A case report and review of the literature. Oral Surg Oral Med Oral Pathol Oral Radiol Endod, 105: 86-90, 2008.
9) Dababneh R, et al: Periodontal manifestation of leukocyte adhesion deficiency type I. J Periodontol, 79: 764-768, 2008.
10) Moutsopoulos NM, et al: Interleukin-12 and Interleukin-23 Blockade in Leukocyte Adhesion Deficiency Type 1. N Engl J Med. 376(12):1141-1146, 2017.
11) Toomes C, et al: Loss-of-function mutations in the cathepsin C gene result in periodontal disease and palmoplantar keratosis. Nat Genet,23: 421-424, 1999.
12) Hart TC et al: Mutations of the cathepsin C gene are responsible for Papillon-Lefe`vre syndrome. J Med Genet, 36: 881-887, 1999.
13) Nitta H, et al: A novel mutation of the cathepsin C gene in a thai family with Papillon-Lefèvre syndrome. J Periodontol, 76: 492-496, 2005.

〈高柴正悟、山本直史〉

第3章 ペリオドンタルメディシン

1. ペリオドンタルメディシンの定義

学習目標	到達項目
ペリオドンタルメディシン（歯周医学）の意義を理解する。	☐ 1. ペリオドンタルメディシンを説明できる。 ☐ 2. 歯周病と全身疾患との関連を説明できる。

1. ペリオドンタルメディシンとは

　ペリオドンタルメディシン periodontal medicine（歯周医学）とは、歯周病と全身疾患との因果関係、関連性を解明する学問である[1-3]。1990 年代後半のアメリカ発「Floss or Die ！」（プラークコントロールの励行で健康長寿か？　それともそれを怠り全身疾患により寿命を縮めるか？）。このキーワードが象徴する、歯周病と、心内膜炎、狭心症、心筋梗塞、脳梗塞、誤嚥性肺炎、低出生体重、早産、糖尿病の重篤化などとの関連を報告する一連の研究は、当時の歯周病学にパラダイムシフトを生じさせ、「歯周病が全身疾患に与える影響」に関する多くの研究が行われるようになった。

　そして近年では、非アルコール性脂肪性肝炎（NASH）、関節リウマチ、アルツハイマー型認知症、肥満、慢性腎臓病、ある種の悪性腫瘍、自己免疫疾患との関連までも検討されている。このペリオドンタルメディシンの概念は、マスメディアの度重なる報道の影響も受け、わが国での歯周病予防、歯周病の早期治療、定期検診の重要性などのモチベーションにも大いに役立ってきた。臨床現場でもペリオドンタルメディシンに立脚し、この概念の充分な理解に基づく治療に積極的に取り組む歯科医師、歯科衛生士も増加し、これまで以上に、医・歯を含む多職種連携のパイプが太くなってきた。

2. ペリオドンタルメディシンの基本概念

　歯周病は感染症で、歯周組織局所への微生物感染に対する生体防御反応（宿主抵抗）の結果である炎症により歯周組織破壊が生じる（3 頁『第 1 章 1. 歯周病について』図 3 参照）。この歯周病原細菌の感染に欠かせないのが口腔内バイオフィルムであるプラークの存在で、この成熟したプラークを構成する微生物は病原性の高いグラム陰性嫌気性桿菌が中心で、深いポケット中でその数も増加している[4]。これらの菌は、歯肉上皮を介して歯肉結合組織中に侵入を図り炎症を惹起し、その後、組織内の毛細血管から全身の組織、臓器に運ばれる。また、プラーク中の細菌は唾液中にも混入し、誤嚥した場合には、呼吸器系にも影響を与える。このように病原微生物が引き起こすさまざまな反応が全身疾患と関連する。

　さらに、歯肉の炎症組織中には、組織や細胞の破壊産物、細胞などが産生するサイトカインを代表とする炎症メディエーター、プロスタグランジン E_2（PGE_2）やC反応性タンパク質（CRP）などの生成物、歯周病原微生物、その内毒素（LPS）などが集積されるが、局所での慢性炎症が持続すると、それらの物質が毛細血管などを介して全身の各臓器に持続的に拡散されることになり、これも全身疾患と関連する危険因子となる（**図1**）。よって、感染源となり得る歯周病の予防、治療が、全身疾患罹患のリスク低下に役立ち、健康寿命延伸にもつながることになる（**図2**）。

　歯周病と全身疾患との関連を考え、全身の健康、すなわちトータルヘルスケアを達成する手段の一つとして、歯周病学または歯周治療学を体系づけていこうとする分野が歯周医学である。糖尿病のように、歯周病と相互関係があったり、肥満や骨粗鬆症、白血病のように歯周組織に影響を与えるものもある。今後、歯科医師にも医学としての全身疾患の発症機構や治療法などの幅広い知識が求められる時代がくることは必至である。

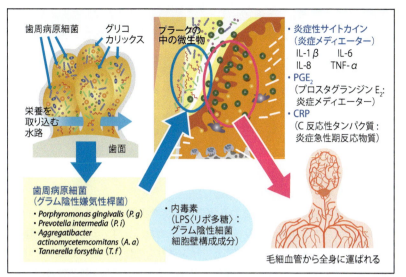

図1 歯周病が全身疾患に与える影響
バイオフィルムであるプラーク中の病原微生物、そして炎症の産物が歯肉固有層の毛細血管から全身の組織、臓器に運ばれる。

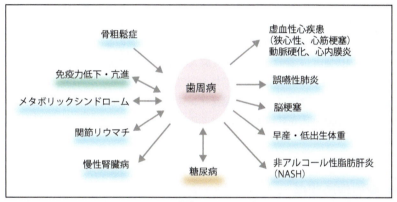

図2 ペリオドンタルメディシン（歯周医学）の考え方
歯周医学とは、歯周病（特に歯周炎）と全身疾患との因果関係、関連性を解明する学問である。

文献

1) Linden GJ, et al: Periodontal systemic associations: review of the evidence. J Periodontol, 84(Suppl 4): S8-S19, 2013.
2) Linden GJ, et al: Periodontal systemic associations: review of the evidence. J Clin Periodontol, 40(Suppl 14): S8-19, 2013.
3) Bansal M, et al: Influence of periodontal disease on systemic disease: inversion of a paradigm: a review. J Med Life, 6: 126-130, 2013.
4) Page RC, et al: Advances in the pathogenesis of periodontitis: summary of developments, clinical implications and future directions. Periodontol 2000, 14: 216-248, 1997.

〈沼部幸博〉

2. 歯周病と糖尿病

学習目標	到達項目
糖尿病と歯周病の双方向の関連性を理解する。	☐ 1. 糖尿病がどのような病気か説明できる。 ☐ 2. 糖尿病が歯周病に与える影響について説明できる。 ☐ 3. 歯周病が糖尿病に与える影響について説明できる。 ☐ 4. 糖尿病患者に対する歯周治療の要点が説明できる。

1. 糖尿病とは

　糖尿病はインスリン作用不足によりもたらされる慢性高血糖を主徴とする疾患群で、さまざまな遺伝素因に種々の環境要因が作用して発症する疾患と定義されている[1]。また、放置すると腎症、神経症、網膜症などの固有の合併症をきたしやすく、動脈硬化症をも促進する。インスリンの作用不足をもたらす要因として、インスリンの量的不足（分泌不足）とインスリン抵抗性が挙げられる。このインスリン抵抗性とは、インスリンは分泌されるが、何らかの原因でその作用が障害されるものである。1型糖尿病はインスリンが絶対的に不足（インスリン分泌が枯渇）する疾患であり、2型糖尿病はインスリン分泌不全とインスリン抵抗性が相互に作用して発症する疾患である。糖尿病の検査や病状評価に用いられる指標として、代表的なものに耐糖能 glucose tolerance やヘモグロビン A1c（HbA1c）などがある。耐糖能は経口または血管内へグルコース投与した際の処理能力を示す。一方、HbA1c はブドウ糖と結合したヘモグロビンで、過去1～2カ月の血糖状態を表す。

　2016年厚生労働省の国民健康・栄養調査によると、成人における糖尿病患者割合は、予備群も含めると約20%であり、実際に歯周治療を必要として来院する患者においても、糖尿病患者が占める割合は多い。生活の欧米化に伴い、糖尿病は国民病の一つとなっている。肥満はインスリン抵抗性を介して糖尿病のリスクを増大させることから、激増している糖尿病の成因を理解するうえで、肥満によって惹起されるインスリン抵抗性の機序を理解することが欠かせない。

2. 糖尿病と歯周病の関係

　前述の糖尿病固有の合併症に加え、歯周病も糖尿病の第6番目の合併症と捉えられている。世界で最も高頻度に2型糖尿病を発症する米国ピマインディアンを対象とした調査から、遺伝的背景が同一の民族で年齢と性別をそろえ比較したところ、糖尿病群では非糖尿病群に比べ有意に歯周病の有病率が高かった[2]。また、糖尿病があると歯周病の進行が促進されることも明らかにされている。

　HbA1c が7%を超えた場合、1型糖尿病・2型糖尿病を問わず、歯周病の進行が促進されることが示された[3]。これは逆にいえば HbA1c を7%以内に維持できれば歯周病の進行は非糖尿病者とあまり変わらないことを意味している。したがって、歯周治療を実施するうえで、この値が維持できているかどうかを把握することが肝要である。

1）　糖尿病で歯周病が進行する原因

　糖尿病で歯周病が進行する原因として、種々の節が唱えられている。例として、高血糖条件下での過剰炎症反応、創傷治癒遅延、肥満に伴う脂肪組織由来生理活性物質（アディポカイン adipokine）の過多な産生などが挙げられる。アディポカインの多くは炎症性サイトカインであり、結果的に炎症性サイトカインの高産生は高血糖に伴う過剰な炎症反応を一層増悪させることから、これらが相乗的に作用して歯周組織における炎症を増悪させる結果、組織が炎症性に破壊されるものと考えられる。

2) 歯周病による炎症反応は糖尿病に影響を及ぼす

こうして進行・重症化した歯周病が、逆に生体にとって軽微な炎症反応を惹起することで、耐糖能に影響を及ぼすことも明らかになりつつある。肥満がインスリン抵抗性を惹起することは既に述べたが、成熟脂肪組織で高産生されるアディポカインのうち腫瘍壊死因子（TNF-α）は強力にインスリン抵抗性を惹き起こす。TNF-αは脂肪細胞によるインスリン刺激時の糖取り込みを阻害（インスリン抵抗性）するほか、脂肪細胞からのインターロイキン6（IL-6）産生を促進する。内臓脂肪で産生されたIL-6は門脈経由で容易に肝臓に流入する。こうして肝臓に流入したIL-6は肝細胞由来の急性炎症マーカーであるC反応性タンパク（CRP）の産生を促進する。事実、肥満は一種の炎症反応として捉えられ、これらTNF-α、IL-6、CRPの血中濃度が上昇しているといわれる。

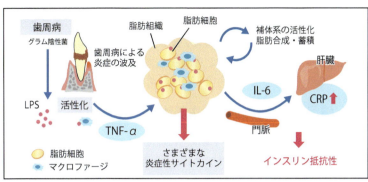

図1　インスリン抵抗性惹起因子

ところが、肥満度はそれほど高くない糖尿病患者であっても重度の歯周病が併発した場合、歯周組織局所の炎症反応が脂肪組織に波及し増幅した結果、全身性に炎症反応が惹起され、CRPの血中濃度が上昇することがわかっている。さらに、歯周組織炎症によって補体系が活性化され、脂質代謝シグナルに影響し、肥満およびインスリン抵抗性の増悪に関与する可能性も示されている（図1）[4]。

3) 糖尿病患者に対する歯周治療で糖尿病が改善する

近年、日本人2型糖尿病患者を対象とした調査から、高感度CRPが軽度に上昇した歯周病に対して局所抗菌療法を併用した歯周治療によって、HbA1cが有意に改善することが示された[5]。この調査研究でHbA1cの改善度に最も有意に影響を及ぼしていた因子は、調査開始時点の高感度CRPレベルと抗菌剤を併用した歯周治療であった。すなわち、生体に炎症反応が波及した重度歯周病を併発した糖尿病患者に対して、抗菌療法を併用した（炎症を低下させるような）歯周治療が血糖コントロール改善に有効であることが示された（図2）。

歯周治療で改善するHbA1cは約0.4％であることがこれまでの介入研究を総合的に解釈したメタアナリシス／システマティックレビューから明らかにされている[6]。前述の日本人を対象とした調査で抗菌療法併用群におけるHbA1cの改善が約0.5％であったことから、歯周治療によって改善するHbA1cの幅は平均するとほぼこの程度であろうと考えられる。英国の大規模臨床研究によると、HbA1cを1％改善することで、糖尿病関連死のリスクを約21％、心不全を16％、心筋梗塞を14％、脳卒中を14％、微小血管障害を43％、末梢血管疾患による手足

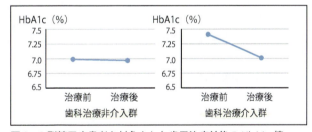

図2　2型糖尿病患者を対象とした歯周治療前後のHbA1c値
（参考文献5より引用改変）

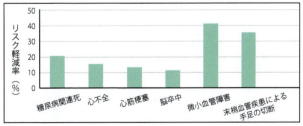

図3　HbA1c値1％低下による糖尿病合併症の軽減率
（参考文献7より引用改変）

の切断を 37% 予防すると結論づけられている（**図3**）[7]。これらを鑑みても、糖尿病患者が歯周治療介入によっ
て得られる利益は大きい。また、米国国民健康栄養実態調査 National Health and Nutrition Examination Survey の
結果から、歯周病の重症度とインスリン抵抗性が有意に相関することが示された。とりわけ歯周病が重度で CRP
が上昇した被験者においてこの傾向が強かったことから、歯周治療で改善する HbA1c は炎症の軽減に伴うインス
リン抵抗性の改善を介したものと考えられる [8]。

3. 糖尿病患者に対する歯周治療の留意点

前述したように、HbA1c が 7% 以内に維持されていれば、糖尿病患者における歯周病の進行は非糖尿病者と
変わらないため、この値を維持できているかが歯周治療計画立案上の一つの目安になる。また、歯周治療による
HbA1c の推移も注意深く観察する必要がある。

糖尿病患者において歯周基本治療で歯周組織の炎症を軽減することは、一過性の菌血症の発症を考慮してもデ
メリットよりもメリットが大きいと考えられるため、治療介入が推奨される。もちろん、菌血症による不必要な
合併症を避けるためにも良好な血糖コントロールの維持は求められる。また、炎症の強い患者では生体そのもの
に軽微な炎症反応が惹起され耐糖能に悪影響を及ぼしている可能性があるため、そのようなケースでは抗菌療法
の併用も選択肢の一つである。中等度から重度の歯周病では、歯周外科処置が必要となるケースも多いが、術前
の HbA1c 7% 未満の場合は、外科処置後の感染が有意に減少するとの報告がある。SPT や歯周外科治療に際して
も HbA1c が 7% 以下に保たれていれば、特別な配慮は必要ないといわれている。

糖尿病患者の歯周外科処置を行う際に手術部位感染予防を目的に、徹底した抗菌薬投与を適用するか否かは、
HbA1c 7% 以下かどうかという患者の血糖コントロール状態、細小血管症や大血管症の合併状態を考慮する必要
がある。血糖コントロールが不良で糖尿病性合併症が出現している場合、あるいは現時点での血糖コントロール
状態は良好でも、タンパク尿などの糖尿病合併症が既に発症している症例では、微小循環障害があり、創傷治癒
不良が予想される。ゆえに、術直前および術中に抗菌薬の予防投与を徹底して行う必要がある。抗菌療法の強化
は、十分に検討されたうえで行うべきであり、術後感染予防を抗菌薬に頼りすぎた結果、耐性菌の出現を促すな
どの影響が懸念される過剰投与は避けなければならない [9]。

さらに肥満症を合併した糖尿病患者の場合、高血圧症を併発しているケースが多く、その場合降圧剤としてカ
ルシウム拮抗薬を服用していることがある。このような患者で重度歯周病を併発したケースでは、歯肉の肥厚や
高度な線維化で歯周炎が難治性になっていることもあり得る。この場合は、降圧剤の変更の可能性について内科
へ照会することも重要である。いずれにせよ、内科と緊密な連携をとるとともに、検査値を正確に読めるように
しておくことが重要である。

文 献

1) 日本糖尿病学会: 糖尿病診療ガイドライン2016, 南江堂, 2016.
2) Neison RG, et al: Periodontal disease and NIDDM in Pima Indians, Diabetes Care, 13:836-840, 1990.
3) Demmer RT, et al: The influence of type 1 and type 2 diabetes on periodontal disease progression: prospective results from the Study of Health in Pomerania (SHIP). Diabetes Care, 35: 2036-2042, 2012.
4) Matsunaga H, et al: Adipose tissue complement factor B promotes adipocyte maturation: Biochem Biophys Res Commun., 495(1): 740- 748, 2018.
5) Munenaga Y, et al: Improvement of glycated hemoglobin in Japanese subjects with type 2 diabetes by resolution of periodontal inflammation using adjunct topical antibiotics: results from the Hiroshima Study. Diabetes Res Clin Pract., 100: 53-60, 2013.
6) Teeuw WJ, et al: Effect of periodontal treatment on glycemic control of diabetic patients: a systemic review and meta-analysis. Diabetes Care, 33: 421- 427, 2010.
7) Irene M Stratton, et al: Association of glycaemia with macrovascular and microvascular complications of type 2 diabetes (UKPDS 35): prospective observational study. BMJ, 321: 405-412, 2000.
8) Demmer RT, et al: Periodontal infection, systemic inflammation, and insulin resistance: results from the continuous National Health and Nutrition Examination Survey (NHANES) 1999-2004. Diabetes Care, 35: 2235-2242, 2012.
9) 日本歯周病学会: 糖尿病患者に対する歯周治療ガイドライン改定, 第2版, 2015.

〈山下明子、西村英紀〉

3. 歯周病と肥満

学習目標	到達項目
歯周病と肥満の関係を理解する。	☐ 1. 肥満が歯周病に与える影響を説明できる。 ☐ 2. 歯周病が肥満に与える影響を説明できる。

1. メタボリックシンドロームとは

　ここ 10 数年で、歯周病と肥満やメタボリックシンドロームとの関連を示す論文が数多く報告されている。メタボリックシンドロームとは、内臓脂肪型肥満に高血圧・高血糖・脂質代謝異常のうち 2 つ以上を合併した状態であり、その基準は国により異なる。

　ここでは、主にメタボリックシンドロームの基盤となる肥満と歯周病との関係について述べる。

2. 疫学

　肥満の基準は世界的には BMI（kg/m^2、体重÷身長^2）が 30 以上で、米国などでは既に 30％を超えているが、わが国の場合は 30 を基準とすると約 2％と非常に少ない。しかし、肥満が直接の原因となる 2 型糖尿病の罹患率が米国と変わらないことなどから、わが国では BMI 25 が肥満の基準とされている。

　国民健康・栄養調査[1] によると、1980 ～ 2010 年の 30 年の間に、男性ではすべての年齢層で BMI 25 を超える肥満者が増加し、50 歳代では最大 37.3％に達している。2014 年以降は減少に転じているが、ここ 10 年間でみると男女とも有意な増加はみられなかった。一方、女性では 60 歳代までほぼ減少傾向で、逆に BMI 18.5 未満の痩せが増加し、閉経後の骨粗鬆症の増加が懸念されたが、こちらも 2014 年以降は減少に転じている。また、5 年ごとに同時に実施されている糖尿病実態調査では糖尿病が増えており、わが国では現在も男性の肥満が重要な問題となっている。

3. 脂肪組織から全身へ

　1990 年代に脂肪組織から分泌されるレプチンをはじめとする生理活性物質の研究が盛んとなり、これらは総称してアディポカイン adipokine と呼ばれるようになった。そのなかには TNF-α、IL-6、MCP-1 などのサイトカインが含まれており、肥満者では脂肪組織から分泌されるこれらの物質が全身をサブクリニカルな軽い炎症状態にしていると考えられている。このうち TNF-α は 2 型糖尿病の直接の原因であることが明らかにされている。

　近年、脂肪組織には多量のマクロファージが集積していることが明らかにされ、脂肪細胞の肥大化とそこへのマクロファージの集積が、炎症とインスリン抵抗性をもたらし、メタボリックシンドロームの病態の基礎をなしていると推測されるようになった。

4. 肥満から歯周病へ（図1）

　1998 年に、肥満と歯周病が関連していることが報告された[1]。その後、10 数年を経て肥満と歯周病との関連を示す多くの報告がなされてきたが、そのほとんどが時間軸のない断面調査であり、因果関係を示すエビデンスは少ない[2]。さらに、歯周病とメタボリックシンドロームとの関連を示す報告も増えているが、こちらも同様である。

脂肪組織はエネルギーの貯蔵庫として中性脂肪を蓄えるだけではなく、さまざまなアディポカインを分泌し疾患を引き起こす内分泌器官であると考えられるようになった。脂肪細胞から産生されたTNF-αやIL-6などのサイトカインが歯周組織の炎症を亢進し、歯周病を悪化させている可能性がある。
　ただし、動物を用いた実験の報告は非常に限られていることから、動物実験でこの関係を明らかにするのは困難なのかもしれない。

5. 歯周病から肥満へ（図1）

　歯周病における炎症性サイトカインが、インスリン抵抗性を起こし、糖尿病や肥満を引き起こしている可能性が指摘されている[3]。局所の慢性炎症が全身の脂質代謝に影響を与えていると考えられる。グラム陰性菌のLPS（lipopolysaccharide）をマウスの皮下に埋め込むと、肝臓や脂肪組織に脂肪の沈着が起き、体重も増加した[4]。このことから歯周病における細菌感染が、血中のLPS濃度を上昇させエンドトキシン血症となり、これが肝臓に作用して肥満を誘発する可能性がある。実際、歯周ポケットが深い者ではNASH（非アルコール性脂肪性肝炎）を疑わせる肝機能検査値を有する者が多く[5]、NASHの患者の唾液から、特に侵襲性の高いとされている2型の線毛を有する Porphyromonas gingivalis が高頻度に検出されており、さらに歯周治療によってASTやALTなどの肝機能検査値が改善している[6]。
　また、4年間のコホート調査で4mm以上の歯周ポケットを有する者では、肥満やメタボリックシンドロームになりやすいことが2010年に報告されている[7]。さらに、歯周治療を行うことによって、血中のLDLコレステロール値、総コレステロール値が減少したという研究もある[8]。これらの研究結果から歯周炎という局所の炎症が、LPSやマクロファージを介して肝臓や脂肪細胞に働き、肥満や2型糖尿病を誘発している可能性が考えられるようになってきた[3]。
　肥満と歯周病の関係においては、脂肪細胞と感染歯周組織の双方から産生されるサイトカインの影響を考慮する必要があり、さらにこれに歯周病原細菌のLPSが関与していると考えられる。
　このように肥満と歯周病との間にはさまざまな因子が複雑に絡み合っている可能性がある。歯周治療を行う際には、口腔内だけではなく肥満やさまざまな代謝異常を考慮する必要がある。

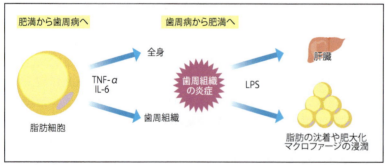

図1　歯周病と肥満との関係

文献

1) 厚生労働省: 平成29年国民健康・栄養調査結果の概要. https://www.mhlw.go.jp/content/10904750/000351576.pdf
2) Saito T, et al: Obesity and periodontitis. N Engl J Med, 339: 482-483, 1998.
3) Chaffee BW, et al: The Association Between Chronic Periodontal Disease and Obesity: A Systematic Review with Meta-Analysis. J Periodontol, 81: 1708-1724, 2010.
4) 齋藤俊行ほか: 歯周病があると糖尿病になりやすいのか―疫学的研究結果から―. 月刊糖尿病, 9 (10): 31-39, 2017.
5) Cani PD, et al: Metabolic endotoxemia initiates obesity and insulin resistance. Diabetes, 56: 1761-1772, 2007.
6) Saito T, et al: Relationship between periodontitis and hepatic condition in Japanese women. J Int Acad Periodontol 2006: 89-95.
7) Yoneda M, et al: Involvement of a periodontal pathogen, Porphyromonas gingivalis on the pathogenesis of non-alcoholic fatty liver disease. BMC gastroenterology, 12: 16, 2012. [http://www.biomedcentral.com/1471-230X/12/16]
8) Morita T, et al: A cohort study on the association between periodontal disease and the development of metabolic syndrome. J Periodontol, 81: 512-519, 2010.
9) D'Aiuto F, et al: Periodontitis and systemic inflammation: control of the local infection is associated with a reduction in serum inflammatory markers. J Dent Res, 83: 156-160, 2004.

4. 歯周病と血管病変

学習目標	到達項目
歯周病と血管病変との関係を理解する。	☐ 1. 歯周病の動脈疾患に対するリスクを説明できる。 ☐ 2. 動脈疾患罹患部位からの歯周病原細菌の検出について説明できる。 ☐ 3. 動脈疾患患者の歯周病原細菌に対する抗体価の上昇について説明できる。 ☐ 4. 動脈疾患と *Porphyromonas gingivalis* の関連について説明できる。 ☐ 5. 動脈疾患と炎症性サイトカインの関係について説明できる。

1. 歯周病の動脈疾患に対するリスク

　血管疾患のなかで、虚血性心疾患および虚血性脳血管疾患は、人の死因のうち高い割合を示す重要な全身疾患であり、歯周疾患とこれらの血管病変との関係について疫学的研究によって報告されて以来注目されるようになった[1]。これまでの研究から、歯周病の罹患によって、虚血性心疾患の有病率およびそれに伴う死亡率が高くなることが認められている。一方、歯周病と虚血性脳血管疾患の発症については、関連があるとする報告はあるが、両者の関連は明らかではない。動脈硬化疾患の有用なリスクマーカーであるC反応性タンパク質（CRP）は、歯周病罹患により上昇すると報告されている[2]。また、積極的な歯周治療によりCRPや炎症性サイトカイン（IL-6など）の動脈硬化性疾患のリスクマーカーが改善すると報告されている。

2. 動脈疾患罹患部位からの歯周病原細菌の検出

　動脈疾患に対する微生物の関与についてクラミジアや *Helicobacter pylori* の関与が報告されているが、歯周病原細菌の関与についても注目されるようになってきた。これまで動脈疾患部位から歯周病原細菌の遺伝子の検出が報告されてきたが、特に *P. gingivalis* と *T. denticola* が高頻度で検出されたとの報告がある[3]。とりわけ *P. gingivalis* は線毛を有し、血管内皮細胞に侵入する能力を備えている。動脈疾患罹患患者のほとんどが歯周病に罹患しており、口腔内から歯周病原細菌が検出され、動脈疾患罹患部位から高頻度で歯周病原細菌の検出が報告された。歯周ポケット内の細菌が血管病変部に運ばれるメカニズムとしては、血中に侵入した細菌が単球や血小板に取り込まれて病変部に運ばれる可能性がある。あるいは歯周組織の骨髄系樹状細胞に取り込まれた細菌が血流を介して運ばれる可能性がある。血管局所に運ばれた歯周病原細菌やその産生物が血管内皮細胞や平滑筋細胞などの血管構成細胞を障害すると考えられる。ただし、動脈疾患罹患部位からの歯周病原細菌の検出はほとんどが細菌の遺伝子であり、罹患部位におけるその細菌の生死および局在はほとんど明らかにされていない。

3. 動脈疾患患者の歯周病原細菌に対する抗体価の上昇

　対照群を設定した比較研究において、動脈疾患患者群はその既往のない者と比較して歯周病の重症度が高く、*P. gingivalis* や *T. denticola* などの歯周病原細菌に対する末梢血の血清IgG抗体価の上昇も報告されている[4]。この結果は、動脈疾患患者において動脈疾患局所において歯周病原細菌の存在だけでなく、歯周病原細菌に対する免疫反応が血管病変に関わる可能性がある。また、急性の心冠状動脈疾患において慢性のものと比較して、有意に *A. actinomycetemcomitans* に対する末梢血の血清IgG抗体価が高かったことが報告されている。

4. 動脈疾患と Porphyromonas gingivalis

歯周病原細菌のうち、P. gingivalis が最も動脈疾患との関係で注目されている。

まず、P. gingivalis は gingipain、LPS、GroEL、Omps などのさまざまな病原因子を有している。P. gingivalis GroEL はヒト自身が産生する HSP60（熱ショックタンパク質）と分子相同性を有する。したがって、歯周病局所における P. gingivalis に対する抗体反応が、ヒトの HSP60 とも抗体反応を引き起こし血管局所の炎症を誘導し、動脈硬化症に関連することが示唆される[5]。

動物実験モデルを用いた報告によると、コレステロール血症を自然発症する ApoE ノックアウトマウスにおいて高脂肪食摂取下で P. gingivalis を感染させたマウスでは、最大のアテローム形成が認められたと報告されている[6]。また、アテローム形成だけでなく大動脈瘤や血管内膜過形成を増悪させたとの報告がある。また、マウスにおいて、P. gingivalis 感染が肝臓の HDL コレステロール生成を抑制し血中濃度の低下が誘導されることが示された。動脈硬化症における歯周病原細菌の影響について図1に示す[7]。

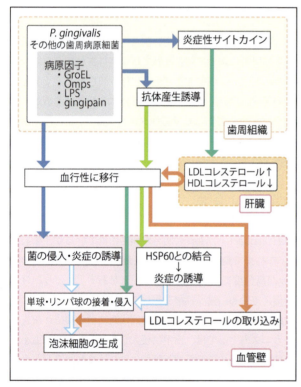

図1 動脈硬化症における歯周病原細菌の影響
歯周炎によって歯周組織で P. gingivalis を中心とした歯周病原細菌による炎症性サイトカインの上昇が引き起こされる。また、歯周病原細菌の病原因子によって局所の炎症反応や抗体産生が引き起こされ、炎症性サイトカイン、産生した抗体が血中に移行し、肝臓で HDL コレステロール生成の抑制および LDL コレステロール産生を促進する。一方、血中に移行した P. gingivalis GroEL 抗体は末梢血管局所において HSP60 と結合し、抗体反応を引き起こし、血管局所の炎症を誘導する。また、歯周組織局所の歯周病原細菌本体も単球などに取り込まれ血行性に移行し、血管壁に侵入し局所の炎症を誘導する。血管局所における炎症の誘導によって、同部に単球・リンパ球の接着・侵入が促進され、LDL コレステロールを炎症性細胞が取り込んで泡沫細胞が生成されることによりアテロームが形成され、動脈硬化を引き起こすと考えられる。

5. 動脈疾患と炎症性サイトカイン

動脈疾患と歯周病の有無および炎症性サイトカイン値を調べた研究によると、対照群を設定した比較研究において、動脈疾患患者において歯周病罹患患者は炎症性サイトカインの IL-6 および TNA-α の値が高かったと報告されている。また、歯周炎患者の高感度 CRP 値は健常者より高いことが報告されているが、高感度 CRP は全身の炎症マーカーのみならず、冠動脈疾患のリスクマーカーとしても有用である。CRP は肝臓で IL-6 によって産生が誘導されることから、歯周病による IL-6 の上昇が CRP の上昇を誘導することになると考えられる。このような歯周病による炎症反応は血管疾患に関わる可能性がある。

6. まとめ

　従来、アテローム性動脈硬化症などの動脈疾患は、喫煙や、肥満や糖尿病によって起こると考えられてきたが、歯周病も重要な病因であると考えられる。

① 疫学的に動脈疾患に対する歯周病の関与が示され、歯周病罹患によって動脈疾患に対するリスクが上昇することが認められている。

② 動脈疾患部位から歯周病原細菌の遺伝子が検出されることから、これらの細菌が血流を介して末梢の血管に運ばれると考えられる。

③ 動脈疾患患者において歯周病原細菌に対する末梢血の血清 IgG 抗体価の上昇が報告されている。動脈疾患局所において歯周病原細菌の存在だけでなく、歯周病原細菌に対する免疫反応が血管病変に関わる可能性がある。

④ 歯周病原細菌のうち *P. gingivalis* が最も動脈疾患との関係が注目されている。歯周病局所における *P. gingivalis* GroEL に対する抗体反応が分子相同性を示すヒトの HSP60 とも抗体反応を引き起こし、動脈硬化症に関連することが示唆される。

⑤ 歯周病を有する動脈疾患患者において IL-6 や TNF-α などの炎症性サイトカインの上昇がみられ、IL-6 は肝臓で冠動脈疾患のリスクマーカーである CRP の上昇を誘導することから、これらの歯周病による炎症反応は血管疾患に関わる可能性がある。

　血管病変の予防のため、歯周病の予防や治療が重要であると考えられる。歯周病と血管病変の関連メカニズムに関してさらなる解明が必要である。

文 献

1) Beck J, et al: Periodontal disease and cardiovascular disease. J Periodontol 67: 1123-1137, 1996.
2) Loo BG. et al: Elevation of systemic markers related to cardiovascular diseases in the peripheral blood of periodontitis patients. J Periodontol 71: 1528-1534, 2000.
3) Kurihara N, et al: Detection and localization of periodontopathic bacteria in abdominal aortic aneurysms. Eur J Vasc Endovasc Surg 28: 553-558, 2004.
4) Chen YW, et al: Periodontitis may increase the risk of peripheral arterial disease. Eur J Vasc Endovasc Surg 35: 153-158, 2008.
5) Yamazaki K, et al: Accumulation of human heart shock protein 60-reactive T cells in the gingival tissues of periodontitis patients. Infect Immun 70: 2492-2501, 2002.
6) Li L, et al: Porphyromonas gingivalis infection accelerates the progression of atherosclerosis in a heterozygous apolipoprotein E-deficient murine model. Circulation 105: 861-867, 2002.
7) 山崎和久ほか: 歯周炎と動脈硬化症の関連メカニズム. 日本歯周病学会編, 歯周病と全身の健康, 2016.

〈梅田　誠〉

5. 歯周病と骨粗鬆症

学習目標	到達項目
歯周病と骨粗鬆症の関係を理解する。	☐ 1. 骨粗鬆症患者における歯周病の特徴と治療について説明できる。 ☐ 2. 骨粗鬆症治療薬服用患者における注意点を説明できる。

1. 骨粗鬆症とは

　骨粗鬆症とは骨量の減少と骨組織の微細構造異常の結果、骨に脆弱性が生じて骨折が生じやすくなる疾患である。骨粗鬆症の男女比は約 1：3 で、女性が男性の約 3 倍を呈する。女性に多い理由として、最大骨密度が女性の方が低いこと、閉経後に急速な骨密度の減少が起こること、および女性のほうが長寿であることが考えられる。

　WHO は、若年成人に比較した骨密度値の程度（T スコア）と骨折の存在を用いた骨粗鬆症診断基準を提案した（**表 1**）が [1]、現在の日本では、低骨量をきたす骨粗鬆症以外の疾患、または続発性骨粗鬆症の原因を認めないことを前提として、脆弱性骨折の有無と若年成人の平均値に比した骨密度値の組み合わせにより、原発性骨粗鬆症の診断基準を決定している。軽微な外力により発生した椎体骨折または大腿骨近位部骨折が存在した場合には、骨密度値は関係なく骨粗鬆症と診断される [2]。

　近年の研究で、骨粗鬆症における骨折リスクの増大は、低骨密度だけでは説明がつかないことが明らかになってきている。骨の強度の 7 割は骨密度に依存するが、3 割は骨質に依存するため、骨密度が正常でも骨質が低下することにより骨強度の低下が起こり、骨折のリスクが増大する [3]。糖尿病患者では骨密度が高いにもかかわらず、骨折リスクが高い。このリスク増加の原因としては、I 型コラーゲン分子間の悪玉架橋（終末糖化産物のペントシジン）が増大することにより骨質が低下するためと報告されている [4]。

表 1　WHO による骨粗鬆症診断基準 [1]

正常	若年成人の平均値より 1 SD 以上低下していない骨密度あるいは骨塩量を示す対象。
骨量の減少 （あるいは骨減少症）	若年成人の平均値より 1〜2.5 SD 低下した骨密度あるいは骨塩量を示す対象。このような対象は骨量減少の予防の方策が最も有用である。
骨粗鬆症	若年成人の平均値より 2.5 SD 以上低下した骨密度あるいは骨塩量を示す対象。
重度骨粗鬆症 （あるいは確立された骨粗鬆症）	1 つ以上の脆弱骨折があり、若年成人の平均値より 2.5 SD 以上低下した骨密度あるいは骨塩量を示す対象。

2. 歯周病と骨粗鬆症を結ぶメカニズム

　歯周病と骨粗鬆症はともに骨に変化が現れる疾患として相互関係が示唆されており、1980 年代以後、多くの研究がなされている [5-7]。歯周病と骨粗鬆症を結びつけるメカニズムとしては現在、次の 2 つの機序が考えられている。①骨粗鬆症によって全身の骨密度が低下し、顎骨においても骨密度および骨質の低下が起きる。そこへ細菌感染を引き金とする歯周病による歯槽骨吸収が起こると、骨粗鬆症を有さない歯周病患者と比較して、骨粗鬆症に罹患した歯周病患者では歯槽骨吸収が悪化する、②閉経後骨粗鬆症ではエストロゲンの低下により、抑制されていた骨吸収性サイトカインが増加することで、エストロゲン量が正常である歯周病患者と比較して、歯槽骨吸収が増加する。

3. 歯周病の進行と骨粗鬆症

　Bollen らは、骨粗鬆症性骨折患者では健常者に比して、下顎骨皮質骨の粗鬆化が著明に進行していることを示

した[5)]。Iwasakiらは平均年齢68.2歳の閉経後女性について横断的調査を行い、低骨密度であるほどアタッチメントロスが大きいことを示した[6)]。Penoniらは全身の骨密度とアタッチメントロスとの関連に関するメタ解析を行い、骨粗鬆症患者では健常者に比して有意にアタッチメントロスが大きくなることを報告した[7)]。これらの結果は、骨粗鬆症患者で、歯周炎による歯槽骨吸収が急速に進む可能性を示している。

4. 骨粗鬆症治療薬と歯周病

骨粗鬆症治療薬の使用により歯周病の進行を抑制する報告が数多くなされている。エストロゲンを補充するホルモン補充療法とビスホスホネート製剤は、歯の喪失[8)]、顎骨骨量低下[9)]、歯槽骨吸収[10)]、および歯周病の進行[11)]に抑制的に作用することが報告されており、骨粗鬆症と歯周病が関連することを示している（図1）。

その他の骨粗鬆症治療薬として、活性型ビタミンD製剤、選択的エストロゲン受容体モジュレーター（SERM）、デノスマブ製剤（抗RANKL抗体）、カルシトニン製剤、PTH製剤などが存在する。PTH製剤であるテリパラチドを使用した歯周病患者において、非服用者と比較して歯周病が有意に改善したという報告もある[12)]。

骨粗鬆症に罹患した患者の歯科治療については、ビスホスホネート製剤およびデノスマブ製剤の使用による顎骨骨髄炎・顎骨壊死に注意を払う必要がある。いまだ発生機序は不明であるが、原因の主体は感染であることは確かであり、感染予防が一番の対策と考えられている。ビスホスホネート製剤関連顎骨壊死検討委員会はポジションペーパーの改訂を2016年に行ったことから、歯科治療に際しては改訂ポジションペーパー2016を参照することが推奨される[13)]。

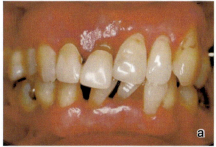
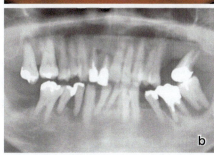

図1 骨粗鬆症と歯周病の両方に罹患した患者
a：口腔内写真。両疾患の相関性は明らかではないが、歯周病が重度に進行している。
b：パノラマエックス線画像。歯槽骨吸収が著しく、部分的には浮遊歯の状態を呈している。

文献

1) Kanis JA, Melton LJ 3rd: Christiansen C, Johnston CC, Khaltaev N. The diagnosis of osteoporosis. J Bone Miner Res, 9:1137-1141, 1994.
2) Hosoi T: "2015 Guidelines for prevention and treatment of osteoporosis". Diagnostic criteria of primary osteoporosis and the criteria for pharmacological treatment. Clin Calcium, 25:1279-1283, 2015.
3) NIH Consensus: Development Panel on Osteoporosis Prevention, Diagnosis, and Therapy. Osteoporosis prevention, diagnosis, and therapy. JAMA, 285:785-795, 2001.
4) Saito M, et al: Diabetes, collagen, and bone quality. Curr Osteoporos Rep, 12:181-188, 2014.
5) Bollen AM, et al: Case-control study on self-reported osteoporotic fractures and mandibular cortical bone. Oral Surg Oral Med Oral Pathol Oral Radiol Endod, 90:518-524, 2000.
6) Iwasaki M, et al: Association between low bone mineral density and clinical attachment loss in Japanese postmenopausal females. J Periodontol, 84:1708-1716, 2013.
7) Penoni DC, et al: Bone density and clinical periodontal attachment in postmenopausal women: A systematic review and meta-analysis. J Dent Res, 96:261-269, 2017.
8) Krall EA, et al: Postmenopausal estrogen replacement and tooth retention. Am J Med, 102:536-542, 1997.
9) Civitelli R, et al: Alveolar and postcranial bone density in postmenopausal women receiving hormone/estrogen replacement therapy: a randomized, double-blind, placebo-controlled trial. Arch Intern Med, 24;162:1409-1415, 2002.
10) Bhavsar NV, et al: Clinical and radiographic evaluation of effect of risedronate 5 mg as an adjunct to treatment of chronic periodontitis in postmenopausal women (12-month study). Osteoporos Int, 27:2611-2619, 2016.
11) Lane et al: Bisphosphonate therapy improves the outcome of conventional periodontal treatment: results of a 12-month, randomized, placebo-controlled study. J Periodontol, 76 :1113-22, 2005.
12) Bashutski JD, et al: Teriparatide and osseous regeneration in the oral cavity. N Engl J Med, 363:2396-2405, 2010.
13) Yoneda T, et al: Anti-resorptive agent-related osteonecrosis of the jaw: Position Paper 2017 of the Japanese Allied Committee on Osteonecrosis of the Jaw, J Bone Miner Metab, 35:6-19, 2017.

〈田口　明、吉成伸夫〉

6. 歯周病と早産・低出生体重

学習目標	到達項目
歯周病と早産・低出生体重との関係を理解する。	☐ 1. 歯周病と早産・低出生体重の関係を説明できる。 ☐ 2. 歯周治療が早産・低出生体重に与える影響について説明できる。

1. 早産・低出生体重

1) 早産・低出生体重とは

　世界保健機構（WHO）および厚生労働省では、早産 preterm birth は妊娠 24 週以降 37 週未満での出産、低出生体重 low birth weight は出生時の新生児の体重が 2,500 g 未満と定義されている。早産児は低出生体重であることが多い。平成 27 年度の人口動態調査では、早産の発現頻度は 5.6%、低出生体重児の発現頻度は 9.5% であり、ここ約 10 年間は若干増加傾向である。低出生体重児は、出産後に医科的な管理が必要となることや、成長過程において呼吸器や循環器、中枢神経系のさまざまな疾患のリスクが上昇するという問題があるため、解決されるべき課題である。

2) 原因

　早産・低出生体重の原因は、多胎妊娠、頸管無力症、および絨毛羊膜炎などがあり、危険因子は、年齢、喫煙、アルコール、人種など多因子にわたるが、原因不明の症例もある。近年の研究により、歯周病が早産・低出生体重の危険因子の一つである可能性が明らかにされ、注目されている。

3) 歯周病との関連性

　歯周病と早産・低出生体重の関連についての疫学研究は、1996 年にアメリカの Offenbacher ら[1]により初めて報告されて以降、世界各国で多く行われている。わが国では、Hasegawa ら[2]が、切迫早産（妊娠 37 週以前に出産の兆候が認められる状態）と歯周組織の健康状態に関連があることを報告している。しかし、これまでの研究のなかには、歯周病と早産・低出生体重は関連がないとの報告もあり、その関連性は報告により結論が分かれている。

　2013 年にヨーロッパで歯周病と全身疾患に関する European Federation of Periodontology：EFP/American Academy of Periodontology：AAP 共同ワークショップが行われた。そのなかで、歯周病と早産・低出生体重の関連について現段階での結論が報告され[3]、「歯周病は早産に対しオッズ比が 2.47、低出生体重に対しオッズ比が 1.75 であり、その影響は弱いながらも、有意である」と結論づけられている（図1）。しかし、研究で用いられる「歯周病」の定義により、結果が左右される傾向があるとされている。その後の研究報告でも、歯周病は早産・低出生体重のリスク因子であるとの報告がされている。

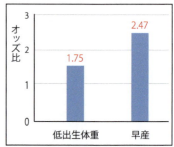

図1　歯周病が早産・低出生体重に及ぼすオッズ比　（文献3引用改変）

2. 歯周治療が早産・低出生体重に与える効果

　歯周治療が早産・低出生体重に与える効果については、2002 年に López ら[4]が、歯周治療を行わなかった妊婦の早産・低出生体重の出生率は 10.11% であったのに対し、歯周治療を行った妊婦では 1.84% と有意な改善が

認められたことを初めて報告した。しかし、その後の研究報告では効果がないとする報告も多くある。

一方、2013年のヨーロッパで行われた歯周病と全身疾患に関するEEP/AAP共同ワークショップや2018年のSabharwalらのレビューにおいて、「SRPを伴った歯周治療は、歯周病の妊婦の出産に影響を及ぼさない」とされた[5,6]。このような結果となった理由として、歯周治療の効果が他の因子（喫煙、経済教育的背景、糖尿病）に打ち消されたためとされている。

2015年のLópezら[7]のレビューでは、適切に実施された歯周治療は、母体や胎児に悪影響となることはなく、歯周組織の状態も改善すること、歯周治療により歯肉の状態が改善することで、出産に良い影響を与える集団があると、結論づけられている。2012年のKimら[8]のメタアナリシスでも、妊娠中の歯周治療（局所麻酔を用いたスケーリング・ルートプレーニング）は、早産率が高い集団の早産の減少に効果があるとされている（図2）。

歯周治療が早産・低出生体重に与える効果は、喫煙、年齢、アルコールなどの他のリスク因子、歯周病の程度、歯周治療の達成度や介入時期などがその効果を左右すると考えられる。今後は、歯周治療だけでなく、他の因子を減らすための包括的な介入が必要であるのかもしれない。

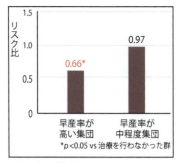

図2　歯周治療が早産に与える効果
（文献7引用改変）

3. 歯周病が早産・低出生体重に影響を及ぼすメカニズム（図3）

1）分娩のメカニズム

正常妊娠では、妊娠末期になると母胎や胎児の変化により妊娠維持機構が後退し、プロスタグランジン、TNF-α、IL-1βのような炎症性物質、およびタンパク分解酵素の産生の上昇が起こる。それによって頸管熟化や子宮収縮が促され、分娩が開始し出産に至ると考えられている[9]。

2）歯周病が早産・低出生体重に関与するメカニズム

歯周病が早産・低出生体重に関与するメカニズムの一つとして、歯周病病変で増加した歯周病原細菌やその菌体成分が子宮内へ移行し感染することによる関与が挙げられる。Leonら[10]、Hasegawa-Nakamuraら[11]、Tateishi

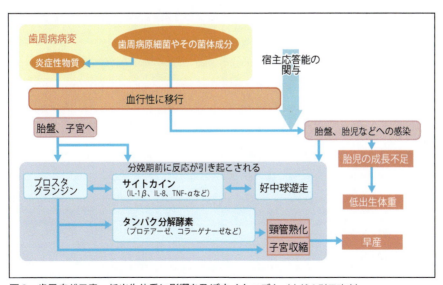

図3　歯周病が早産・低出生体重に影響を及ぼすメカニズム（文献9引用改変）

ら[12]は早産妊婦や早産・低出生体重に対するハイリスク妊婦の羊水、あるいは胎盤組織から歯周病原細菌である *P.gingivalis* や *F.nucleatum* の DNA が検出されたことを報告している。

　さらに宿主の免疫応答能も関与が指摘されている。歯周病原細菌に対する免疫反応による防御機構が弱い人は、歯周病原細菌の子宮内への移行につながり、早産・低出生体重に影響を及ぼす可能性が示唆されている[13, 14]。2013 年に Ye ら[15]は、歯周病原細菌の感染によって上昇する抗体の一つが、習慣的流産、血栓を引き起こす抗リン脂質抗体症候群に類似した症状を引き起こす可能性を示し、抗体の上昇が切迫早産および早産に関連していることを報告している。

　別のメカニズムとして、歯周病病変で産生された炎症性物質の上昇による影響がある。歯周病病変で産生される炎症性物質は、分娩の開始に関わる物質と共通のものが多い。そのため、歯周病に罹患している妊婦の血中の炎症性物質の上昇が、分娩の早期開始、つまりは早産に至ると考えられている。実際、Hasegawa ら[2]は、同じ妊娠週数時期に血清中の IL-8、および IL-1β濃度を測定したところ、早産妊婦は正常妊娠妊婦より血清中の IL-8、および IL-1β濃度が有意に高かったことを報告している。

4. まとめ

　現在までの報告からは、歯周治療が早産・低出生体重に効果があるかどうかは結論が出ていない。今後は、早産・低出生体重に関連するさまざまな因子を考慮した歯周治療介入研究により、その結論が明らかにされることが期待される。一方、歯周病は早産・低出生体重に対しリスク因子となることが明らかにされてきており、そのメカニズムも解明されつつある。歯周病の定義を画一化した疫学研究や、細菌学的、免疫学的、分子生物学的な観点を複合的に検討するメカニズム研究が今後行われることで、よりその関連性がより明確にされるであろう。2010 年のケースレポートで、歯周病原細菌である *F. nucleatum* の子宮内感染が原因の死産が報告されている[15]。妊娠前ならびに妊娠中を通して、口腔内環境の維持管理を行っていくことが重要となると思われる。そして、そのことが早産・低出生体重に対するリスクの減少につながるかもしれない。

文　献

1) Offenbacher S, et al: Periodontal infection as a possible risk factor for preterm low birth weight. J Periodontol, 67, 1103-1113, 1996.
2) Hasegawa K, et al: Associations between systemic status, periodontal status, serum cytokine levels, and delivery outcomes in pregnant women with a diagnosis of threatened premature labor. J Periodontol, 74, 1764-1770, 2003.
3) Ide M, Papapanou PN. Epidemiology of association between maternal periodontal disease and adverse pregnancy outcomes—systematic review. J Clin Periodontol, 40 Suppl 14 /J Periodontol, 84(4 Suppl), S181-194, 2013.
4) Lopez NJ, et al: Periodontal therapy may reduce the risk of preterm low birth weight in women with periodontal disease: a randamized controlled trial. J Periodontol, 73, 911-924, 2002.
5) Michalowicz BS, et al: The effects of periodontal treatment on pregnancy outcomes. J Clin Periodontol, 40 Suppl 14 /J Periodontol, 84(4 Suppl), S195-208, 2013.
6) Sabharwal A,et al: Role of periodontal therapy in management of common complex systemic diseases and conditions: An update.Periodontol 2000, 78, 212-226, 2018.
7) López NJ, et al: Effect of periodontal treatment on preterm birth rate: a systematic review of meta-analyses. Periodontol 2000, 67, 87-130, 2015.
8) Kim AJ, et al: Scaling and root planing treatment for periodontitis to reduce preterm birth and low birth weight: A systematic review and meta-analysis of randomized controlled trials. J Periodontol, 83, 1508-1519, 2012.
9) 三橋直樹: 産婦人科研修医ノート, 診断と治療者, 東京, 2000.
10) Leon R, et al: Detection of Porphyromonas gingivalis in the amniotic fluid in pregnant women with a diagnosis of threatened premature labor. J Periodontol, 78, 1249-1255, 2007.
11) Hasegawa-Nakamura K, et al: The possible mechanism of preterm birth associated with periodontopathic Porphyromonas gingivalis. J Periodontal Res, 46, 497-504, 2011.
12) Tateishi F, et. al: Detection of Fusobacterium nucleatum in chorionic tissues of high-risk pregnant women. J Clin Periodontol, 39, 417-424, 2012.
13) Madianos PN, et al: Maternal periodontitis and prematurity. Part II: Maternal infection and fetal exposure. Ann Periodontol, 6, 175-182, 2001.
14) Ebersole JL, et al: Systemic immune responses in pregnancy and periodontitis: relationship to pregnancy outcomes in the Obstetrics and Periodontal Therapy (OPT) study. J Periodontol, 80, 953-960, 2009.
15) Ye C, et al: The anti-phospholipid antibody-dependent and independent effects of periodontopathic bacteria on threatened preterm labor and preterm birth. Arch Gynecol Obstet 288, 65-72, 2013.
16) Han YW, et al: Term stillbirth caused by oral Fusobacterium nucleatum. Obstet Gynecol, 115, 442-445, 2010.

〈長谷川　梢、野口和行〉

7. 歯周病と誤嚥性肺炎

学習目標	到達項目
歯周病と誤嚥性肺炎との関係を理解する。	☐ 1. 誤嚥性肺炎の発生機序を説明できる。 ☐ 2. 誤嚥性肺炎の予防を説明できる。

1. 肺炎、特に高齢者における肺炎の特徴

　肺炎とは、「さまざまな病原菌の感染により肺に炎症が起きた状態」である。免疫力が低下しているときや高齢になるとかかりやすく、心臓や呼吸器慢性疾患、腎疾患、肝機能障害、糖尿病がある場合には、重篤化する傾向にある。肺炎による死亡率は近年、脳血管疾患を抜いて死因の第3位になり、年々増加傾向にある。肺炎による死亡率を年齢別にみると、65歳以上の高齢者が占める割合は約90％と極めて高い。高齢者の肺炎は初期症状が不定型のため発見と診断の遅れおよび治療に対する反応性の低下をきたして重症化しやすい。急速に高齢化が進むわが国において、肺炎予防は高齢者のQOLを維持するうえで最も重要な保健・医療・福祉上の問題である。

2. 誤嚥性肺炎の発生機序

　肺炎は、原因や発生機序、発症場所、病変の形態などにより分類されている。高齢者の肺炎の多くが誤嚥性肺炎であるといわれ、特に肺炎で入院している80歳以上の高齢者の80～90％は誤嚥性肺炎である[1]。誤嚥性肺炎は、「誤嚥に伴う口腔内の食物、唾液、胃食道内容物が声帯を越えて気管内へ侵入することにより発生した肺炎」であり、顕性誤嚥によるものと、不顕性誤嚥によるものがある。顕性誤嚥は機能障害によるもので、主に脳血管障害時、特に脳梗塞患者に多くみられ、気道粘膜の異物排除機能の低下も伴うことが多い。高齢者では嚥下反射と咳反射が低下し、無意識下で少量の口腔内分泌物を繰り返し吸引し不顕性誤嚥を起こしやすくなる。特に寝たきりの高齢者では就寝時に嚥下反射が低下し、誤嚥が多くみられる。

3. 誤嚥性肺炎の原因微生物と歯周病

　施設入所の高齢者を対象とした欧米の文献[2]によると、誤嚥性肺炎の原因微生物ではグラム陰性菌が過半数を占め、次いで肺炎球菌や黄色ブドウ球菌などのグラム陽性球菌が多く、さらに口腔内容物の誤嚥を反映して、口腔内に常在するレンサ球菌や嫌気性菌が多く認められる。口腔内常在菌は、免疫機能が正常に機能している場合には外来病原菌の侵入・増殖を抑制しているが、免疫機能が低下している場合には外来病原菌や歯周病原細菌の増殖が起こり、これらの細菌による感染の拡大が促進される（日和見感染）。

　また、*P. gingivalis* などの歯周病原細菌は、マクロファージや線維芽細胞などに作用してIL-1β、IL-6、IL-8、TNF-αなどのサイトカインの産出を誘導し、これらのサイトカインは歯周病原細菌とともに粘膜細胞を損傷させて肺炎の原因菌を付着、増殖させる（**図1**）。いずれにしても混合感染によるもので口腔固有の細菌による単独菌が原因となることは少ない（**表1**）[3]。

4. 誤嚥性肺炎の予防

　誤嚥性肺炎の予防を考えるうえで最も優先すべき重要な対応は、歯周基本治療をベースとした口腔ケアである。器質的な口腔ケアは肺炎の原因菌の絶対量（数）を減少させ、機能的口腔ケア（口腔リハビリテーション）は低

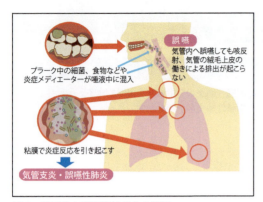

図1 歯周病と誤嚥性肺炎との関連
唾液に混入した微生物やケミカルメディエーターなどが気道に入り込むと気管支粘膜や肺に炎症が惹起される。

表1 不顕性誤嚥によって肺炎を起こす細菌の分類

I. 口腔固有の細菌による混合感染
1. 嫌気性細菌 ・黒色集落となる *Porphyromonas* 菌種および *Prevotella* 菌種 ・紡錘菌 *Fusobacterium nucleatum* など ・*Peptostreptococcus* 菌種
2. 口腔内レンサ球菌
3. *Eikenella corrodens*
II. 単独で起こし得る細菌
1. 黄色ブドウ球菌 *Staphylococcus aureus*
2. 肺炎球菌 *Streptococcus pneumoniae*
3. 緑膿菌 *Pseudomonas aeruginosa*
4. インフルエンザ菌 *Haemophilus influenzae*
5. 肺炎桿菌 *Klebsiella pneumoniae*
6. レジオネラ菌 *Legionella pneumophila*
III. 真菌
・*Candida albicans* など

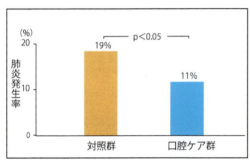

図2 要介護高齢者における2年間の誤嚥性肺炎発症率
全国11カ所の特別養護老人ホームの入所者を対象に、従来の方法群（対照群）、専門的口腔ケア群の追跡調査を2年間行った。その結果、肺炎発症者は従来の方法群19％に対して口腔ケア群11％で有意に減少した。これらの結果から、口腔ケアの徹底で誤嚥性肺炎が予防可能であることが示された[5,6]。

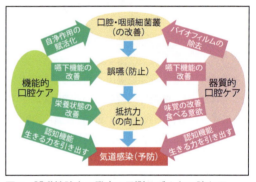

図3 誤嚥性肺炎の発症の予測モデルと口腔ケア
機能的そして器質的口腔ケア（口腔リハビリテーション）は誤嚥性肺炎だけでなく呼吸器感染症予防に有効である。

下した嚥下反射を改善し、摂食・嚥下機能の廃用予防、口腔周囲組織を刺激することによって意識状態の改善につなげ、誤嚥のリスクを減少させる。また、口腔ケアは、咽頭部の細菌の減少効果があることも示唆された[4]。2年間にわたる施設における歯周基本治療を主体とした歯科衛生士による器質的口腔ケアを継続することにより、肺炎の発症率を有意に減少させることが報告された[5,6]（**図2**）。

誤嚥性肺炎予防においては、その発症メカニズムを理解したうえで、歯周基本治療をベースとした器質的口腔ケアと機能的な口腔ケア（口腔リハビリテーション）をいかに組み合わせるかがその後の予防効果を左右する。肺炎の治療は内科、特に呼吸器内科の専門領域であるが、予防については歯科の役割は大きく、社会から大きな期待が寄せられている。残存歯数が急激に増加する将来、歯周基本治療と口腔リハビリテーションを取り入れた取り組みは、呼吸器感染症の予防に大きな意味をもつ（**図3**）。

文献

1) 寺本信嗣: 誤嚥はどう診断してどう治療に生かすか. 治療学, 42: 2008.
2) El-Solh AA, et al: Microbiology of severe aspiration pneumonia in institutionalized elderly. Am J respir Crit Care Med, 167: 1650-1654, 2003.
3) 奥田克彦ほか: 肺炎と口腔細菌. 呼吸器ケア, 2: 66-72, 2004.
4) 弘田克彦ほか: プロフェッショナル・オーラル・ヘルス・ケアを受けた高齢者の咽頭細菌数の変動, 日老医誌, 34: 125-129, 1997.
5) Yoneyama, T, et al: Oral care and pneumonia, Lancet, 354: 515, 1999.
6) 米山武義ほか: 要介護高齢者に対する口腔衛生の誤嚥性肺炎予防効果に関する研究, 日医学会誌, 20: 58-68, 2001.

〈米山武義、沼部幸博〉

8. 歯周病と関節リウマチ

学習目標	到達項目
歯周病と関節リウマチとの関連を理解する。	☐ 1. 歯周病と関節リウマチとの関連を概説できる。 ☐ 2. 歯周治療が関節リウマチに与える影響について概説できる。

1. 歯周病と関節リウマチの関連

関節リウマチ rheumatoid arthritis：RA は慢性滑膜炎であり、関節内の滑膜細胞の増殖や軟骨・骨の破壊が起こる。主な症状は関節の痛み・腫れであり、進行すると関節の変形や機能障害を呈する。

歯周病と関節リウマチの関連報告は多く[1,2]、Kaur らのメタアナリシスでは、論文 127 編から絞り込んだ 19 編を分析した結果、関節リウマチ群では対照群と比べてクリニカルアタッチメントレベル clinical attachment level：CAL は 1.17 倍、歯の喪失 は 2.38 倍、有意に高いことを報告した[1]。一方、中等度・重度の歯周病患者では、健常者と比べて関節リウマチのリスクが高いことが認められた[3]。

歯周病と関節リウマチの病因・病態には共通点が多い[4,5]。いずれも慢性炎症性疾患であり、インターロイキン 1、6（IL-1、IL-6）や、腫瘍壊死因子（TNF）などの炎症性サイトカイン、PGE_2 などの酵素が組織破壊に関与している[4]。共通リスク因子として、遺伝素因には IL-1 遺伝子があり[6]、環境因子には喫煙がある。歯周病と関節リウマチは双方向性の因果関係にあることも示唆されている。関節リウマチ患者は、手指の機能障害のためプラークコントロールが困難で、リウマチ薬の副作用による易感染性・骨粗鬆症などから、歯周病を併発しやすい[5]（図1）。

一方、歯周病原細菌 P. gingivalis はシトルリン化変換酵素を保有するため、口腔感染すると関節内蛋白をシトルリン化して自己免疫反応を惹起する[7]。歯周病原細菌のうち、P. gingivalis に対する血清抗体価のみが関節リウマチに有意に関与しており[8]、P. gingivalis 感染の病原性が示唆されている。

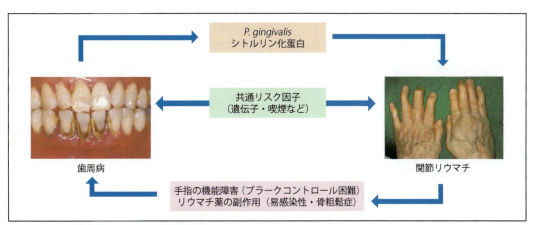

図1　歯周病と関節リウマチとの関連経路[5]

2. 歯周治療が関節リウマチに与える効果

歯周治療による関節リウマチへの効果については、disease activity score：DAS や赤血球沈降速度 eryth-rocyte sedimentation rate：ESR を指標とした関節リウマチ活動度・病状の改善が報告されている[9,10]。この改善は、歯

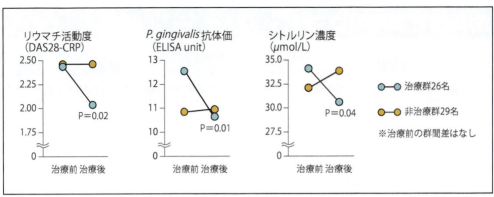

図2　歯周治療による関節リウマチ活動度、*P.gingivalis* 抗体価、シトルリン濃度の変化[11]

周組織内のリポ多糖などの細菌由来産物が歯周治療によって減少し、その効果が全身に及ぶためと考えられている[9, 10]。

　一方、Okada らは、関節リウマチ患者55名を対象とした介入研究の結果、*P. gingivalis* に対する血清抗体価と、シトルリン濃度の低下が DAS の改善に関与することを報告した[11]（**図2**）。このように、歯周治療は、*P. gingivalis* 感染に伴うシトルリン化蛋白を抑制して関節リウマチを改善することも示唆されている。

文献

1) Kaur S, et al: Periodontal disease and rheumatoid arthritis: A systematic review. J Dent Res, 92: 399-408, 2013.
2) 小林哲夫ほか: 歯周炎と関節リウマチ―関連性と臨床対応―, 日歯周誌, 54: 11-17, 2012.
3) Mercado F, et al: Is there a relationship between rheumatoid arthritis and periodontal disease? J Clin Periodontol 27: 267-272, 2000.
4) Bartold PM, et al: Periodontitis and rheumatoid arthritis: A review. J Periodontol, 76 Suppl: 2066-2074, 2005
5) de Pablo P, et al: Periodontitis in systemic rheumatic diseases. Nat Rev Rheumatol, 5: 218-224, 2009.
6) Kobayashi T, et al: The interleukin-1 and Fcγ receptor gene polymorphisms in Japanese patients with rheumatoid arthritis and periodontitis. J Periodontol, 78: 2311-2318, 2007.
7) Wegner N, et al: Peptidylarginine deiminase from Porphyromonas gingivalis citrullinates human fibrinogen and α-enolase. Implication for autoimmunity in rheumatoid arthritis. Arthritis Rheum, 62: 2662-2672, 2010.
8) Okada M, et al: Antibody responses to periodontopathic bacteria in relation to rheumatoid arthritis in Japanese adults. J Periodontol, 82: 1433-1441, 2011.
9) Ribeiro J, et al: Periodontal infection as a possible severity factor for rheumatoid arthritis. J Clin Periodontol, 32: 412-416, 2005.
10) Erciyas K, et al: Effects of periodontal therapy on disease activity and systemic inflammation in rheumatoid arthritis patients. Oral Dis, 19: 394-400, 2013.
11) Okada M, et al: Periodontal treatment decreases levels of antibodies to Porphyromonas gingivalis and citrulline in patients with rheumatoid arthritis and periodontitis. J Periodontol, 84: e74-e84, 2013.

〈小林哲夫〉

9. 歯周病と非アルコール性脂肪性肝炎（NASH）

学習目標	到達項目
歯周病と非アルコール性脂肪性肝炎（NASH）の関連を理解する。	☐ 1. 歯周病とNASHの関連について説明できる。 ☐ 2. 歯周治療がNASHに及ぼす影響について説明できる。

1. 非アルコール性脂肪性肝炎（NASH）とは

　脂肪肝には、アルコール性脂肪性肝疾患と非アルコール性脂肪性肝疾患 non-alcoholic fatty liver disease：NAFLDがあり、後者は、肥満に伴う慢性肝疾患（非アルコール性脂肪肝 non-alcoholic fatty liver：NAFL と非アルコール性脂肪性肝炎 non-alcoholic steatohepatitis：NASH）の総称である。NAFLDは、常習的な飲酒歴、ウイルス感染や自己免疫疾患と関係なく肝への脂肪沈着を認める疾患で[1]、罹患率は、欧米人で20〜40％、日本人では10〜30％とされる。NAFLDの1〜2割がNASHで、そのうち、10年程度で約2〜3割が肝硬変や肝癌に移行すると考えられている[2]。NAFLDは、2型糖尿病、脂質異常症や高血圧症などの他のメタボリックシンドロームと関係する。特にNASHの線維化の進行にはインスリン抵抗性が関与し、相互に悪影響を及ぼすことが知られている[3]。発症メカニズムとして脂肪酸（FFA）増加やインスリン抵抗性（1st hit）によって脂質が肝臓に蓄積しNAFL（別名 単純性脂肪肝 simple steatosis）となり、インスリン抵抗性、酸化ストレス、LPSのようなPAMPs（pathogen associated molecular patterns）刺激による炎症性サイトカイン産生が加わり（2nd hit）、肝実質に炎症が起こりNASHになるという説（2nd hit theory）が一般に支持されている[5]（図1）。

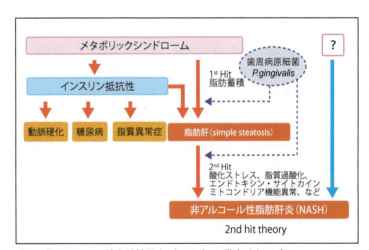

図1　非アルコール性脂肪性肝炎（NASH）の発症メカニズム
（和田孝一郎ほか：臨床薬理, 2011 より改変）

2. 歯周病とNASHの関連

　近年、NASHも歯周病関連疾患である可能性が動物実験により明らかにされつつある。
　ラット歯周炎モデルにおいては、肝臓の高脂肪食飼育による脂肪肝の状態、炎症、酸化によるダメージが増強されることが報告されており、NAFLDモデルマウスに対してP.gingivalisを感染させることによりNAFLDの進行が助長されることが示された[6]。P.gingivalisの口腔内感染は、脂肪肝における炎症と線維化を引き起こす「2nd hit」として作用し、NASH病変進展の重要なリスク因子となりうる可能性が示されている[7]（図1）。P.gingivalis感染の頻度は、年齢、糖尿病の既往、BMIの影響を考慮にいれてもNAFLD患者で健常者に比較して有意に高いことから、P.gingivalis感染は、NAFLDの独立したリスク因子であると考えられている。
　また、過度の線維化を伴ったNASH患者の肝生検組織中においてP.gingivalisの存在が確認された。NAFLD患者におけるP.gingivalisの検出率は、非NAFLD患者に比較して有意に高く、NASH患者においても同じくP.gingivalis

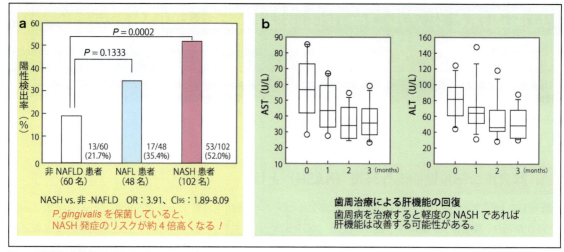

図2 肝機能改善効果（文献7より引用改変）
a：健常人に対するNAFLDおよびNASH患者の肝生検組織中におけるP.gingivalisの陽性検出率。
b：NAFLD患者に対する歯周治療による肝機能改善効果。

の検出率が有意に高いことが示されている（図2a）。

さらには、症例集積研究として、3カ月間にわたる非外科的歯周治療を10人の歯周病合併NAFLD患者に行うことにより、肝機能検査値（血清AST、ALT）が改善した（図2b）。

以上のことから、NAFLD患者でP.gingivalis感染陽性の歯周病は、NAFLD進行のリスク因子である可能性がある。また、歯周治療は、NAFLD患者の肝機能改善の有効な手段となる可能性が示唆されている[6,8]。

文献

1) 西原利治ほか編著: 糖尿病とNAFLD, 医学の歩み. 別冊NAFLDのすべて, 医歯薬出版, 東京, 55-58, 2006.
2) 松本悦子: NASH（非アルコール性脂肪肝炎）の最前線, 日本内科学会誌, 2012, 101(8): 2316-2321.
3) Williams KH, et.al: Diabetes and nonalcoholic fatty liver disease: a pathogenic duo. Endocr Rev. 2013 Feb: 34(1): 84-129.
4) Day CP, James O,. Steatohepatitis: a talc of two "hits"? Gastroenterology 1988; 114: 842-845.
5) NAFLD/NASH診療ガイドライン 2014, 南江堂, 東京, 2014.
6) Yoneda M, et al: Involvement of a periodontal oathogen. Porphromonas gingivalis on the pathogenesisi of non- alcoholic fatty liver disease. BMC Gastroenterol 2012; 12: 16
7) Furusho H, et al: Dental infection of porphyromonas gingivalis exacerbates high fat diet-induced steatohepatitis in mice. J Gastroenterol 2013, 48(11): 1259-1270.
8) 日本歯周病学会編: 歯周病と全身の健康, 82-87, 110-113, 2016.

〈三辺正人、鎌田要平〉

10. 歯周病と慢性腎臓病（CKD）

学習目標	到達項目
歯周病と慢性腎臓病（CKD）との関係を理解する。	□ 1. 歯周病が慢性腎臓病（CKD）に与える影響について説明できる。 □ 2. 慢性腎臓病（CKD）が歯周病に与える影響について説明できる。

1. 慢性腎臓病（CKD）とは

　腎臓は、血液を濾過してできた老廃物を尿として体外に排出するだけでなく、血圧や体液成分の調節、さらには血液・骨をつくる機能にも関与する重要な臓器である。腎臓病は糸球体や尿細管がさまざまな原因で障害され、その機能が低下する疾患であり、病状が進行して腎不全状態になると自然治癒は望めない。

　慢性腎臓病 chronic kidney disease：CKD は、2002 年に米国で提唱された疾患概念であり、慢性に経過する腎臓疾患の総称である[1]。CKD は、臨床的に尿蛋白陽性であること、もしくは血清クレアチニン値から推算した糸球体濾過量 estimated Glomerular Filtration Rate: eGFR が 60 mL/ 分 / 1.73 m^2 未満の状態で 3 カ月以上持続したものと定義される（**表1**）[2]。現在、わが国の CKD 患者は 1,300 万人を超えると推計され、また、その発症は高血圧や糖尿病、あるいはメタボリックシンドロームなどの生活習慣病と深い関連があることが知られている。

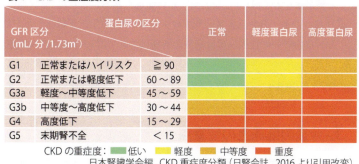

表 1　CKD の重症度分類

日本腎臓学会編 , CKD 重症度分類（日腎会誌 , 2016 より引用改変）

2. 歯周病と慢性腎臓病（CKD）の双方向の関連性

1) 疫学的視点

　歯周病の進行は、CKD の重症度と正の相関があるとする疫学研究は多い。米国の 18 歳以上の成人を対象にした横断研究で、低 eGFR が歯周病の発症リスクになることが報告された[3]。また英国のコホート研究でも、CKD 患者における歯周病の罹患率は、健常者と比較して有意に高いことが示された[4]。一方、日本人の高齢者を対象にした後ろ向きコホート研究において、歯周病の重症度と腎機能低下が有意に相関することも報告されている[5]。この他にも CKD と歯周病の相互関係を示した疫学研究は散見されるが、その研究デザインは横断研究が主であり、Borgnakke は総説のなかで歯周病と CKD との関連性は肯定的に捉えられるものの、エビデンスレベルに乏しいと述べている[6]。さらに、歯周病の重症化と CKD の進行には交絡因子＊の存在も考えられるため、両疾患の因果関係を正当に評価するためには、より一層のグレードの高い臨床研究の遂行が望まれる。

＊交絡因子：統計解析において、従属変数と独立変数の双方に相関する外部因子。潜伏変数とも言われる。交絡因子の存在は、疫学研究において擬似相関の原因になるので、得られた因果関係の信憑性を確保するために、これらの外部因子を除外・調整する必要がある。

2) 病態学的視点（図1）

　CKD 患者は、腎機能障害が進むことで細胞性免疫の減弱や貧血などが起こり、易感染状態になるといわれてい

る[7]。易感染状態は歯周病の発症と進行に負の影響を及ぼす。さらに腎機能障害は骨ミネラルの代謝異常を招き、結果として骨量低下が生じる[8]。このことは、歯槽骨吸収を急速に進行させる直接的なリスク因子になり得る。

昨今、歯周病が発症すると、歯周組織に存在する毛細血管内に歯周病由来炎症因子（歯周病原細菌や炎症性サイトカインなど）が侵入し、全身を巡ることがわかってきた。すなわち、歯周病患者では、血液中に侵入した歯周病由来因子が血管

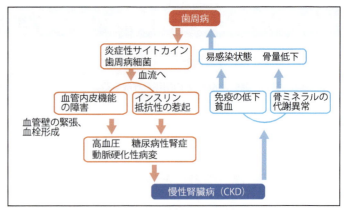

図1　歯周病と慢性腎臓病（CKD）の双方向の関係

内皮機能に障害を与えることで[9]、動脈硬化性病変や高血圧症が誘発され、結果的に腎機能障害が生じる可能性がある。また、歯周病によって生じる血糖コントロールの不良も腎機能を低下させる一因となる。一方、Li らは、C 反応性蛋白（CRP）のトランスジェニックマウス**は、著しい腎線維化が生じることを報告した[10]。腎線維化は、CKD の発症に関わる重要なリスク因子であり[11]、重度の歯周病患者に認められる血中 CRP の上昇[12]が発端となる腎線維化が CKD 発症を誘発する可能性もある。さらに、歯周病原細菌 *Porphyromonas gingivalis* 由来のリポポリサッカライドを感染させたマウスにおいて、CKD が発症したと報告されるなど[13]、今後、CKD の病態形成における歯周病関連因子の直接的な影響について詳細な機序が解明されるかもしれない。

**トランスジェニックマウス：遺伝子改変マウスの一つ。作製方法により、外部から特定の遺伝子を導入したトランスジェニックマウス、特定の遺伝子を欠失させたノックアウトマウスなどがある。生命科学分野では、ヒトの疾患を再現できる有効なモデルとして広く利用される。

3. 今後の臨床上の留意点

CKD 患者は末期になると腎不全状態となるので、透析治療か腎移植のいずれかを選択しなければならない。わが国では、高齢化に伴って透析患者が年々増加する傾向にあり[2]、患者自身の QOL 低下はもちろん、医療費の高騰も懸念される。高齢期において、そのような深刻な状態に陥らないために、日々の口腔衛生の維持に努め歯周病を予防・治療することが、将来の CKD の発症・重症化予防対策の一助になるかもしれない。

文献

1) National Kidney Foundation: K/DOQ1 Clinical Practice Guideline for Chronic Kidney Disease: Evaluation, Classification and Stratification. Am J Kidney Dis, 39 (Suppl 1): S1-S266, 2002.
2) 日本腎臓学会編：生活習慣病からの新規透析導入患者の減少に向けた提言―CKD（慢性腎臓病）の発症予防・早期発見・重症化予防― 日腎会誌, 58: 429-475, 2016.
3) Fisher MA, et al: Bidirectional relationship between chronic kidney and periodontal disease: a study using structural equation modeling. Kidney Int, 79:347-355, 2011.
4) Sharma P, et al: The periodontal health component of the Renal Impairment In Secondary Care (RIISC) cohort study: a description of the rationale, methodology and initial baseline results. J Clin Periodontol, 41:653-661, 2014.
5) Iwasaki M, et al: Periodontal disease and decreased kidney function in Japanese elderly. Am J Kidney Dis, 59:202-209, 2012.
6) Borgnakke WS: Periodontitis may be associated with chronic kidney disease, but current evidence is insufficient. J Evid Based Dent Pract, 13:88-90, 2013.
7) Bacchetta J, et al: Immune, metabolic and epidemiological aspects of vitamin D in chronic kidney disease and transplant patients. Clin Biochem, 47:509-515, 2014.
8) Pan BL, et al: Chronic kidney disease associated with decreased bone mineral density, uric acid and metabolic syndrome. PLoS One, 13:e0190985, 2018.
9) Tonetti MS, et al: Treatment of periodontitis and endothelial function. N Engl J Med, 356:911-920, 2007.
10) Li ZI, et al: C-reactive protein promotes acute renal inflammation and fibrosis in unilateral ureteral obstructive nephropathy in mice. Lab Invest, 91:837-851, 2011.
11) Nogueira A, et al. Pathophysiological Mechanisms of Renal Fibrosis: A Review of Animal Models and Therapeutic Strategies. In Vivo, 31:1-22, 2017.
12) Bansal T, et al: C-Reactive Protein (CRP) and its Association with Periodontal Disease: A Brief Review. J Clin Diagn Res, 8:ZE21-4, 2014.
13) Harada F, et al: Effect of systemic administration of lipopolysaccharides derived from Porphyromonas gingivalis on gene expression in mice kidney. Med Mol Morphol, 1-10, 2018.

第4章

歯周病の検査、診断と治療

1. 歯周病の分類と診断

学習目標	到達項目
歯周病の診断に必要な分類と特徴を理解する。	☐ 1. 歯周病の分類に関する考え方の変遷について説明できる。 ☐ 2. 歯肉病の分類について説明できる。 ☐ 3. 歯周病の診断について説明できる。

1. 歯周病の分類に関する考え方の変遷

　広い意味で歯周病とは歯周組織に病理的過程により生じた疾患の総称で、プラーク（バイオフィルム）（細菌性プラーク）が原因で生じる炎症性疾患と、後天的あるいは遺伝的疾患の口腔内症状として生じた疾患との２つに大別される。一般的に歯周病という場合は前者、すなわちプラークに起因した慢性炎症性疾患である歯肉炎 gingivitis と歯周炎 periodontitis を指す。歯肉炎は歯肉組織に限局した疾患で、歯周炎は深部歯周組織である歯根膜、セメント質、歯槽骨にまで炎症が波及したものである。病理組織学的にはセメント−エナメル境（CEJ）における上皮付着の破壊をもって両者は分けられる。しかし歯周炎のみならず歯肉炎でも、その発症と進行にさまざまな口腔内外のリスクファクターが作用することから、どちらも多因子性疾患と捉えるほうが現実的である。国際的に認知された最初の分類は、米国歯周病学会（AAP）によるもの（1989）で、以来、わが国でもこれをもとにした分類が用いられてきた。AAP は 1999 年に国際ワークショップを開催し、新たな分類[1] を発表したが、これは 2001 年に日本歯周病学会により邦訳され、日本でも広く用いられるようになった。2006 年に日本歯周病学会による新しい分類[2] が発表されたが、これは 1999 年の AAP の分類がもとになっており、さらに改良が加えられた。

2. 日本歯周病学会の歯周病分類（2006）[2]

1）　特徴

- 分類体系を２段階とし、一次分類としては病態あるいは治療の対象となる症状を中心に病名をⅠ〜Ⅶの大分類で構成し、それぞれ中分類（1 〜 3）を設けた。小分類は疾患の範囲による分類とし、広汎型あるいは限局型に分けた（**表 1**）。
- 一次分類で、AAP の分類のなかに含まれる疾患のうち、歯周治療の対象ではない疾患、日常臨床でみる頻度の少ないものは分類から除外された。
- 歯肉病変（大分類Ⅰ）および歯周炎（大分類Ⅱ）については、病原因子あるいはリスクファクターに基づいた二次分類を行った（**表 2 〜 5**）。
- 二次分類には、AAP の分類で原因因子としてのエビデンスは不十分と判断されて除外されたものでも、現時点でリスクファクターとして広く認知されているものは含むようにした（例：歯周炎のリスクファクターとしての糖尿病）。
- 分類に用いた用語は、英語は AAP の分類に用いられたものを原則としてそのまま用い、日本語は一部を除き日本歯周病学会用語委員会訳（2001）に従った。

3. 歯肉病変

日本歯周病学会の分類では、歯肉炎を含めアタッチメントロスを伴わない歯肉組織に限局した病変を歯肉病変

と定義した。AAP の分類における gingival diseases とほぼ同様の定義であるが、歯周病 periodontal diseases という用語との対比関係から "歯肉病変 gingival lesions" が用いられた。"歯肉病変" はさらに、中分類で "プラーク性歯肉炎 plaque-induced gingivitis"、"非プラーク性歯肉病変 non plaque-induced gingival lesions"、"歯肉増殖 gingival overgrowth" の 3 つに分けられた。プラーク性歯肉炎は、プラークにより誘発される歯肉炎を、非プラーク性歯肉病変はプラーク（細菌）を原因としない歯肉に限局した病変をいう。いずれも病原（修飾）因子の有無や種類により二次分類を行う（**表 2、3**）。歯肉増殖は歯肉の線維性増殖を特徴とする疾患で、ジフェニルヒダントイン、シクロスポリン A およびカルシウム拮抗薬の副作用である薬物性歯肉増殖症と、遺伝疾患である遺伝性歯肉線維腫症がこれに属する。

4. 歯周炎

大分類として "歯周炎 periodontitis" を設け、上皮付着の破壊により深部歯周組織に炎症が波及し、アタッチメントロスや骨吸収を生じた疾患と定義した。さらに中分類として慢性歯周炎 chronic periodontitis、侵襲性歯周炎 aggressive periodontitis、遺伝性疾患に伴う歯周炎 periodontitis associated with genetic disorders の 3 つに分けた。このうち慢性歯周炎と侵襲性歯周炎は AAP と同じ定義を用い、限局型（病変部位の広がりが ≦ 30%）と広汎型（病変部位の広がりが＞ 30 ％）がある。細菌学的あるいは宿主応答機構を含む病因、発症時期、進行速度を考慮した分類である。一方、"遺伝疾患に伴う歯周炎" は「遺伝疾患に伴う口腔症状としての歯周炎」であり、いずれも遺伝疾患発症時から重度の歯周組織破壊がみられることが特徴である。遺伝疾患以外の後天的全身疾患（糖尿病、骨粗鬆症、AIDS など）や生活習慣（喫煙）がある場合は、歯周炎の重症化を伴うものの、その症状は患者間で差があり、これらは慢性歯周炎あるいは侵襲性歯周炎の病態を決定するリスクファクターとして考える。

5. 分類に含まれる「その他の疾患」

壊死性歯周疾患 necrotizing periodontal diseases には壊死性潰瘍性歯肉炎 necrotizing ulcerative gingivitis：NUG と壊死性潰瘍性歯周炎 necrotizing ulcerative periodontitis：NUP が含まれる。歯間部歯肉のパンチ状欠損、歯肉壊死と潰瘍形成を特徴とする疾患で激しい疼痛がある。壊死部には白濁した偽膜と出血を認め、全身症状（発熱・倦怠感）を伴うこともある。深部歯周組織の破壊（骨吸収）の有無により、壊死性潰瘍性歯肉炎と壊死性潰瘍性歯周炎に分けられる。

日常臨床で頻度の高い歯周組織の膿瘍については大分類として、歯周組織の膿瘍 abscesses of periodontium と定め、中分類として、歯肉膿瘍 gingival abscess と歯周膿瘍 periodontal abscess に分けた。

そのほか大分類として、歯周－歯内病変 combined periodontic-endodontic lesions、歯肉退縮 gingival recession、および咬合性外傷 occlusal trauma を定義し、さらに一次性咬合性外傷 primary occlusal trauma と、二次性咬合性外傷 secondary occlusal trauma に分けて分類した。

6. 歯周病の分類の問題点

1） 侵襲性歯周炎の課題

侵襲性歯周炎は急速なアタッチメントロスと骨吸収を認めると定義され、それまで早期発症型歯周炎の主要な診断基準であった年齢を問わないこととなった。

歯周組織破壊の進行速度を知るには、少なくとも 2 つの時点で歯周組織破壊の検査を行い、その破壊速度を慢性歯周炎の進行と比較しなければならない。この論理を適用すると若年者の歯周炎でも慢性歯周炎と診断できるものも出てくることが考えられるが、その症例が本当にゆっくりと慢性的に進行するかどうかは判断が難しい。

表1 歯周病分類システム[2)]

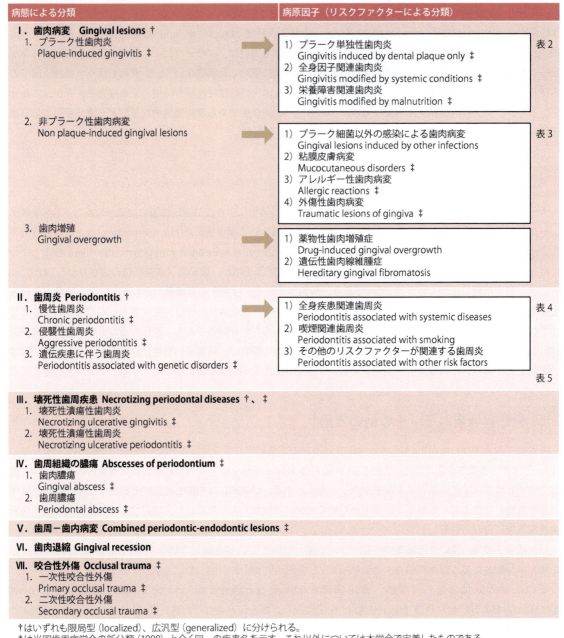

†はいずれも限局型（localized）、広汎型（generalized）に分けられる。
‡は米国歯周病学会の新分類（1999）と全く同一の疾患名を示す。これ以外については本学会で定義したものである。

　結局、比較的若い年齢で歯周炎の症状を呈する症例に対しては、中年期で発症する慢性歯周炎と比較して進行速度が速いと判断して侵襲性歯周炎と診断せざるを得ないところに診断の曖昧さは残る。

2) 難治性歯周炎の廃止

　感染除去を主体とする歯周基本治療を行っても歯周組織が反応を示さない症例を、以前は**難治性歯周炎**として分類していた。このような症例は総じて重症度が高く、また病原性細菌の存在下に喫煙、宿主免疫応答の異常、種々のリスクファクターが関与していることから、単一の疾患ではなくすべての歯周炎に存在していると考えられ、AAPの分類（1999）から廃止された。難治性歯周炎という診断は、実際は治療介入した後の組織反応性を

表2　病原因子による歯肉炎の分類

1) プラーク単独性歯肉炎
2) 全身因子関連歯肉炎
　　①萌出期関連歯肉炎
　　②月経周期関連歯肉炎
　　③妊娠関連歯肉炎
　　④糖尿病関連歯肉炎
　　⑤白血病関連歯肉炎
　　⑥その他の全身状態が関連する歯肉炎
3) 栄養障害関連歯肉炎
　　①アスコルビン酸欠乏性歯肉炎
　　②その他の栄養不良が関連する歯肉炎

表3　非プラーク性歯肉病変の分類

1) プラーク細菌以外の感染による歯肉病変
　　①特殊な細菌感染によるもの
　　②ウイルス感染によるもの
　　③真菌感染によるもの
2) 粘膜皮膚病変
　　①扁平苔癬
　　②類天疱瘡
　　③尋常性天疱瘡
　　④エリテマトーデス
　　⑤その他
3) アレルギー反応
4) 外傷性病変

表4　リスクファクターによる歯周炎の分類

1) 全身疾患関連歯周炎
　　①白血病
　　②糖尿病
　　③骨粗鬆症／骨減少症
　　④AIDS
　　⑤後天性好中球減少症
　　⑥その他
2) 喫煙関連歯周炎
3) その他のリスクファクターが関連する歯周炎

表5　歯周炎を随伴する遺伝疾患

1) 家族性周期性好中球減少症	7) 小児遺伝性無顆粒球症
2) Down 症候群	8) グリコーゲン代謝疾患
3) 白血球接着能不全症候群	9) Cohen 症候群
4) Papillon-Lefèvre 症候群	10) Ehlers-Danlos 症候群（Ⅲ・Ⅷ型）
5) Chédiak-Higashi 症候群	11) 低アルカリホスファターゼ血症
6) 組織球症症候群	12) その他

みて下されることから、診断名としての意義は薄れてくる。

7. 歯周病分類の将来展望

　現時点での診断の基本的根拠となるのは付着の喪失と歯槽骨吸収である。しかし、これらは病態の現在を示すというより、過去の破壊の蓄積を示している面のほうが大きい。このような問題を解決するためには、客観的な細菌学的、生化学的、遺伝子学的な病因、病態の解析が必要であり、そのデータに基づいた基準に従い分類されることが望ましい。そしてその診断が、自ずと治療の目標につながるものでなくてはならない。たとえば限局型侵襲性歯周炎が、*Aggregatibacter actinomycetemcomitans* によって惹起されているとすれば、少なくとも *A.actinomycetemcomitans* 関連侵襲性歯周炎と診断名がつき、治療の第一目標は、*A.actinomycetemcomitans* の口腔内からの排除ということにつながる。

　また、歯周病のリスクとなる遺伝子の解析は、患者個々の歯周病感受性の診断につながる可能性が高く、歯周治療の予後判定にも用いられるであろう。たとえば、IL-1 遺伝子多型のうち IL-1A アリル2と IL-1B アリル2の双方を保有する遺伝子型の陽性率が重度歯周炎で高い割合を占めることから、これらを有する人はハイリスクと診断される。また白血球表面の Fcγレセプターは体液性免疫と細胞性免疫の橋渡しをする重要な役目を担っているが、3つの遺伝子に各々機能的な多型が認められている。特に、FcγRⅢB NA2/NA2 多型は侵襲性歯周炎と関連することが明らかになっている。これらの解析からは歯周病発症前診断が可能となり、厳密な予防プログラムを実施していくことが推奨される。

　今後の病因の解析あるいは遺伝子学的研究、さらにリスクファクターの解析研究の発展により、歯周病の発症・進行のメカニズムが明らかになることによって細菌学的因子および生体宿主応答因子、遺伝子多型を用いた分類が体系化され、予防や治療方針につながる科学的根拠に基づいた分類となっていくことが期待される。

8. 歯周病の診断

　歯周検査を基に、歯周病の分類[2] に沿って診断する。ここでは、臨床的に多く遭遇する「プラーク性歯肉炎」、「非プラーク性歯肉病変（歯肉炎）」、「慢性歯周炎」、「侵襲性歯周炎」、「遺伝疾患を伴う歯周炎」および「咬合性

外傷」を対象にして、1歯単位と個人単位の病態診断[5] について説明する。

はじめに、①細菌性プラークによるものか、②外傷性咬合によるものか、③全身性因子によるものか、④生活習慣の影響があるかを口腔全体として大まかに把握する。

1) 1歯単位の診断（表6〜8）

1歯ごとに「歯肉炎」なのか、「歯周炎」なのかを診断し、さらに「咬合性外傷」の有無を判定する。すなわち、「歯肉炎」、「歯肉炎＋咬合性外傷」、「歯周炎」、「歯周炎＋咬合性外傷」の4通りの診断となる。

「歯肉炎」は、歯周組織のうち、歯肉に炎症が限局しているもので、アタッチメントロスはなく、歯肉の腫脹に伴って歯肉（仮性）ポケットが形成される。「歯周炎」は、歯周組織に炎症が波及したため、アタッチメントロスが生じて歯周（真性）ポケットが形成される。また、エックス線画像より歯槽骨の吸収、歯根膜腔の拡大が認められる。「咬合性外傷」の診断基準[5] は、歯の動揺とエックス線画像による歯根膜腔の拡大が必要条件である。歯周組織が健康で過度の咬合力が加わって生じる一次性咬合性外傷と歯周炎により歯の支持骨が減少した状態に、生理的咬合力が外傷性の咬合力として作用することによる二次性咬合性外傷があり、二次性咬合性外傷では歯周炎の症状を著しく進行させる。歯周炎の1歯単位の重症度の分類は歯槽骨吸収度かアタッチメントロスを指標にした組織破壊の程度あるいは歯周ポケット深さを指標にした炎症の程度により、軽度、中等度、重度に分類される。

表6 歯肉炎、歯周炎、咬合性外傷の臨床所見

	歯肉炎	歯周炎	咬合性外傷（一次性・二次性）
歯肉の発赤・腫脹	あり	あり	なし・あり
ポケットの形成	歯肉ポケット	歯周ポケット	なし・あり
アタッチメントロス	なし	あり	なし・あり
歯槽骨吸収	なし	あり	あり・あり
歯の動揺	なし	あり（軽度ではなし）	あり・あり

表7 1歯単位の診断項目

	アタッチメントロス	歯槽骨吸収	歯根膜腔の拡大
歯肉炎	なし	なし	なし
歯肉炎＋咬合性外傷	なし	なし	あり
歯周炎	あり	あり	あり
歯周炎＋咬合性外傷	あり	あり	あり

表8 1歯単位の歯周炎重症度の分類

	歯槽骨吸収度またはアタッチメントロス	歯周ポケットの深さ
軽度歯周炎	約30％未満	4mm 未満
中等度歯周炎	約30〜50％	4〜6mm 未満
重度歯周炎	約51％以上	6mm 以上

2) 患者個人単位での診断（表9、10、図1）

1歯単位の診断の後に、患者ごとに以下の診断を行う[5]。

①「歯肉炎患者」か「歯周炎患者」かの臨床基準は、歯周炎罹患歯が1歯以上（通常、第三大臼歯は除く）あれば歯周炎患者とする。

②歯肉炎患者であれば、プラークに依存する「プラーク性歯肉炎」なのか、全身性因子が強く関与する「非プラーク性歯肉病変」なのかを決定する。非プラーク性歯肉病変の代表として、扁平苔癬がある。

③歯周炎患者については、歯周病に関連した遺伝疾患（表5）があれば、「遺伝疾患を伴う歯周炎」と判断する。それ以外の歯周炎については「慢性歯周炎」か、急速な進行で、家族内集積を認めることもある「侵襲性歯周炎」なのかを診断する。

④慢性歯周炎、侵襲性歯周炎ともに、1歯単位の診断結果から最も進行している歯を基準とし、進行度の分類・表記を行う。中等度と重度歯周炎の罹患歯数が全歯数の30％以下であれば限局型、30％を超えれば広汎型とする。

表9 プラーク性歯肉炎患者、非プラーク性歯肉病変患者の臨床的特徴

	プラーク性歯肉炎患者	非プラーク性歯肉病変患者
プラーク付着部位	必ず炎症がある	プラーク付着と関連なく炎症あり
プラーク非付着部位	炎症はない	プラーク付着と関連なく炎症あり
粘膜皮膚病変	関係ない	一部の患者にある
アレルギー	関係ない	一部の患者にある
全身疾患	関係ない	一部の患者にある

表10 慢性歯周炎患者、侵襲性歯周炎患者の臨床的特徴

	慢性歯周炎患者	侵襲性歯周炎患者
歯周組織の破壊速度	緩慢	急速
発症年齢	主に35歳以降	主に10～30歳代
プラーク・歯石	多い	比較的少ない
家族性・遺伝性	ない	ある
生体防御機能低下	ない	疑われる
明確な全身疾患	ない	ない

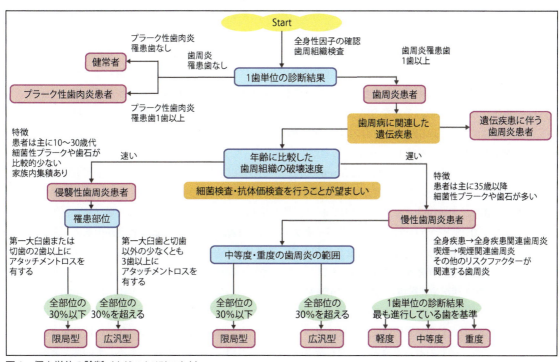

図1 個人単位の診断（文献5より引用改変）

　なお、侵襲性歯周炎については、AAPコンセンサスレポートの分類[6]についても日本歯周病学会指針[5]に併記されており、第一大臼歯と切歯に限局した隣接面のアタッチメントロスが2歯以上（少なくとも1歯は第一大臼歯で、第一大臼歯と切歯以外の部位は2歯まで）が限局型、第一大臼歯と切歯以外に3歯以上にアタッチメントロスがあれば広汎型と分類されている。

文 献

1) Armitage GC: Development of a classification system for periodontal diseases and conditions. Ann Periodontol, 4: 1-6, 1999.
2) 島内英俊ほか: 日本歯周病学会による歯周病分類システム2006, 日歯誌, 49: 3-12, 2007.
3) 島内英俊: YEAR BOOK 2008現代の治療指針―歯周治療と全治療分野編―, クインテッセンス出版, 東京, 2008, 40-41.
4) 石川烈ほか: 臨床歯周病学, 第1版, 医歯薬出版, 東京, 2007, 158-169.
5) 日本歯周病学会編: 歯周治療の指針2015, 東京, 2015, 24-28.
6) Lang N: Consensus Report: Aggressive Periodontitis, Ann Periodontol, 4: 53, 1999.

〈奥田一博：分類、多部田康一：診断〉

歯周病分類の新国際基準

　2017年11月9日から、シカゴにおいて、ヨーロッパ歯周病学会（EFP）とアメリカ歯周病学会（AAP）の主要メンバーに加え、世界各国からエキスパートが集まり、歯周病の新分類に関してワークショップが開催され、1999年に分類が設定されて以来、大幅なアップデートが行われた。ワークショップは4つのワークグループからなり、グループ1が健康な歯周組織と歯肉の病変および状態、グループ2が歯周炎、グループ3が全身疾患の症状として現れる歯周組織の状態と先天的および後天的状態、グループ4がインプラント周囲病変と状態についてそれぞれ新たな分類について議論がなされた。

　まず、特筆すべきは「健康な歯周組織」の定義付けが初めて行われたことであろう。特に「歯周治療後の減少した歯周組織における健康状態」が定義され、PD 4mm以下（4mmの場合はBOPがないこと)でプロービング時の出血の割合が10%未満になることが基準となった。以前は習慣的にポケットは4mm以上であれば再治療と考える場合が多かったが、今後は変えていく必要があろう。

　そして今回の目玉は、「歯周炎」の分類の改変である。1999年に改変された分類では「慢性歯周炎」と「侵襲性歯周炎」が存在したが、これらを区別する根拠が十分にないことから「歯周炎」という名前に統一され、それをSTAGE（病期）とGRADE（進行の速さ）で分類することが提唱された。具体的にはSTAGEは隣接面における最大のCALあるいは骨吸収量により分類され、たとえばSTAGE Iの場合は前者が1～2mm、後者が歯冠側1/3（＜15%）以内でという基準が設けられた。それがSTAGE IVになるとそれぞれ5mm以上、中央1/3以上となり、それに加え、歯周炎による歯の喪失が5歯以上などの条件が加わる。基本的にSTAGE III以上は補綴的処置が必要になる状態である。また、GRADEについては、GRADE Aが過去5年間にロスがないか、骨喪失量（%）／年齢の値が＜0.25という基準に加えて、「バイオフィルムの付着量の割に組織破壊程度が少ない」という主観的要素も入ってくる。GRADE Cは最も進行のリスクが高い場合で、5年間でのロスが2mm以上、骨喪失量／年齢が＞1.0、バイオフィルムの沈着からの予想を超える破壊、などが条件となる。また喫煙状況や糖尿病の程度もGRADEに関わってくる。これらにEXTENT AND DISTRIBUTION（広がりと分布）を加え、たとえば「広汎型歯周炎 STAGE II、GRADE B」などの病名がつけられことになる。ただし限局型侵襲性歯周炎に限っては、ワークショップのなかでの分類表には表記されていないが、診断名として残す可能性も読み取れ、今後の動向に注目すべきである。その他、歯肉退縮についても新たな分類（RT1～3）が制定され、角化歯肉や付着歯肉の量により歯周組織の健康状態が左右されないことや、咬合によって歯周炎は発症しないなども、改めてコンセンサスとして記載された。

　また、用語についても従来バイオタイプとれていたものをフェノタイプ、過度の咬合力を外傷性咬合力、生物学的幅径を骨縁上付着組織（あるいは組織付着）と呼ぶことなどが提唱された。インプラント周囲病変に関しても、視覚的な炎症症状に加えて、従来通り、弱い力でのプロービング時の出血または排膿の有無により診断することも新たに確認された。インプラント周囲炎の診断は、BOPまたは排膿に加えて、前回の検査からのPDの増加および初期のリモデリング後の辺縁骨喪失レベルの変化が基準となった。

〈関野　愉〉

2. 歯周病の検査

学習目標	到達項目
歯周病の検査の目的と方法、得られた結果を診断や治療計画立案・修正に利用する方法を理解する。	□ 1. 歯周組織破壊状態の検査を説明できる。 □ 2. 歯周病の病因の評価を説明できる。 □ 3. 疾患活動性の検査を説明できる。 □ 4. エックス線画像による歯周組織の評価を説明できる。

1. 基本的な検査

　歯周治療を進めるうえで、的確な歯周組織検査の実施は必須である。この結果に基づき、病態診断（歯肉炎、歯周炎の診断）と治療計画の立案を行う。さらに検査結果は、病因を除去するための歯周基本治療、さらに歯周外科手術後などの歯周組織の反応の評価、すなわち治療経過の判定にも用いられ、これにより治療の成否の決定や治療計画の修正を行うことができる。したがって、これらの検査の意義と重要性を十分に理解する必要がある。ここでは歯周病の検査に一般的に用いられる検査項目について述べる。

1）プラーク検査

　プラークの付着状態の検査から、患者のブラッシングの不備な点、さらに患者の治療への理解度、治療への貢献度を評価することができる。
　使用器具は、プラーク染色液、歯周プローブまたは探針などである。プラークの検査内容およびその方法はいくつかある。プラークの付着状態の測定は、探針やプローブでの擦過や、歯垢染色液を用いた着色の有無で、付着のあるなしを評価するもの（図1～3）と、それに量的なものを併せて評価する場合とがある。
　プラークの付着状態の検査の結果は、記録用紙に記入するが、一般的には、O'Leary の plaque control record：

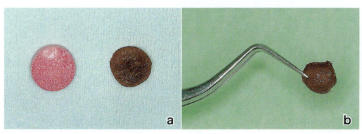

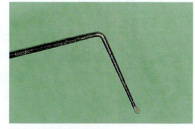

図1　プラーク検査に用いるもの
a：左はタブレット（噛み砕いて使用）、右はスポンジにプラーク染色液が含まれている。
b：綿球に染色液を含ませ、軽く歯面に塗布後に軽くうがいをさせる。

図2　付着状況の検査
歯周プローブを使用し歯面を擦過し、プローブ先端におけるプラークの付着状況を検査する。

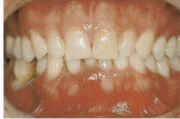 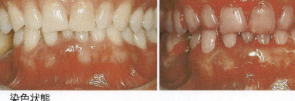

図3　染色状態
プラーク染色液を綿球に染み込ませるか、直接口腔内に滴下し、含嗽後の歯面の染色状態を検査する。

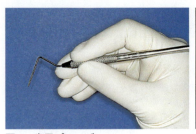
図4　歯周プローブ
測定時には固定源を近接歯に求める。

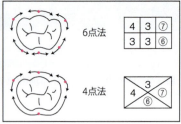
図5　測定部位
測定部位は6点（頬側近心、中央、遠心、舌側、口蓋側近心、中央、遠心）が望ましい。4点の場合は、舌側（口蓋側）の最深部の1点を頬側3点に加え、記録する。BOP陽性部位は、○印で数字を囲む場合が多い。

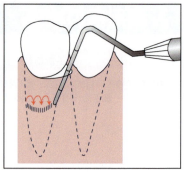
図6　walking probing（walking probe）
歯肉溝（ポケット）底部をプローブの先端を歩かせるように移動させる。

PCR（246頁参照）を用いる。そして、その数値（%）の推移とブラッシングが不十分な部位が改善されているかどうかの評価が重要である。すなわち、前回と比較してどの程度値が低下したか、また、どの部位に磨き残しがあるかに着眼する。そして、その結果を的確なブラッシング指導に結びつける PCR の当初の基準は10％未満が目標であったが、一般的には、PCR が20％未満まで下がることが好ましいとして運用されている。

　プラークの付着状態の検査は、可及的に患者の来院ごとに行うことが望ましい。なぜならば、歯周治療の基本はプラークコントロールであり、患者のプラークコントロールの能力の向上が歯周組織の炎症を軽減し、また歯周治療の円滑な遂行を助け、それが治療効果に結びつくことになるからである。

　さらに、スケーリング・ルートプレーニング scaling and root planing：SRP や歯周外科手術に際しても、炎症を最低限にコントロールすることが必要で、そのためには良好な口腔清掃状態の維持が前提となる。

(1)　測定項目
　①プラークの付着部位、②プラークの付着面積、③プラークの堆積状態、④補綴装置、修復物、歯の形態、歯の位置、形態とプラーク付着部位との関連、⑤ Plaque Index（PlI）、O'Leary の PCR の算定（246頁参照）。

(2)　測定の実際（図2、3）。

2）ポケット検査：歯周組織のプロービング

　この検査により、歯周病の有無、組織の破壊の程度の探査を行うことができる。したがって本検査は、病態の把握と治癒の程度を把握するうえでの最も有力な検査である。使用器具は歯周プローブを用いる（図4）。このプローブを、歯肉溝内または歯周ポケット内に垂直的に根尖側方向へ挿入する。その場合の挿入圧は、25〜30g程度が適性とされている。測定は、歯の各箇所の周辺の状態を検査し、6カ所または4カ所を記録する（図5）。また、測定の際にはプローブの動かし方と角度にも留意し（図6）、深いポケット部位を見逃さないようにするとともに、長さだけを測定するのではなく、歯肉の抵抗性を検査する。この場合、プローブによる歯肉の検査部位の使い分けが必要である（図7〜9）。たとえば、歯肉辺縁の内縁部のプロービングの場合と歯周ポケット底部の場合とでは、検査目的や結果の意味が異なってくる。歯肉の組織抵抗性を評価する基準は、プロービング時の出血 bleeding on probing：BOP の有無である。歯肉辺縁内縁部の検査は gingival index：GI、ポケット底部の炎症の存在の有無の検査は BOP を用いる。この2つのプロービングの共通概念は、"出血＝炎症＝原因（プラークや歯石）の存在＝病変に注意"である。特にこのプロービング時の出血は、メインテナンス時などで少し深いポケットが残存していた場合、再治療か経過観察かの判断基準に用いることができる。すなわちプロービング時に出血があるのは、ポケット内壁やポケット底部に炎症があるためで、その炎症の原因は、プラークや歯石である。したがって、出血部位は治療により、それらの原因を取り除く必要がある。記録用紙には、歯周ポケットの深さは、mm（小数点以下は四捨五入）で、また出血部位はその数字を赤文字にしたり、数字を○印で囲うなどして記入す

92

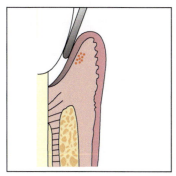

図7 歯肉内縁部の検査

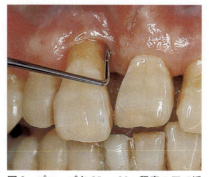

図8 プローブを25〜30g程度の圧で挿入
軽く抵抗のあるところで止め、目盛りを読み、プローブを抜いた後に出血の有無を見る。この例ではプローブ挿入直後に既に出血が見られ、BOP陽性と判断する。

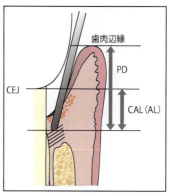

図9 歯周ポケット底部の炎症の存在を探知する場合のプローブの位置
この場合はポケット底部に炎症があるため歯肉上皮の抵抗性が低下し、プローブ先端がポケット底部上皮を貫通し、毛細血管の豊富な炎症層に達しているために出血が生じることになる。
PD：プロービングによるポケットの深さ、プロービングポケットデプス。
CAL（AL）：付着の位置の測定値、クリニカルアタッチメントレベル。

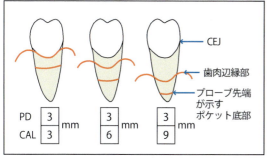

図10 PDとCALの概念の違い（歯肉辺縁の位置とポケット底部の位置が異なる3つのケース）
PDの値は同じであるが、CALの値は大きく異なる。歯周組織の破壊状態を知るために一般的には歯周検査にはPDが用いられるが、このようなケースも考えられるので、歯肉辺縁の移動（歯肉退縮）に留意する必要がある。

る（図5）。歯肉辺縁部から歯肉溝底部またはポケット底部までの距離は、プロービングポケットデプス probing pocket depth：PD、そしてセメント－エナメル境（CEJ）または歯冠部に設けられた基準点から、歯肉溝底部またはポケット底部までの距離は、付着の位置の状態を調べることから、クリニカル（臨床的）アタッチメントレベル clinical attachment level：CAL または AL と呼ばれる（図9）。臨床現場では一般的にはPDが用いられるが、その計測値は軟組織である歯肉辺縁の位置の変化の影響を受けるため、歯周組織の破壊状態を正確に知るためには、CAL が有用である（図10）。

(1) 検査用語と測定項目

プロービングによるポケットの深さ：PD、付着の位置の状態：CAL または AL、プロービング時の出血：BOP。
①ポケットの深さ、②ポケットの形態、歯槽骨形態、③歯肉辺縁部、ポケット底部の抵抗性、④歯肉縁上、歯肉縁下のプラーク付着状況、⑤歯肉縁下歯石の存在、⑥根面や根分岐部の形態。

(2) 測定の実際（図4〜9）

3) 歯の動揺度の検査

歯の動揺度の検査は、歯周組織の破壊程度を、歯の動きの方向や移動量から評価する方法である（図11）。歯の動揺（揺れ）は歯の周囲の炎症や歯槽骨破壊の程度と関連して増加してくる。したがって、この方法は、歯の総合的な機能を評価するとも考えられる。

測定は、ピンセットを使用する方法や手指を使用する方法などがあり、評価は**表1**に準じて行い、各歯ごとに記録する。また、測定時に疼痛の有無も併せて調べる。

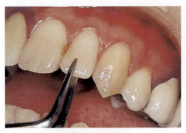

図11 歯の動揺度の検査
　ピンセットで歯を把持し、力を頬舌的（近遠心的）また垂直的に加える。

表1　歯の動揺度の分類（Millerの判定基準）

動揺度	名称	臨床的判定基準	唇舌方向へ動く範囲（約250gの力）
0度	生理的動揺	ほとんど動くと感じない 他の歯に比べて下顎前歯はやや大きい	0.2 mm 以下
1度	軽度の動揺	唇舌方向にわずかに動く	0.2 〜 1.0 mm
2度	中等度の動揺	唇舌方向に約1〜2mm動く 近遠心方向にもわずかに動く	1.0 〜 2.0 mm
3度	高度の動揺	唇舌近遠心方向に約2mm動く しかも垂直（歯軸）方向にも動く	2.0 mm 以上

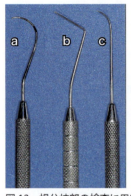

図12　根分岐部の検査に用いる器具
a：根分岐部用プローブ（ファーケーションプローブ）（ネイバースプローブ）。
b：垂直的検査に用いる通常の歯周プローブ。
c：根面の陥凹、誌面などを検査する探針。

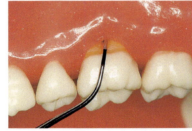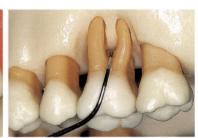

図13　同歯頬側中央部へ水平方向へのネイバースプローブの挿入所見

(1) 測定項目
　①頬舌的な動揺の程度、②近遠心的な動揺の程度、③垂直的な動揺の程度、④それらの動揺の範囲（mm単位で評価）、⑤測定時の疼痛の有無。

(2) 測定の実際
　測定の実際を図11、表1に示す。

4）根分岐部病変の検査

　複根歯に対する歯周病の病態把握では、歯周ポケットの垂直的なプロービングに加え、根分岐部に対する水平的なプロービングも重要である。すなわち分岐部用のプローブ（図12、13）により、分岐部内の歯周組織の破壊程度を検査し、各評価基準に照らし合わせてチャート用紙に記入する。そして、垂直的プロービングの所見、エックス線所見と併せ、各根分岐部の歯周組織の破壊程度を把握する。

(1) 測定項目
　①垂直的なポケットの深さ、②水平的な根分岐部の骨欠損の状態、③ポケットの形態、歯槽骨形態、④根分岐部の歯石の存在、⑤根面や根分岐部形態（根面溝や陥凹、根の離開状態）、⑥ルートトランク（根幹）の長さ。

(2) 測定の実際
a．プローブの挿入法（図13）
　根分岐部の検査の順序は、まず垂直的プロービングにより歯槽骨の垂直的な吸収状態を把握後、分岐部用プローブを水平的に使用しエックス線画像所見も併用し、その結果から根分岐部の軟組織および歯槽骨の破壊状態を把握する（根分岐部病変の分類は184頁『第5章Ⅲ-8. 根分岐部病変』参照）。

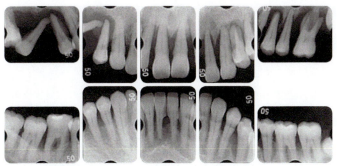
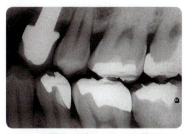

図 14　口内撮影法による 10 枚法の例
　口内法の写真を組み合わせたもの。14 枚法の場合もある。

図 15　咬翼法（バイトウイング法）
　上顎および下顎の近遠心部の歯槽骨頂部の吸収状態が観察できる。フィルムを縦にして使用する場合もある。

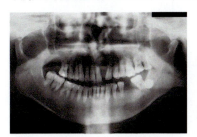
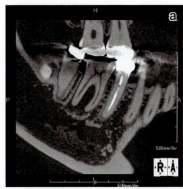
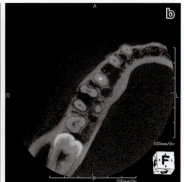

図 16　パノラマエックス線撮影
　顎口腔系の比較的広範囲の歯槽骨の状態が観察できるが、歯槽骨頂部などに不鮮明な部分が生じ、標準撮影法と比較すると情報が不正確になる。

図 17　歯科用コーンビーム CT（歯科用 CT）像
　a：下顎右側歯列断像、b：軸位断像（水平断像）。
　b　頰側近心根と遠心根間の歯槽骨欠損が観察される。

5）エックス線画像検査

　画像診断の一つとしてのエックス線画像検査は、歯周病の進行状態の診断、特に歯肉炎と歯周炎の鑑別の際には必須であり、また、歯周治療に対する歯根膜や歯槽骨の変化から、治療の成否の評価を行うこともできる。しかし、エックス線画像検査は三次元の立体情報が二次元の平面的な情報になっているために、近遠心的な歯槽骨の破壊状態の把握は容易であっても、頰舌的な歯槽骨の情報が得られにくい。よって、検査情報を立体構築するために、歯周ポケットの垂直的、水平的プロービングや動揺度、ボーンサウンディングなどの情報を併用し、そのうえで病態診断する必要がある。撮影方法としては、口内法エックス線撮影法（図 14、15）が用いられる。パノラマエックス線画像（図 16）は、不鮮明になる部位が生じることがある。歯周ポケット内にガッタパーチャポイントのようなエックス線不透過性の材料を挿入後撮影することにより、ポケット底部と骨辺縁との位置関係を判断することもある。さらに近年、歯科用コーンビーム CT（computed tomography）像を利用した歯槽骨欠損の状態把握も行われるようになってきている（図 17）。

(1) 一般的な撮影法

　口内法エックス線撮影法（二等分法、平行法、歯頸部投影法〈図 14〉、咬翼法〈バイトウイング法、図 15〉）、パノラマエックス線画像（オルソパントモグラフィー）（図 16）。

(2) 測定項目

　①歯槽骨の吸収形態（水平性、垂直性）、②歯根膜腔の拡大の状態、③歯槽硬線（白線）の消失状態、④修復物、補綴装置と歯槽骨との関係、⑤根分岐部病変の有無、⑥歯内病変の有無。

6）歯肉形態の検査

　歯肉形態の検査では、歯肉辺縁部、歯間乳頭部、付着歯肉などの形態の視診および計測を行う。健康な歯肉辺縁

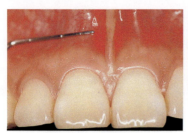
図18 歯肉歯槽粘膜境の把握①
プローブで可動部の境界を探る。

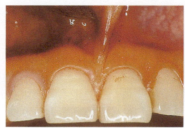
図19 歯肉歯槽粘膜境の把握②
ヨード溶液で染色した場合可動粘膜（歯槽粘膜）は濃染される。

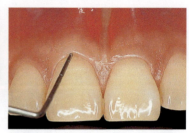
図20 歯肉溝またはポケットの深さの測定

部は、解剖学的歯頸線に沿ってエナメル質に接しており、歯間乳頭は前歯部においてはナイフエッジ状、臼歯部においてはピラミッド状を呈している。病的状態では、歯肉は、クレフト型（V字状の歯肉退縮）、退縮型（歯根露出を伴う）、増大型（歯肉の増殖または肥厚）、棚状型（棚状に歯肉が増生）、フェストゥーン型（歯冠を取り囲むような歯肉の肥厚）などを呈するようになる。

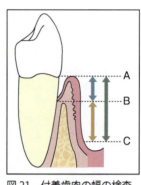
図21 付着歯肉の幅の検査

①歯肉溝またはポケットの深さをプローブで計測（A－B）（図20）。
②歯肉辺縁から歯肉歯槽粘膜境までの距離の測定（A－C）。歯肉歯槽粘膜境は頬や口唇の牽引、プローブの腹による圧迫などによる可動部と非可動部の境界を探ることや、粘膜への浸透性を利用して、ヨード溶液による染色で鑑別する（図18、19）。
③付着歯肉の幅（B－C）＝辺縁歯肉から歯肉歯槽粘膜境までの距離（A－C）－歯肉溝またはポケットの深さ（A－B）（図20）。

(1) 付着歯肉の幅の検査

付着歯肉の幅の検査では、口腔前庭部の歯肉溝や歯周ポケットに裏打ちされていない部分の角化歯肉の幅を計測する（図18～21）。付着歯肉の幅は、一般的に前歯部で広く、小臼歯部で狭い。付着歯肉の幅の測定値は、プラークコントロールが行いやすい口腔内環境の指標になるとされている。

(2) 歯肉退縮の検査

歯肉退縮の検査では、歯肉退縮の性質、特性、歯間部歯肉の高さから歯肉退縮を分類し、根面被覆のための手術の成功率についての基準を設定する。また、歯肉退縮に関しては、歯周形成手術の適応症の基準として、Millerの分類（178頁『第5章Ⅲ-7.歯周形成手術』参照）を用いる場合がある。

(3) 測定項目

①CEJから辺縁歯肉までの距離、②隣接する歯間部歯肉（歯間乳頭）の高さ、量の把握、③歯周ポケットの有無。

7) 歯槽骨の形態検査（ボーンサウンディング bone sounding）

歯槽骨の形態はエックス線画像検査でも把握できるが、歯肉用コーンビームCT像を除くと、二次元的な結果しか得られない。よって画像情報を補足するものとして、局所麻酔下で麻酔針、探針、プローブなどを用いたボーンサウンディングが、歯槽骨の吸収程度や形態の検査として行われることがある（図22、23）。

8) 歯槽骨の吸収状態の検査を基にした診断

歯槽骨の吸収状態は、水平的および垂直的な骨の吸収状態により大きく分けられる。さらに、骨欠損を囲む骨壁の数により分類する方法がある。

歯槽骨の吸収形態はプロービング、ボーンサウンディング、エックス線画像などの情報から判断するが、骨欠損を囲む残存骨壁数に基づいた歯槽骨欠損の分類がある（図24）[2]。

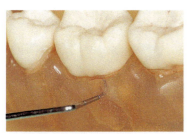

図22 ボーンサウンディング
歯肉を穿刺し、歯槽骨頂部の位置、形態を探る。

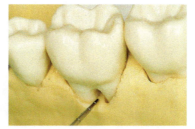

図23 ボーンサウンディング時のプローブの位置
ボーンサウンディング時のプローブの位置。プローブ、麻酔針、探針などを歯肉の表面より穿刺する。

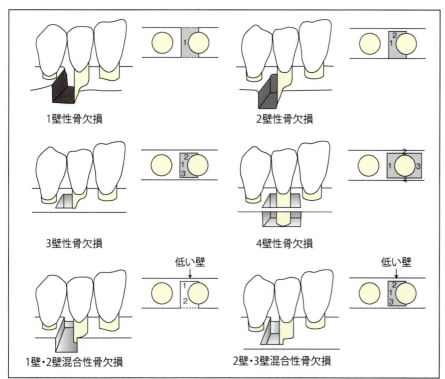

図24 歯槽骨欠損の分類
部分的に骨壁が残存している場合を混合性（このイラストは1壁・2壁、2壁・3壁混合性を示している）骨欠損と呼ぶ。

　骨壁が比較的多く残存するため、歯周組織再生治療や骨移植の適応症となるのは、2壁性および3壁性歯槽骨欠損である。ヘミセプター状歯槽骨欠損とは、1壁性の歯槽骨欠損であり、頰（唇）側および舌側の骨壁が吸収し、さらに近心または遠心のどちらか1壁が残存している状態である。

　骨壁数が最終的に確認できるのは、フラップ手術などで歯肉弁を剝離後、肉芽組織を除去した後の状態であるが、実際は複合性の骨欠損も存在し、残存している骨壁が他の骨壁の高さと比較して、すべてではなく、半分程度残存している状態である。

9）咬合の検査

　咬合の検査は、咀嚼運動時の早期接触、咬頭干渉などの外傷性咬合の存在の有無を検査するために行う。

(1) 測定項目

　①咬頭嵌合位への下顎運動時の早期接触、②中心位での早期接触、③前方運動時の干渉、④側方運動時の干渉。手指、咬合紙、オクルーザルインディケーターワックスなど（**図25〜27**）を用いた検査で、各顎位の早期接

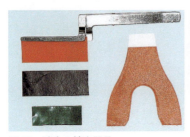 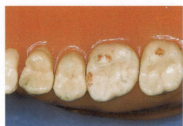 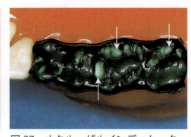

図25 咬合の検査器具
左側の一番下がオクルーザルインディケーターワックスで、その他は咬合紙。

図26 咬合紙での印記状態
強く咬合している部分は赤く印記され、その印記された真ん中が白く抜ける。

図27 オクルーザルインディケーターワックスでの印記状態
ワックスが薄くなっていることに注意（矢印）。

触、咬頭干渉部位を見つける。それらの部位はオクルーザルインディケーターワックスの穿孔部や、咬合紙印記部で真ん中に着色がないリング状の状態として現れる（図26、27）。触診法（フレミタスの触知）では、手指を用い、咬合前に臼歯部頬側の歯面に指腹をあてがい、その後に咬合させ、突き上げによる歯の動揺や振動の有無により、早期接触や咬頭干渉などを探知する。

文献
1) 沼部幸博：歯科領域の診査・検査, 鴨井久一編, 改訂版 歯科学生のための診査・検査学入門, 永末書店, 京都, 2006, 278-312.
2) Carranza Jr. FA, et al, ed : Clinical Periodontology, 8th ed, W. B. Saunders, Co., Philadelphia, 1996, 297.

〈沼部幸博〉

10) 顎関節機能検査

　顎関節運動を含む咬合の検査は、パラファンクションの存在を読み取るうえで重要となる。検査内容としては、問診をはじめ、顔貌や顎関節、および口腔内の状態を視診や触診で確認し、エックス線画像や顎模型を使った検査を実施する。しかし、顎運動や咬合の検査は、患者の再現性や術者の経験度が求められるため難易度が高く、患者や術者の主観的な判断を含んでしまうリスクがある。

　一方で、顎運動の生理機能検査は、客観的な情報を提供することから、顎運動と咬合の診断をするうえで有用な手段となる。具体的には、下顎顆頭の運動サイクルを観察するナソヘキサグラフ、顎運動を示すシロナソグラフ、咬合力の分布と測定を行うオクルーザーなどが臨床応用されている。

〈讃井彰一〉

11) 基本的検査のまとめ

　前述したように、歯周病の各種検査は、歯周病の早期発見、早期治療、歯周治療の円滑な遂行および治療計画の修正、そして正確な予後の判断において必須である。すなわち、各検査を正確に遂行し、その結果をきちんと記録、整理、保管することは、治療の進行途上での口腔内の変化を正確に把握する助けとなる。そして、治療計画の立案および治療計画の修正の際の情報源、すなわち診断の根拠となる。そのため、各種検査法の意義、利点、欠点を把握したうえで検査に臨む必要がある。

　また、全治療の終了後にその経過を見返すことは、歯科医師として今後の治療において予後を判断する臨床的な目を養うことにつながり重要である。

〈沼部幸博〉

2. その他の検査

1）　生化学な検査

① 歯肉溝滲出液検査

　歯肉溝滲出液は、宿主側がもつ生体防御機能や組織破壊の状態を局所的あるいは全身的に反映するさまざまな物質を含んでいる。それゆえ、歯周病の疾病活動度を測るマーカーになり得るのではないかと考えられている。これまで研究されてきた物質として、

- 骨吸収促進作用や、コラーゲン合成抑制作用をもつPGE_2
- 細胞外基質を破壊するコラゲナーゼや、エラスターゼ
- 多形核白血球から放出されリソゾーム酵素の一種であるβ-グルクロニダーゼ
- 同じくリソゾーム酵素の一種で多様なタイプが存在するカテプシン
- 細胞が死に至った場合に放出される乳酸デヒドロギナーゼや、アスパラギン酸アミノトランスフェラーゼ
- 好中球に存在し殺菌能とともに組織傷害性があるミエロペルオキシダーゼ

などが挙げられる。

　特に、アスパラギン酸アミノトランスフェラーゼの量を呈色反応で判定する臨床検査薬（PTMキット〈松風〉）が普及している。そのほかにも、アルカリホスファターゼ、アリルスルファターゼ、ホスホリパーゼなどの酵素に加えて、各種サイトカイン、抗体、補体などについて、歯肉溝滲出液中のマーカーとしての有用性が検討されている。

② 唾液検査

　唾液や洗口液中に含まれるヘモグロビンの検出に、抗体を用いた抗体法唾液潜血試験紙（ペリオスクリーン〈サンスター〉）が開発されている。簡便な手段であるため、集団検診や家庭での患者による自己検診に応用できると考えられる。

③ 末梢血検査

　口腔内に感染している歯周病原細菌に対して宿主側は特異抗体を血清中に産生する。特に歯周炎患者は健常人と比較すると、特定の細菌種に対して高い抗体価を示すが、治療後は抗体価減少やアビディティー（抗原に対する親和力）増加などの変化が現れる[1]。したがって、抗体検査は治療効果や予後の判定に有用である可能性がある（102頁『4）抗体価測定検査による歯周病の診断』参照）。

文　献

1）Apatzidou DA, et al: Quadrant root planing versus same-day full-mouth root planing. J Clin Periodontol, 31: 152-159, 2004.

〈讃井彰一〉

2）　血液細胞検査

　血液細胞の機能検査として、主に①多形核白血球（主に好中球）の機能検査、および、②リンパ球機能検査が行われている。しかし、歯周病の病態に関与している可能性が低く、現在ではあまり行われていないのが実情である。

① 多形核白血球の機能検査

　多形核白血球は、白血球のなかの一群で顆粒球に属し、全白血球数の約55 〜 65％を占める。顆粒球は、好塩基球、好酸球、好中球に分類され、一般的には好中球のことを指す。好中球は細菌感染に対する生体防御機構において重要な役割を果たしており、組織内に侵入した異物に向かって遊走し、異物の存在を認識すると自身の細胞内に取り込み（貪食）、殺菌する。この一連の過程は細菌侵入に対する第一の防御機構であり、免疫機能として重要視されている。多形核白血球、特に好中球の機能検査としては遊走能、貪食能および殺菌能が調べられてい

る。また近年、これら白血球機能に重要な役割をもつ補体活性を制御する抗補体薬の炎症性疾患への応用も報告されている[1]。

a. 遊走能

血管内皮細胞に接着した好中球は、炎症局所において産生が亢進した走化性因子に導かれ血管内から組織中（血管外）へ遊走する。走化性因子としては、細胞由来のものおよび抗体・補体由来のものがあり、炎症性サイトカインの一つであるインターロイキン8（IL-8）や補体フラグメントC3aやC5a、ロイコトリエンB4（LTB4）などがある。遊走能の測定法としては、トランスウェルを用いた測定法が主流である。

b. 貪食能

走化性因子に誘導され異物侵入の場に到達した好中球は、オプソニン化された抗原（細菌）を認識して細胞内に異物を取り込む。オプソニン化とは細菌などの抗原に抗体（IgGなど）や補体（C3bなど）が結合することによって食細胞に取り込まれやすくなる現象をいう。オプソニン化された抗原はIgGのFc領域に対するFcγレセプターなどを細胞膜表面に有する好中球に捕食され、細胞内に容易に取り込まれる。貪食能の測定法としては、蛍光標識したマイクロビーズを用いて測定するフローサイトメトリー法が主流である。

c. 殺菌能

好中球に取りこまれた異物は、好中球の顆粒内に存在する抗菌物質やリソソーム酵素によって殺菌される。また、代謝反応の亢進によって活性酸素（スーパーオキサイド）と総称される殺菌活性を有する酸素ラジカルが産生される。殺菌能の測定法としては、フローサイトメトリー法が主流である。

② リンパ球機能検査

リンパ球機能検査としてリンパ球サブセット検査がある。CD4$^+$T細胞およびCD8$^+$T細胞の比を測定するサブセット検査には、主にフローサイトメトリー法が用いられる。

文 献

1) Hajishengallis G, et al: Novel mechanisms and functions of complement. Nat Immunol. 18(12):1288-1298, 2017.

〈高柴正悟、山本直史〉

3) 細菌検査

① 感染症としての歯周病と細菌検査

歯周病は感染症である。現在の臨床検査では、染色あるいは探針などにより歯肉縁上のプラークを細菌の塊として視診で確認する方法や、採取したプラークを位相差顕微鏡で観察する方法が一般的である。しかし、歯周病原細菌は多種に及び、個々の患者の口腔内における細菌叢の特徴を詳しく解析することには意義がある。

歯周病原細菌は、進行した歯周炎部位に多く存在し、健康な部位でもしばしば検出されるため、その細菌数の増加が病原性を高めていると推測される。また、一細菌種のなかでも遺伝子学的に病原性の異なる株が存在することが知られている[1,2]。さらに、ある細菌種は他の細菌種との組み合わせにより病原性を増すとの報告もある[3]。したがって、歯周病細菌検査の検査対象を確立する際、ⅰ.特定細菌の数を測る定量的検出、ⅱ.病原因子レベルで同定する定性的検出、ⅲ.検査部位に共存する歯周病原細菌の組み合わせなどを考慮に入れる必要がある。

② 歯周病原細菌の検出と治療

臨床的に要求される細菌検査の目的を以下に示す。

a. 初期感染時の検出

幼児期あるいは学齢期に病原性が高い細菌を検出し、将来の歯周病発症のリスクに対して予防的な対処法を患者あるいは保護者へ促すことができる。

b. 歯周炎の鑑別診断

広汎性の重度慢性歯周炎と侵襲性歯周炎を初診時に鑑別診断することは困難である。侵襲性歯周炎は生体側の

免疫防御能が低いとされているが、細菌検査の結果が鑑別診断に利用できる可能性がある。

c. 抗菌薬の選択

各種抗菌薬に対する病原菌の感受性をテストし、適切な抗菌薬を選択する。また、抗菌薬を用いた治療の後も、耐性菌の出現を確認することが必要になる場合がある。

d. 治療効果の予知

歯周治療開始前に難治性因子となる細菌学的対象が明確になれば治療効果を予知でき、術者にとって治療方針の決定に大変有用となるかもしれない。

e. 治療効果の判定

歯周治療後に臨床的所見が改善あるいは安定しても、口腔内に残存した細菌叢の状態によっては将来的な再発や悪化のリスクが潜在的に残っている可能性がある。

f. 歯周病と関連する全身疾患のリスクを判定

近年、歯周病原細菌が糖尿病や心臓病などの全身疾患に関与していると考えられている。細菌検査の結果が全身疾患のリスクと関連するかもしれない。

③ 細菌検査の方法

現在、細菌検出法として以下の方法が採用されているが、各々長所および欠点を持ち合わせている（**表2**）[4]。

a. 細菌培養法

効果的な抗菌薬を選択する際の手段となり得る。しかし、口腔内から採取したプラークを培地へ移す間に、偏性嫌気性細菌は空気中の酸素に触れて死んでしまうというリスクがある。また、既知の培地では培養できない細菌が存在する可能性があり、採用する培地により検出できる細菌は制約される。

b. 免疫学的手法

歯周病原細菌が発現する抗原に対して特異抗体を作製し、ELISA法や蛍光抗体法により標的細菌を検出する方法である。細菌が産生する因子を検出するため、抗原次第では病原性の強さと関連させながら細菌を検出できる。

c. 遺伝子工学を応用した細菌検出法

近年までは培養法や免疫学的手法が有効な方法であったが、分子生物学的手法の発展により、病原細菌を高感度かつ特異的に検出できるようになってきた。まず、DNAプローブ法が歯周病の領域においても普及し始めた。しかし、DNAプローブ法の検出感度は細菌細胞数で $10^3 \sim 10^4$ 個である。したがって、標的細菌が極微量な場合、この方法は十分とはいえない。その後、polymerase chain reaction（PCR）法が微生物の特異的かつ高感度に検出する方法としても大きな影響をもたらし、歯周病原細菌を検出あるいは定量する有効性が多数報告されている。現在、定量可能な検査サービスとして、ジーシーサリバチェックラボ〈ジーシー〉（**図28**）、ビー・エム・エル歯

表2　各種細菌検出法の比較 [4]

検出法	利点	欠点	検出感度	所要時間
培養法	検出できる細菌のスペクトラムが広範囲 抗菌薬の感受性試験が可能	嫌気培養が必要 時間がかかる 生菌のみ検出	$10^4 \sim 10^5$	1〜3週間
特異抗体法	特定の細菌を検出 培養法に比べて短時間 細菌の生死にかかわらず検出可能	交叉反応の可能性あり	$10^3 \sim 10^5$	10分〜数時間
DNAプローブ法	特定の細菌を検出 培養法に比べて短時間 細菌の生死にかかわらず検出可能	交叉反応の可能性あり	$10^3 \sim 10^4$	30分〜48時間
PCR法	特定の細菌を検出 短時間 検出感度が最も高い 細菌の生死にかかわらず検出可能	増幅器などの設備が必要	$10 \sim 10^2$	3〜4時間
酵素活性測定法	特定の細菌群を検出 迅速	生菌のみ検出 検出される細菌が制限される	$10^5 \sim 10^6$	15分

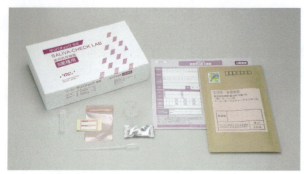

図28　ジーシーサリバチェック〈ジーシー〉

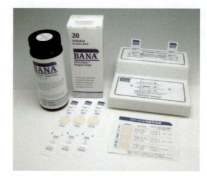

図29　バナペリオ〈BANAMET LLC〉

科検査サービス〈ビー・エム・エル〉が普及している。

d. 酵素活性測定法

歯周病原細菌が産生する酵素の活性を利用して検出する方法で、現在、*Tannerella forsythia*、*Porphyromonas gingivalis*、*Treponema denticola* の3細菌種がもつトリプシン様活性を呈色反応で測定するキットとしてバナペリオ〈BANAMET LLC（**図29**）〉が普及している。

e. メタゲノム解析

次世代シーケンサーの強力な遺伝子配列解読能力を用いて、実験室において培養困難な微生物を特定する最新の研究手法で、すべての細菌がもつ16SrRNAを利用した16SrRNAメタゲノム解析においては細菌叢の構成を網羅的に解明し、また、未知の細菌遺伝子を大量に得ることが可能である。今後、最も急速に発展する検出法で、口腔内細菌のさらなる詳細な解析が進むと考えられる。

文献

1) Haubek D, et al: Highly toxic clone of Actinobacillus actinomycetemcomitans in geographically widespread cases of juvenile periodontitis in adolescents of African origin. J Clin Microbiol, 34: 1576-1578, 1996.
2) Amano A, et al: Distribution of Porphyromonas gingivalis strains with fimA genotypes in periodontitis patients. J Clin Microbiol, 37: 1426-1430, 1999.
3) Yoneda M, et al: Mixed infection of Porphyromonas gingivalis and Bacteroides forsythus in a murine abscess model: involvement of gingipains in a synergistic effect. J Periodontal Res, 36: 237-243, 2001.
4) Zambon JJ, et al: The laboratory diagnosis of periodontal infections. Periodontol 2000, 7: 69-82, 1995.

〈讃井彰一〉

4) 抗体価測定検査による歯周病の診断

歯周病原細菌が歯周組織に感染すると、さまざまな免疫担当細胞（好中球、単球／マクロファージ、リンパ球など）が集積して、炎症反応が惹起される[1]。そして、免疫反応の終盤にはB細胞から成熟した形質細胞によって免疫グロブリンG immunoglobulin G：IgGが産生される。IgGは、一般的に「抗体」として知られており、特異的な抗原を認識排除する体液性免疫機構のなかで中心的な役割を果たすことが知られている[2]。この生体の免疫反応に着目し、血中の歯周病原細菌に対するIgG量を測定する血清IgG抗体価検査は、歯周病原細菌の感染度を判定する一つの指標として今日用いられている。血清IgG抗体価は、酵素抗体法 enzyme linked immunosorbent assay：ELISAを用いて測定するのが一般的である[3]。具体的には、病原因子である歯周病原細菌を凍結乾燥して、超音波粉砕したものを抗原として用いる。抗原をプラスチックプレートに播種し、患者血清と反応させる。その後、アルカリフォスファターゼなどの酵素で標識した二次抗体と反応させ、最後に酵素基質溶液を添加し発色させる。そして、吸光度を測定する。歯周病罹患患者由来の血清で得られた吸光度を健常者から採取した標準血清を用いて測定した吸光度と比較することによって、感染度を把握する。

一般的に、抗体量が多いほど吸光度の測定値は高くなり、抗体価が相対的に高いと判断される。歯周病原細菌に対する血清IgG抗体価に関する研究は今までに多く実施されてきた[3-6]。歯周病患者において、歯周病原細菌の

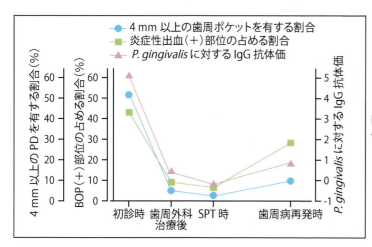

図30 歯周病の病態・治療によるIgG抗体価の推移
初診時〜SPT期〜再発時に至る歯周病患者血清中の歯周病原細菌（P. gingivalis）に対するIgG抗体価の変動を示す。IgG抗体価の減少は、歯周治療によって細菌の感染量が減少し、歯周病の活動性が低下したことを意味する。一方、歯周病が再発すると、細菌感染量の増加に伴い宿主免疫応答によるIgG抗体価の上昇がみられる。

一つであるP. gingivalisなどの偏性嫌気性菌に対する血清IgG抗体価が歯周臨床パラメータと正に相関すること[5]や、P. gingivalisなどの偏性嫌気性菌に対する血清IgG抗体価が歯周治療によって統計学的に有意に減少することが報告されている[6]。このように、歯周病原細菌の感染度を把握する手段の一つとして血清IgG抗体価検査が診断・治療評価項目の一つになり得ると示唆される（図30）。しかし、本血清IgG抗体価検査は、実際の歯科医療現場で十分に臨床活用されているとはいえない。その主な原因として、①血清IgG抗体価を測定するにあたり、医療従事者による静脈末梢血の採血（3mL）が必要である、②一般の歯科医院において患者の静脈採血を行うことは技術的および時間的に困難である、③血清を分離するための設備（遠心分離器など）が必要になる、という点が挙げられる。以上の背景から、本検査の社会的普及が妨げられている。

近年、従来の検体として必須であった医療従事者の採血から得られる「血清」を用いるのではなく、患者の指先から採血し分離した微量な「血漿」を用いる血漿IgG抗体価の測定方法が確立された[7]。本血漿IgG抗体価を用いて、歯周病の各種臨床パラメータとの相関を多施設参加型のマルチセンター方式で検討したところ、血漿IgG抗体価検査は歯周病原細菌の感染度を客観的な指標として判定できる可能性が報告されている[8-10]。さらに、歯科検診現場を想定して、大量の患者試料を機器により自動で高速処理する試みも行われている。

このように、歯周病原細菌に対するIgG抗体価を簡便に測定することによって、その感染度を「数値化」することによって、歯周炎の病態や治療経過を客観的に把握する（モニタリング）ことが近年可能となりつつある。この客観的な検査値を用いることで、医科歯科連携における情報共有や医科・歯科疾患の因果関係の解析がよりスムーズに展開できるのではないかと考える。

文献

1) Kantarci A, Van Dyke TE. Resolution of inflammation in periodontitis. J Periodontol, 76(11 Suppl): 2168-2174, 2005.
2) Coffman RL, Cohn M. The class of surface immunoglobulin on virgin and memory B lymphocytes. J Immunol, 118: 1806-1815, 1977.
3) Murayama Y, et al: Serum immunoglobulin G antibody to periodontal bacteria. Adv Dent Res, 2: 339-345, 1988.
4) Takahashi K, et al: Heterogeneity of host immunological risk factors in patients with aggressive periodontitis. J Periodontol, 72: 425-437, 2001.
5) Naito Y, et al: The relationship between serum IgG levels to subgingival gram-negative bacteria and degree of periodontal destruction. J Dent Res, 64: 1306-1310, 1985.
6) Horibe M, et al: Effect of periodontal treatments on serum IgG antibody titers against periodontopathic bacteria. J Clin Periodontol, 22:510-515, 1995.
7) Maehata Y, et al: Pathologic background of abnormal serum amyloid A and interleukin-6 levels revealed by a piecewise linear regression model in the population of diabetic patients. Ningen Dock, 23: 7-13, 2009.
8) Kudo C, et al: Assessment of the plasma/serum IgG test to screen for periodontitis. J Dent Res, 91: 1190-1195, 2012.
9) Kudo C, et al: Periodontitis and Atherosclerosis Project-Tokyo and Chiba Consortiums. Analysis of the relationship between periodontal disease and atherosclerosis within a local clinical system: a cross-sectional observational pilot study. Odontology. 103(3):314-21, 2015.
10) Kudo C, et al: Periodontitis and Atherosclerosis Project-Tokyo and Chiba Consortiums. Effects of periodontal treatment on carotid intima-media thickness in patients with lifestyle-related diseases: Japanese prospective multicentre observational study. 106(3)：316-327. 2018.

〈高柴正悟、山本直史〉

5）口臭検査
a. 口臭検査での遵守事項[1]

口臭検査には官能検査と機器分析がある。いずれも起床後の飲食、口腔清掃そして洗口を禁止する。飲食で口臭は80％以上減少し、次の食事まで持続的に上昇するため、禁飲食は必須である。一方、禁飲食により口臭は昼食時まで一定となる[2]。検査当日は、喫煙や口中清涼剤なども禁止する。24時間前から香料入り化粧品を、48時間前はニンニクなど揮発成分含有食品を、また3週間前からは抗菌薬などを禁止する。

一方、官能検査者は、以下の注意事項に留意すべきである。①においのある化粧品・飲食物などの使用および摂取しない、②口臭がないこと、③嗅覚検査に合格、④キャリブレーションする、⑤健康な者。

b. 官能検査[3]

患者の顔や口に鼻を直接近づける方法は、患者の尊厳に関わる場合がある。そこで、プライバシー・スクリーンを用いた University of British Columbia（UBC）法の実際を示す（**図31**）。チューブは長さ10 cm、直径は2.0～2.5 cm、透明でオートクレーブ耐熱性である。患者は測定前1分間、閉口し鼻呼吸した後チューブの一端をくわえ、ゆっくり呼気を吐き出す。検査者は、最初の数秒嗅いだら、鼻を遠去け、数秒後に再度鼻を近づけて気道内空気の診断を行う。鼻臭検査は直径1 cm程度のチューブを用いる。診断基準は**表3**に示す。

c. 機器分析

口臭物質は、揮発性硫黄化合物 volatile sulfur compounds：VSCs である。通常、硫化水素、メチルメルカプタン、ジメチルサルファイドの3種類が単独あるいは混合で認められる。VSCs の主体は前二者である。一方、口腔内には多くの臭い物質があるが、VSC 以外の物質は口臭強度と相関しない。したがって、VSC を直接検知しない口臭分析機器は信頼性がない。機器分析法にはガスクロマトグラフィー法、ガスセンサー法、ポータブル・ガスクロマトグラフィー法がある。最も信頼ある分析法は、UBC 式ガスクロマトグラフィー法である。その他では、ポータブル・ガスクロマトグラフィーの信頼性が高い。後者は、第二世代も開発され、活用が期待されている。

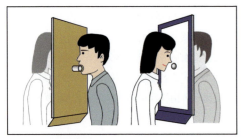

図31　官能検査法／プライバシー・スクリーン・チューブの概要

表3　官能検査判定基準
検査者は嗅覚測定用基準臭を用いて嗅覚に異常がないことを確かめる必要がある。

スコア
0. においなし
1. やっと感知できるが悪臭と認識できない
　　……検知閾値
2. 悪臭であることがわかる（軽度の口臭）
　　……認知閾値
3. 楽ににおいがわかる（中等度の口臭）
4. 強度の口臭
5. 我慢できないにおい（非常に強い口臭）

文 献

1) 宮崎秀夫ほか: 口臭症の分類の試みとその治療必要性. 新潟歯会誌, 29: 11-15, 1999.
2) Fukui Y, et al: Diurnal Changes in Oral Malodor among Dental-office Workers. Int Det J, 58: 159-166, 2008.
3) 八重垣健ほか: 官能検査・質問票による口臭の診断. the Quintessence, 18(4), 39-47, 1999.

〈八重垣　健〉

THE PERIODONTOLOGY

第 **5** 章

歯周病の治療法

I -1. 歯周治療

1. 歯周治療の特徴

「歯周病は治りにくい」、「再発しやすい」、「プラークコントロールは患者次第だ」などと、齲蝕治療と少し違った印象をもたれることが多い。その理由をあえて齲蝕治療と比較して考察すると次の点が挙げられよう。それは、治癒への進みと治療回数との関係である。齲蝕の原因である感染歯質の除去は可視的に明確な治療ステップが示されやすい。一方で、多因子のリスクが複雑に絡み、スケーリングや咬合調整などの処置後に組織の回復を待つ歯周病では、症状の改善や組織の回復が治療回数と必ずしも一致しない。つまり、歯周病の進行に影響する多因子を除去・改善する歯周治療の効果は、回数で計りにくいともいえる。なかでも本人の口腔清掃の維持やブラキシズムなどの習癖や、糖尿病に代表される代謝性疾患の罹患状況などの宿主因子や環境因子の影響が大きい場合にはなおさらであろう。

2. 歯周治療を進めるうえでの留意点

図1は、上顎第一大臼歯歯肉の腫脹と、下顎小臼歯部の齲蝕とを主訴に来院した患者に、歯周治療と併行して、齲蝕治療、歯内治療を含む歯周基本治療を行い、さらに歯周外科治療の後に口腔機能回復治療を施し、メインテナンスに移行したケースの進め方を模式的に示したものである。主訴への対応の後、歯周治療と、齲蝕治療や保存不可な歯の抜歯などの必要な歯科処置とを並行して進めた。プラークコントロールや咬合の状態、全身性疾患の変化など多因子に注意を払いつつ進めたことを理解してほしい。

3. まとめ

次項から歯周治療の知識や手技を学ぶが、絶えず生体は変化をするということを念頭に、毎回の診療時に口腔内や全身の変化を確認し、十分な治療計画を立案のもと、歯科一般の知識や技術を統合的に考え治療を進めていくことが肝要である。

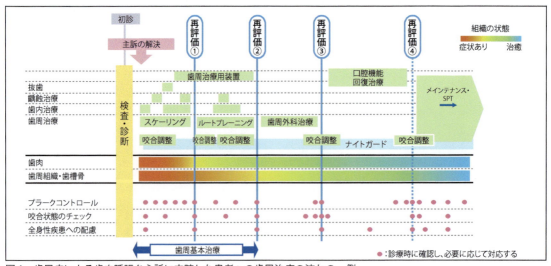

図1　歯周病による歯肉腫脹を主訴に来院した患者への歯周治療の流れの一例
　組織や習癖の状態と処置を視覚的に模式化した。個々の治療を計画的に実施していく。治療中だけでなく、メインテナンス・SPT期間に入っても常に生体の変化に注意を払い、必要に応じた指導や処置を行っていく。

〈山本松男〉

Ⅱ-1. 歯周基本治療とは

学習目標	到達項目
歯周基本治療の目的と内容を理解する。	□ 1. 歯周基本治療の概念と目的を説明できる。 □ 2. 歯周基本治療の内容を説明できる。

1. 歯周基本治療の目的

歯周基本治療 initial periodontal therapy は歯周治療に必須の基本的な治療である（用語としては phase I therapy や非外科的歯周治療 nonsurgical periodontal therapy なども使用される）。

歯周基本治療は、歯周病の病因子とリスクファクターを排除して歯周組織の炎症を改善し、その後の治療効果を高め、成功に導くことを目的としており、基本的な原因除去療法として位置づけられている。さらに患者への動機づけ（モチベーション）を行い、治療への理解・協力を得るための過程でもある。歯周基本治療では歯科衛生士が重要な役割を担っており、歯科衛生ケアプロセス（歯科衛生過程）[1) を展開し、歯科医師と協働する。

2. 歯周基本治療の内容

歯周治療の流れ（**図1**）のなかで、適切な診断 diagnosis のもと、予後 prognosis の判定と治療計画の立案 treatment planning を行い、必要な歯周基本治療の項目（**表1**）を実施する。なかでも応急処置に加えて、プラークコントロールとスケーリング・ルートプレーニング scaling and root planing：SRP は最も重要な治療である。

1) 応急処置

歯科を訪れる患者は、ほとんどの場合、何らかの訴えをもっている。まず、主訴に適切に対応することが患者との信頼関係を確立するためにも重要となる。特に疼痛を主訴とした患者には、その改善を最優先する必要がある。歯周組織において急性症状を示すものとして、歯肉膿瘍、歯周膿瘍、歯周－歯内病変などがある。

白血病性歯肉炎、壊死性潰瘍性歯肉炎・歯周炎、扁平苔癬など全身的因子の考慮が必要となる場合もある（急性歯周膿瘍については、111頁『第5章Ⅱ-2. 応急処置』参照）。

2) モチベーション

患者に対して歯周病の病因、病状、治療の必要性を説明し、歯科医師・歯科衛生士とともに歯周治療に参加してもらうための動機づけを行う。歯周治療においては、患者自身によるセルフケアが重要であり、そのためにはモチベーションの獲得が必要である。個々の患者に応じたわかりやすい言葉を用い、図や写真を使用して視覚的に重要事項を説明し、プラークコントロールが歯周治療を成功に導くために必須であることを理解させる。歯周基本治療からメインテナンスに至るまで、必要に応じて繰り返し行う（113頁『第5章Ⅱ-3. モチベーション』参照）。また、喫煙者に対しては、この段階で禁煙指導を行う。

3) プラークコントロール

ほとんどの歯周病はデンタルプラーク（バイオフィルム biofilm）中の細菌による感染症であり、程度の差はあっても炎症性病変を呈している。プラークコントロールの目的は、炎症の原因であるプラークを除去することとプラーク付着を防止することである。歯周治療の必要条件であり、これが不十分であると治療の成功は望めない（115頁『第5章Ⅱ-4. プラークコントロール』参照）。

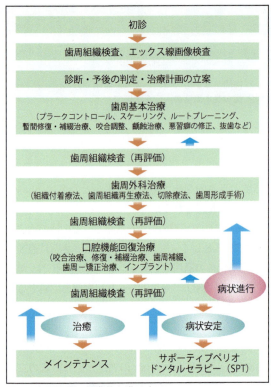

図1 歯周治療の標準的な進め方
再評価の結果、必要な治療ステップを選択する。

表1 歯周基本治療の項目

①応急処置
②モチベーション
③プラークコントロール
④不適合充填物・補綴装置の修正・除去
⑤スケーリング・ルートプレーニング（SRP）
⑥歯周ポケットの搔爬
⑦食片圧入の防止
⑧治療用被覆冠、治療用義歯の装着（当面の咬合確保）
⑨暫間固定
⑩咬合調整
⑪齲蝕治療・歯内治療
⑫習癖の改善
⑬矯正治療
⑭保存不可能な歯の抜歯

4）不適合充填物・補綴装置の修正・除去

辺縁の適合不良な充填物・補綴装置にはプラークが蓄積しやすく、プラークコントロールを阻害する局所因子であるプラークリテンションファクターとなる。プラークコントロールを行いやすい環境にするために、不適合充填物・補綴装置などのプラークリテンションファクターは除去する必要がある。

5）SRP

スケーリング scaling とは、歯面や歯根面に付着したプラークや沈着した歯石を機械的に除去することであり、ルートプレーニング root planing とは、スケーリングに加えて病的セメント質を取り除き、滑沢化することをいう。歯周基本治療で中心となる治療である（124頁『第5章Ⅱ-5. スケーリング・ルートプレーニング』参照）。

6）歯周ポケットの搔爬

炎症の軽減を目的とし、SRPに加えて、歯周ポケットの内壁の接合上皮（付着上皮 junctional epithelium）を含むポケット上皮層と炎症組織を搔爬・除去し、露出根面との付着を期待する（SRPと比べて臨床効果に差がないことから、現在ではSRPを適切に行うことのほうが重視されている[2]）。

7）食片圧入の防止

咬合圧による食片圧入は辺縁隆線の不一致、接触点の不良、プランジャーカスプ（楔状咬頭）などがある場合に起きる。天然歯の接触点の不良に対しては炎症の改善後、コンポジットレジン修復などで接触点の回復を行う。動揺が認められる場合は、暫間固定を行う。不良補綴装置に起因する場合は、暫間被覆冠により接触点の回復を図る。辺縁隆線の不一致や咬耗による辺縁隆線の消失、プランジャーカスプには形態修正を施す。

8） 歯周治療用被覆冠、治療用義歯の装着（当面の咬合確保）

不適合充填物や補綴装置を除去した後には、暫間充填・修復物、歯周治療用被覆冠を装着する。抜歯などにより必要な場合は暫間ブリッジ、歯周治療用義歯を装着する。これらにより、歯周基本治療から口腔機能回復治療まで当面の咬合の安定、回復を図る。

9） 暫間固定

暫間固定は動揺歯に加わる咬合力を分散し、患歯の安静とともに咀嚼機能の回復を図るために行う（132 頁『第 5 章 6. 暫間固定』参照）。

10） 咬合調整

歯周基本治療で行う咬合調整はその実施時期により 2 つに分類される。

（1） 歯周基本治療の早期に行う咬合調整

咬合性外傷による高度の歯周組織破壊が認められ、明らかに早期接触や咬頭干渉が生じている歯に限局して咬合調整を行う。

（2） 炎症性因子を軽減・除去した後に行う咬合調整

こちらが咬合調整の原則となる。歯の動揺は咬合性外傷や支持組織の減少によってだけでなく、歯周炎の炎症自体によっても増悪する。炎症を軽減することである程度、動揺や歯の病的な移動の改善が期待できる。そのためプラークコントロールおよび SRP を行い、歯周組織の炎症をできるだけ改善してから、再度、咬合を検査し、必要な部位に対し咬合調整を施す（134 頁『第 5 章Ⅱ -7. 咬合調整』参照）。

11） 齲蝕治療・歯内治療

齲窩が歯肉辺縁付近にある場合には、その部位のプラークコントロールは困難となるため、早期に処置を行う必要がある。しかし、歯周基本治療や歯周外科治療に伴い、歯肉辺縁の位置が変わることがあるため、歯周基本治療では暫間処置に留めるケースが少なくない。歯肉縁下に齲蝕がある場合には暫間処置も困難となる。その場合には早期に SRP を行い、炎症を軽減させ、治療後の歯肉退縮により歯肉縁下齲蝕が歯肉縁上に露出するのを待って、齲蝕治療を行う。自発痛や誘発痛などを呈する歯内病変には、緊急処置として、歯周治療の進行状況を問わず対応する。また、根尖病巣と歯周ポケットが交通している場合には、原則として、歯内治療を行ってから歯周治療を行う（136 頁『第 5 章Ⅱ -8. 歯内と歯周病変の関係』参照）。

12） 習癖の改善

歯周組織に為害性を及ぼす習癖にブラキシズムや口呼吸などが挙げられる。ブラキシズムは歯周組織に対し強い力が加わるため、咬合性外傷を引き起こす危険性が高くなる。歯周治療ではこれらの習癖の改善が必要である。

13） 矯正治療

歯列不正が原因でプラークコントロールが困難となったり、食片圧入や咬合性外傷を起こすことがある。

そのような場合、歯周基本治療の段階で矯正治療が必要となる。歯周組織に炎症がある状態で矯正力を加えると、咬合性外傷と同じメカニズムで急速に歯周組織破壊が生じる。矯正治療はプラークコントロールや SRP などによって可能な限り歯周組織の炎症を軽減してから、矯正力に注意して慎重に行う。

14） 保存不可能な歯の抜歯

高度な動揺を示す保存不可能な歯はプラークリテンションファクターとなるほか、円滑な咀嚼運動を阻害するため早期に抜歯することが望ましい。歯周治療中の抜歯は、患者に丁寧な説明を行い、十分な理解を促し、同

109

意を得ることが重要となる。保存可否判定が困難な歯については、歯周基本治療後の再評価で再度、判定を行う（139頁『第5章Ⅱ-9.抜歯の判定基準』参照）。

3. 歯周基本治療と歯周組織検査（再評価）

歯周病の治療は、段階ごとに再評価 re-evaluation を行う（図1）。歯周基本治療は、適切な予後の判定と個々の患者に適した治療計画に基づいて行う。しかし、患者個人の免疫力や歯肉縁下プラークの細菌叢の違い、生活習慣などさまざまな因子が歯周病の進行度や臨床症状に影響を及ぼすため、歯周組織の反応によっては、当初の治療計画を修正することが必要となる。再評価では歯周組織検査の各項目の変化をみる必要があるが、特に歯周ポケットの深さ（PD）、クリニカル（臨床的）アタッチメントレベル（CAL）、プロービング時の出血（BOP）の変化は、次の対応を判断するうえで重要となる。適宜、エックス線画像検査を行う。

また、細菌検査を行い、歯周病原細菌の消長を確認する場合もある。再評価で治癒と判断されればメインテナンスに移行し、病状安定の場合は、サポーティブペリオドンタルセラピー supportive periodontal therapy：SPTへ移行する。病状進行もしくは改善が不十分の場合は、状況により再度の歯周基本治療を行うか、抗菌療法や歯周外科治療を選択する（142頁『第5章Ⅱ-11.再評価』参照）。

患者中心（主体）の評価としては、患者報告アウトカム patient-reported outcomes として口腔関連 QOL のアセスメントが行われる。尺度としては OHIP-14、GOHAI、OHRQL などが使用される[3]。

文 献

1) 下野正基: 歯科衛生ケアプロセス, 医歯薬出版, 東京, 2007.
2) American Academy of Periodontology : The American Academy of Periodontology Statement Regarding Gingival Curettage. J Periodontol, 73:1229-1230, 2002.
3) Saito A et al: J Periodontol 81: 1001-1009, 2010.

〈齋藤　淳〉

II -2. 応急処置（急性歯肉膿瘍・歯周膿瘍に対する処置）

学習目標	到達項目
応急処置（急性歯周膿瘍に対する処置）を理解する。	□ 1. 急性歯周膿瘍を説明できる。 □ 2. 急性歯槽膿瘍（根尖膿瘍）との鑑別を説明できる。 □ 3. 急性歯周膿瘍の治療法を説明できる。

1. 膿瘍の定義

　膿瘍とは、生体組織内において化膿性炎症が限局して生じた結果、好中球由来の酵素により中心部が壊死・融解し膿汁が貯留した状態をいう。膿汁には好中球を含む帯黄灰白色のどろどろした液状滲出物が含まれる。組織深部に膿瘍が形成されると、膿汁を外部へと排出するために瘻管が形成されることがある。歯周組織に認められる膿瘍は形成部位により、歯肉膿瘍、歯周膿瘍、歯槽膿瘍（根尖膿瘍）に分類される。

1) 歯肉膿瘍

　歯肉に限局して生じた膿瘍を歯肉膿瘍 gingival abscess という。発現頻度はまれで、魚の小骨などの鋭利な食べ物を食べた際や、ブラッシングの時に生じた歯肉表面の傷口に細菌が感染して生じる。歯周ポケットの有無にかかわらず生じ、特に歯肉結合組織に形成される[1]。

　一方、口腔外科領域での歯肉膿瘍とは定義が異なるために注意が必要である。歯周炎や化膿性根尖性歯周炎が急性症状を呈し、さらに炎症が歯槽骨にまで及ぶ。その際、皮質骨骨膜下に達した場合を骨膜下膿瘍、骨膜が破れた場合を歯肉膿瘍と定義している[2]。

2) 歯周膿瘍

　歯周ポケット内の化膿性炎症が歯肉だけではなく、他の歯周組織にも波及し形成された膿瘍を歯周膿瘍 periodontal abscess という。膿瘍は歯周ポケットを介して口腔内と交通しているが、何らかの原因（歯石、食物残渣など）で開口部が閉鎖すると、炎症性滲出液の排出が妨げられ、膿瘍部の組織内圧は亢進する。深い歯周ポケットでは、SRP 後に歯周膿瘍が生じることもある。

　臨床的には膿瘍部の腫脹、圧痛、自発痛を伴い、重症の場合には、歯の挺出・動揺、発熱、リンパ節腫脹、摂食困難などを認める。また、膿瘍が自壊すると瘻孔（フィステル）を形成する（図1）。

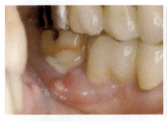 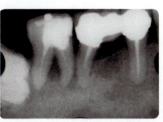

図1　歯周膿瘍、58歳、女性
歯周膿瘍が自壊し、瘻孔の形成を認める。7┘の頬側中央に 8mm の歯周ポケットと根分岐部病変が存在した。

3) 歯槽膿瘍（根尖膿瘍）

　歯髄炎に続発する根尖孔からの感染、根管治療時の化学的または機械的刺激、また、根尖部外傷などにより根尖部歯周組織の炎症が増悪した際に白血球の浸潤が強くなり、根尖部歯周組織の破壊・融解により生じた膿瘍を、歯槽（根尖）膿瘍という[3]（図2）。

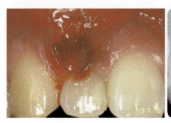
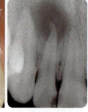

図2 歯槽膿瘍、20歳、女性
 2|の根尖部周辺が著しく腫脹している。エックス線画像において根尖病変を認める。

2. 鑑別診断

　急性歯周膿瘍と急性歯槽膿瘍との鑑別が重要である。歯槽膿瘍は、根管ポストコア形成時や根管治療時の根管穿孔、外傷、歯根破折によっても生じる。膿瘍の鑑別診断には、歯周ポケット検査、歯髄電気診断、エックス線画像検査などが必要である（**表1**）。

表1　膿瘍の鑑別診断

	歯周膿瘍	歯槽膿瘍	歯肉膿瘍
深い歯周ポケットの有無	あり（歯周ポケット開口部が閉鎖している場合もある）	なし（根尖からの排膿路として形成される場合もある）	あり or なし
歯髄の有無	有髄歯 or 無髄歯	無髄歯	有髄歯 or 無髄歯
エックス線画像所見	歯槽骨辺縁より連続した透過像（歯槽骨吸収）	根尖部の透過像（根尖病変）	特徴的なエックス線所見はない

3. 治療法

1）排膿路の確保

　膿瘍部からの排膿路を確保し、膿瘍部の組織内圧を減じて疼痛を緩和させる。歯周ポケット開口部が閉鎖している場合には、プローブやスケーラーにより歯石・食物残渣などを除去し、排膿路を確保する。触診により波動を感知できる膿瘍部では、中心部をメスにより切開し排膿路を確保する。

2）膿瘍の洗浄

　歯周ポケット開口部やメスによる切開部から、生理食塩水あるいは消毒液を注入し、膿瘍内部を繰り返し洗浄して、内容物を排出させる。

3）抗菌薬の投与

　膿瘍内部の洗浄後は、抗菌薬の投与（全身投与、局所投与）と消炎鎮痛薬の全身投与を行う。全身投与ではセフェム系、ペニシリン系、テトラサイクリン系、局所投与ではテトラサイクリン系の抗菌薬（ミノサイクリン塩酸塩）が使用される。

4）固定、咬合調整

　歯の動揺、挺出による咀嚼障害や咬合性外傷が認められる場合には、膿瘍内部の洗浄後に咬合調整、暫間固定を行う。

文献

1) 日本歯周病学会編: 歯周病の診断と治療指針2015, 医歯薬出版, 東京, 2016.
2) 塩田重利ほか: 最新口腔外科学, 第4版, 医歯薬出版, 東京, 1999, 460.
3) 日本歯科保存学会・日本歯内療法学会編: 歯内療法学専門用語集, 医歯薬出版, 東京, 2013.

〈臼井通彦、中島啓介〉

II -3. モチベーション

学習目標	到達項目
歯周治療におけるモチベーション（動機づけ）の必要性と重要性を理解する。	□ 1. モチベーションの意義を説明できる。 □ 2. モチベーションが効果的な患者の選別方法を説明できる。 □ 3. 学習の段階に応じた介入方法を説明できる。

1. モチベーションとは

歯周治療において、患者のプラークコントロールが不良の場合としては、

①患者が口腔衛生管理の方法や用具を知らない場合

②方法や用具を知っていても、技術が伴わない場合

③技術があっても日常実行できない場合

④患者にはどうすることもできない場合

に大別される。このうち、①、②の場合は、歯周治療の第一歩としてのプラークコントロールを患者自身が自宅で実施できるように、歯ブラシ指導、補助清掃用具の使用法指導が行われる。

しかし、③のように、技術があっても日常実行できない、「やればできるのにやらない患者」の場合は、方法の伝授や練習を行っても意味がない。患者自身に歯周病を自覚させ、なぜプラークコントロールを行わなければならないかを理解させたうえで、日常の行動を変えるよう、適切に口腔衛生管理ができるように働きかけなければならない。これを歯周治療におけるモチベーション（動機づけ）という。

2. モチベーションの方法

モチベーションの具体的な方法としては、患者の口腔内写真やエックス線画像、または患者自身から採取したプラークの顕微鏡像などを用いるなどにより、歯周病に関する正しい知識を、患者にわかるように伝えることが挙げられる。

ただし、こちらから何かを示す、何かを説明することばかりではなく、患者に質問をして関心を向けさせることや、患者がどうしても口腔清掃を実行できないときに、その理由を患者とともに考えることも、モチベーションとしては大変重要である。

経験が浅いうちは、患者の受け入れ態勢を十分に評価せずに、一方的に情報を与えようとしがちだが、次に述べるとおり、患者がどの段階にいるのかを確認しながら、その段階にあった介入をすることが、効果的なモチベーションにつながる。

3. 歯周治療におけるモチベーション

知らなかった情報を習得し、学習者が新しい習慣を身につける際には、学習の階段[1]、すなわち、無認識→認識→関心→熱意→行動→習慣の各ステップを踏むといわれている（表1）。そのいずれかのステップを飛ばしてしまうと、長期にわたる行動変容、つまり習慣にはならないと考えられている[2]。

本理論に従うならば、指導者（歯科医師または歯科衛生士）は、学習者（患者）がどのステップにいるのかを正しく認識し、学習者が次のステップに進むために必要なものは何かを見極めて指導しなければならない。ただし、歯周治療を成功に導く良い習慣ではあっても、単に強要するだけではモチベーションにつながらない。患者

自身がその必要性を十分に「認識」し、「関心」と「熱意」をもって「行動」するように導くことが肝要である。

　表1に、「学習の階段」の各ステップに対応した歯周治療患者の行動・反応と、介入方法の例を示す。また、その判別方法の例を【　】内に示す。

4. モチベーションの強化

　モチベーションに成功し、口腔衛生状態を良好に維持することが習慣化された場合でも、その効果は徐々に減少するため、随時その強化を図らなければならない[3]。特に、以前プラークコントロールが良好だった患者の口腔清掃状態が急に不良になった場合などは、結婚、出産、家族の入院・介護などのライフイベントがなかったか、問診により聴取する必要がある。環境の変化があった場合は、患者がどのステップまで後退したのかを見極め、そのなかでできる最良の選択肢を、患者とともに考えることが必要であろう。

表1　「学習の階段」の各ステップに対応した歯周治療患者の行動と、介入方法の例
　　　（モチベーションに関連する内容を青文字で示す）

学習の階段[1]	歯周治療における患者の行動・反応の例	歯周治療における介入方法の例
無認識 unawareness	「痛い歯だけを治してくれればそれでよい」と思っている 自分の口腔に関心がなく、今、困っていなければ問題はないと思っている	歯周病に関する正しい知識を伝える 患者の口腔内写真や、エックス線画像を見せて説明する 患者にとってわかりやすい症状を見せて教える 歯周病を放置するとどうなるかを伝える
認識 awareness	口腔衛生管理に積極的でなく、あまり関心がない	上記に加え、開いた質問（「はい」、「いいえ」では答えられない質問）をして関心を誘導する プラーク染色剤、鏡、模型などで、口腔に関心をもたせる 患者自身から採取したプラークを顕微鏡で見せる
	歯科医師や歯科衛生士からは口腔衛生管理の重要性を説明されているが、正しい清掃方法や道具の選択方法を理解していない 【模型を歯ブラシで正しく磨くことができない】	正しい口腔衛生管理方法を指導する 歯周組織検査、プラーク付着検査の結果を説明する
関心 self-interest	口腔清掃方法に関して質問してくる 正しい清掃方法を理解し、実施しようとするが、その技術が伴っていない 【模型を磨かせるとうまくできる】	正しい口腔衛生管理方法を練習する 技術的な質問を逃さず、丁寧に答える
	技術はあるが、日常実行できない 【何も指導せずに磨かせるとうまくできる】	日常実行できない理由を患者とともに考える 日常の環境と歯科医院での環境の違いを列挙し、日常の環境を理想に近づける 容易に達成可能な行動目標を、患者とともに考える
熱意 involvement	少なくとも来院時はきれいにしてくる 【プラークコントロールレコードは低いが、BOP が高い】	当日の状態と日常の状態を正しく評価して指摘する
行動 action	通院期間中はほぼ常にプラークコントロールが良好 【プラークコントロールレコードも BOP も 低い】 定期的な SPT 時に、プラークコントロールが下がることあり	定期的通院の間隔を調整する 良好なときと、そうでないときを正しく評価して伝える この状態を維持するため、結婚、出産、家族の入院・介護などのライフイベントがあった際は注意する 急に口腔清掃状態が悪化した場合は、学習の階段をどこまで後退したかを見極め、そのなかでとりうる最良の選択肢を患者とともに考える
習慣 habit	定期的な SPT 時にも、常に良好なプラークコントロールを示す	良好な状態であることを正しく評価して伝える

※ SPT：supportive periodontal therapy

文　献

1) Harris NO, et al: Primary Preventive Dentistry, 4th ed, Appleton and Lange, Stanford, 1995.
2) Mason J: Concepts in Dental Public Health. Lippincott Williams & Wilkins, 2004.
3) 木下四郎: 最新歯周治療アトラス. 医歯薬出版, 東京, 1983, 127-131.

〈木下淳博〉

Ⅱ-4. プラークコントロール

学習目標	到達項目
プラークコントロールについて理解する。	□ 1. プラークコントロールの定義を説明できる。 □ 2. プラークコントロールを分類し説明できる。 □ 3. 物理的方法を説明できる。 □ 4. 化学的方法を説明できる。 □ 5. プラークコントロールを分類し説明できる。 □ 6. プラークコントロールの評価法を説明できる。

1. プラークコントロールとは

　口腔内の主な疾患は齲蝕や歯周病であり、その原因はデンタルプラークである。プラークは口腔内細菌とその産物からなり、歯周病はプラーク中の歯周病原細菌によって引き起こされる感染症である。プラークコントロール plaque control とは、齲蝕や歯周病の直接的な原因となるプラーク（バイオフィルム）を減少させたり、再付着することを予防することである。つまりプラークコントロールが適切に行われれば歯周病の発生や進展は抑制され、口腔の健康につながる。

2. プラークコントロールの分類

　プラークコントロールにはコントロールする部位、方法および誰が行うかによって次のように分類される。

（1）　プラークコントロールのターゲット部位による分類（図1、表1）

a. 歯肉縁上プラークコントロール

　歯肉縁上プラークは主にグラム陽性の球桿菌より生成されており、多くが通気性嫌気性菌で齲蝕との関連が深い。ブラッシングで除去可能なのは歯肉縁上プラークであり、縁上プラークが増加することによって歯肉溝浸出液が増加、またプラーク底部が嫌気状態となり歯周病原細菌の増加を引き起こす。

b. 歯肉縁下プラークコントロール

　歯肉縁下プラークは主にグラム陰性嫌気性桿菌群であり、歯肉縁上プラークが形成・成熟後、歯肉に炎症が生じ深い歯肉溝ができることによって根尖側に向かって成長したものであり、歯周病の治療には歯肉縁下プラークのコントロールが重要である。歯肉縁下プラークは根面に付着して存在する付着性プラークとポケット内に浮遊する非付着性プラークとに分類される。

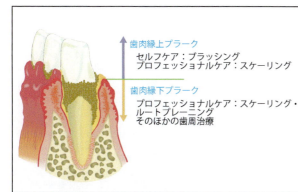

図1　歯肉縁上プラークと歯肉縁下プラーク

表1　歯肉縁上プラークと歯肉縁下プラークの細菌叢の比較

	歯肉縁上プラーク	歯肉縁下プラーク
菌の密度（1mg）	10^9	10^8
主な菌種	菌種、放射菌、線状菌	短桿菌、スピロヘータ
運動性菌	少ない	多い
エネルギー代謝	多くが通性嫌気性菌	多くが嫌気性菌
エネルギー源	唾液（炭水化物）	歯肉溝滲出液（タンパク質）
主な病原性	齲蝕、歯肉炎	歯周炎

非付着性プラークは運動性の偏性嫌気性グラム陰性菌が主体であり、歯周病の進行に強く関連する。

(2) プラークコントロールを行う対象による分類

a. セルフコントロールとプロフェッショナルコントロール

患者自身が行うプラークコントロールをセルフコントロールといい、歯科医師あるいは歯科衛生士が行う専用器具を用いたプラークコントロールをプロフェッショナルプラークコントロールという。主に、セルフコントロールは歯肉縁上プラークコントロールを行い、プロフェッショナルコントロールは歯肉縁上、歯肉縁下プラークコントロールを行う。

(3) プラークコントロール方法による分類

a. 化学的プラークコントロール

抗菌薬や抗炎症薬などの薬剤、あるいは酵素や殺菌剤などを含有した歯磨剤、洗口剤により化学的にプラークをコントロールする方法である。しかし、あくまでも後述する物理的プラークコントロールとの併用あるいは補助として用いる。

b. 物理的プラークコントロール

物理的なプラークコントロールはセルフコントロールでは、ブラッシング・歯間ブラシ・デンタルフロスなどを使用して行われる。プロフェッショナルプラークコントロールでは超音波スケーラー・ロビンソンブラシ・ラバーカップ・ラバーチップなどを用いた機械的歯面清掃、すなわちプロフェッショナルメカニカルトゥースクリーニング professional mechanical tooth cleaning：PMTC などである。

3. 物理的歯肉縁上プラークコントロール

1) ブラッシング

ブラッシング brushing の目的は、第一に発炎性因子のプラークの除去、次に歯肉に対して適度なマッサージ効果を与え、血行を良くするとともに角化層を増やし、歯周組織の抵抗力を強くすることである。

歯肉縁上のプラークコントロールの主体であるブラッシングが確立されていない患者に SRP や歯周外科を行っても、臨床的・細菌学的観点から歯周病治療を成功に導くことは困難であるため、ブラッシング指導は重要である。現在、考えられているブラッシング方法は 10 数種類あるが、患者の歯周組織や歯列状態などリスクや特徴に合わせてブラッシング方法を指導する必要がある。ブラッシング方法は大別すると、主に歯ブラシの毛先を用いる方法（**表2**）と毛の脇腹を使用する方法（**表3**）がある（**図2**）。

(1) 手用歯ブラシ

毛先の材質には人工毛と天然毛があり、現在歯ブラシに多く使われているのはナイロンと飽和ポリエステル樹

表2　毛先を用いた各種ブラッシングの特徴

方法	歯ブラシの使い方
横磨き法	毛先を歯面に垂直に当て、横、すなわち水平に動かす
縦磨き法	毛先を歯面に垂直に当て、縦、すなわち垂直に動かす
バス法	毛先を歯軸に対して 45°に当て、毛先を歯肉溝に入れ、根尖方向に圧を加えながら近遠心方向へ振動する
フォーンズ法	上下の歯を接触させ、毛先を歯面に垂直に当て、大きく円を描くように前方へ動かす
スクラッビング法	毛先を歯面に垂直に当て、毛先はわずかに歯肉に触れる程度とし、近遠心方向に数 mm 振動させる

表3　毛先の脇腹を用いた各種ブラッシングの特徴

方法	歯ブラシの使い方
ローリング法	毛先を根尖に向け、歯肉を圧迫しながら毛先を回転させ歯ブラシを歯冠方向にずらして動かす
スティルマン法	毛先を根尖に向け、毛先が歯軸と 45°に歯肉と歯頸部に接触するように当て、加圧振動を加えマッサージする
スティルマン改良法	毛先を歯冠側に向け、歯ブラシの脇腹を歯面に当て、圧迫振動後、歯肉方向に移動させる
チャーターズ法	毛先を歯冠側に向け、歯ブラシの脇腹を歯面に当て、圧迫振動後、歯肉方向に移動させる

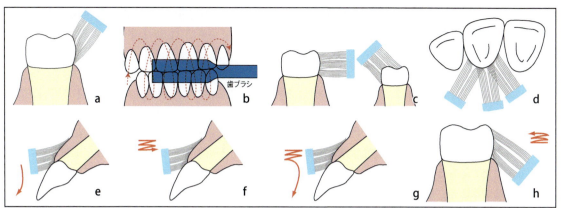

図2　ブラッシング法
a：バス法，**b**：フォーンズ法，**c**：スクラッピング法，**d**：1歯ずつの縦磨き法，
e：ローリング法，**f**：スティルマン法，**g**：スティルマン改良法，**h**：チャーターズ法。

脂（PBT）、シリコンゴムの3種類である。ナイロンは最も多く使用されており、吸水性が低く、細菌が繁殖しにくいが、ポリエステルはナイロン以上に吸水性がほとんどなく速乾製もあるため衛生面ではPBTが優れている。またPBTは柔らかくコシがあり、ナイロンに比べ耐久性にも優れており、極細毛の歯ブラシに使用されている。毛先の形態には、フラット毛（水平毛）・ラウンドカット毛・テーパード毛・極細毛・斜め毛・球状毛などの多様な種類がある。歯ブラシの毛先は、細く毛丈が長いほど毛は柔らかくなり細部到達性が向上するがプラーク除去率が低下し、毛先が太く毛丈が短いほど毛は硬くなり細部到達性が低下しプラーク除去率が向上する。このため患者のスキルにあった歯ブラシを選択し、ブラッシング指導を行うことが重要である。

(2) 電動歯ブラシ

電動歯ブラシは機械的にブラシ自体が高速で運動しているために、歯ブラシを歯面に当てるだけでプラークを除去することができる。電動歯ブラシには次のようなさまざまな動き方をするものがあり、それぞれの特徴を理解して使用することによってより効果的な清掃ができる。

①高速運動電動歯ブラシ

小型のモーターにより毎分2,500～7,500回のブラシストロークの振動で歯に付着したプラークを機械的に除去する。大別すると、ブラシ全体が振動する方式、毛束が回転する毛束回転式、ブラシのカップ部分が反転運動する反転式などに分けられる。

②音波歯ブラシ（図3）

現在電動歯ブラシの主流になっているタイプで、リニアモーターで起こる毎分約3万回の音波振動を発生させ、プラーク除去を行う。また周波数20～20,000Hzの音波から生み出される液体流動力（ダイナミックフルイドアクション）によって発生する水流で、手用歯ブラシや高速運動歯ブラシでは取り去ることのできないプラークも除去する。

③超音波歯ブラシ

約1.6MHz以上の高い周波の音波である超音波で歯とプラークの付着を弱め、剝離させプラークを除去、また口腔内細菌に直接作用し破壊するともいわれている。超音波歯ブラシは、ブラシが振動しない（または非常に微弱である）ため歯垢の除去はできず、手用ブラシと同様に小刻みに手を動かす必要がある。

2）補助清掃用具

歯ブラシでは歯間部隣接面のプラーク除去効果は43～52％と報告されており困難である[1]。歯周病の主な罹患部位は歯間部に存在し、歯ブラシの到達しない

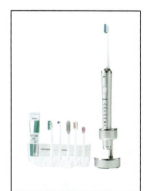

図3　音波歯ブラシ

歯間隣接面でプラークの形成が報告されていることから補助清掃用具の使用は不可欠である。しかし、平成 29 年国民健康・栄養調査 [2] における歯間部清掃用具の使用状況では、使用率が 31.5％と年々増加傾向ではあるが海外に比較して低い普及率である。

（1）　デンタルフロス（表4）

デンタルフロス dental floss は、絹糸や合成繊維などの繊維で作られており、齲蝕好発部位である歯間空隙のない隣接面コンタクトポイントの清掃に適している。デンタルフロスでは、歯間部コンタクトポイント付近、隣接面全般、歯肉縁下 1 〜 2mm 程度までのプラークが除去できる。使用方法は歯冠から歯根方向にこすりつけながら上下運動させ、ポケットに押し込まず掻き出すよう動かすことが重要である。フロスの使用は難しく、挫折してしまうこともあるため、患者さんの口腔内に応じた種類やコツをアドバイスすることで効果的なプラークコントロールにつなげていくことが重要である。

（2）　歯間ブラシ（表5）

歯間ブラシ interdental brush は、針金にナイロン毛をつけたものやゴム製の小さいブラシである。ブラシのサイズやハンドルの形状がさまざまあり、使用する部位や歯間空隙の大きさに合わせて使い分ける。特に歯肉退縮や大きい歯間空隙が認められる場合は、デンタルフロスよりも効率的である。ブリッジ下部、歯列矯正を行って

表4　デンタルフロスの種類

型	種類	長所	説明
糸巻き型フロス	ノンワックスタイプ	清掃効率が高い 歯磨剤が届きやすい	ワックスで固められていないため、フィラメントが歯面に薄く広がって汚れを絡め取ることができる。 摩擦抵抗が高いため、歯間に挿入しにくい。
	ワックスタイプ	ほつれにくい 歯間に通しやすい	ワックスでコーティングされているため摩擦抵抗が低下して歯間に通しやすく、初めてフロスを使用する人に適する。 隣接面の修復物などのステップにひっかかりやすい部位に適する。
	エクスバンドタイプ	スポンジ状なのであたりが柔らかい	唾液の水分を吸収してスポンジ状に広がる。挿入時は歯間部に入れやすく、歯面にも沿わせやすい。 膨らんだ後は清掃面積が広がり、絡め取るように効率的にプラークを除去する。
	スーパーフロス	多少の凸凹でも清掃しやすい	固くかためられたフロススレッダー・スポンジ状であるフィラメント・通常のフロスが一体になっている。 ポンティックの基底面や鼓形空隙のある隣接面の清掃に適している。
ホルダー型フロス	F字型フロス	前歯部が磨きやすい	前歯部隣接面の清掃に適した形状で、小児の仕上げ磨きにも適している。
	Y字型フロス	臼歯部が磨きやすい	臼歯部隣接面の清掃に適した形状である。
	マルチアングル型	F字、Y字両方の使い方ができる	フロスヘッドの角度を縦横斜めに調整できるため、F・Y字型両方の使い方ができる。

表5　歯間ブラシの種類

形態	種類	形状など	説明
ブラシ把持部の形態	ストレートタイプ		前歯部に適しており、臼歯部使用時はブラシ部分を曲げて使用する。
	アングルタイプ		臼歯部の歯間の到達性が容易で、頬の伸展しないほうに向いている。
	カーブタイプ		前歯部、臼歯部両方に使用しやすいように設計されている。
ブラシ部の形態	ストレートタイプ		ブラシ部のすべての太さが均一なため、ブラシのどの部分を使用しても一様の圧で清掃可能である。
	テーパータイプ		大きいサイズのものはテーパータイプが歯間部に挿入しやすい。 ブラシの根元の部分が近づくほどブラシ圧が高くなるため、サイズが大きすぎないように注意する。
	シリコンタイプ		初心者には挿入しやすく使用しやすいが、ワイヤータイプと比べるとプラーク除去率が低い。

表6 タフトブラシの種類

特徴		適応
毛が細く軟らかめ		毛先が細かい部位まで到達するが、プラーク除去率は低下する。 歯肉を傷つけず、歯肉溝の清掃が可能である。
毛が太く硬め		小窩や矯正装置など、歯面を直接清掃する場に適する。
毛が長い		ポンティック下面や歯間ブラシをうまく使用できない部位に適する。
毛が短い		小窩など比較的浅い凸凹のある部分に適する。
山切り		山形の頂点を当て使用する。 ブラシの当てる方向を確認しやすいため初めてでも使いやすい。
平切り		平らな面を歯面に当て、ブラシのエッジ部分を空隙部に当てる。 叢生のある歯列などで、エッジ部分を使いこなせれば適している。

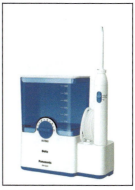

図4 口腔洗浄機

いる患者、指状圧痕が隣接面の歯肉縁上に露出している場合には、デンタルフロスでは清掃困難であり歯間ブラシが推奨される。

(3) タフトブラシ（表6）

タフトブラシは、毛束が一つのヘッドの小さな歯ブラシで半埋伏智歯、萌出途中の永久歯、叢生部、矯正装置周囲など、通常の歯ブラシでは到達しにくい部位を清掃する道具である。届かせたい部位や空隙の大きさにより適した形態を選択することが重要である。

(4) 口腔洗浄器（図4）

口腔洗浄器は、歯ブラシや隣接面清掃器具の届きにくい部位の汚れを水流を利用して除去する目的で作られた器具で、ジェット水流を噴射することで為害性の強い非付着性プラークを除去する。食物残渣やマテリアルアルバなどは除去できるが、付着性プラークの除去効果は期待できないため、あくまで補助的な清掃用具であることを忘れずに使用することが重要である。

4. 物理的歯肉縁下プラークコントロール

1) スケーリング・ルートプレーニング（SRP）

歯周基本治療で行うSRPは根面に付着した歯石、プラーク、残渣および壊死セメント質を除去し、さらにプラークや歯石の再沈着を防ぐために根面の滑沢化を行うことを目的とする。

2) 歯周ポケット内洗浄

深い歯周ポケットや根分岐部病変部位など歯肉縁下プラークの除去や再形成を防ぐ目的で歯周ポケット内を超音波スケーラーにイリゲーションチップを付けて洗浄する。通常は水流により歯肉縁下プラークを洗い流すが、殺菌剤や消毒薬を用いて行う場合もある。

文 献
1) 山本 昇ほか: 歯間空隙の清掃について. 日歯周誌, 14(2): 41-47, 1972.
2) 厚生労働省: 平成29年国民健康・栄養調査.

〈深谷千絵、中川種昭〉

5. 化学的歯肉縁上プラークコントロール

1） 意義

　化学的プラークコントロールとは、抗菌薬、消毒薬などの薬物により、化学的にプラークの除去および付着、増殖を抑制することである。プラークはバイオフィルムであり、現状では化学的プラークコントロールのみでは十分なプラーク除去効果を得ることは難しく、機械的にプラークを破壊することが必要である。しかし適切に用いることで機械的プラークコントロールの効果を高めることができる[1]。洗口液（含嗽剤）や歯磨剤には、抗菌薬のほかに、抗炎症剤、プラークを分離しやすくすることでプラーク除去を補助する界面活性剤や酵素が配合されているものがある。さらに口臭抑制や、使用感を良くするために香料が配合されているものもある。歯周治療での化学的プラークコントロールの位置づけは歯ブラシなどの機械的プラークコントロールとの併用あるいは補助であり、薬剤のみでプラークコントロールや病態の改善を図ることはできない。

2） 化学的プラークコントロールに用いられる薬剤

（1） 歯磨剤（表7）

　歯磨剤は、ブラッシング時に併用する化学的プラークコントロール手段として広く用いられている。歯磨剤中には殺菌・消毒薬、界面活性剤、酵素、フッ化物、抗炎症薬などが配合されている。あくまでも歯ブラシの併用が前提となり使用される。

（2） 洗口液（含嗽剤）

　洗口液（含嗽剤）は使用時期により2つに分類される。すなわち、ブラッシング直前に使用されるプリブラッシングリンス pre-brushing rinse と、直後に使用されるポストブラッシングリンス post-brushing rinse である。

　プリブラッシングリンスはブラッシング前に用いるものであり、界面活性作用によって、プラークなどに浸透し、プラークと歯面の結合力を緩め、機械的清掃により除去しやすくする。

　ポストブラッシングリンスは、ブラッシング後に使用する。ポストブラッシングリンスは、殺菌薬や消毒薬を配合した洗口液であり、積極的にプラークの除去、再形成の抑制を期待する、しかし、洗口によって歯周ポケット内に薬液が届く範囲は2mm程度であるのでその限界についてもよく理解しておく必要がある。

表7　歯磨剤

薬効	薬効成分
齲蝕予防	フッ化ナトリウム モノフルオルリン酸ナトリウム ハイドロキシアパタイト
歯周病	トラネキサム酸（抗プラスミン薬） トリクロサン 塩化ベンゼトニウム 塩化セチルピリジニウム クリチルリン酸ジカニウム グルクロン酸クロルヘキシジン 塩化リゾチーム 塩化ナトリウム（塩）
口臭予防	銅クロロフィリンナトリウム フラボノイド
歯周病	ポリリン酸ナトリウム ピロリン酸ナトリウム
プラークの分解	デキストラナーゼ
歯周病	乳酸アルミニウム 硝酸カリウム

（3） 有効成分

　歯磨剤、洗口剤に配合される化学的プラークコントロールとして作用する薬剤はほぼ同じであり、以下に挙げる有効成分が含まれる。

①殺菌薬・消毒薬

a. クロルヘキシジン（CHX）

　細菌の細胞壁に結合することで細胞膜を傷害して抗菌作用を発揮する。0.12～0.2％濃度では歯周治療への有用性が示されている。歯根面に付着することでプラークの再形成を阻害する。しかし、本邦では0.01％程度の濃度しか認められていない。

b. セチルピリジニウム塩化物水和物（CPC）

　溶液中で陽イオンとなる界面活性作用による洗浄効果と細菌の細胞膜を変性させることで殺菌性を有する。低

濃度でも菌体に静電気的に結合することで効果があり、毒性や刺激は少ない。

c. ベンゼトニウム塩化物（BTC）

陽イオン界面活性剤として作用し口腔細菌に作用してプラーク形成抑制や歯肉炎の抑制作用を示すだけでなく、一般細菌や、カンジダなどの酵母様真菌に有効である。

d. エッセンシャルオイル（EO）

植物に含まれる揮発性の芳香物質を含む有機化合物であり、フェノール化合物を主体とする複数の天然由来成分（メントール、サリチル酸メチル、チモール、ユーカリプトール）を含有しており殺菌作用のほかに抗炎症作用を示す。プラークへの浸透性に優れブラッシングと併用した場合にプラークの形成抑制と歯肉炎の抑制効果が認められている。

e. ポビドンヨード（PI）

遊離ヨウ素の酸化作用により細菌のタンパク質合成を阻害し強い殺菌作用を有する。通常、10％ポビドンヨードを 15 ～ 30 倍希釈し、洗口剤として使用する。ヨウ素過敏症や甲状腺機能異常の患者には用いない。ハロゲン系の殺菌剤であり金属の腐食作用があることから注意も必要である。

②酵素剤

デキストラナーゼおよびムタナーゼなどの酵素は、ミュータンス菌などが産生する不溶性グルカンを分解するため齲蝕予防的見地から歯磨剤に配合される。一方、ムチナーゼ、ヒアルロニターゼなどのタンパク質あるいは多糖体の分解酵素はプラークを形成する菌体外多糖体を分解し、除去しやすくする。プラーク自体の分解およびプラークと歯面の付着を弱くすることで歯ブラシによるプラーク除去を行いやすくする効果がある。この場合、歯ブラシとの併用が必須となる。

③その他

フッ化物は齲蝕予防としては有効である。しかし、歯周病に対する有効性に関する見解は一致していない。

この他にも歯磨剤には抗炎症剤であるトラネキサム酸、消炎剤としてグルチルレチン酸、塩化リゾチームなどが洗口剤、歯磨剤には添加されている場合があるが、これらは歯肉の炎症の軽減には効果があるものの、積極的なプラーク除去、抑制効果はもたない。しかし、歯磨剤に配合される発泡剤であるラウリル硫酸ナトリウムなどは界面活性剤との併用で補助的にプラークの除去に関与する。

6. 化学的歯肉縁下プラークコントロール

化学的歯肉縁下プラークコントロールは、歯周病が細菌感染症であるということから考えると効果があると思われる。しかし歯肉縁下プラークもバイオフィルムであり、薬剤のみでそれを破壊し細菌をコントロールすることは困難である。そのため化学的歯肉縁下プラークを応用する場合には、機械的な方法との併用が必要となる。

1）　歯周ポケット内洗浄 subgingival pocket irrigation

機械的歯肉縁下プラークコントロールとして超音波スケーラーなどを用いたポケット内洗浄があるが、この時に殺菌剤・消毒薬としてクロルヘキシジン、アクリノール、エッセンシャルオイルなどを用いることで、化学的歯肉縁下プラークコントロール効果を得る。しかし、機械的なプラークコントロールの補助的意味合いが強く、薬剤で歯肉縁下のプラークをコントロールするには一定時間以上薬剤をポケット内に作用させなくてはならない。

2）　局所薬物配送システム local drug delivery system：LDDS

歯周組織の急性発作時や SPT 時にポケット内に応用する局所薬物応用剤として用いられる、ミノサイクリン塩酸塩製剤であるペリオクリン〈サンスター〉やペリオフィール〈昭和薬品化工〉、あるいは 海外では PerioChip（クロルヘキシジン 2.5 mg）、Actisite（テトラサイクリン 25％）、Atridox（ドキシサイクリン 8.5％）などがあ

り、殺菌あるいは抗菌作用により歯肉縁下プラークを減少させることができる。SRP 後に応用するのが一般的である。これらの局所応用は歯周組織の健康を回復する作用はあるが、機械的な歯肉縁下プラークコントロールである SRP と比較した場合には優位性を認めないことが示されている。しかし、十分な SRP が行えない複雑な形態をもつ根分岐部などの部位への応用は、臨床的に意味があると考えられる。

3） 経口抗菌薬

歯周病は、歯周病関連細菌といわれる *Porphyromonas gingivalis*、*Treponema denticola*、*Tannerella forsythia*、*Aggregatibacter actinomycetemcomitans*、*Prevotella intermedia* などにより引き起こされる細菌感染症であることから、抗菌薬を用いることで、歯肉縁下のプラークをコントロールすることが可能である。

これまでに多くの抗菌薬を併用した歯周治療に関する研究が行われており、特にメトロニダゾールあるいはメトロニダゾールとアモキシシリンの 2 剤投与、あるいはアジスロマイシンの投与が有効であることが示されている。日本では適応とならない薬剤もあるので注意する必要がある。単独で用いるのではなく、SRP と同時あるいは SRP 直後に投与するなど診療ガイドラインなどを参考に、可能であれば細菌検査を行いながら使用することが大切である。

7. プラークコントロールの評価

1） プラークコントロールの評価方法

プラークの付着状態をチェックする方法としては、①探針などを用いて歯面を擦過する方法、②プラーク染色剤を用いてプラークを染め出す方法があり、それぞれ単独もしくは併用で用いられてきた。最近では口腔内カメラや特殊なライトを当ててプラークを判別する方法（図 5、6）も出現してきたが、現状ではプラークを染め出す方法が一般的である。染色剤には液状のものと錠剤があり、エリスロシン（食用赤色 3 号）、中性紅などが用いられている。錠剤は噛み砕いて唾液中に溶解し、口腔内全体に行き渡らせて使用するので、大人数に対するブラッシング指導時などには用いられるが、全体に行き渡らせるのが困難であること、口腔内全体が染色されてしまうなどのことより、プラークの識別性は液状のものに劣るので、通常は液状のものを使用することが多い。染色剤を使用する際の注意点としては、着衣に染色剤が付くと、しみになったり、ブラッシング指導を行った後も、しばらくの間口腔内が染色された赤い状態が続くことが挙げられる。この点をあらかじめ患者に説明しておく必要がある。また、染色する前に同部にワセリンを塗布しておくと、口唇やその周囲が染色されることを防ぐこと

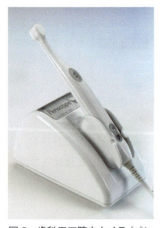

図 5　歯科用口腔内カメラ（ペンスコープ）〈モリタ〉

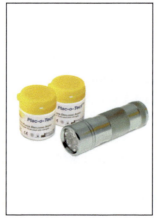

図 6　蛍光プラーク染め出し液（プラークテクト）〈クロスフィールド〉

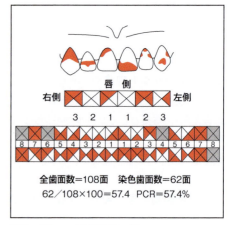

図 7　O'Leary の PCR の一例

ができる。個々の患者のプラークの付着状態を評価する指数として一般的に臨床で用いられている方法は、オレリー O'Leary のプラークコントロールレコード plaque control record：PCR である（246 頁参照）。これは 1 歯を 4 面（近心面、遠心面、頬側面、舌側面）に分け、プラークを含む付着物が歯肉辺縁に接して存在していたらチェックする。プラークが帯状に堆積している必要はない。対象歯は、全萌出歯で完全に萌出していない歯は除外する。補綴歯、修復歯も検査対象になる。プラークの付着している着色歯面数を全歯面数で除してパーセントで表したものが、個人の PCR 値 となる（**図 7**）。

2）　プラークコントロールの目標

（1）　PCR 値によるプラークコントロールの目標

PCR 値を用いたプラークコントロールの目標として O'Leary ら [2] は、PCR が 10％以下に達していない患者に対して歯周外科処置を行うべきではないとしている。また、メインテナンス中の患者の PCR と歯周組織の状態の関連性を調査した結果、PCR は 30％以上の患者では歯肉に炎症が観察されたのに対し、それ以下の PCR の患者では、健康な歯肉が維持されていたと報告している [3]。一方、口腔清掃指導を繰り返した結果、PCR 10％以下を達成する患者は全体の 6 割程度であるのに対し、20％以下の PCR を達成する患者は全体の 8 ～ 9 割であると報告しており [4,5]、また鈴木ら [6] は、PCR が 25％以内の患者のプロービングデプスの 1 点あたりの平均値は 2.5 mm 以内であり、PCR を 20％以内に保つことは、困難であると報告している。これらにより、基本治療において、口腔清掃指導を行う際に目標とする PCR は 10％以下が理想ではあるが、20％以下を目標とするのが現実的であると思われる。

（2）　プラーク付着部位によるプラークコントロールの目標

PCR チャートで示された染色された部位の分布を観察することで患者個人のプラークコントロールの苦手な部位あるいは不十分な部位を知ることができる。たとえば上顎右側口蓋側にプラークの残存が多く認められれば、この部への歯ブラシの当て方が不適切なのか、歯ブラシ法が不適切なのか、あるいは単に癖で特定の部位だけを省いて磨いているのかなどを確認し適切な指導を行うことが必要となる。また、1 歯のなかでも頬舌側ではプラークの付着は少ないが、近遠心面においてプラークの付着が多い場合には補助的清掃用具としてデンタルフロスや歯間ブラシなどの使用を勧める。PCR チャートのプラーク付着部位を観察し、歯ブラシの当て方、適切な歯ブラシ法や補助的な清掃用具の使用法を指導することで、すべての歯および歯面において十分なプラークコントロールを行われるようにすることが目標となる。

文 献

1) Ciancio SG : Chemical agents: plaque control, calculus reduction and treatment of dentinal hypersensitivity. Periodontology 2000, 8: 75-86, 1995.
2) O'Leary T J, et al : The Plaque Control Record. J. Periodontol, 43: 38, 1972.
3) 木下四郎ほか: メインテナンスにおける好ましいプラークコントロールの程度について. 日歯周誌, 23: 509-517, 1981.
4) 李文昭ほか: 初期治療における O'Leary らの Plaque Control Record の推移. 日歯周誌, 28: 252-262, 1986.
5) 武田康篤ほか: 歯周病患者における口腔清掃指導後のプラークスコアの改善について. 日歯周誌, 32: 289-298, 1990.
6) 鈴木丈一郎ほか: 歯周病患者のメインテナンス期におけるプラークコントロールの程度とその他の臨床的パラメーターとの関連性について. 日歯保誌, 40: 198-204, 1997.

〈五味一博〉

II-5. スケーリング・ルートプレーニング（SRP）

学習目標	到達項目
スケーリング・ルートプレーニング scaling and root planing: SRP について理解する。	□ 1. SRP の意義を説明できる。 □ 2. SRP に必要な器具を説明できる。 □ 3. SRP の方法を説明できる。 □ 4. 手用スケーラーのシャープニングを説明できる。 □ 5. 超音波スケーラーの操作法について説明できる。 □ 6. SRP の難易度を決める因子について説明できる。

1. SRP とは

　スケーリングは、露出した歯面に付着した病的セメント質、歯石、その他の沈着物を機械的に除去する操作であり、通常はスケーラーを用いて行われる。さらにスケーリングの処置は、沈着物の付着している歯面の適応部位が歯肉辺縁より歯冠側であるか、根尖側かの違いから、歯肉縁上と歯肉縁下に分けられ、それぞれ歯肉縁上スケーリング supragingival scaling、歯肉縁下スケーリング subgingival scaling と呼ぶ（図1）。一方、ルートプレーニングは、細菌やその内毒素（LPS）などが入り込んだ病的セメント質あるいは象牙質を、スケーラーを用いて取り除き、根面を滑沢化することである。さらにスケーリング操作は、歯根面に損傷を生じさせることがあり、この損傷がプラークの再付着の足場となり歯石の再形成を引き起こす結果になることがある。ルートプレーニングでは、このような歯石の残部と病的変化を受けた露出歯根面を除去し、さらに、プラーク、歯石の再付着を防止するために歯根面の人工的な損傷を取り除き、根面を滑沢にする。

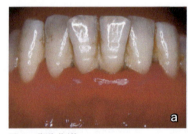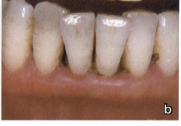

図1　衛生指導
a：初診時。プラークの付着、歯肉の腫脹、発赤、BOP が認められる。
b：口腔衛生指導後1カ月。プラークの付着、歯肉腫脹、発赤は認められず、歯肉縁下歯石が歯肉縁上に出てきた。歯肉溝出血指数が0である。この状態で SRP を始める。

2. SRP の意義と臨床的効果

　臨床における SRP の効果は、これまで歯に付着するプラーク、またはその石灰化物である歯石を除去することによる歯周組織の炎症と、臨床的な付着の改善程度として評価されてきた。
　プラークは歯周病の最もリスク度の高い因子として以前より認知されていたが、一方、歯石に関しては以前考えられていた歯肉への物理的外来刺激因子としての考えは現在否定的で、歯石表層に存在する細菌、もしくはその他の代謝産物に問題があると考えられている。SRP の効果に関するこれまでの報告のなかには、22名の歯周病患者に対して、プラークコントロールのみと、プラークコントロールと SRP を行った部位の比較研究[1]、また、浅い歯周ポケットに対する SRP の有効性の研究[2] など多くの報告がなされているが、いずれも顕著な効果が報告されている。また、歯肉縁下スケーリングを行った長期的な研究においてもその有効性が証明されている[3]。

3. 病的セメント質の為害性

　付着器官の喪失を伴う歯周病では、歯根面に対してプラークや歯石などが付着し、これにより汚染されたセメント質に物理的・化学的な変化が生じることが知られている。すなわちセメント質表層の脱灰、コラーゲン線維

の変性、さらに露出歯根面表層から 10 ～ 20 μm の幅で石灰化の亢進（過石灰化層）がみられ、この部位では Ca、P とともに Mg、F の増加があることが知られている[4]。

従来、臨床的にスケーリング後の徹底したルートプレーニングの必要性が求められてきたが、内毒素の根面への浸透が 10 μm 以内の表層のみであることが報告[5-7]されて以来、処置は表層にとどめたほうがよいとの考えもある。

文　献

1) Tagge DL, et al : The clinical and histological response of periodontal pockets to root planing and oral hygiene. J Periodontol, 46: 527-533, 1975.
2) Lindhe J, et al : Scaling and root planning in shallow pockets. J Clin periodontal, 9: 415-418, 1982.
3) Hirschfeld L, et al : A long-term survey of tooth loss in 600 treated periodontal patients. J periodontol, 49: 225-237, 1978.
4) Wirthlin MR, et al : The hypermineralization of disease root surfaces. J Periodontol, 50: 125-127, 1979.
5) Nakib NM, et al : Endtoxin penetration into root cementum of periodontally healthy and disease human teeth. J Periodontol, 53: 368-378, 1982.
6) Hughes FJ, et al : Investigation of the distribution of cementum-associated lipopolysaccharides in periodontal disease by scanning electron microscope immunohistochemistry. J Periodont Res, 23: 100-106, 1988.
7) Daly CG, et al : Hystological assessment of periodontally involved cementum. J Clin Periodontol, 9: 266-274, 1982.

〈佐藤　聡〉

4. SRP を始める時期

SRP を始める時期は、患者の歯肉縁上プラークコントロールが確立し、口腔内全体では O'Leary の PCR が 10 ～ 20％になってから始めるとよいとされている（**図 1**）。

SRP 前に、歯科医師・歯科衛生士の処置なしで、患者自身が行う歯肉縁上プラークコントロールだけで歯周組織の状態が改善することを実感してもらうことが大切である。なぜなら、この実感により、歯肉縁上のプラークコントロールの重要性を患者が自覚できるからである。逆に、患者の歯肉縁上プラークコントロールが確立する前に SRP を始めてしまうと、歯科医師、歯科衛生士の処置により改善したと思い、患者が歯肉縁上プラークコントロールの重要性を実感するチャンスを失うことになりかねない。SRP への移行はこのモチベーション（動機づけ）に関連した因子を考慮して決定する。また、SRP 後に知覚過敏や歯肉退縮が偶発症として起きることをあらかじめ説明しておくことも、信頼関係を損なわないために大切である。

5. 歯石の探知

SRP を行う前に、歯石の分布状態、硬さ、厚み、幅、量などを把握する。特に歯肉縁下の SRP は、盲目下で行うため、的確な歯石の探知能力が求められる。

歯石の探知は、①エックス線画像、②視診（歯肉の炎症状態を参考にする、エアや歯周プローブ〈**図 2**〉などでポケット上皮を押しのける）、③触感（エキスプローラー〈**図 3**〉、歯周プローブなどを用いる）で行う。

①は平面画像なので、近遠心面の比較的大きな歯石の探知には有効であるが、薄い歯石や頬舌面に沈着している歯石の探知には不適である。②は歯肉縁下の比較的浅い位置の歯石には有効であるが、歯肉縁下の深い部位の歯石の探知は容易でない。③が最も一般的に行われ、特に細くしなやかで先の鋭い器具が触感を伝えやすく、探知に有利である。触感による探知の精度を上げるためには、器具の先端を歯面に正しく適合させ、あらゆる方向から探ることが重要で、そのためにも歯根の植立方向や歯の解剖学的形態などを把握しておくことがポイントである。プロービングにおいては、根面上の歯石の探知に加え、歯周ポケットの形態を三次元的に把握する。

6. スケーラーの種類

SRP は通常、スケーラーを用いて行われる。スケーラーは手用スケーラー hand scaler とパワードリブンスケーラー power-driven scaler に大別される。

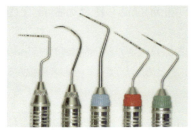

図2 各種歯周プローブ

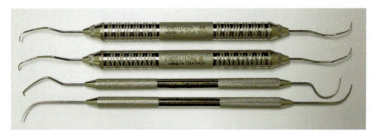

図3 各種エキスプローラー

1) 手用スケーラー

　手用スケーラーは、キュレット（鋭匙）型、シックル（鎌）型、ファイル（ヤスリ）型、チゼル（ノミ）型、ホウ（鍬）型の5種類があり、現在、主に使用されているのはキュレット型とシックル型のスケーラーである。キュレット型スケーラーの構造を図4に、ブレードの構造を図5に示す。近年、素材やハンドルの形状などの研究が進み、消耗が少ない、根面の触感が伝わりやすいなどの特徴をもつスケーラーが開発されている。

(1) キュレット型スケーラー

　主に歯肉縁下歯石の除去に用いられる。ブレードのヒールからトゥまで幅が一定で、カッティングエッジがほぼ直線である。直線に続いてトゥの部分は丸い。バックも丸く、深い歯周ポケットにも挿入しやすい。フェースとラテラルサーフェスとで作られるカッティングエッジの角度は、70～80°である。グレーシー型とユニバーサル型がある。

a. グレーシー型キュレット

　7本の基本セット（両頭）で部位に合わせて番号（図6）で使い分けるように部位特異的に設計されている。シャンクの形態は番号により異なるが、第一シャンクとブレードの関係はどの番号でも同じで、ブレードを下にし、刃先を自分に向け、第一シャンクを床に垂直に立てたとき、フェースに20°の傾きがあるので、第一シャンクとは70°の角度になる。フェースの下がっているほうにのみカッティングエッジが付与されている（片刃）（図7）。近年、深い歯周ポケット用のシャンクの長いもの、幅の狭い歯周ポケット用のブレードの長さの短いもの、ブレードの幅の狭いもの、水平診療に適したシャンクの屈曲の大きい臼歯部用スケーラーも開発されている。

b. ユニバーサル型キュレット

　前歯用、臼歯用と適応部位により使い分けるタイプのものもあるが、基本的にはすべての部位に適応可能である。フェースに傾きはなく、カッティングエッジは両側に付与されている（図7）。

(2) シックル型スケーラー

　主に歯肉縁上歯石の除去に用いられる。フェースの上面像は、ブレードのヒール部分を底辺、トゥの先端を頂点とする二等辺三角形で、先端が鋭利なため、特に隣接面の歯石除去の効率がよい。カッティングエッジは両側にある。フェースは曲面であるものが主流だが、平面なものもある。

(3) ファイル型スケーラー

　ヤスリ状のブレードで、歯石を削って除去するのに用いられ、頬側、舌側、近心、遠心用に分かれている。

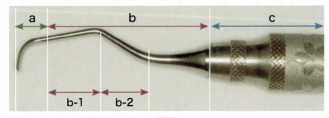

図4 キュレット型スケーラーの構造
a：ブレード（刃部）、b：シャンク（頸部）、c：ハンドル、
b-1：第一シャンク（lower shank）、b-2：第二シャンク（upper shank）。

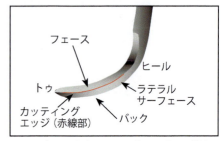

図5 ブレード（ワーキングエンド）の構造

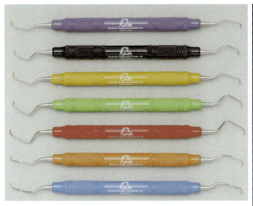

図6 グレーシー型キュレットの基本セットの番号と適応部位
上から、#1/2（前歯用）、#3/4（前歯用）、#5/6（前歯、小臼歯用）、#7/8（臼歯頬舌側用）、#9/10（臼歯頬舌側用、分岐部用）、#11/12（臼歯近心面用）、#13/14（臼歯遠心面用）。

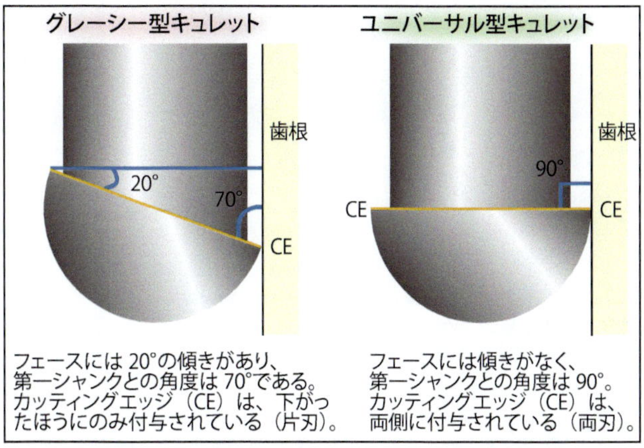

図7 各キュレットの角度と部位
グレーシー型キュレットとユニバーサル型キュレットの第一シャンクとフェースの角度、およびカッティングエッジの部位。

（4） チゼル型スケーラー

シャンクからブレードまで真っ直ぐなノミの形態で、特に下顎前歯部の隣接面に沈着した多量の歯肉縁上歯石の除去など、歯間部の歯石を押して除去するのに用いられる。適用範囲が狭い。

（5） ホウ型スケーラー

歯肉縁下歯石の除去に用いられ、頬側、舌側、近心、遠心用に分かれている。側面像は、チゼル型のブレードを第一シャンクに対して、90～100°に曲げた形態で、歯石を歯周ポケット内から引き出すような操作で用いる。

2） パワードリブンスケーラー

パワードリブンスケーラー power-driven scaler は、振動形式により超音波スケーラーとエアスケーラー（音波スケーラー）に分けられる。

（1） 超音波スケーラー（図8）

発振装置で機械振動に変換して得られた高振動エネルギーをチップに伝達することで起こる微細振動および空洞現象を利用したスケーラーである。注水下で歯石を剝離・粉砕する。周波数は 25,000～40,000Hz で、現在の主流である電歪式（ピエゾ式）と磁歪式（マグネット式）がある。

従来、超音波スケーラーは、大きな歯肉縁上歯石や沈着物ならびに着色などを除去するのに利用されてきた。しかし、近年、低出力が可能となり、手用スケーラーでは操作しにくい、①深い歯周ポケット、②幅の狭い歯周ポケット、③根分岐部の歯周ポケット、などに対応した細い歯肉縁下用チップが開発され、さらにインプラント用のチップなど、応用範囲は拡大されてきている（図9）。

手用スケーラーと比較した利点は、①術者の疲労が少ないこと、②チップを歯周ポケットに挿入し、歯石に当てることができれば除去できること、③注水キャビテーション効果が生じ、細菌の粉砕による洗浄効果も期待できること、④水の代わりに薬液を使用できること、が挙げられる。欠点としては、①超音波特有の音や振動が患者の不快感につながること、②知覚過敏を生じやすいこと、③口腔内のプラーク細菌・血液などを含んだエアロゾル（気体中に浮遊する微小な液体）への配慮や注水に対する吸引が必要なこと、④オーバーラッピングが難しいこと、⑤触感が手用スケーラーに劣ること、が挙げられる。

（2） エアスケーラー

圧縮空気で発生するエネルギーを利用したスケーラーで、周波数は 2,500～6,500Hz である。タービン用コネクターに装着して使用する。

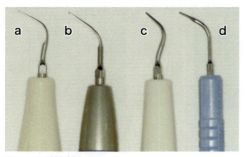

図8　各種超音波スケーラー
a、b、c：電歪式、d：磁歪式。

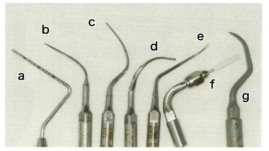

図9　超音波スケーラーの歯肉縁下用・インプラント用チップ
a：プローブ、b、c：歯肉縁下用、d、e：根分岐部用、f、g：インプラント用。

7. 手用スケーラーのシャープニング法

　鋭利なカッティングエッジは、手指の感覚を鋭敏にし、歯石の探知をしやすくするばかりでなく、安定したストローク、安全で効率的なSRPを可能にする。一方、鈍磨なカッティングエッジは、歯石の表面をなめらかにし、歯石の探知を難しくする。スケーラーのブレードの形態は、歯面への適合性およびSRPの効率が良くなるように設計されているため、本来の形態を維持させて、相似形になるようにシャープニングすることがポイントである。そのためには、ブレードの三次元的な形態を理解して、SRPに使用する刃先の部分だけでなく、ブレードのヒールからトゥの回り込んだ部分までを平均的にシャープニングすることが求められる。また、シャープニング前のカッティングエッジの鋭利度の評価も重要である。

　シャープニングは、スケーラーを固定して砥石のみを動かす方法と、砥石とスケーラーの両方を動かす方法がある。前者の方法が主流だが、ブレードの形態を考慮すると、後者の方法が有利である[1]。後者の方法では、ブレードの正面像のフェースの傾き、上面像のカッティングエッジのライン、側面像のフェースの曲率から、それぞれ、第一シャンクを左右に傾ける角度、砥石を水平的に寄せる角度、スケーラーを前後方向に回転させる角度を決め（図10）、決定した角度に従い、左手でスケーラーを前後方向に、右手でカッティングエッジとの適切な角度（70〜80°）を維持させたまま砥石を上下方向に動かし、カッティングエッジを研ぐ。トゥの丸い部分は砥石やスケーラーを形態に合わせて回転させ、形態を整えるように、トゥの回り込んだところまで研ぐ（図11）。

8. 手用スケーラーの操作法

　グレーシー型キュレットによるSRPは、①ポジショニングの設定、②スケーラーの選択と把持、③フィンガーレストの設定、④ブレードの挿入、⑤カッティングエッジの歯面への適合、⑥スケーラーのストローク、という順序で行う。

1) スケーラーの把持法

　スケーラーの把持法は、①執筆法変法 modified pen grasp、②執筆法 pen grasp、③掌握法 palm-and-thumb grasp があり、①執筆法変法（図12）が推奨されている。

　執筆法変法は、ハンドルの中央部を「人差し指の付け根と人差し指第二関節との間」に置き、中指の腹の爪のすぐ横のところをスケーラーのシャンクに当てる。親指の腹を中指と人差し指の真ん中あたりに位置させる。

　執筆法変法は、親指、人差し指、中指の3点支持効果が生まれ、安定感が得られ、側方圧をかけることができるばかりでなく、スケーラーを回転できるので、ブレードを歯面に適合させやすい。また、シャンクが指先に接するので、触感にも優れている。執筆法変法は、SRPだけでなく、プロービングやエキスプローニングでも有効な把持法である。

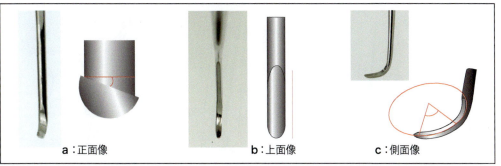

図10 砥石とスケーラーの両方を動かすシャープニング方法
a：正面像のフェースの傾きから第一シャンクを左右方向に傾ける角度、b：上面像のカッティングエッジのラインから砥石を水平的に当てる角度、c：側面像のフェースの曲率からスケーラーを前後方向に回転させる角度を決める。

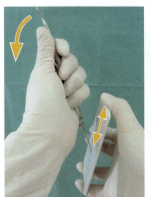

図11 砥石とスケーラーの両方を動かすシャープニング方法
奇数番の場合、①刃先を手前に向け、②第一シャンクを20°左に傾け、③ヒールのフェースを水平にし、④砥石をヒールのカッティングエッジに合わせ、70°に設定する。そして、⑤右手で砥石の角度を維持させたまま砥石を上下方向に動かし、左手でスケーラーを手前方向に回転させながら、トゥの丸い部分の手前まで研磨する。さらに、⑥トゥの丸い部分は砥石あるいはスケーラーを水平方向に形態に合わせて回転させ研磨する。偶数番の場合は、刃先を逆に向け、左手を向こう側（体から離れるよう）に回転させて研磨する。

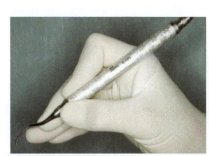

図12 執筆法変法

2) フィンガーレストの設置

　ブレードを適切な角度で歯面に当て、安定した側方圧をかけられるように、処置する歯、または隣在歯にフィンガーレスト（固定点）を置く。フィンガーレストを取った薬指に中指を添えて、親指、人差し指、中指、薬指を一体化させるビルドアップ法にするのが望ましい。口腔内の状況により、理想的なフィンガーレストを設置することが困難な場合には、同顎の反対側（クロスアーチフィンガーレスト）、あるいは対合歯（オポジットアーチフィンガーレスト）に設置する。安定性に劣り、十分な側方圧を得ることができない場合は、スケーラーを把持していない手の親指や人差し指をシャンクに添えて補強する（補強レスト）。その他、スケーラーを把持していない手の指を、処置する部位の歯列に沿わせて置き、その指の上にレストを設置するフィンガーオンフィンガーレスト、患者の頰や顎に掌を置き、レストを設置する口腔外レストなどもある。

3) 歯周ポケットへの挿入と歯面への適合（図13）

　ブレードは、フェースと歯面とのなす角度を小さくし、歯面、軟組織を損傷しないよう注意しながら、ポケット底まで挿入する。最根尖側の歯肉縁下歯石を越えたところで第一シャンクを歯根面と平行にして、カッティングエッジの尖端1/3を歯面に適合させる。

4) スケーラーの動かし方

　スケーラーは処置根面に対して第一シャンクを平行に動かすことに留意する。また、カッティングエッジの先端1/3を常に歯面に適合させ、歯面、軟組織を損傷させないように注意する。患者がSRP中に痛みを訴える場合は、必要に応じて、表面麻酔、浸潤麻酔を施す。
　動かし方には、回転させる動作と引く動作がある。回転させる動作は、レストを軸中心とし、手首と前腕を動

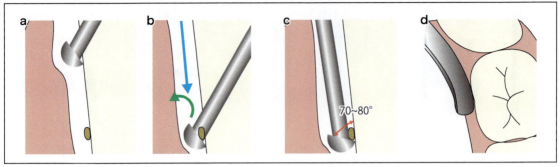

図13　歯周ポケットへの挿入と歯面への適合
a：フェースと歯面のなす角度を小さくし、b：ポケット底部まで挿入し、歯石を超えたところで第一シャンクを起こし、c：歯根面と平行にする。
d：カッティングエッジの先端1/3を歯面に適合させる。

かす手首前腕運動 wrist-forearm motion で、上下に動かす上下手首前腕運動 up and down と左右に回転させるように動かす側方手首前腕運動 side to side がある。引く動作は、指の屈伸運動 finger motion と指を曲げずに前腕全体を引く運動がある。指の屈伸運動は、根の幅の狭い頰舌側面など細かい操作が必要な部位に適している反面、手指の疲労が大きい。実際には回転させる動作と引く動作を組み合わせてスケーラーを動かす。

5) ストロークの方向

SRPのストロークは、垂直方向（歯軸方向）を基本に、斜め方向、水平方向を組み合わせてくまなく行う。

9. パワードリブンスケーラーの操作法

1) スケーラーの把持法

パワードリブンスケーラーも基本的には執筆法変法で把持する。ただし、手用スケーラーのような大きな側方圧は不必要なので、コントロールしやすいように軽く把持する。

2) フィンガーレストの設置

手用スケーラーのようなレストを支点とした回転運動はしないため、タービンや電気エンジンでの形成時のような力加減で軽くレストを置く。

3) パワー、注水量の調整

パワーは患者の痛みに対する感受性、処置の目的を考慮して調節する。
また、振動による発熱を冷却し、イリゲーション効果を発揮させるため、十分に注水し、チップの先端への水の当たり方やキャビテーションを使用前に確認する。

4) チップの当て方

最もパワーが強く効果的に振動が伝わる先端寄りの部分（アクティブチップエリア）を使用する。電歪式ではチップの側面を、磁歪式では背面あるいは側面を、根面に対して10〜20°の作業角度に設定して、フェザータッチ（40〜90g）で当てる（図14）。両方式とも先端部を根面に立てるような当て方は避ける。

5) スケーラーの動かし方（図14、15）

手の動きを止めることなく、ハンドピースを前後にゆっくり動かす。3〜5mmの幅で横や斜めに往復運動させるスイーピングストロークと歯石の端をチップ先端で叩くように動かすタッピングストロークがある。

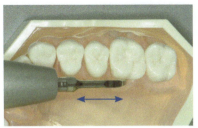

図14 超音波スケーラーのチップの当て方と動かし方
電歪式ではチップの先端寄りの側面を、磁歪式では背面あるいは側面を、根面に対して10～20°の作業角度に設定して、ハンドピースを前後にゆっくり動かす。

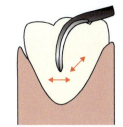 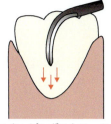

a：スイーピングストローク　　b：タッピングストローク

図15 超音波スケーラーのストロークの種類
a：3～5mmの幅で横や斜めに往復運動させる。
b：歯石の端をチップ先端で叩くように動かす。

6) 歯肉縁下用・根分岐部用チップの使用法

歯肉縁下用チップ・根分岐部用チップ（図9）は、プローブと同等あるいはより細いので、ポケット底、根分岐部内面まで挿入することが可能となる。ポケット底部を損傷しないよう、挿入する深さに気を配る。電歪式ではチップの側面を、磁歪式では背面あるいは側面を用いて操作する。先端部を根面に立てる操作は避ける。小さいパワー、フェザータッチで根面をまんべんなく処置する。側方圧をかけすぎると、根面にダメージを与えるとともに、振動のパワーがうまく伝達されず、機種によっては、振動が停止する。根分岐部用のチップは根分岐部内の凹面に当て、ゆっくり動かす。左右2方向のチップがあり、根分岐部の形態により使い分ける。

10. SRPの難易度を決める因子

SRPの難易度を決める因子を表1に示す。プロービングポケット深さとSRPでの歯石除去との関係を調べた研究では、3mm以内の歯周ポケットでは十分な歯根面の沈着物の除去が可能であるが、5mm以上の歯周ポケットでは歯石を取り残す可能性の高いことが示されている[2]。

また、歯石除去は大臼歯で難しく、小臼歯、前歯の順で容易になる。部位では、遠心面で難しく、近心面、舌口蓋側、唇頬側の順で容易になる。また、根の陥凹部や大臼歯の根分岐部の歯石除去は非常に困難である。術者の技能も重要な因子であり、技術レベルの高い歯周病専門医の歯石除去効果は一般歯科医と比較して優れていることが示されている[3,4]。

SRPには手用スケーラーと超音波スケーラーが広く使用されているが、それぞれ、さまざまな形態のシャンク、ブレード、超音波スケーラー用チップが用意されており、特徴を理解して使い分ける必要がある。根分岐部や狭い歯周ポケットの歯石除去には、専用に開発されたチップの応用が有利であることが報告されている[5]。

表1 スケーリング・ルートプレーニングの難易度を決める因子

1. プロービングポケット深さ	4. 歯の位置	7. 歯根の解剖学的形態
2. 歯種	5. 術者の技能	8. 口の大きさ、開口度
3. 部位	6. 器具	9. 頬の緊張度、舌の大きさ

文献

1) 新田浩ほか: グレーシー型キュレットスケーラーのブレードの形態に基づいた改良シャープニング法. 日本歯周病学会会誌, 44: 273-280, 2002.
2) Waerhaug J: Healing of the dento-epithelial junction following subgingival plaque control. II: As observed on extracted teeth. J Periodontol, 49: 119-134, 1978.
3) Brayer WK, et al: Scaling and root planing effectiveness: the effect of root surface access and operator experience. J Periodontol, 60: 67-72, 1989.
4) Fleischer HC, et al: Scaling and root planing efficacy in multirooted teeth. J Periodontol, 60: 402-409, 1989.
5) Oda S, et al: In vitro effectiveness of a newly-designed ultrasonic scaler tip for furcation areas. J Periodontol, 60: 634-939, 1989.

〈茂木美保、新田　浩〉

Ⅱ-6. 暫間固定

学習目標	到達項目
暫間固定の目的、種類、固定後の注意点について理解する。	□ 1. 暫間固定の目的とその種類について説明できる。 □ 2. 暫間固定後の注意点について説明できる。

1. 暫間固定とは

暫間固定 temporary splinting とは、歯周病により生じた歯の動揺を一時的に隣在歯と連結することにより咬合圧を多数歯に分散し、歯周組織の安静と咬合の安定を図る処置である。暫間固定は固定期間による固定の分類であり、補綴治療の段階でブリッジなどによって行われる固定は永久固定として区別される。

暫間固定は、固定の維持形態によって外側性固定と内側性固定に大別される。外側性固定は固定様式が歯質の外側に位置して窩洞形成を必要としないのに対し、内側性固定は歯質内に存在する（**表1**）。また使用方法によって固定装置の取り外しが可能な可撤と歯に固着する固定式に分けられる。固定の術式は接着性レジンの進歩とともに大きく変化しており、ワイヤーと即時重合レジンを用いた固定は、接着性レジンを応用した固定へと変わってきている。

暫間固定は、原則として炎症が改善してから行うが、動揺があり脱臼の恐れがある場合や、動揺のために処置を施しにくい場合などにも行い、治療中の安静をはかり治癒を促す。歯の保存の可否の判定や、永久固定の必要性を診断する目的で行う場合もある。

2. 暫間固定の分類と種類

1) エナメルボンディングレジン固定

エナメルボンディングレジン固定 enamel-bonding resin splints とは、外側性固定による暫間固定の一手法で、接着性レジンを用いて隣接歯と接着させることにより動揺歯を固定する（**図1**）。歯質の切削を必要とせず、簡便な方法であるため頻繁に用いられる。咬合力が強い場合には、破折しやすいため、装着後の十分な咬合調整と定期的な点検が必要である。

2) ワイヤー結紮レジン固定

ワイヤーで歯を連続結紮する方法は、報告者の名前をとってバルカン固定法（Barkann固定法〈B-splints〉）といわれる。

3) 連続レジン冠固定

連続レジン冠固定 continuous resin crown splints は最終補綴を前提として支台歯形成を行い、連結したレジン冠を作製して固定する方法である（**図2**）。歯の移動を防ぎ、咬合機能や審美性を維持する目的でも行われる。

治療用修復物 provisional restoration は永久固定に先立って歯周組織の環境を整えるために装着する暫間修復物であり、連続レジン冠を用いて行われることが多い。歯周治療を進めながら、治療用修復物を用いて歯の保存の可否、固定範囲、咬合関係、清掃性、審美性などを確認する。治療用修復物による固定はプロビジョナル固定 provisional splint と呼ばれる。

表1 暫間固定の分類

外側性	固定式	エナメルボンディングレジン固定
		ワイヤー結紮レジン固定
		連続レジン冠固定
	可撤式	オクルーザルスプリント
内側性	固定式	ワイヤーレジン固定

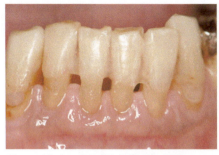

図1 エナメルボンディングレジン固定

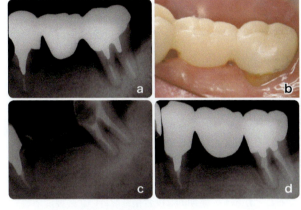

図2 連続レジン冠固定
a：初診時。術前デンタルエックス線画像。7の近心根に、根尖付近まで透過像が認められる。
b：連続レジン冠固定。感染根管治療、SRPなど歯周基本治療を行い、状態の変化を観察した。
c：歯周基本治療後。初診時に認められた歯槽骨の透過像に改善が認められる。固定の範囲を決定し、最終補綴に移行する。
d：補綴治療後のデンタルエックス線画像。7近心歯槽骨の透過像は消失し、安定している。

4) オクルーザルスプリント

オクルーザルスプリント occlusal splint は、咬合面を覆うレジン製の可撤式プレートで、ブラキシズムの防止や歯周組織に加わる力の分散などを目的とする。

5) ワイヤーレジン固定

ワイヤーレジン固定 wire resin splints（A-splints）とは、咬合面にワイヤーを埋入できる窩洞を形成し、ワイヤーを芯にして適合させ、レジンを充填して固定する方法であり、A-splint とも呼ばれる。固定力が強く審美性に優れているが、歯質を削除するという欠点がある。

3. 暫間固定にあたっての注意点

固定の前後に咬合調整を十分に行い、咬合の安定を図る。暫間固定装置により局所の口腔清掃が妨げられないようにし、プラークコントロールを適切に行う必要がある。暫間固定によって一時的に咬みやすくなるため、患者は歯周炎が治癒したという誤解することもあるので注意を要する。暫間固定は歯周炎の原因除去治療ではないため、歯周基本治療や歯周外科により炎症性因子の除去を適切に行うことが大切である。

暫間修復物を装着する際には、歯周治療に伴う歯周組織の変化を観察し、自浄性、清掃性、審美性に配慮して適宜修正を加えていく。炎症性因子と咬合性外傷のコントロールがなされた段階で、最終的な歯の保存の可否、および固定の範囲を決定し、最終補綴へと移行する。

文献

1) Gher ME: Non-Surgical Pocket therapy. Dental Occlusion Ann Periodontol, 1: 567-580, 1996.
2) Lemmerman K: Rationale for stabilization. J Periodontol, 47: 405-411, 1976.
3) Ramfjord SP, et al: Significance of occlusion in the etiology and treatment of early moderate and advanced periodontitis. J Periodontol, 52: 511-516, 1981.
4) 山岡昭編: 歯周病学事典, クインテッセンス出版, 東京, 1987.
5) 日本歯周病学会編: 歯周病専門用語集, 医歯薬出版, 東京, 2007.
6) Nyman S, et al : The role of occlusion for the stability of fixed bridges in patients with reduced periodontal tissue support. J Clin Periodontol, 2: 53-66, 1975.
7) Nyman S, et al: The capacity of reduced periodontal tissues to support fixed bridgework. J Clin Periodontol, 9: 409-414, 1982.

〈長澤敏行〉

II -7. 咬合調整

学習目標	到達項目
咬合調整の目的、行う時期について学習し、術式を理解する。	☐ 1. 咬合調整を行うべき時期について説明できる。 ☐ 2. 咬合調整の目的を説明できる。 ☐ 3. 咬合調整の術式を説明できる。

1. 咬合調整の時期

咬合調整は、原則として歯肉の炎症がある程度改善されてから行うべきである[1]。歯肉に炎症がある際には、歯が移動し、動揺も増していることが多く、精密な検査が難しいためである。ただし、急性症状を呈している場合や著しい外傷性咬合がある場合には、患歯を安静に保つための応急処置として、咬合調整を行うことがある。

また、明らかな症状がない場合には咬合調整は行うべきではなく、予防的な削合は原則として行わない。咬合調整を行う必要がある歯としては過度の動揺、移動、咬合時の疼痛または不快感、打診痛を呈した歯、エックス線画像上で歯根膜腔の拡大や垂直性骨吸収が認められる歯などを挙げることができる[2]。ただし、垂直性骨吸収に関しては、外傷性咬合だけではなくプラークに起因するものもあり注意が必要である[3]。

歯は治療期間中、治療後を通じてわずかに移動してくることが多く、定期的な咬合検査を行い、必要に応じて咬合調整を行う。病的に動揺が増す progressive tooth mobility なのか、歯槽骨の吸収による動揺はあるが動揺度に変化のない increased tooth mobility なのかを判断して行う[4]。

2. 咬合調整の術式

咬合調整の目的は、調和のとれた咬合状態を回復させることであり、①側方力を減少させる、②咬合高径を変化させない、③機能的な形態を付与する、という 3 点を原則とする。咬合調整の際には、視診により咬合関係を確認し、指の腹を用いてフレミタスの有無を確認、咬合紙（赤：中心咬合位、青：側方、前方運動など）を使用して接触関係を確認して行う。咬合調整の後には裂溝形成、球面形成、咬頭形成などを行い、解剖学的な形態を付与する。以下、Lauritzen によって提唱された術式[5]を中心に咬合調整の基本的な術式を述べるが、あくまで原則で、上下顎どちらの歯を削合するかは、歯の動揺、補綴装置の有無、エナメル質の厚さなども考慮し、総合的に判断することが必要となる。

（1）　中心咬合位（咬頭嵌合位）での削合

機能時、クレンチングなどの際には、中心咬合位（咬頭嵌合位）で接触するため、この顎位で早期接触がある歯は強い外力が加わることとなる。Jankelson は中心咬合位での早期接触を I ～ III 級に分類した[6]。

【早期接触 I 級】下顎臼歯の頬側咬頭の頬側面と、上顎臼歯の頬側咬頭の口蓋側斜面、また、下顎前歯の唇側面と上顎前歯の口蓋面に早期接触がある場合は、下顎臼歯の頬側咬頭側面、前歯では下顎前歯の唇側面を削合する。

【早期接触 II 級】上顎臼歯の口蓋側咬頭の口蓋側面と下顎臼歯の舌側咬頭の頬側斜面に早期接触がある場合では、上顎の口蓋側咬頭の口蓋側外斜面を削合する。

【早期接触 III 級】上顎臼歯の口蓋側咬頭の頬側斜面と下顎臼歯の頬側咬頭舌側斜面に早期接触がある場合では、これらの接触している部位を削合する。

（2）　中心位

中心位においては、左右の臼歯が同時に接触することが望ましい。調整は MUDL の法則に従い、上顎臼歯の口蓋側咬頭近心内斜面 upper mesial inclination と、下顎臼歯の頬側咬頭遠心内斜面 lower distal inclination を削合する。削合は、中心咬合位での接触点と、中心位での接触点との距離が大きいほうの顎を選び行う。

（3） 中心滑走（中心位から咬頭嵌合位までの滑走）

多くの場合 1.0 ～ 1.2 mm 程度の中心滑走が認められるとされている[7]。調整では、左右均等になるよう調整する。上顎臼歯に滑走の障害がある場合、その早期接触を削合する。また、中心位が中心咬合位の斜め後方に存在する場合は、中心咬合位から左右にずれずに後方へ滑走できるように調整する。その際 MUDL の法則に従い、調整する。

（4） 側方運動

側方運動時の咬合調整では、中心咬合位での支持咬頭 centric stop を削合しないように注意する（**図1**）。

【作業側】 BULL の法則に従い調整する。BULL の法則とは、上顎の頬側咬頭 buccal cusp of upper jaw、下顎の舌側咬頭 lingual cusp of lower jaw の略で、これらの咬頭を削合する。

【平衡側】 天然歯列では平衡側での接触は不要とされている。平衡側での接触のある部位は、centric stop であるため、注意して削合する。上顎では DILU の法則（上顎舌側咬頭の頬側遠心内斜面 distal inner inclination of lingual cusp of upper jaw）、下顎では MIBL の法則（下顎頬側咬頭の舌側近心内斜面 mesial inner inclination of buccal cusp of lower jaw）に従い、削合する。

（5） 前方運動

前方滑走運動で前歯部での早期接触がある場合、centric stop を削らないよう上顎前歯の口蓋側面を削合する。また、臼歯部での早期接触がある場合は、咬頭の削合は BULL の法則、斜面の削合は DUML の法則（上顎は遠心斜面 distal inclination of upper jaw、下顎は近心斜面 mesial inclination of lower jaw を削合する）に従い行う。

（6） 中心咬合位を再検査、削合面の研磨

すべての顎位、下顎運動時における咬合調整を終えたら、再度、中心咬合を再検査する。その後、咬合面を研磨し、咬合調整を終了する。

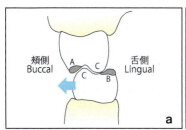 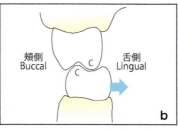 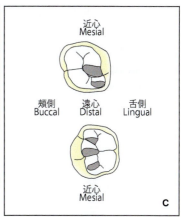

図1 側方運動
a：側方運動の調整（作業側）。BULL の法則に従い、上顎は頬側咬頭(A)、下顎は舌側咬頭(B)を削合する。機能咬頭（C）は保存し、咬合高径を変化させないように注意する。
b：側方運動の調整（平衡側）。平衡側では、機能咬頭(C)が当たるので注意が必要である。
c：側方運動の調整（平衡側、咬合面）。上顎では DILU の法則に従い上顎舌側咬頭の頬側遠心内斜面、下顎では MIBL の法則に従い、下顎頬側咬頭舌内斜面を削合する。

文献

1) Rateitschak KH: The therapeutic effect of local treatment on periodontal desease assessed upon evaluation of different diagnostic criteria. 1. Changes in tooth mobility, J Periodontol, 34: 540-544, 1963.
2) Glickman I, et al: Effect of excessive occulusal forces upon the pathway of gingival inflammation in humans. J Periodontol, 36: 141-147, 1965.
3) Wearhaung J: The infrabony pocket and its relationship to trauma from occlusion and subgingival plaque. J Periodontol, 50: 355-365, 1979.
4) Lang NP, et al: Clinical Periodontology and Implant Dentistry, 5th ed, Blackwell, Munksgaard, UK, 2008, 1125-1137.
5) Lauritzen AG: Altas of occlusal analysis. HAH Publication, Colorado Springs, 1974.
6) Jankelson B: A technique for obtaining optimum functional relationship for the natural dentition. Dental Clinics of North America, 131, 1960.
7) Posselt U: Studies in the mobility of the human mandible. Acta Odont. Scandinav. 10: suppl10, 1952.

〈秋月達也、小田　茂〉

Ⅱ-8. 歯内と歯周病変の関係

学習目標	到達項目
歯内－歯周病変の治療を行うために、その成因と診断の考え方を理解する。	□ 1. 歯内－歯周病変の分類を説明できる。 □ 2. 歯内－歯周病変を生じやすい解剖学的形態を説明できる。 □ 3. 歯内－歯周病変の鑑別診断の方法を説明できる。 □ 4. 歯内－歯周病変の治療方針を説明できる。

1. 歯内－歯周病変の成因

歯周組織と歯髄組織とは根尖孔、側枝および髄床底側枝（髄管）を通じてお互いに密接に交通しており（図1）、それぞれに生じた感染や炎症がもう一方の組織に波及するか両病変が連続した場合、歯内－歯周病変と定義する。

歯内－歯周病変の分類はこれまでいくつか報告されているが、概念論（理論）と実践の観点からすれば、主たる原因が歯内疾患・歯周疾患のいずれにあるかによって3つに分類される（図2）注)。

Ⅰ型病変は歯内疾患由来で、通常は根尖周囲の歯槽骨を破壊してできる歯槽膿瘍や排膿路（瘻孔）が、歯冠方向に拡大された状態をいう。

Ⅱ型病変は、歯内疾患（根尖性歯周炎）と歯周炎の両方が存在する患歯において、2つの炎症病変がそれぞれ独立して進行した結果、両者が連続したものを指す。この病態を"a true combined lesion"と呼ぶこともある。

Ⅲ型病変は歯周炎疾患由来で、歯周ポケットの深行の結果、根尖孔や副根管を介して歯髄に感染や炎症が波及した状態である。このとき図3に示したように、歯冠に齲蝕がみられないのに歯髄炎の症状を呈することもあり、この状態では歯髄の炎症は根尖方向から歯冠に向かって進展していくことから上行性（逆行性）歯髄炎と呼ばれる。

歯内－歯周病変は、歯周炎、齲蝕、異常咬合、外傷、医原病（歯冠形成時の歯髄損傷、不適切な根管治療、穿孔）、隣在歯の根尖病変、加齢および解剖学的形態などが関わる多因子性である（表1）。歯周炎の解剖学的リスクとしては、上顎側切歯の口蓋裂溝、上顎第一小臼歯近心側の根面溝および下顎大臼歯のエナメル突起が挙げら

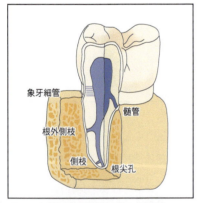

図1　歯髄組織と歯周組織の交通路
歯髄腔と歯周組織はお互い近接しており、一方に生じた感染あるいは炎症反応が他方に波及することがある。

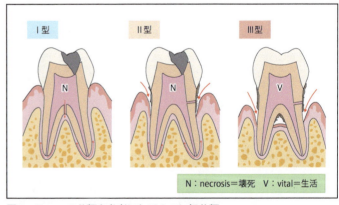

図2　Simonの分類を参考にして3つに細分類
治療の難易度は歯根膜およびセメント質の状態に依存しており、歯内疾患＜歯内疾患＋歯周疾患＜歯周疾患の順に高くなる。

注：歯内-歯周病変の分類について、一部の教科書などとは、ⅡとⅢの順番が異なっている場合がある。ここでは、治療の難易度順に示してあるが、分類には他の考え方もあり、型番はあまり意味をもたないことを理解すること。

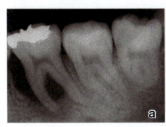
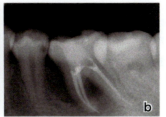

図3 歯内－歯周病変（Ⅰ型）
a：27歳の女性。7年前から下顎左側第一大臼歯部歯肉の腫脹および咬合痛を繰り返し覚えている。全周に8mm程度の歯周ポケットがある。エックス線画像からは重度歯周炎あるいは根分岐部病変を疑うが、患者の年齢と隣在歯の状態から歯周炎の確率は低い。
b：歯髄電気診（－）であったため、歯内－歯周病変（Ⅰ型）と診断し、感染根管治療を行ったところ、約2カ月後には歯槽骨の再生を認め、歯周ポケットは4mm以下に改善した。通常は半年間程度治癒反応を観察する。

表1 歯内－歯周病変に罹患した患歯のリスク評価
臨床推論する際に有用なチェック項目で、誤診の確率を下げてくれる。

項目	リスク度 低い ↔ 高い		解釈
1. 初発疾患	歯内	歯周	歯根膜とセメント質の損傷度
2. 歯根の形態*	単根	複根	部位と治療の難易度
3. 根分岐病変*	なし	あり	歯周炎のリスク度が高い
4. 組織破壊*	小さい	大きい	組織再生の困難度
5. 治癒の回数（期間）	短い	長い	医原病の有無
6. 骨膜の損傷	なし	あり	骨再生が不十分になる
7. 患者の歯周炎のリスク度	低い	高い	歯周炎の関与が高い
8. 年齢	若年者	中高年	歯周病の関与する確率

*：エックス線画像検査による項目

れる。

修復物の装着された患歯では歯髄が壊死したことに起因する根尖性歯周炎からⅠ型病変を呈するケースを時々診る。たとえば、大臼歯の歯冠形成時に歯髄損傷し、根尖性歯周炎が長期間継続することで根分岐部病変と類似した所見を呈することがある（図3）。年齢や全顎的診査の結果、患歯のみに重度な骨吸収を認める場合、歯髄電気診が陰性であれば、Ⅰ型病変と考えてよい。

2. 歯内－歯周病変の鑑別

歯内－歯周病変の診断の際、誤診する可能性のある疾患を**表2**に示す。臨床推論から鑑別診断を行う際には、患者の年齢、周囲の歯周病罹患状態、齲蝕治療の有無、外傷やブラキシズムの有無や患歯の既往歴を踏まえて、歯髄電気診、歯周検査およびエックス線画像検査を実施して病態として説明可能な最善解を探る。経験則からは発生頻度も参考になる。まれな病態よりも頻度の高い病態から推測するほうが結論に到達しやすいが、矛盾のない病歴を説明できることが求められる。

Ⅰ型病変およびⅡ型病変の場合は、根尖性歯周炎に罹患しているため、歯髄電気診は陰性を示す。瘻孔がみられる場合には、瘻孔からガッタパーチャポイントを挿入して到達点を特定し（**図4**）、鑑別診断する。

Ⅲ型病変では重度歯周炎が原因であるため（**図5**）、患歯以外にも歯周ポケットがみられ、上行性歯髄炎として発症することから患歯は生活歯であることが多いが、歯髄壊死に至るケースもある。

歯内－歯周病変の治療では歯内療法を先行する。Ⅰ型病変の場合、まず感染根管治療を行い、根管充填後歯周ポケット深さが改善するか否かを観察する。一方、Ⅲ型病変では主たる原因が歯周炎であるが、上行性歯髄炎（不可逆性）による急性症状へ対処する必要性があるときには、まず抜髄を行う。Ⅱ型病変の場合には歯内－歯周両

表2　歯内－歯周病変と他疾患との鑑別診断
筆者の経験則から頻度順に並べている。根尖性歯周炎と歯内－歯周病変（Ⅰ型）は同じと考えてよい

慢性歯周炎
根尖性歯周炎（不適切な根管治療が行われていることが多い）
医原病（歯髄損傷、不適切な歯内療法、器具破折、穿孔など）
歯内－歯周複合病変（3つに細分類される）
根分岐部病変
歯根破折（失活菌、太い根管充填がされていると確率が上がる）
侵襲性歯周炎
セメント質剝離（エックス線画像に写らない不顕性あり）
（上顎なら上顎洞炎）
腫瘍

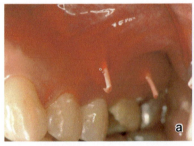
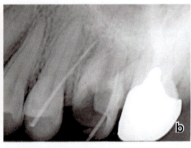

図4　2つの瘻孔
a：34歳の女性。瘻孔からガッタパーチャポイントを挿入した。
b：エックス線画像からはガッタパーチャポイントが近心頬側根根尖および根分岐部へ到達している。

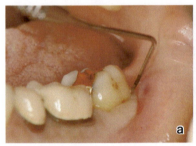
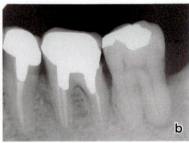

図5　歯髄炎の症状
57歳の女性。左側上下顎の自発痛を訴えて来院した。下顎左側第二大臼歯の打診痛および遠心部に10mmの歯周ポケットを認めたため、上行性歯髄炎と診断した。

方の病変に対する治療を並行して行わねばならないが、まずは歯内療法を先行させ、歯周治療としてプラークコントロール指導および歯肉縁上歯石の除去を行う。現在の歯周検査では患歯の歯根膜の状態や病変における歯内あるいは歯周病変の占める割合が正確に判定できないからである。歯内療法を先行し、治癒反応を観察後に次の治療法を選択することから、一種の診断的治療といえる。

文献

1) Simon JH, et al: The relationship of endodontic-periodontic lesions. J. Periodontol. 43: 202-8, 1972.
2) Weine FS: Endodontic-periodontal problems. Endodontic Therapy Fifth Edition. 640-52, Mosby, 1996.
3) 髙橋慶壮, 吉野敏明: エンド・ペリオ病変の臨床. 歯内-歯周複合病変 診断と治療のストラテジー. 医歯薬出版,東京, 2009.
4) 髙橋慶壮: 歯内療法 失敗回避のためのポイント47ーなぜ痛がるのか, なぜ治らないのかー. クインテッセンス出版, 東京, 2008.
5) 髙橋慶壮: 考えるペリオドンティクスー病因論と臨床推論から導かれる歯周治療ー. クインテッセンス出版, 東京, 2018.

〈髙橋慶壮〉

II -9. 抜歯の判定基準

学習目標
歯周炎に罹患した歯の抜歯の判定に必要な知識を習得するために、その際に考慮すべき事項を整理し、理解する。

到達項目
- □ 1. 抜歯の判定基準を説明できる。
- □ 2. 支持組織の量による保存の可否を説明できる。
- □ 3. 治療計画上、必要な歯の抜歯を説明できる。
- □ 4. コンプライアンスを説明できる。
- □ 5. インフォームド・コンセントを説明できる。

1. 抜歯の際に参考にすべきこと

　歯周病の進行により治療をしても思うような治癒が起こらず、抜歯を余儀なくされるケースがある。これを治療前に確実に判定する方法はないが、一般的には以下の事項を参考に検討すべきである。

(1) 支持組織の量
　どこまで支持組織を喪失すれば抜歯が適応されるかを判定するための明確な基準は存在しないが、支持組織の喪失量が明らかに根尖を越えているような場合は、抜歯の適応となる（図1）。また、支持組織の喪失により歯の動揺が増大し機能的問題が生じた場合も、抜歯となる場合がある。

(2) 歯種
　前歯のように治療や口腔清掃がしやすい部位にある場合は、審美性への配慮を踏まえたうえで、歯周炎がかなり進行していても保存可能である場合が多い。また、犬歯は歯根が長いので経過が良い場合が多い。
　逆に大臼歯は清掃性や器具の到達性が悪いことや、特に根分岐部病変に罹患していることがあるため経過が悪い場合が多い。また、ヘミセクションやトライセクションのように歯根単位の抜去が必要となることもある。
　また、智歯や根分岐部病変に罹患した小臼歯なども一般に経過が悪いので、治療計画上必要でないかぎり、抜歯を考慮する。

(3) 治療の計画上不要な歯
　たとえば、固定性ブリッジによる補綴を行うような場合、支台歯の分布状態などから必要のない歯は抜去されることがある。また、臼歯を補綴しない短縮歯列弓にする場合で、対合歯のない最後臼歯などは機能的に必要がないため、抜去されることがある。このように、抜歯の判断は治療計画に左右されることが多い。
　また、治療後に状態は改善したものの、歯の動揺が改善しなかったために、機能的問題が残ったり、保存す

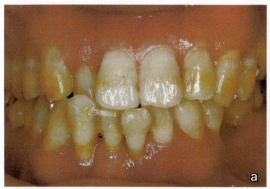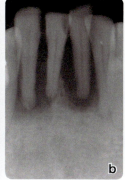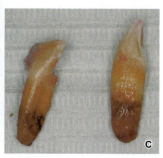

図1　55歳、男性
a：慢性歯周炎の進行により下顎前歯部に重度の歯肉退縮がみられる。
b：当該部位のエックス線画像。支持組織の高度な喪失がみられる。
c：抜去された歯。根尖に及ぶ歯石およびプラークの沈着がみられる。

るとかえって補綴が困難になるような場合にも抜歯を視野に入れる。

(4) 治療に対する反応の悪い歯

治療計画上必要と考えられ、保存が検討されたが治療効果が確実に得られるか不明な歯の場合には、治療を行ったうえで、その反応をみてから保存の可否を検討する。

治療に対する反応が悪いのは、患者単位では糖尿病や喫煙習慣などリスクファクターを有している場合である。歯単位では、ブラッシングが不十分なためプラークが十分除去されていない歯や、根面溝や根分岐部病変など形態学的に問題がある場合に考えられる。

(5) 患者のコンプライアンス

歯周治療の成果は、患者自身によるプラークコントロールの水準に大きく左右される。コンプライアンスの悪い患者は、自身によるプラークコントロールが十分に行われていないため、歯周治療が奏効しない場合が多い。場合によっては状態の悪い歯から順次抜歯をしていき、総義歯に移行することも視野に入れて治療を進めていかなければならないこともある。

2. 抜歯に対しての患者へのインフォームド・コンセント

インフォームド・コンセントとは「十分な説明に基づく同意」を意味する用語である。すべての医療において必要なことであり、当然ながら抜歯を遂行する場合は特にインフォームド・コンセントが得られていることが必須である。

通常、患者は歯の保存を望んで受診しているため、歯周病の状態、治療計画、保存した際の弊害、治療の選択肢などを十分に説明し、患者の同意を得たうえで抜歯が行われるべきである。

また、歯によっては治療に対する反応をみるまで抜歯の判断ができないことがある、さらに、動的治療完了後のサポーティブペリオドンタルセラピー（SPT）時に歯周炎の再発が起こり、抜歯を余儀なくされる場合もある。このような事態が生じる可能性を前もって患者に十分説明し、同意を得ておくことが必要である。

文　献
1）石川 烈ほか: 歯周病学, 永末書店, 京都, 1996, 156.
2）吉江弘正ほか: 臨床歯周病学, 医歯薬出版, 東京, 2008, 42.

〈関野　愉〉

II-10. 象牙質知覚過敏

学習目標	到達項目
象牙質知覚過敏を理解する。	☐ 1. 象牙質知覚過敏の発症を説明できる。 ☐ 2. 象牙質知覚過敏の治療法を説明できる。

1. 象牙質知覚過敏の発症

SRP後や歯周外科治療後に象牙質知覚過敏が発症し、患者が「歯がしみる」と訴えることがある。これは、腫脹していた歯肉が退縮し、歯根象牙質が口腔内に露出することに起因する場合が多い。象牙質知覚過敏は、何らかの原因により象牙質が口腔内に露出し、温度刺激（冷・温）、高張液による化学的刺激、擦過刺激、エアーによる乾燥刺激などの外来刺激が加わることで、一過性に「鋭く、刺すような痛み」が誘発されることを指す。象牙質が露出した状態は、歯髄組織が象牙細管を介して外界と交通していることを意味している。そのため、歯髄組織は初期炎症状態となり、神経線維終末分岐が増加し、通常では痛みを感じない刺激に対しても痛みを感じる。

2. 象牙質知覚過敏の治療法

知覚過敏の治療法には、開孔している象牙細管を封鎖・狭窄させる方法が用いられている。チェアサイドでは知覚過敏抑制剤の塗布が一般的で（図1）、近年ではレーザーの応用も試みられている。患者に知覚過敏を抑制する成分を含んだ歯磨剤を使用してもらう方法[1]も広く行われている（表1）。また、知覚過敏発症部位に硬い歯ブラシを当てることや、スケーリングは疼痛を伴うため、患者および術者ともに注意が必要である。

表1 知覚過敏治療法

チェアサイド での治療法	知覚過敏抑制剤 の塗布	メタクリル酸メチル-p-スチレンスルホン酸共重動体とシュウ酸混合液
		フッ化ナトリウム
		シュウ酸カリウム
		フッ化ジアミン銀
		グルタルアルデヒド
	レーザー照射	エルビウムヤグレーザー
		半導体レーザー
セルフケアの 治療法	知覚過敏抑制成 分配合の歯磨剤	乳酸アルミニウム
		硝酸カリウム

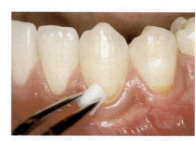

図1 知覚過敏部位への抑制剤の塗布

3. 象牙質知覚過敏を防ぐには

歯周治療中に象牙質知覚過敏を発症させないためには、①適切な口腔衛生指導によるプラークコントロールの確立が不可欠であり、②根面を損傷するような過度のルートプレーニングを慎むべきである。前者は、細菌による生物学的な刺激を取り除くだけでなく、プラークコントロール確立前のスケーリングによる急激な歯肉退縮を防ぐことができる。さらに、強い圧でブラッシングを行っていないかの確認も必要である。また後者は、機械的な処置により歯石だけでなく、健全なセメント質を取り除いてしまうようなオーバーインストゥルメンテーションや同一部位への操作の繰り返しに注意すべきである。また、知覚過敏の発症にブラキシズムが関与している場合もあり、原因事項の鑑別が必要となることもある。

文献

1) Poulsen S, et al: Potassium containing toothpastes for dentine hypersensitivity. Cochrane Database Syst Rev, 19: 1476, 2006.

II -11. 再評価

学習目標	到達項目
歯周治療の一連の流れのなかでの再評価の意義を理解するために、再評価時に行われる検査についての必要な知識を身につける。	□ 1. 再評価の意義を説明できる。 □ 2. 再評価時に行われる検査項目を説明できる。 □ 3. 歯周ポケットの反応性を説明できる。

1. 再評価の意義

　歯周治療の各ステップで、その効果の確認、治療計画を遂行するか修正するかあるいはサポーティブペリオドンタルセラピー supportive periodontal therapy：SPT またはメインテナンスに移行するかの意思決定のために、再評価 re-evaluation が行われる。以下に再評価において行われる検査項目とその意義を示す。

1） BOP

　歯周炎は付着の喪失を伴う歯肉の炎症性疾患である。歯肉が病的な場合は、挿入したプローブの先端は接合上皮の最尖端部よりもさらに深部までプローブが到達し、プロービング時の出血 bleeding on probing：BOP が起こる[1]。BOP がない部位では SPT またはメインテナンス遂行時に歯周炎の再発や進行が起こる確立が極めて低くなる[2]。したがって、BOP は SPT またはメインテナンスに移行する場合の基準とすべきもっとも重要なパラメーターであるといえる。新しい国際基準[3] では BOP が全歯面の 10％未満で 4mm を超える PD がない場合を「高さが減少した歯周組織の場合の健康状態」と設定され、この状態が得られれば SPT またはメインテナンスに移行できる。また日本歯周病学会の指針では BOP がみられなくなった場合にメインテナンスに移行する。

2） PD

　プロービングデプス probing depth：PD が 5mm 以上あると BOP が発現しやすくなり[4]、4mm 以下であれば、その後 SPT またはメインテナンスを遂行するなかで、付着の喪失が起こる確率が低くなる[4, 5]。これらを考え合わせると、PD が 4mm 以下で[3]、BOP が消失した場合には、SPT またはメインテナンスに移行し、逆に PD が 4mm 以上かつ BOP がみられた部位にはさらなる治療が必要となる。

3） CAL

　臨床的アタッチメントレベル clinical attachment level：CAL は、臨床的な付着の喪失状況を把握するのに最も有効な指標であるが、計測に熟練を有する。また、臨床で測定される CAL は組織学的なアタッチメントレベルとは一致しない。さらに、正常値が存在しないため臨床では省略される場合が多い。主に研究目的で計測される。

4） プラーク

　歯周治療の経過はプラークコントロールの水準に大きく左右される。したがって再評価時やそれ以降もプラークの検査は継続していく必要がある。

5） 歯の動揺度

　歯の動揺の主な原因は、①歯周炎による歯槽骨の吸収と、②咬合性外傷などによる歯根膜腔の拡大である。前者の場合は動揺そのものが危険なわけではないことから、咀嚼機能不全や臨床症状が生じた場合に固定の適応となる。また、後者で動揺度の増大が起こった場合に、咬合調整や固定などが適用される。歯肉の炎症も動揺に影響を与えるため、歯周基本治療が奏効すると動揺が改善する場合もある。

6) 根分岐部病変

　根分岐部病変がLindheとNymanの分類でⅡ度以上の場合、歯周基本治療や通常のフラップ手術では治癒させるのが困難なことが多い。状態に応じ、トンネル形成、歯根分離、ヘミセクション、再生療法などが適用される。

7) エックス線画像検査

　歯周治療が奏効すると、歯槽骨辺縁の骨梁が明瞭になる場合があるが、必ずしもこれは経過予測の指標にはならない[6]。エックス線画像検査からは隣接面部の骨の状態しかわからないため、それだけで経過を判断することはできない。歯石の取り残しなどもチェックできるが、これも隣接面部のみである。

　また、深い歯周ポケットやBOPが残存した部位に楔状骨欠損がみられた場合には、状態に応じて再生療法などの適応を考える。その場合、ポケットにプローブやガッタパーチャを挿入した状態で撮影すると、骨壁の有無を確認できる。現在では、矯正治療が必要な場合の骨幅の確認や複雑な根分岐病変の検査のため、コーンビームCTによる検査も検討されているが、標準的な方法はやはり二次元のエックス線画像検査である[7]。

8) その他

　ボーンサウンディングは、フラップ手術などの前に骨欠損形態を確認したい場合などに行われることがある[*]。リエントリー手術も手術後の骨形態の確認のために研究目的で行われる[*]。また、細菌検査や歯肉溝滲出液の検査も主に研究目的で行われる。

[*] リエントリーをしても、できた骨と根面との間の組織が上皮なのか歯根膜なのか不明である。したがって、歯周組織の再生が起こったかどうかはわからず（コーンビームCTでも同様）、日常の臨床で行う意義はないと考えられる。また、2017年11月に行われたEFP/AAPの合同ワークショップのなかでもリエントリーの必要性は記載されていない。

2. 歯周基本治療に対する歯周ポケットの反応性

　歯周基本治療後の歯周ポケットの反応に関わる要素がいくつかある。まず、治療前の歯周ポケットの深さが影響する。歯周ポケットの減少は、歯肉退縮と臨床的なアタッチメントゲインにより起こるが、歯周ポケットが深い場合には、治療後に起こる歯肉退縮量や臨床的アタッチメントゲインの量、残存するPDの値が大きくなる傾向がある（図1）[8,9]。

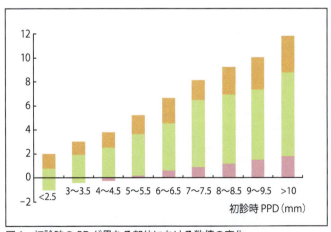

図1　初診時のPDが異なる部位における数値の変化
横軸は初診時のPD、縦軸黄色は歯肉退縮量、緑色が残存したPD、ピンク色が臨床的アタッチメントゲインを示す[8,9]。

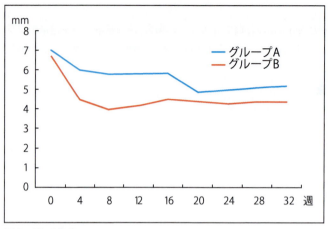

図2 PDの変化
研究開始時に口腔衛生指導および歯肉縁下のSRPが行われた後、グループBでは32週間の研究期間中プラークコントロールが続けられた。グループAでは16週目まで行われず、その期間ではグループBのPDの減少が大きかった。16週目に再度SRPが行われた[10]。

　また、プラークコントロールの水準も歯周ポケットの反応に大きく影響する。プラークコントロールが確立しないまま歯肉縁下SRPを行うと、プラークコントロールが良い状態で行った場合と比較して歯周ポケットの改善度が低く（**図2**）、また細菌学的にも2～3カ月で一度減少したスピロヘータや運動性桿菌がもとのレベルまで戻ってしまう[10]。

　歯種によっても反応が異なる。大臼歯などの複根歯は単根歯と比較して歯肉縁下歯石の取り残しが多いことや、根分岐部病変、根面溝などが存在することから、反応も悪くなる[10]。

　さらに喫煙者では非喫煙者と比較して歯周基本治療による歯周ポケットの改善度は低い[11]。喫煙者の場合は歯周炎になっていてもBOPが起こりにくい[12]ことが報告されており、その点に十分注意して検査を行う必要がある。

文献

1) Listgarten MA: Periodontal probing: what does it mean? J Clin Periodontol, 7:165-176, 1980.
2) Lang NP, et al: Bleeding on probing. A predictor for the progression of periodontal disease? J Clin Periodontol, 13: 590-596, 1986.
3) Chapple ILC, et al: Periodontal health and gingival diseases and conditions on an intact and a reduced periodontium: Consensus report of workgroup 1 of the 2017 World Workshop on the Classification of Periodontal and Peri-Implant Diseases and Conditions.. J Clin Periodontol, 20: S68-S77, 2018.
4) Claffey N, et al: Diagnostic predictability of scores of plaque, bleeding, suppuration and probing depth for probing attachment loss. 3 1/2 years of observation following initial periodontal therapy. J Clin Periodontol, 17: 108-114, 1990,
5) Matuliene G, et al: Influence of residual pockets on progression of periodontitis and tooth loss: results after 11 years of maintenance.J Clin Periodontol, 35: 685-95, 2008.
6) Greenstein G, et al: Associations between crestal lamina dura and periodontal status. J Periodontol, 52: 362-366, 1981.
7) Mandelaris G, et al: American Academy of Periodontology Best Evidence Consensus Statement on Selected Oral Applications for Cone-Beam Computed Tomography. J Periodontol. 2017;88: 939-945. doi: 10.1902/jop.2017.170234.
8) Badersten A, et al: Effect of nonsurgical periodontal therapy. I. Moderately advanced periodontitis. J Clin Periodontol, 8: 57-72, 1981.
9) Badersten A, et al : Reproducibility of probing attachment level measurements. J Clin Periodontol, 11: 475-485, 1984.
10) Magnusson I, et al: Recolonization of a subgingival microbiota following scaling in deep pockets. J Clin Periodontol, 11: 193-207, 1984.
11) Tomasi C, et al: Factors influencing the outcome of non-surgical periodontal treatment: a multilevel approach. J Clin Periodontol, 34: 682-690, 2007.
12) Lie Ma, et al: Evaluation of 2 methods to assess gingival bleeding in smokers and non-smokers in natural and experimental gingivitis. J Clin Periodontol, 25: 695-700, 1998.

〈関野　愉〉

III-1. 歯周外科治療

1. 非外科的治療の効果と限界

　多くの臨床研究で適切な歯肉縁上プラークコントロールとSRPによる歯肉縁下プラークコントロール、すなわち非外科的治療で歯周炎が改善し、その進行を止められることが示されている[1-4]。また、SRP、キュレッタージ、各種歯周外科治療の臨床効果を比較した臨床研究では、メインテナンスが良好な場合は、いずれの術式でも歯周組織の状態は改善し、維持されていることが示され、術式よりもメインテナンスの成否が重要であることが報告されている[5,6]。一方、歯周ポケットが深くなると露出根面上のSRP単独による歯石除去効果が減少することも報告されている[7]。また、術前のプロービングポケット深さ（PD）と、術後に得られる臨床的アタッチメントレベル（CAL）の変化をもとに非外科的治療と外科的治療を比較したところ、前歯、小臼歯においては術前のPD 6～7 mm以上で、大臼歯ではPD 4.5 mm以上の部位で外科的治療のほうがより大きなアタッチメントゲインが得られることが示された（**図1**）[8]。

　このように、前歯・小臼歯の深い歯周ポケットや5 mm以上の歯周ポケット、根分岐部病変のある大臼歯には外科処置を行うほうがより良好な治癒が期待できると思われる。

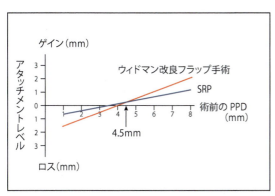

図1　初診時と術後6カ月のアタッチメントレベルの変化
　　大臼歯においては、術前PD 4.5 mm以上の部位では外科的治療の方が術後に、SRPと比較してより大きなアタッチメントゲインが得られる[8]。

文献

1) Suomi JD, et al : The effect of controlled oral hygiene procedures on the progression of periodontal disease in adults: results after third and final year. J Periodontol, 42: 152-160, 1971.
2) Hirschfeld L, et al : A long-term survey of tooth loss in 600 treated periodontal patients. J Periodontol, 49: 225-237, 1978.
3) Axelsson P, et al : The significance of maintenance care in the treatment of periodontal disease. J Clin Periodontol, 8: 281-294, 1981.
4) Badersten A, et al : Effect of nonsurgical periodontal therapy. II. Severely advanced periodontitis. J Clin Periodontol, 11: 63-76, 1984.
5) Knowles JW, et al : Results of periodontal treatment related to pocket depth and attachment level. Eight years. J Periodontol, 50: 225-233, 1979.
6) Lindhe J, et al : Healing following surgical/non-surgical treatment of periodontal disease. A clinical study. J Clin Periodontol, 9: 115-128, 1982.
7) Rabbani GM, et al : The effectiveness of subgingival scaling and root planing in calculus removal. J Periodontol, 52: 119-123, 1981.
8) Lindhe J, et al : "Critical probing depths" in periodontal therapy. J Clin Periodontol, 9: 323-336, 1982.

〈茂木美保、新田　浩〉

Ⅲ -2. 歯周外科治療の目的と基本事項

学習目標

歯周外科治療の目的とその術式に関わる基本事項について学び、歯周外科治療に用いる器具や器材の名称およびその取り扱い方を理解する。また、歯周外科治療後の創傷治癒についても学ぶ。

到達項目

- □ 1. 歯周外科治療の目的を説明できる。
- □ 2. 歯周外科治療に用いる器具・器材を説明できる。
- □ 3. 歯周外科治療に用いる切開やフラップの種類などを説明できる。
- □ 4. 歯周外科治療に用いる縫合法や結紮法を説明できる。
- □ 5. 歯周外科治療後の創傷治癒を説明できる。

1. 歯周外科治療とは

歯周外科治療とは、歯周組織の異常の改善のために行われる外科手術の総称である。一般的に歯周基本治療後、深い歯周ポケットが残存する場合、解剖学的形態異常によりプラークコントロールが不良の場合、あるいは審美の問題がある場合などに、その改善のために行われる。

歯周外科治療の目的は、①原因因子および歯周病変部の除去、②ポケットの除去あるいは深さの減少、③歯周病変の進行停止と再生、④歯肉歯槽粘膜病変の修正および改善、⑤歯肉の生理的形態の確立、⑥審美の回復および改善、⑦修復物および補綴装置との調和、などである。

歯周外科治療に用いる器具・器材（**図1**）およびその基本事項を示す（**図2 〜 9**）。

1) 創傷治癒の種類

150頁『第5章Ⅲ -3. 歯周組織の治療と再生』参照。

文 献

1) 日本歯周病学会編: 歯周病専門用語集第2版, 医歯薬出版, 東京, 2013, 34, 40, 54.
2) 日本歯周病学会編: 歯周治療の指針2015, 医歯薬出版, 東京, 2016, 20, 49-50.
3) 吉江弘正ほか編: 臨床歯周病学, 医歯薬出版, 東京, 2007, 86-97, 226 -231.

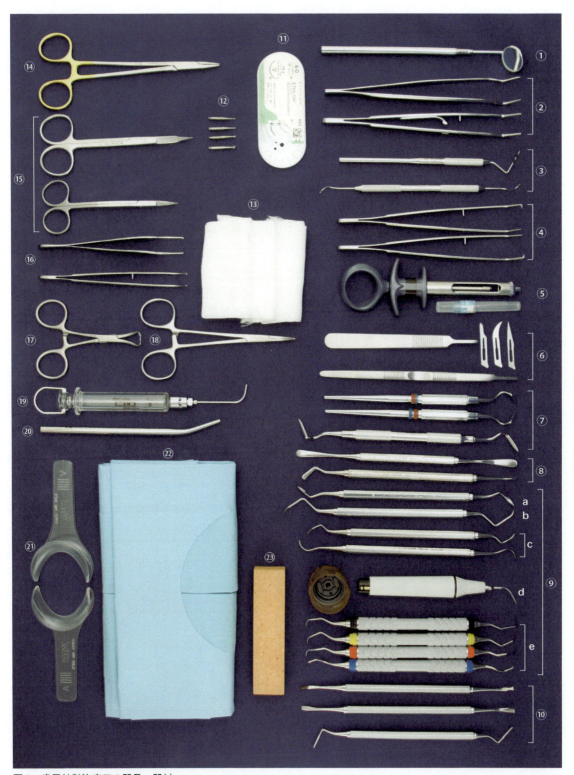

図1 歯周外科治療用の器具・器材
①ミラー、②ピンセット、③歯周プローブ・根分岐部用プローブ、④クレーン・カプランのポケットマーカー、⑤注射器・注射針、⑥替刃メス（#11、12、15Cなど）・ホルダー、⑦外科用メス（オルバンメス、カークランドメスなど）、⑧骨膜剥離子、⑨スケーラー類（a：クレーン・カプラン6、b：プリチャードのサージカルキュレット、c：ユニバーサルキュレット インディアナ大学型、d：超音波スケーラー、e：グレーシーキュレット）、⑩骨ノミ、骨ファイル、⑪糸付き針（4-0、5-0、6-0など）、⑫ラウンドバー（#4、6、8など）、⑬ガーゼ、⑭持針器、⑮歯肉鋏、⑯ティッシュプライヤー、⑰布鉗子、⑱止血鉗子、⑲ミニウムシリンジ、⑳外科用バキューム、㉑口角鉤、㉒圧挺巾、㉓砥石.

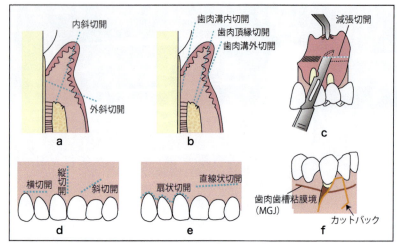

図2 切開の基本[3]
- a：歯軸に対する切開の方向により内斜切開（例：フラップ手術に用いる）と外斜切開（例：歯肉切除術に用いる）とに分けられる。
- b：内斜切開は、切開を入れる位置によって歯肉溝内切開、歯肉頂縁切開、歯肉溝外切開とに分けられる。
- c：減張切開。
- d：横切開、縦切開、斜切開。
- e：直線状切開、扇状（スキャロップ状）切開。
- f：カットバック切開。

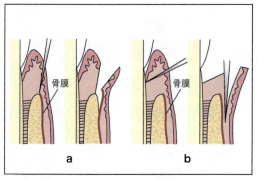

図3 骨膜の有無によるフラップの種類
- a：全層弁（粘膜骨膜弁）：骨膜を含めて剥離するため、歯槽骨が露出する。
- b：部分層弁（粘膜弁）：フラップに骨膜は含まないため、歯槽骨は露出しない。

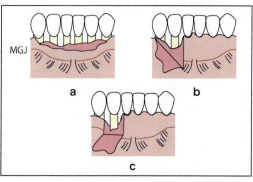

図4 フラップの形態による分類
- a：エンベロップフラップ：水平切開のみで封筒状に翻転。
- b：三角（トライアンギュラー）フラップ：水平切開の片側に縦切開を加え翻転。
- c：フルフラップ：水平切開の両側に縦切開を加え翻転。

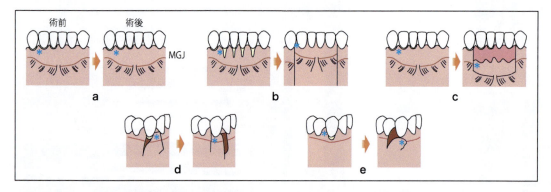

図5 フラップの戻す位置（青の＊の位置に注意）
- a：もとの位置：通常のフラップ手術に用いる。
- b：歯冠側：歯肉退縮などによって露出した歯根面の被覆に用いる。十分な角化歯肉幅が必要である。
- c：根尖側：付着歯肉幅の増加、歯周ポケットの除去を目的として用いる。角化歯肉幅が狭小でも可能である。
- d：側方：露出した歯根面の被覆や付着歯肉幅の増加に用いる。隣在歯に十分な角化歯肉幅が必要である。
- e：斜回転：dと同様であるが、侵襲が少なく移動距離も短い。

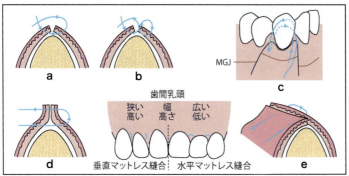
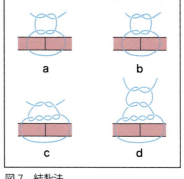

図6 縫合法
a：断続（単純）縫合、b：8の字縫合、c：懸垂縫合、
d：垂直マットレス縫合、e：水平マットレス縫合。

図7 結紮法
a：角（男）結び、b：引き（女）結び、
c：外科結び、d：三重結び。

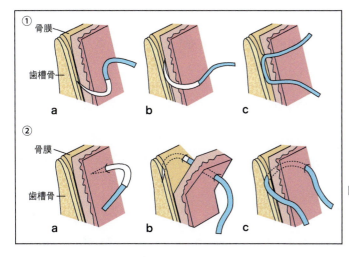

図8 骨膜縫合（①垂直、②水平）
歯肉あるいは歯槽粘膜から骨膜を貫通させて（a）、骨膜下面に沿って縫合針を移動し（b）、確実に骨膜を確保する。再度歯肉あるいは歯槽粘膜を通過させて外側に出す（c）（①は文献3より改変引用）。

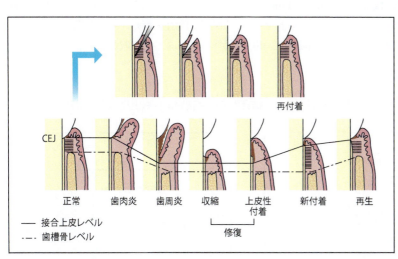

図9 歯周組織の治療の模式図

〈佐藤秀一〉

III-3. 歯周組織の治療と再生

学習目標	到達項目
歯周組織の治療と再生のメカニズムについて理解する。	☐ 1. 軟組織の創傷治癒について説明できる。 ☐ 2. 歯周病における歯槽骨の再生の意義を説明できる。 ☐ 3. 骨のリモデリングについて説明できる。 ☐ 4. 骨吸収を惹起する歯周病原細菌の成分について説明できる。 ☐ 5. 骨吸収に関係するサイトカインについて説明できる。

1. 軟組織の創傷治癒

1) 創傷治癒の種類（図1）

(1) **一次創傷治癒 primary intention**

組織間が切創で、感染がなく閉鎖縫合され、縫合する組織間に異物が存在しない場合であり、ポケット搔爬、フラップ手術などの治癒が相当する。

(2) **二次創傷治癒 secondary intention**

開放創で欠損部を肉芽が満たし、創傷周囲から上皮が新生する場合で、歯肉切除術、歯肉弁移動術後の治癒が相当する。

(3) **三次創傷治癒 third intention**

感染が予想される場合、ある期間開放創のまま放置し、創が清浄化した後に縫合閉鎖する場合で、二次創傷治癒よりも治癒が速い。

2) 生物学的幅径

正常歯周組織では、歯肉の厚さは約3mm（歯間乳頭部は4.5〜5mm）で、歯槽骨頂から歯冠側に約1mmの結合組織性付着、約1mmの上皮性付着および0.69〜1mmの歯肉溝が存在する。結合組織性付着と上皮性付着の両者を合わせた約2mmを**生物学的幅径 biologic width** といい、生物学的幅径の範囲（歯槽骨頂から2mm以内）に修復物や補綴装置の辺縁が侵入すると、歯肉の炎症、歯周ポケットの形成や骨吸収が生ずる[1]（**図2**）。

3) 長い上皮性付着（図3）

歯周ポケット搔爬やフラップ手術後の創傷治癒過程では、結合組織由来細胞よりも上皮細胞の増殖スピードが

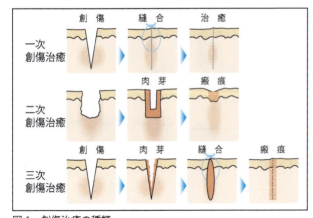

図1 創傷治癒の種類

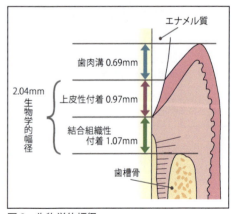

図2 生物学的幅径

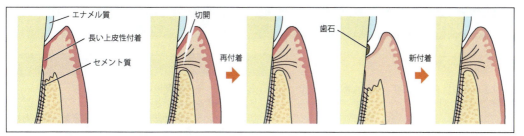

図3　長い上皮性付着（左）、再付着（中）、新付着（右）

速く、上皮細胞が歯根面に沿って増殖侵入し、長い上皮性付着 long epithelial attachment による創傷治癒が生じる。

4）再付着と新付着（図3）

（1）再付着 reattachment

切開や外傷により切断された歯肉結合組織が再度歯根面と結合することをいい、歯根膜組織と結合組織との再結合を意味する。

（2）新付着 new attachement

歯周炎で露出した歯根面（病的歯根面）に新生セメント質が形成され結合組織性付着が生じることを意味する。

2．歯周病における歯槽骨の再生の意義

歯周炎により歯肉、セメント質、歯根膜、歯槽骨が破壊、吸収され、重度の歯周病では歯の脱落が生じる。そのため、歯周治療ではまず、歯周病の発症と進行の原因因子を除去する。原因除去により歯周病の症状は改善するが、可能であれば歯周組織を再生し、咬合機能の回復を図る。歯周治療終了後の再発を防止するためにサポーティブペリオドンタルセラピー（SPT）またはメインテナンスを定期的に実施する[2]。歯周炎で喪失した歯周組織を、新付着により再生し、機能させることは歯周治療の究極の目的である。

骨形成にあたっては、骨芽細胞がⅠ型コラーゲンと非コラーゲン性タンパク質（NCP）を合成し、細胞外に分泌後、コラーゲン線維の走向に沿ってアパタイト結晶が沈着し、石灰化が開始する。骨に存在するタンパク質の約90％はⅠ型コラーゲンで、残りの10％がNCPである。NCPにはプロテオグリカン、オステオカルシン（OC）、オステオポンチン（OPN）、骨シアロタンパク質（BSP）、象牙質マトリックスタンパク質1（DMP1）などがあり、NCPが石灰化を制御すると考えられている。BSPは細胞接着RGD配列（Arg-Gly-Asp）とカルシウム結合（グルタミン酸連続配列）を有し、アパタイト結晶形成能をもつ。石灰化前線に発現し、セメント質で多く発現することから、歯周組織再生に重要な役割を果たすと考えられる[3]。骨折や歯周外科手術後の骨創傷部位では低酸素血症と炎症が生じ、創傷治癒に関連する遺伝子発現およびタンパク質発現、細胞増殖および創傷部位への細胞の遊走が生じる。その後、サイトカイン、成長因子、プロスタグランジンなどが合成、分泌され、骨再生が促進される[3,4]。歯周組織を再生させるためには、歯根膜中に存在する未分化間葉系幹細胞を再生の場に誘導し、セメント質、歯根膜、歯槽骨を産生する細胞に分化誘導する必要がある。そのためには、組織再生の場と適切な細胞外マトリックスの存在（足場）、シグナル分子としてのサイトカインや成長因子などの存在が重要となる。今後は、細胞、足場、シグナル分子を考慮に入れた再生治療を実施できることが検討課題であると思われる。

文献

1) Spear FM, et al: Restorative Interrelationships: Carranza's Clinical Periodontology. 10th Ed. Saunders/Elsevier, Ch. 72: 2006, 1050-1069.
2) 日本歯周病学会編：歯周治療の指針2015, 医歯薬出版, 東京, 2016.
3) Ogata Y : Bone sialoprotein and its transcriptional regulatory mechanism. J Perio Res, 43: 127-135, 2008.
4) Ganss B, et al : Bone sialoprotein. Crit Rev, Oral Biol Med, 10: 79-98, 1992.

〈小方頼昌〉

III-4. 組織付着療法

学習目標
各種組織付着療法の目的、適応症、禁忌症および術式について学ぶ。

到達項目
- □ 1. 歯周ポケット掻爬術を説明できる。
- □ 2. 新付着術を説明できる。
- □ 3. フラップキュレッタージ（アクセスフラップ手術）を説明できる。
- □ 4. ウィドマン改良フラップ手術を説明できる。

1. 歯周ポケット掻爬術

[目的] キュレットを用いて、ポケット上皮や不良肉芽組織を除去し、歯肉の収縮を図ることで歯周ポケット深さを減少させ、処置歯根面に新付着を期待することを目的とする。しかし、通常は長い上皮性付着 long epithelial attachment で治癒する。

[適応症]
①浮腫性歯肉で形成された浅い骨縁上ポケット、②全身的、精神的な問題があり外科処置を行えない場合。

[禁忌症]
①線維性歯肉で形成された歯周ポケット、②深い骨縁下ポケット、③ポケット底部が歯肉歯槽粘膜境 mucogingival junction：MGJ を越えて深部に存在するが、小帯などが歯肉を牽引している場合。

[使用器具]
麻酔器具一式、プローブ、スケーラー一式、洗浄用具（シリンジ、洗浄針、生理食塩水など）、縫合用器具（持針器、縫合糸、縫合針、抜糸鋏など）、歯周パック（ペーストタイプ、粉液タイプなど）。

[術式]（図1）
①口腔内の清拭消毒と局所麻酔：口腔内を消毒薬で清拭消毒し、手術部位の表面麻酔および浸潤麻酔を行う。
②SRP：キュレット型スケーラーをポケット底まで挿入し、歯周病罹患歯根面のスケーリング・ルートプレーニングを行う。
③ポケット掻爬：キュレット型スケーラーの刃をポケット壁に向け、歯肉の外側に指を添え、ポケット底からスケーラーを歯冠側方向に引き上げ、ポケット上皮と不良肉芽組織を掻爬する。
④洗浄：掻爬後、生理食塩水で手術部位を洗浄する。
⑤掻爬面の歯根面への適合：歯肉を処置歯根面に適合、圧接する。必要があれば縫合、あるいは歯周パックで包帯する。
⑥術後処置：7日目頃に歯周パックを除去し、抜糸後、ブラッシングを開始する。

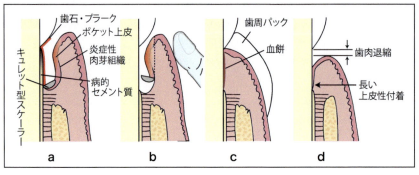

図1 歯周ポケット掻爬の術式[3]
- a：キュレット型スケーラーでSRP。
- b：指で歯肉を押さえながら、ポケット上皮と不良肉芽組織を除去。
- c：ポケット内洗浄後、歯肉を歯根面に圧接し、必要に応じて歯周パックの貼付または縫合。
- d：治癒形態は長い上皮性付着（修復）。

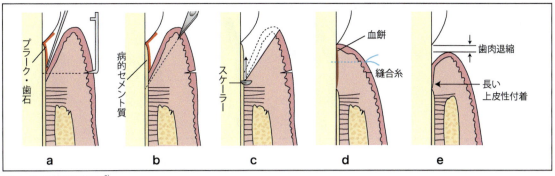

図 2　新付着術の術式[3]
a：Crane-Kaplan のポケットマーカーでポケット底の位置を印記。
b：歯肉頂付近よりポケット底に向けて内斜切開。
c：キュレット型スケーラーで切除した歯肉組織の除去および歯根面の SRP。
d：ポケット内洗浄後、歯根面に歯肉を圧接して、縫合。必要に応じて歯周パックを使用。
e：治癒形態は歯周ポケット搔爬術とほぼ同じで長い上皮性付着（修復）。

2. 新付着術：excisional new attachment procedure：ENAP

[目的] 鋭利なメスを用いて病変部を切除し、ポケットの深さを減少させ、処置歯根面に新付着を期待することを目的とし開発された手術である。言い換えるとメスを用いた歯周ポケット搔爬術である。しかし、通常は長い上皮性付着 long epithelial attachment で治癒する。

[適応症]
①浅い骨縁上ポケットで十分な角化歯肉幅を有する場合、②術後、著しい歯肉退縮が予測される前歯部で審美的要求のある場合。

[禁忌症]
①角化歯肉幅がない場合、②垂直性骨欠損がある場合、③ポケット底が MGJ を越えている場合。

[使用器具]
麻酔器具一式、プローブ、Crane-Kaplan のポケットマーカー（必要に応じて）、替刃メス（No.11、15C など）、スケーラー一式、洗浄用具（シリンジ、洗浄針、生理食塩水など）、縫合用器具（持針器、縫合糸、縫合針、抜糸鋏など）、歯周パック。

[術式]（図 2）
①口腔内の清拭消毒と局所麻酔：口腔内を消毒薬で清拭消毒し、手術部位の表面麻酔および浸潤麻酔を行う。
②ポケット底の印記：プローブでポケットの深さを測定し、ポケット底部と一致するようにプローブあるいは Crane-Kaplan のポケットマーカーで歯肉外側にマークする。
③切開：歯肉頂付近からポケット底部にメスの刃先を向けた内斜切開を歯頸部に沿って頰舌側に行う。その際、歯間乳頭部を残すように留意する。
④SRP：スケーラーで切開した歯肉片を除去後、ポケット内に露出した歯周病罹患歯根面をルートプレーニングし、プラーク、歯石および病的セメント質を除去する。
⑤縫合と歯周パック包埋：生理食塩水で手術部位を洗浄後、歯肉を処置歯根面に適合させ、歯間部縫合を行い、歯周パックで包埋する。
⑥術後処置：7 日目頃に歯周パックを除去後、抜糸し、ブラッシングを開始する。

3. フラップキュレッタージ（アクセスフラップ手術）

[目的] フラップキュレッタージは、フラップを剥離翻転し、手術部位の視認および器具のアクセス（到達性）を

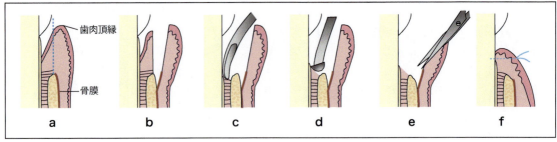

図3 フラップキュレッタージ（アクセスフラップ手術）の術式
 a：内斜切開、b：フラップ（全層弁）の剝離翻転、c：病的歯肉片および肉芽組織の除去、d：キュレット型スケーラーでSRP、e：フラップ内面の処置、f：フラップの復位と縫合。

高め、原因因子の除去と病変部の処置を確実に行うことを目的とする。一般的に長い上皮性付着による治癒が生じる。オープンフラップキュレッタージ、アクセスフラップ手術、フラップ手術、歯肉剝離搔爬術とも呼ばれている。

[適応症]
　①真性ポケットが存在する場合、②垂直性骨欠損や骨に解剖学的な形態異常がある場合、③ポケット底がMGJを越えて根尖側にある場合、④根分岐部病変がある場合、⑤口蓋溝などの根面の形態異常のある場合。

[禁忌症]
　①全身疾患があり外科的処置ができない場合、②急性炎症がある場合。

[使用器具]
　麻酔器具一式、プローブ、Crane-Kaplanのポケットマーカー（必要に応じて）、替刃メス（No.11、15Cなど）、スケーラー一式、洗浄用具（シリンジ、洗浄針、生理食塩水など）、縫合用器具（持針器、縫合糸、縫合針、抜糸鋏など）、歯周パック。

[術式]（図3）
　①口腔内の清拭消毒と局所麻酔：口腔内を消毒薬で清拭消毒し、手術部位の表面麻酔および浸潤麻酔を行う。
　②プロービング・ボーンサウンディング：歯周ポケットの深さや状態を確認する。さらに手術部位の歯槽骨の形態や吸収程度を把握するために、プローブを用いて歯肉を貫通させ歯槽骨を触知する。
　③切開：歯肉溝あるいはポケット内からメスを挿入し、歯槽骨頂に達する内斜切開を入れる。
　④歯肉剝離と不良肉芽除去：骨膜剝離子を用いて切開部から歯肉を全層弁で剝離翻転し、歯根間部や骨欠損部の不良肉芽組織をキュレット型スケーラーで除去する。
　⑤SRPおよび骨欠損部の廓清：キュレット型スケーラーを用いて歯周病罹患歯根面に付着しているプラーク、歯石や病的セメント質などを除去し、骨欠損部を十分廓清する。
　⑥フラップの調整と縫合：フラップに付着した不良肉芽や残留上皮を除去し、手術部位を生理食塩水で洗浄し、フラップを処置歯根面に適合させるように調整し縫合する。
　⑦歯周パック包埋：生理食塩水で洗浄後、ガーゼで圧迫止血し、歯周パックで包埋する。
　⑧術後処置：7日目頃に歯周パックを除去後、抜糸し、ブラッシングを開始する。

4. ウィドマン改良フラップ手術

[目的] ウィドマン改良フラップ手術は、術中および術後の歯周組織の喪失を最小限にし、病変部に対して最大限の治癒を引き起こすことを目的とした手術である。RamfjordとNissleによって1974年に発表された。ウィドマン原法が歯周ポケット除去を目的とし、フラップを根尖側へ移動し、歯槽骨切除術や整形術を施行するのに対し、本法はフラップキュレッタージと類似し、広義の意味ではアクセスフラップの一方法である。病変部が直視できる程度に最小限のフラップの剝離にとどめることが特徴である。新付着によってポケットの減少を図るが、一般

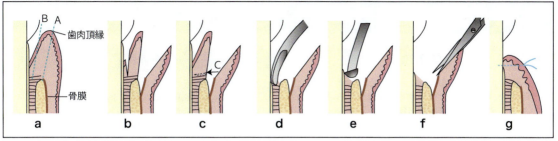

図4　ウィドマン改良フラップ手術の術式
a：切開（A：一次切開〈歯肉頂縁か歯肉溝外切開〉、B：二次切開〈歯肉溝内切開〉）。
b：フラップ（全層弁）の剥離翻転。
c：病的歯肉片の除去のため（C：三次切開）。
d：キュレット型スケーラーで歯肉片および不良肉芽組織の除去。
e：キュレット型スケーラーでSRP。
f：フラップ内面の処置
g：フラップの復位と縫合

的に長い上皮性付着による治癒が生じる。
　※［適応症］、［禁忌症］および［使用器具］はフラップキュレッタージと同様である。

［術式］（図4）

① 口腔内の清拭消毒と局所麻酔：口腔内を消毒薬で清拭消毒し、手術部位の表面麻酔および浸潤麻酔を行う。
② プロービング・ボーンサウンディング：歯周ポケットの深さや状態を確認する。さらに手術部位の歯槽骨の形態や吸収程度を把握するために、プローブを用いて歯肉を貫通させ歯槽骨を触知する。
③ 切開：替刃メスを用いて、歯肉頂縁から0.5～1mmの位置で歯槽骨頂まで達する一次切開を行う。次いで、歯肉溝内あるいはポケット内に二次切開を入れる。手術部位の角化歯肉幅が狭小な場合、ポケット内から歯槽骨頂に達する切開を一次切開とする。
④ 歯肉剥離と病的歯肉片の除去：骨膜剥離子を用いて一次切開部から全層弁で剥離する。次いでオルバンメスなどを用いて歯槽骨頂に沿って水平方向に三次切開を入れ、キュレット型スケーラーで病的歯肉片および不良肉芽組織を除去する。三次切開は行わず、キュレット型スケーラーで病的歯肉を除去する場合もある。歯肉剥離は歯肉の厚い歯間部歯肉部などから行う。
⑤ SRPおよび骨欠損部の廓清：キュレット型スケーラーを用いて歯周病罹患歯根面に付着しているプラーク、歯石や病的セメント質などを除去し、骨欠損部を十分廓清する。
⑥ フラップの調整と縫合：剥離したフラップ内面にはポケット上皮や不良肉芽組織が残存することが多いため、鋭利なキュレット型スケーラーや歯肉鋏で丁寧に除去する。次に、手術部位を生理食塩水で洗浄し、フラップが処置歯根面に適合するよう調整し縫合する。
⑦ 歯周パック包帯：生理食塩水で洗浄後、ガーゼで圧迫止血し、歯周パックで包帯する。
⑧ 術後処置：7日目頃に歯周パックを除去し、抜糸し、ブラッシングを開始する。

文献

1) 日本歯周病学会編：歯周病専門用語集, 第2版, 医歯薬出版, 東京, 2013, 8, 40, 42, 54, 79.
2) 日本歯周病学会編：歯周治療の指針2015, 医歯薬出版, 東京, 2016, 49-51.
3) 吉江弘正ほか編：臨床歯周病学, 医歯薬出版, 東京, 2007, 83-97, 228-231, 278-285.
4) 鴨井久一ほか編：標準歯周病学, 医学書院, 東京, 2005, 203, 233-274.

〈佐藤秀一〉

III-5. 切除療法

学習目標	到達項目
歯周外科手術における切除療法の目的、種類、適応症について学び、術式および使用する器具、材料を理解する。また、それぞれの術式の予後についても学ぶ。	□ 1. 歯肉切除術を説明できる。 □ 2. 歯肉弁根尖側移動術を説明できる。 □ 3. 歯槽骨整形術が説明できる。 □ 4. 歯槽骨切除術が説明できる。

1. 歯肉切除術

[目的]
　歯肉切除術 gingivectomy は、歯肉（仮性）ポケットもしくは浅い骨縁上の歯周（真性）ポケットの減少や除去を目的として、歯肉組織の切除を行う方法である。また、歯冠修復物辺縁などの補綴的要求から行われることもある。治癒後の予測が立てやすく、手術が簡単でポケットの除去が確実である。しかし、軽度の歯周炎で歯周ポケットが存在する場合には、ポケットが浅くても術後に生じる付着歯肉の喪失、象牙質知覚過敏、歯肉退縮による審美障害などの問題点を考慮する必要がある。

[適応症]
　①仮性ポケット、②線維性歯肉増殖症、③浅い骨縁上ポケット。

[禁忌症]
　①骨縁下ポケットが存在する場合、②付着歯肉幅がないあるいは僅少の場合、③著しい骨吸収が存在する場合。

[使用器具]
　ポケットプローブ、Crane-Kaplan のポケットマーカー、メス類（替刃メス・オルバンナイフ・カークランドナイフなど）、ペリオドンタルチゼル・スケーラー、歯肉鋏・カーボランダムポイントなど、歯周パック。

[術式]（図1、2）
　①口腔内および手術部位の清掃を行う。②局所麻酔を行う。③Crane-Kaplan のポケットマーカーによるポケット底の明示。④切開。ポケット底より 2〜5mm 根尖側よりポケット底に向けて約 45°の角度で挿入する。⑤歯肉の除去を行う。⑥不良肉芽を除去する。⑦歯肉形態の整形を行う。⑧根面の SRP。⑨止血。⑩歯周パック。

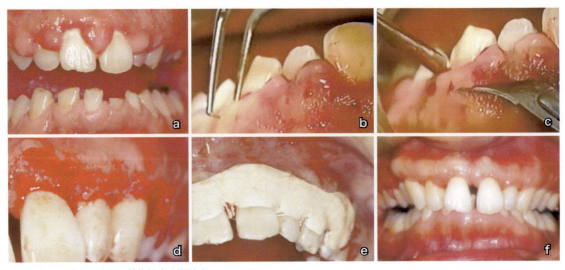

図1　歯肉切除術の症例。薬物性歯肉増殖症
　a：術前、b：ポケットマーカーにてポケット底の印記、c：外斜切開、d：歯肉整形後、e：歯周パック塗布、f：術後2カ月。

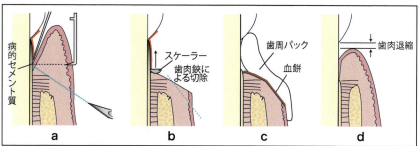

図2 歯肉切除術の術式
a：Crane-Kaplanのポケットマーカーでポケット底を印記し、ポケット底に向けて外斜切開を加える。
b：スケーラーにて切除した歯肉組織を取り除き、その後、SRPを行う。また、歯肉鋏などで創縁を修正する。
c：創面を洗浄後、歯周パックを行う。
d：治癒後に歯肉の退縮が生じることがある。

2. 歯肉弁根尖側移動術

[目的]
　歯肉弁根尖側移動術 apically positioned flap surgeryは、歯周ポケットの除去的意味合いがあるため切除療法に含まれる。また、付着歯肉幅の増大を目的に行われることから歯周形成手術に含まれる場合もある。付着歯肉を根尖側に移動することと付着歯肉幅を増加させることを特徴とする。さらに、根面齲蝕の明示や歯冠修復物辺縁の設定などの補綴的要求や審美的目的で行われる。術前に角化した遊離ポケット壁であった部分を付着組織へ移行させることにより、ポケットの除去と同時に付着歯肉の幅の保存または増加が可能となる。歯冠長延長術 crown lengthening procedure として用いられることもある。生物学的幅径を考慮して行われる。

[適応症]
　①付着歯肉が僅少でポケット底が歯肉粘膜境に近い場合、②不揃いな歯肉辺縁で付着歯肉が少ない場合、③歯冠長延長が必要な場合。

[禁忌症]
　①骨縁下ポケットのある場合、②複雑な骨吸収のある場合、③歯肉の厚さが薄い場合。

[使用器具]
　フラップ手術に準ずる。

[術式]
　①口腔内および手術部位を清掃する。②局所麻酔を行う。③歯肉頂付近より骨頂に向けて内斜切開を行う（図3a）。④歯肉溝切開し、ポケット壁を含む軟組織を除去する。⑤両側に歯肉歯槽粘膜境を越える縦切開を行う。⑥部分層弁を作製する（図3b, c）。⑦不良肉芽組織を除去し、根面のデブライドメントを行う。⑧フラップを根尖側に移動させ、骨膜縫合（図3d）を行う。⑨歯周パック。

3. 歯槽骨整形術

[目的]
　歯槽骨整形術 osteoplasty は、歯を支持している固有歯槽骨を除去することなく、歯槽骨の形態を生理的な形態に整える手術法である。固有歯槽骨（歯根膜を含む骨）を除去しないため歯槽骨の高さに変化を生じない。歯槽骨の異常形態や不調和を修正し、臨床的に正常な形態に近づけることができる。通常はフラップ手術時に行い、処置後の歯槽骨は歯肉全層弁によって完全に被覆される。

[適応症]
　①厚い棚状の歯槽骨辺縁、②外骨症、③骨隆起（下顎隆起、口蓋隆起）（図4）。

[禁忌症]
　①骨縁下ポケット、②骨縁下欠損、③歯冠歯根比が極端に小さい場合。

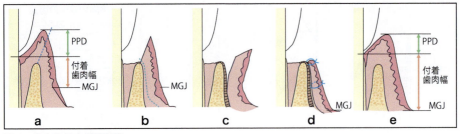

図3　歯肉弁根尖側移動術
a：歯肉頂付近より骨頂に向けて内斜切開、b：メスを用いて歯肉結合組織から粘膜内に切開、c：部分層弁を作製、
d：粘膜弁を根尖側に移動させ、骨膜縫合、e：治癒後の状態（ポケットデプスの減少、付着歯肉幅の拡大）。

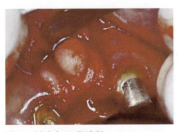

図4　前歯部の骨隆起
ダイヤモンドポイントなどにより平坦化する。

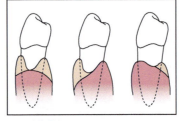

図5　歯間部のクレーター
影の部分は、骨欠損のマネージメントのための異なる骨削除の方法を示す。支持骨を削除する量が最も少ない方法が好ましい[2]

[使用器具]
　手用器具（骨ノミ、骨チゼル、破骨鉗子、ボーンファイルなど）、回転系器具（タービンハンドピース、エンジンハンドピース、ダイヤモンドポイント、カーボランダムポイントなど）、骨切削機器（ピエゾサージェリー）。
[術式]
　①一般的フラップ手術を行う。
　Ⅰ．術野の消毒、Ⅱ．局所麻酔、Ⅲ．切開、Ⅳ．全層弁（骨膜弁）剝離、歯槽骨を露出。②骨削除。③歯肉弁の再整置を行う。④縫合。

4．歯槽骨切除術

[目的]
　歯槽骨切除術 osteoectomy は、固有歯槽骨（歯根膜を含む骨）を除去することにより、歯槽骨の形態を生理的な形態にする手術法である。歯槽骨頂の高さは減少し、この結果、歯冠-歯根-歯槽骨の関係が変化する。根分岐部や歯根を露出させることもある。通常はフラップ手術時に行い、処置後の歯槽骨は歯肉全層弁によって完全に被覆される。歯冠長延長術でも用いられる。
[適応症]
　①クレーター状骨欠損（図5）、②ヘミセプター状骨欠損、③根分岐部病変。
[禁忌症]
　①残存骨量が極端に少ない場合、②再生療法が可能な場合。
[使用器具]
　手用器具（骨ノミ、骨チゼル、破骨鉗子、ボーンファイルなど）、回転系器具（タービンハンドピース、エンジンハンドピース、ダイヤモンドポイント、カーボランダムポイントなど）、骨切削機器（ピエゾサージェリー）。
[術式]
　①一般的フラップ手術を行う。
　Ⅰ．術野の消毒、Ⅱ．局所麻酔、Ⅲ．切開、Ⅳ．全層弁（骨膜弁）剝離、歯槽骨を露出。②骨削除。可及的に歯根を傷つけないよう骨を削除、根面のデブライドメントを行う。③歯肉弁を再整置する。④縫合。

文献
1）吉江弘正ほか編：臨床歯周病学, 医歯薬出版, 東京, 2007, 84-97, 228-231, 278-285.
2）Newman MG, et al: 申基喆ほか監訳: CARRANZA'S クリニカルペリオドントロジー下巻, クインテッセンス出版, 東京, 800-817, 2005.

Ⅲ -6. 歯周組織再生療法

<table>
<tr><th>学習目標</th><th>到達項目</th></tr>
<tr><td>骨移植術、組織再生誘導法（GTR 法）、増殖因子などの応用およびインプラント治療などを前提とした骨再生誘導法（GBR 法）の理論、材料、術式に関する基礎知識を習得する。</td><td>□ 1. 骨移植術の理論を説明できる。
□ 2. 骨移植材の種類および特徴、応用方法を説明できる。
□ 3. GTR 法、GBR 法の理論を説明できる。
□ 4. GTR 法、GBR 法に使用する材料と術式を説明できる。
□ 5. 増殖因子などを応用した再生療法の理論を説明できる。
□ 6. 増殖因子などを応用した再生医療に使用する材料と術式を説明できる。</td></tr>
</table>

1. 骨移植術

1） 骨移植術とは

　骨移植術 bone graft は、歯周病によって生じた歯槽骨欠損部に対して骨を移植する手術法であり、歯槽骨の再生による歯周組織の安定、歯の支持増強による機能性、審美性の確保を目的として行う。

2） 骨移植術の適応症と臨床応用

［適応症］

　〈患者選択〉基本的には、他の歯周組織再生療法（GTR 法、増殖因子などの応用）に準じる。

　〈局所の状態〉深い垂直性骨欠損（2 または 3 壁性骨欠損）で、幅の比較的狭い症例が適応となる。移植材を保持する骨壁数が多いほど良好な骨再生が期待される。根分岐部病変（Lindhe & Nymann の 3 度）および 1 壁性骨欠損では、治療成果は期待できない。

　また、骨移植は GTR 法や増殖因子などと併用して臨床応用されることもある[1]。

［材料］

　骨移植術の種類には、自家骨移植、他家骨移植および人工骨移植がある（表 1）。骨移植に使用される材料は種類により、骨の再生に関して異なる性質を有している（表 2）。骨移植材の種類と利点、欠点を表 3 に示す。

　自家骨以外の骨移植材は、「国内で口腔領域での使用が承認されている」、「国内で口腔領域以外での使用が承認されている」、「国内での使用が承認されていない」などに分類される。各材料の承認状況を十分理解したうえで、安全性と患者への有益性を中心にインフォームドコンセントを含めた倫理的配慮のもと、適切な材料を選択

表 1　骨移植術の種類

自家骨移植 autogenous bone graft	骨移植材を同一個体から採取して移植するもの
他家骨移植 　同種骨移植　allograft 　異種骨移植　xenograft	骨移植材を本人以外から採取して移植するもの ヒトから採取・処理した凍結乾燥骨（FDBA）や脱灰凍結乾燥骨（DFDBA） ウシなどヒト以外の生物から採取・処理した骨
人工骨移植 artificial bone graft（alloplast）	人工合成物を使用するもの ハイドロキシアパタイト（HA）、β- 三リン酸カルシウム（β-TCP）など

表 2　骨移植材の性質

骨形成能　osteogenesis	移植材中の骨芽細胞や前骨芽細胞が新生骨形成を促進する能力
骨誘導能　osteoinduction	移植材中の増殖因子が間葉系細胞に作用し骨芽細胞への分化を促す能力
骨伝導能　osteoconduction	移植材の成分が細胞の遊走や増殖を促したり、骨形成の足場を提供する能力

表3 骨移植材（骨補填材）の比較

	骨形成能	骨誘導能	骨伝導能	利点	欠点
自家骨	○	○	○	骨形成能あり 材料からの感染リスクなし 生体親和性高い 骨形成の速度良	供給側の侵襲大 供給量に制限あり
他家骨同種骨	×	△	○	脱灰凍結乾燥骨では骨誘導能あり 量的制限なし 供給側の侵襲なし	感染リスクへの不安 日本では不認可
他家骨異種骨	×	×	○	量的制限なし 供給側の侵襲なし	骨誘導能なし 未知の感染リスクや免疫応答への不安
人工骨	×	×	○	量的制限なし 供給側の侵襲なし 材料からの感染リスクなし 比較的安価	骨誘導能なし 骨置換が十分に生じない

して使用する。

[自家骨]
①皮質骨

ボーンスクレイパー（**図1**）や骨ノミ、あるいはバーで採取した骨片をそのまま、あるいはボーンミル（**図2**）や小型の破骨鉗子で破砕して欠損部に充填する。また血液や多血小板血漿（PRP）と混和して用いることもある。骨量が十分でない場合には人工骨を加えることもある。採取部位としては上下顎骨表面、最後方臼歯遠心部、骨隆起などが主に用いられる。問題点としては、採取量が少ない、採取に際して歯肉の剥離面積が大きくなる、海綿骨に比べ骨芽細胞や間葉系細胞の数が少ない、などが挙げられる。

②海綿骨

歯槽骨や顎骨の表面よりトレフィンバー（**図3**）やボーンソウなどを用いてブロックで皮質骨とともに海綿骨を採取する。皮質骨と分離して皮質骨を採取部位表面に戻すこともある。海綿骨は容易に破砕することが可能で、骨髄液とともに欠損部に充填する。海綿骨においても必要量に満たない場合は人工骨を加える場合がある。海綿骨は多くの骨髄細胞を含むため、充填部位での活発な骨代謝が期待される。

ブロックとして大量に採取できる部位としてはオトガイ部や下顎上行枝がある。オトガイ部においては採取後に出血による皮膚の変色や違和感、接触痛がしばらくの間、出現することがある。口腔外からの主な骨採取部位としては腰骨や脛骨が知られている。インプラントや顎顔面外科手術に伴う大きな骨移植が主な目的である。口腔外からの採取では多くの場合、入院や全身麻酔が必要となる。

[他家骨]
①同種骨

ボーンバンクなどにおいて、ヒト屍体から採取した長管骨などを長期凍結により免疫原性を低下させた骨片とし、各種

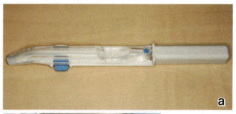
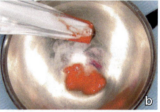

図1 ボーンスクレイパーによる自家骨の採取
a：ボーンスクレイパー。
b：ボーンスクレイパーにて口腔内より採取した自家骨。

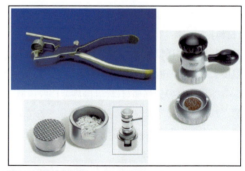

図2 ボーンミル

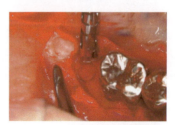

図3 トレフィンバーによる採取
トレフィンバーによる7欠損部からの自家骨の採取。

処理後に用いる。使用される材料は事前に十分な検査が行われ、HIV やB型、C型肝炎ウイルスなどの感染性がないことが確認されている。EDTA などにより脱灰処理を行い乾燥させたものが脱灰凍結乾燥骨移植 demineralized freeze-dried bone allograft：DFDBA、脱灰処理を行っていないものが凍結乾燥骨移植 freeze-dried bone allograft：FDBA である。両材料ともマトリックス成分やタンパク質が残存しており、特に BMP などの増殖因子が存在するとの報告がある。しかし、DFDBA や FDBA は、わが国においては歯科分野での承認は得られていない。

②異種骨

ウシ皮質骨から有機成分・細胞成分を除去し免疫原性を排除した脱タンパク質ウシ骨ミネラルが広く使用されている。ヒトの骨に類似した形態の顆粒状の材料で骨伝導能を有する（**図4**）。現在わが国では、保護膜と併用した GTR 法としての使用が承認されている。

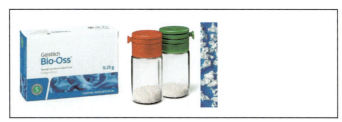

図4　他家骨（異種骨）、ウシ骨ミネラル（Bio-Oss）〈Geistlich〉

［人工骨］

①ハイドロキシアパタイト（HA）

ヒトの骨や歯の主成分とほぼ同じ化学成分である HA は、体内に長期間入れても安全で、時間が経つと骨と融合する。整形外科・脳外科などの分野での骨の欠損部や手術後の骨補填に広く活用されている。HA は生体組織に為害作用を及ぼさない生体適合材料である。しかしながら、歯周組織欠損部への応用に関しては非吸収性のため、移植後も長期に存在し、感染の原因となり炎症とともに排出されたり、骨代謝を妨げたりすることもある。

② TCP（リン酸三カルシウム）

カルシウム・リン酸塩粉末を焼成したセラミック系人工骨で、100 〜 400 μm のマクロ気孔およびミクロ気孔をもち、徐々に吸収され骨に置換する性質をもつ。焼成温度の違いによりα-TCP とβ-TCP という２つの異性体に分けられる。特にβ-TCP は吸収されやすく、徐々に骨組織に置換されていくため、歯周治療で多く使用される。わが国でも、歯周領域での使用が承認された製品がある（**図5、6**）。

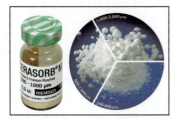

図5　人工骨、β-TCP（BCerasorb）〈白鵬〉

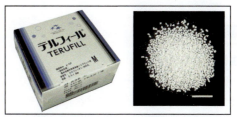

図6　β-TCP（テルフィール）〈発売 株式会社モリタ、オリンパス テルモ バイオマテリアル〉

［術式］（図7）

①術野の清掃、消毒後、局所麻酔を行う。

②切開は基本的には他の歯周組織再生療法に準じて行う。歯肉溝内切開など、歯肉弁を可及的に保存する切開を行う。必要に応じ、減張切開や縦切開を加える（症例によっては、フラップ手術の切開に準じた通常の内斜切開で行うこともある）。

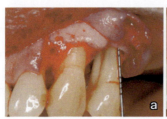
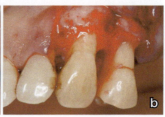

図7 慢性歯周炎患者、64歳、女性
a：歯周基本治療後の再評価で、|4 の近心に PD 7 mm の歯周ポケットが残存していた。浸潤麻酔後、歯肉溝内切開を加え、歯肉弁(粘膜骨膜弁)を形成した。不良肉芽組織を除去、SRPを行った。
b：頬側の骨隆起部からボーンスクレイパーにて自家骨を採取し、骨欠損部に填入した。

(東京歯科大学 後藤弘明先生 提供)

③粘膜骨膜弁を形成し、不良肉芽の除去、SRPを行う。
④自家骨の採取：供給側の歯肉を粘膜骨膜弁で剥離し、骨ノミまたはトレフィンバー、ボーンスクレイパーなどを使用して自家骨を採取する。
⑤自家骨の填塞：採取した自家骨を骨欠損底部から填塞する。この際、圧を加えすぎたり、欠損部を越えて過度に填塞したりしないように留意する。
⑥フラップを復位させ、縫合を行う。縫合法は症例により選択する。移植した骨の漏出を防ぐため、緊密に縫合する。
⑦必要に応じて歯周パックを使用する。

3) 骨移植術の効果と治癒

歯周炎による歯槽骨欠損部へ骨移植術を行った場合には、通常のフラップ手術のみの場合に比較して、①骨レベルの改善、②歯槽骨頂の吸収の減少、③クリニカルアタッチメントレベルの改善、④プロービングデプスの改善などが得られやすい[2]。しかし、材料や応用方法により効果に違いがある[3]。

骨移植術は、歯周組織再生をもたらす可能性はある[4,5]ものの、組織学的な治癒は材料により異なる。自家骨や脱灰凍結乾燥骨では新付着が得られ、人工骨では長い上皮性の付着による修復的な治癒の傾向が示されている。他種骨の有効性を示す報告も多く認められるが、治癒の詳細や長期的な成果については明らかにされていない点も多い[2]。

2. 組織再生誘導法

1) 組織再生誘導法の理論

組織再生誘導法 guided tissue regeneration method：GTR 法は、GTR 膜（保護膜、遮蔽膜）を用いて、上皮細胞の根尖側方向への移動を阻止し、主に歯根膜組織由来の細胞を歯根面へ誘導することで新付着を形成する手術法である。GTR 法により歯根膜由来細胞が歯根面へ誘導され、新生された細胞セメント質を伴う結合組織性付着が得られる（図8）。

歯周炎により歯周組織が破壊された局所の治癒において、創傷部位には歯肉上皮、歯肉結合組織、歯槽骨、歯根膜という4つの組織由来の細胞が競合して移動してくる。通常は歯肉上皮由来の細胞の移動が最も速い。152頁『第5章Ⅲ-4.組織付着療法』で述べられているとおり、歯周ポケット搔爬術や新付着術、フラップ手術を行ったとしても、新生セメント質形成を伴った結合組織性付着（新付着）はほとんど期待できず、通常は長い上皮性付着 long epithelial attachment による治癒となる（図8c）。長い上皮性付着であっても、術後のプラークコントロールが適切であれば良好な経過が期待できる。しかし、歯周治療の最終的な目的は、歯根膜、セメント質によ

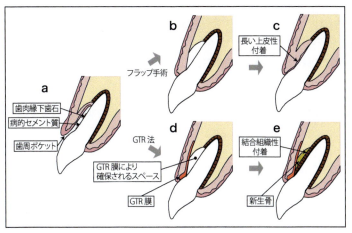

図8 フラップ手術とGTR法後の治癒
a：術前の模式図。歯肉弁の切開および剝離翻転後、不良肉芽組織を除去し、明視野でSRPを行う。
b：粘膜骨膜弁を復位し、縫合後、治癒を待つ。欠損内には歯肉上皮組織、歯肉結合組織、歯根膜組織、骨組織由来の細胞が移動してくるが、上皮組織由来の細胞の移動が速い。
c：長い上皮性の付着が生じ、欠損は歯肉結合組織で満たされる。
d：GTR膜で歯肉上皮・結合組織由来の細胞の侵入を防ぎ、確保されたスペース内に未分化間葉系細胞を含む歯根膜由来の細胞を誘導する。
e：歯根面の新生セメント質と結合組織性付着が形成され、欠損内は新生骨で満たされる。

る新付着と歯槽骨の再生を伴った歯周組織の再生を得ることである。

1976年にMelcherは、歯周組織の細胞について、「歯周組織欠損内に、歯根膜組織由来の細胞と骨由来の細胞を定着させるような外科治療を行えば、歯周組織再生が得られる可能性がある」という仮説[6]を示した。この仮説を検証するために、その後、多くの動物実験や臨床研究が行われた。そして、生体親和性のある保護膜（GTR膜）を図8dのように設置し、歯肉上皮・結合組織由来の細胞を排除するGTR法がNyman、Karringらによって開発された[7,8]。

2) 組織再生誘導法の適応症と臨床応用

［適応症］
〈患者選択〉
一般的な歯周外科治療の場合に準じる。
①歯周基本治療が行われ、プラークコントロールの状態が良好である。
②非喫煙者であることが望ましい（喫煙者にはリスクを説明し、禁煙を促す）。
③コントロールされていない全身疾患がない。
④薬物や使用材料に対するアレルギーがない。
⑤長期的なメインテナンスを受けることができる。

〈局所の状態〉
GTR法では、上皮・歯肉結合組織を排除するため、骨欠損をGTR膜で確実に覆わなければならない。また、歯根膜組織が効果的に誘導できるような欠損である必要がある。したがって、骨壁が十分にある欠損や貫通していない根分岐部病変が適応となる。
①垂直性骨欠損：2壁性・3壁性骨欠損。
②根分岐部病変：Lindhe1度および2度、Glickman 2級、ルートトランクが比較的長いもの。
③十分な幅の角化歯肉が存在する場合。

［材料］
GTR膜：GTR膜（保護膜、遮蔽膜）には非吸収性と吸収性とがある（表4）。GTR膜の所要条件を表5に示す。長期的な研究により、両者間に臨床効果の違いはないとされている。現在は、二次手術の必要がない吸収性膜（図9〜11）が多く使用される。

［使用器具］
通常の歯周外科治療に加えて、GTR法では次の器具がよく使用される（図12）。
①持針器：ボイントン、カストロビージョなど、細かい操作がしやすいもの。

表4 GTR膜の種類と特徴

	材質	利点	欠点
非吸収性膜	ePTFE膜 延伸加工されたポリテトラフルオロエチレン	・長期間にわたる細胞遮断性とスペースメイキング ・二次手術での膜の除去の際、新生組織を確認できる	・二次手術が必要 ・術後、膜の露出が生じると、感染しやすい
吸収性膜	①コラーゲン膜 　天然高分子であるコラーゲンを主成分とする生物（生体）由来材料 ②合成高分子膜 　乳酸-グリコール酸共重合体を主成分とする	・手術が1回で済むため、患者および新生組織への侵襲が少ない	・新生組織を確認することができない ・スペースメイキングが難しい

表5 GTR膜の所要条件
①生体親和性
②細胞遮断性
③歯肉線維との結合
④スペースメイキング
⑤操作性

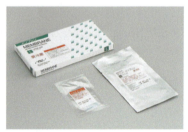

図9 吸収性膜（合成高分子膜：ジーシーメンブレン）〈ジーシー〉

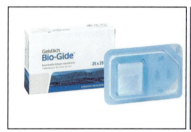

図10 吸収性膜（ブタ由来コラーゲン膜：Bio-Gide）〈Geistlich〉

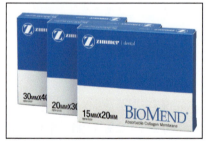

図11 吸収性膜（ウシ由来タイプIコラーゲン膜：BioMend）〈白鵬〉

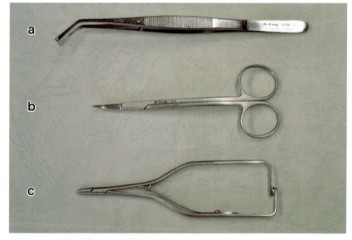

図12 GTR法で使用する器材例：
a：膜の把持および縫合用プライヤー：コーン。
b：膜のトリミング用鋏：ラグランジュ。
c：持針器：ボイントン。

　②鋏（曲）：ラグランジュなどの彎曲したもの。
　③縫合用ピンセット、プライヤー：コーンプライヤーは、膜を把持して縫合する操作に適している。
［術式］図13にGTR法の症例を示す。

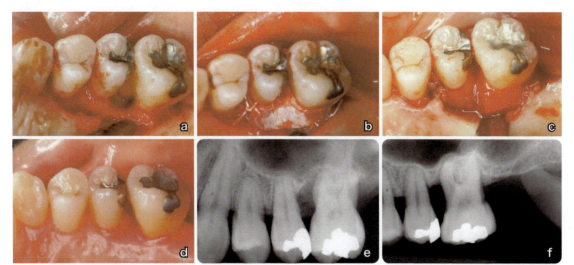

図13　28歳、女性、侵襲性歯周炎、歯周基本治療後
a：6̲ 近心に PD 6mm を超える歯周ポケットが残存した。フラップを形成し、不良肉芽の除去を行ったところ、2度の分岐部病変を含めた骨欠損を認めた。
b：SRP 後、GTR 膜（非吸収性）の試適を行い、設置後、縫合する。
c：二次手術時（4週間後）。膜を丁寧に除去し、新生組織の確認を行う。フラップの内面の処理を行った後、縫合する。
d：術後2年。PD は 2mm に改善した。
e：初診時エックス線画像。6̲ 近心に深い骨欠損を認める。
f：術後2年。骨欠損部に改善が認められる。

① 術野の清拭消毒、局所麻酔（浸潤麻酔）
　GTR 法では、術後の歯肉弁の良好な治癒が重要となるため、乳頭部歯肉への直接の浸潤麻酔は可及的に避ける。
② フラップの形成（図 13a）
　Ⅰ．歯肉溝内切開または歯肉頂縁切開を行い、歯肉を可及的に保存する。特に乳頭部歯肉に注意する。
　Ⅱ．粘膜骨膜弁（全層弁）を形成する。
　Ⅲ．手術部位を限局したい場合や骨欠損が大きいため十分な剝離が必要とされる場合には、縦切開を加える。縦切開は膜の設置部から少なくとも近遠心的に1歯分は離す。
③ 不良肉芽の除去、SRP
　まず、不良肉芽組織を除去することにより、出血を軽減し、明視野で骨欠損部を確認できるようになる。その後、徹底した SRP を行う。
④ 滅菌生理食塩水による洗浄
⑤ GTR 膜の試適と調整
　Ⅰ．欠損部を過不足なく覆う。原則的に近遠心的には必要最小限とし、根尖側方向には 3mm 程度大きくする。
　Ⅱ．膜に鋭利な部分があると、フラップの穿孔をきたす可能性があるため、丸みをもたせるようなトリミングをする。
　Ⅲ．吸収性膜で試適膜がある場合は、これを使用しサイズを合わせてから、吸収性膜を調整して使用する。
　Ⅳ．歯周組織再生には適切なスペースメイキングが重要となる。欠損の大きさや状態によっては、骨移植材の併用やチタンで強化された膜の使用を検討する。
⑥ GTR 膜の固定（図 13b）
　Ⅰ．膜の上端は原則として、セメント－エナメル境よりやや根尖側に位置するように固定する。
　Ⅱ．膜のカラー部と歯面が緊密に接するように懸垂縫合で固定する。コーンプライヤーを使用すると膜の把持や縫合がしやすい。
　Ⅲ．膜が骨欠損内に落ち込まないようにする。

Ⅳ．トリミングから固定までの操作では、唾液による汚染は避ける。血液の付着も極力避けるが、膜の固定時には骨欠損内に適度な出血があり、血餅がたまる状態であることが必要となる。

⑦フラップの縫合

Ⅰ．フラップを縫合する前に、GTR膜がフラップで完全に被覆されることを確認する膜の口腔内露出があると、プラークの沈着などに起因する術後感染が生じることもあるので注意する。必要に応じて減張切開を加え、フラップを無理なく歯冠側に移動させて縫合する。

Ⅱ．歯周パックは、GTR膜を欠損部に押しつけ、再生のためのスペースに影響を与えることがあるので、通常は使用しない。

［術後の注意事項］

①通常、術後数日間は抗菌薬の投与を行う。

②手術野のプラークコントロールは、術後1週までは洗口液を中心とし、以降は軟毛または超軟毛の歯ブラシを用いて弱圧で行う。デンタルフロス、歯間ブラシの使用は避ける。

③術後4〜6週までは、週1回の診察を行う。手術部位の経過を確認するとともに、術者による歯肉縁上プラークの除去を行う。

［二次手術時（非吸収性膜除去時）における注意］

①膜の除去（図13c）

非吸収性膜を使用した場合は、術後4〜6週で除去を行う。しかし、術後の継発症が生じた場合は、この期間より早く膜の除去が必要となることがある（吸収性膜の場合は、二次手術は不要である）。

②術中の注意

浸潤麻酔下で必要最小限の切開を加え、GTR膜上の歯肉弁を剥離する。膜を無理に引っ張って除去することはせずに、新生組織に損傷を加えないように丁寧に剥離する。膜上の歯肉内面には上皮が侵入しているので、よくシャープニングされたキュレットなどで歯肉内面を慎重に掻爬し、歯肉結合組織を露出させる。その後、新生組織を完全にフラップで被覆し、縫合する。

3. 増殖因子などの応用

増殖因子（成長因子）・サイトカインなどの歯周組織再生への応用として、血小板由来増殖因子 platelet-derived growth factor：PDGF、骨形成タンパク質 bone morphogenetic protein：BMP、塩基性線維芽細胞増殖因子 basic fibroblast growth factor：bFGF、FGF-2 、脳由来神経栄養因子 brain-derived neurotrophic factor：BDNF などさまざまなものが研究されている。既に米国では、PDGF-BB が骨補填材の β-リン酸三カルシウム tricalcium phosphate：TCP との組み合わせで、歯周組織再生療法の材料として認可され、使用されている。

現在、わが国をはじめ世界の多くの国々では、エナメルマトリックデリバティブ：enamel matrix derivative：EMD が使用されている。

1）EMD の理論

エナメルマトリックスタンパク質は、歯根の発生時に内・外エナメル上皮の根尖側への進展に際し形成されるヘルトヴィッヒ上皮鞘 Hertwig epithelial sheath から分泌されるタンパク質である。

1970 年代の終わりまでに、ヘルトヴィッヒ上皮鞘由来のエナメル関連タンパク質が無細胞セメント質形成に関与することが明らかになった。1982 年に Lindskog と Hammarström は、サルの歯を使用した一連の研究[9-11]で、セメント質形成前または形成過程の初期段階で、エナメルマトリックス様物質が歯根面に形成されることを示した。この歯の発生過程で分泌されるエナメルマトリックスタンパク質を原料とした EMD を歯周組織再生に応用すべく[12]、エムドゲイン Emdogain が商品化された。

表6　エムドゲイン（エムドゲインゲル）の成分

主成分	アメロジェニン
その他の成分	●若幼ブタ歯胚に含まれるアメリン、エナメリン、タフスプロテインなど 　（アメロジェニン以外のこれらの成分は検出されなかったとする報告もある） ●プロテアーゼなどの酵素
ゲル化するための成分	プロピレングリコールアルギネート（PGA）

エムドゲインは、**幼若ブタの歯胚**から抽出した EMD にプロピレングリコールアルギネートを混合した生物材料である。EMD の主成分は**アメロジェニン**であり、その 90％を占める（**表6**）。また、EMD にはさまざまな生物学的メディエーターが含まれている。

歯周外科としてフラップを形成し、SRP を行い、歯根面を清掃後、EMD を応用すると、次のような過程で歯周組織再生が生じる。

①ゲル中の EMD は生理的条件（中性 pH および体温）下で不溶化し、歯根表面に被膜を形成する。この被膜に、遊走してきた間葉系細胞が付着する。

② EMD は上皮細胞に対し増殖抑制活性を有するため、上皮の根尖方向への侵入を防ぐ。EMD 応用後、セメント質と歯根膜が再生し、歯根表面に沿って結合組織性付着が生ずる。

③歯根側では歯槽骨の新生が進み、欠損部を満たしていき、機能的な付着が完成する。

EMD は分解されるまで約 2 ～ 4 週間は局所に存在すると考えられている。

2）　EMD の適応症と臨床応用

［適応症］

〈患者選択〉基本的には GTR 法に準じる。

〈局所の状態〉歯周基本治療後の再評価の結果で、次の状態が適応となる。

①歯周ポケットの深さが 6 mm 以上、エックス線画像上で深さが 4 mm 以上、幅 2 mm 以上の垂直性骨欠損（1 ～ 3 壁性の骨内欠損）。

現在、日本国内では上記①のみが適応となっているが、

② 1 ～ 2 度の根分岐部病変（Lindhe と Nyman の分類）

③クラス 1、2 の歯肉退縮（Miller の分類）に対する根面被覆

などに効果があるとする報告もある。

［臨床応用］日本では、EMD はエムドゲインとして 1998 年に販売が開始されたが、現在は熱処理工程が加えられ、混和不要の 1 液性の**エムドゲインゲル Emdogain Gel**（**図14**）に切り替わっている。

現在、EMD を使用した歯周組織再生療法は、先進医療「歯周外科治療におけるバイオ・リジェネレーション法」として厚生労働省の認可を受け、一定の基準を満たした大学病院などの医療機関で行われているほか、臨床で広く使用されている。

［術式］

〈術前準備〉現在、エムドゲインゲルは、0.7 mL と 0.3 mL の 2 種類があり、症例に応じて選択する。まずパッケージを開け、ブリスター包装内のエムドゲインゲル充填シリンジ（**図15**）に塗布用カニューレを装着する。

①術野の清掃、消毒後、局所麻酔（浸潤麻酔）を行う。

②**歯肉溝内切開**など、歯肉弁を可及的に保存する切開を行う。必要に応じ減張切開や縦切開を加える。

③粘膜骨膜弁（全層弁）を形成し、肉芽組織の除去、SRP を行う（**図16a**）。

④術野を生理食塩水で洗浄し、根面処理を行う（日本ではこの目的で使用できるものは限られている。36％正リン酸ジェルによる短時間での処理が行われる）。

⑤生理的食塩水で根面およびフラップ内面をよく洗浄し、直ちにエムドゲインゲルを根面および骨欠損部に塗

第5章　歯周病の治療法

Ⅲ　歯周外科治療

6　歯周組織再生療法

167

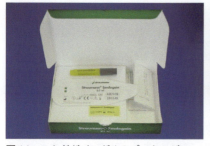
図14 エムドゲインゲルのパッケージ

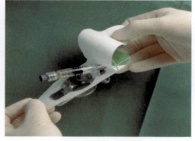
図15 エムドゲインゲル充填シリンジ
ブリスターパックからエムドゲインゲル充填シリンジ取り出し、この後、塗布用カニューレを装着する。

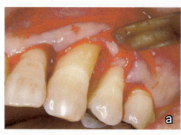
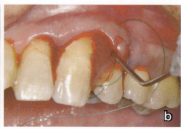
図16 EMDの適用、48歳、男性
a：歯周基本治療後の再評価で、|3の遠心部にPD 7 mmの歯周ポケットが残存していた。歯肉溝内切開を加え、粘膜骨膜弁を形成し、不良肉芽の除去およびSRPを行う。
b：根面処理を行い、滅菌生理食塩水で洗浄し、エムドゲインゲルを骨欠損基底部から露出根面全体に塗布する（洗浄後の根面に血液や唾液が触れる前に、エムドゲインゲルが根面に触れることが重要である）。塗布後、フラップを復位させ、直ちに緊密な縫合を行う。

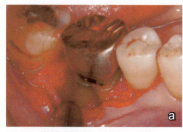
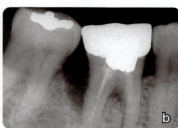
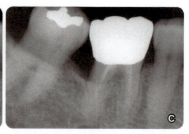
図17 慢性歯周炎、64歳、女性
a：歯周基本治療後の再評価で、6|の頬側遠心根部のPDは9mm。歯周組織再生療法として、EMDを応用した。
b：初診時のエックス線画像。6|の遠心根の遠心に垂直性骨欠損が認められる。
c：術後2年、垂直性骨欠損部に改善が認められ、歯槽硬線も明瞭化しつつある。PDは3mmとなり6mmの改善がみられ、アタッチメントゲインは4mmであった。

布する（**図16b**）。血液や唾液の汚染がない状態で行うことが大切である。

⑥フラップを復位させ、縫合を行う。縫合法は症例により選択する。緊密な弁の縫合のためには、改良垂直マットレス縫合などを使用する場合もある。

⑦通常、歯周パックは使用しない。

［術後の注意事項］
①疾患や骨内欠損の重症度に基づき、適切な抗菌薬や鎮痛薬を処方する。
②術後感染を防止するため術後3～6週間は洗口液による口腔洗浄を指導する。処置部位の安定を維持するため、術後6週間は歯間部を含めた手術部の機械的清掃は避ける。ブラッシングを行う場合は、超軟毛の歯ブラシを使用し、注意深く歯冠部のみとする。抜糸は2週間後に行う。
③治癒期間中は、術者による清掃を適切な来院間隔で行う。

図17にEMDを使用した歯周組織再生療法の例を示す。

文献

1) Cochran DL, et al: Periodontal regeneration with a combination of enamel matrix proteins and autogenous bone grafting. J Periodontol, 74: 1269-1281, 2003.
2) Reynolds MA, et al : The efficacy of bone replacement grafts in the treatment of periodontal osseous defects. A systematic review. Annals Periodontol, 8: 227-265, 2003.
3) Trombelli L, et al : A systematic review of graft materials and biological agents for periodontal intraosseous defects. J Clin Periodontol, 29: 117-135, 2002.
4) Brunsvold MA, et al : Bone grafts and periodontal regeneration. Periodontol 2000, 1: 80-91, 1993.
5) Reynolds MA, et al : Regeneration of periodontal tissue: Bone replacement grafts. Dent Clin N Am, 54: 55-71, 2010.
6) Melcher AH : On the repair potential of periodontal tissues. J Periodontol, 47: 256-260, 1976.
7) Nyman S, et al : New attachment following surgical treatment of human periodontal disease. J Clin Periodontol, 9: 290-296, 1982.
8) Karring T, et al : Development of the biological concept of guided tissue regeneration－Animal and human studies. Periodontol 2000, 1: 26-35, 1993.
9) Lindskog S (1982a) : Formation of intermediate cementum (I). Early mineralization of aprismatic enamel and intermediate cementum in monkey. J Craniofac Genet Dev Biol, 2: 147-160, 1982.
10) Lindskog S (1982b) : Formation of intermediate cementum (II). A scanning electron microscopic study ofthe epithelial root sheath of Hertwig in monkey. J Craniofac Genet Dev Biol, 2: 161-169, 1982.
11) Lindskog S, et al : Formation of intermediate cementum. (III). 3H-tryptophan and 3H-proline uptake into the epithelial root sheath of Hertwig in vitro. J Craniofac Genet Dev Biol, 2: 171-177, 1982.
12) Hammerstöm L : Enamel matrix, cementum development and regeneration. J Clin Periodontol, 24: 658-668, 1997.

〈齋藤　淳〉

3)　塩基性線維芽細胞増殖因子（FGF-2）製剤の理論

FGF-2（bFGF）は、線維芽細胞のみならず血管内皮細胞、神経外胚葉系細胞、骨芽細胞、軟骨細胞、血管平滑筋細胞、上皮細胞などの多種類の細胞の増殖を誘導することが知られている成長因子である。とりわけ、強力な血管新生促進作用を有すること、未分化間葉系細胞の多分化能を保持させたまま、その細胞増殖を促進する活性を有していることから、FGF-2 は広く再生医療の分野で大きな注目を集めている。そこで、ヒト型リコンビナントFGF-2 を歯周外科時に歯槽骨欠損部に局所投与することにより、歯周病により失われた歯周組織の再生を人為的に誘導・促進する、新しい歯周組織再生療法の開発が、わが国でなされた。

ビーグル犬およびカニクイザルの下顎に実験的に作製された歯周組織欠損部に FGF-2 を投与したところ、セメント質、歯槽骨の新生を伴う線維性付着が再構築され、統計学的に有意な歯周組織再生が誘導されることが明らかになっている [1, 2]。

また、一連の治験の結果より、0.3％ FGF-2 製剤が統計学的に有意な歯槽骨新生を誘導すること [3, 4]、その効果は EMD と比べて優越性があることが報告されている [5]。

2016 年 11 月に 3％ヒドロキシプロピルセルロース（HPC：投与時の液垂れを可及的に防止し、かつ多様な骨欠損の形状に対応できる粘稠性の物質）を溶解液とする 0.3％ FGF-2 製剤（リグロス® Regroth）が世界初の歯周組織再生誘導剤として保険収載され、同年 12 月より国内での販売が開始されている（図 18）。

多くの基礎研究の結果より次のような薬理作用が示唆されている。

すなわち、FGF-2 は、①歯周組織欠損部周囲に残存する歯周組織幹細胞（間葉系幹細胞）を未分化な状態に保ちつつ増殖を促進することにより、治癒の場での同細胞の数を増大させ、かつ、それら細胞の遊走（歯周組織欠損部の方向へ移動すること）を促進すること、さらに、②投与部位において血管新生を促進し、細胞外基質産生を制御することで歯周組織再生にふさわしい局所環境を整備することにより、投与部位での歯周組織再生を活性化するものと考えられる [6]（図 19）。

4)　塩基性線維芽細胞増殖因子（FGF-2）製剤の適応症と臨床応用

［適応症］

リグロスの効能・効果は「歯周炎による歯槽骨の欠損」とされており、用法・用量は「歯肉剥離掻爬手術時に歯槽骨欠損部を満たす量を塗布する」とされている。適応症例として「歯周ポケットの深さが 4 mm 以上、骨欠損の深さが 3mm 以上の垂直性骨欠損」がある場合に使用可能であるとされており、使用前に投与予定部位がそ

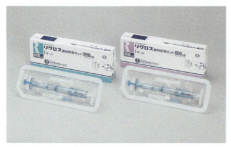

図18 FGF-2製剤

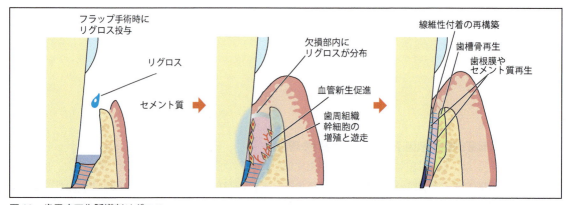

図19 歯周病再生誘導剤リグロス
歯周組織再生誘導剤リグロス（FGF-2）は、投与された歯周組織欠損部において多彩な機能を発揮する。

の基準に合致していることを確認しなければならない。垂直性骨欠損の形状などについての制約は記されてないが、「術後に歯肉弁の著しい陥凹を生じるような歯周組織欠損部に対しては他の適切な治療法を考慮する」よう、添付文書に記されていることから、一般的には、2壁性骨欠損や3壁性骨欠損、2度の根分岐部病変が、標準的な適応症となる。

［禁忌］

リグロスは、「本剤の成分に対し過敏症の既往歴のある患者」に加え、「口腔内に悪性腫瘍のある患者又はその既往歴のある患者」には禁忌である。後者に関しては、マウスを用いた試験など、各種試験を慎重に行った結果、FGF-2に発がん性（正常な細胞をがん化させること）は認められないものの、腫瘍細胞が存在する部位に直接投与するとその腫瘍細胞の増殖および転移を促進する可能性があるためである。したがって、使用に際しては、口腔内の診査および必要な問診を行い、その結果をカルテに記載しておく必要がある。

［臨床応用］

現在、リグロスは、600 µgと1,200 µgの2種類が販売されており、投与部位数により使い分けられている。凍結乾燥したFGF-2とHPCとを別々に充填した2つのカートリッジを組み合わせたキット製剤で、混合・投与用部材が一体となっていることで凍結乾燥品を溶解液で容易に溶解することが可能である。また、溶解液の凍結乾燥品への添加から混合までの調製は、薬剤に対して非接触により衛生的に行うことができるよう設計され、微生物汚染や異物の混入を防止することが可能である。

貼薬針は、投与に際し組織を損傷しないよう、先端に刃先がない特殊な形状をしている。また、パッケージ内部は全て滅菌された状態になっているため、カートリッジや貼薬針などを取り扱う際には、滅菌処理された手袋を着用しなければならない。また、FGF-2はタンパク質であり調製後の安定性に課題があるため、FGF-2の凍結乾燥品を溶解液で用時溶解し、調製後は速やかに使用する必要がある。通法に従いフラップ手術を施行し、まずは投与予定部位に対してスケーリング・ルートプレーニングなどを十分に行い、歯槽骨欠損部に存在する不良肉

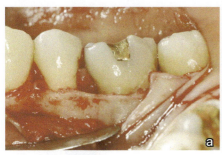
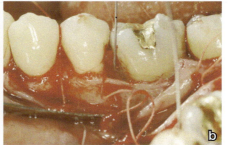

図20　リグロス製剤
a：リグロス投与前、b：リグロス投与中

芽組織および歯根面に付着したプラーク、歯石および壊死セメント質を十分に除去する。その後、投与部位を滅菌生理食塩水にて十分に洗浄し、最終洗浄後は骨欠損部が唾液などにて汚染されないように注意し、速やかに骨欠損底部より欠損部位を満たすようにリグロスを塗布する。リグロス塗布後は直ちに歯肉弁を復位・縫合し、手術を終える。投与部位からリグロスが溢れ出た場合には、ガーゼなどで速やかに除去する。また、必要に応じて、歯周パックを用いても構わない。

[術後の注意事項]
　術後の管理法、抜糸の時期などは、通常のフラップ手術の場合と同様である。
　図20に、リグロスを使用した歯周組織再生療法の治療経過を示す。

文　献
1) Takayama S, et al: Periodontal regeneration by FGF-2 (bFGF) in primate models. J Dent Res, 81: 2075-2079, 2001.
2) Murakami S, et al: Recombinant human basic fibroblast growth factor (bFGF) stimulates periodontal regeneration in class II furcation defects created in beagle dogs. J Periodontal Res, 38: 1-8, 2002.
3) Kitamura M, et al: FGF-2 stimulates periodontal regeneration: Results of a multi-center randomized clinical trial. J Dent Res, 90: 35-40, 2011.
4) Murakami S, et al: Fibroblast growth factor-2 stimulates periodontal tissue regeneration. Clinical Advances in Periodontics, 2011, 1: 95-99, 2011.
5) Kitamura M, et al: Randomized placebo-controlled and controlled non-inferiority phase III trials comparing trafermin, a recombinant human fibroblast growth factor 2, and enamel matrix derivative in periodontal regeneration in intrabony defects. J Bone Miner Res, 31: 806-814, 2016.
6) Murakami S: Periodontal Tissue Regeneration by signalling molecule(s): what role does basic fibroblast growth factor (FGF-2) have in periodontal therapy? Periodontology 2000, 56: 188-208, 2011.

〈村上伸也〉

4. 骨再生誘導法

1) 骨再生誘導法の理論

　組織再生誘導法のなかで、骨組織を再生させる方法を**骨再生誘導法** guided bone regeneration method：GBR法という。

　歯周組織再生療法におけるGTR法は、歯根周囲に歯根膜、セメント質および歯槽骨を再生させるものであるが、GBR法は、主に口腔インプラント周囲に不足した、または不足する骨を再生させるために行う組織再生誘導法である。GTR法では、再生領域に歯根膜および骨由来組織が増殖できるようにスペースを確保し、上皮および歯肉結合組織が再生領域に侵入しないようにGTR膜を設置するが、歯のない部分に行うGBR法では、再生領域に骨由来組織のみが増殖できるように**GBR膜**を設置する（**図21、22**）[1]。

　欠損補綴としての口腔インプラント治療では、抜歯後の顎堤にインプラントを埋入する。しかし、重度歯周炎や歯根破折により抜歯に至った場合のほとんどは、顎骨量が少ない。特に頰側の骨が裂開型に欠損していた場合は、抜歯して自然治癒に任せたのみでは、頰側の骨が少ないために顎堤の頰側が凹んでしまい、インプラントを埋入できないことも多い（**図21b**）。また、抜歯後に義歯を長期に使用している場合にも、顎骨の吸収が進んでい

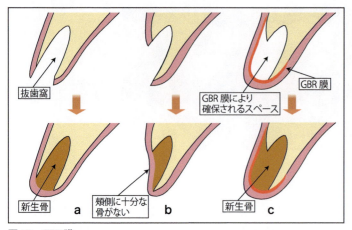
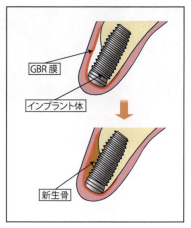

図21 GBR膜
a：抜歯時に骨が十分にある場合、顎堤の幅は維持される。
b：抜歯時に骨が十分でない場合、顎堤の幅は回復しない。
c：GBR法の場合、再生領域に骨由来細胞のみが増殖できるように遮蔽膜を設置する。骨由来組織による治癒で、顎堤の形態が良好になる。

図22 インプラント体周囲への骨形成
骨が十分でない顎堤にインプラントを埋入し、インプラント体ごとGBR膜の下に埋入して、インプラント体周囲に骨を形成させる方法もある。

ることがある。
　このように、インプラント埋入のための顎骨の量が不足する場合には、抜歯時または抜歯後に陥凹部をGBR膜で覆い、そのGBR膜を粘膜骨膜弁で完全に覆う（**図21c**）。骨形成のための期間（3～6カ月）経過後、GBR膜を除去して形態が改善した顎堤にインプラントを埋入する。骨幅が少ない顎堤にインプラントを埋入し、インプラントのインプラント体ごとGBR膜の下に埋入してインプラント体周囲に骨を形成させる場合（**図22**）や、インプラントに関連せずブリッジのポンティック部の顎堤形態を改善させる場合もある。GBR法によって骨再生を行った場合のインプラント生存率は、骨再生が必要なかった場合とほぼ同じであるといわれている[2]。

2) 骨再生誘導法に用いる材料
　骨再生誘導法（GBR法）に用いる遮蔽膜には、GTR法と同様に、<u>吸収性</u>および<u>非吸収性膜</u>がある。GBR法に用いる吸収性膜は、GTR法に用いる吸収性膜に比較して、組織内残存期間が3～8カ月と長い。非吸収性膜には、薄いチタンフレームで形状を保つように設計されているものもある。GTR法の場合は歯の周囲にスペースを確保するためGTR膜を歯に縫合するが、GBR法の場合は歯がない部分にスペースを確保するため、また長期間安定的にスペースを確保するために、GBR膜を骨に固定するためスクリューピンを使う。
　吸収性および非吸収性膜ともに、①スペースを確保する、②骨再生の<u>足場</u>にすることを目的に、骨補填材を欠損内に移植することがある。ただし、顎堤の高さを増大させるには、垂直GBR、仮骨延長術あるいは自家骨の垂直添加移植を適応する場合がある[3]。

3) 臨床応用と術式
　図23、24に臨床例を提示する。歯周病あるいは歯根破折によって歯槽骨のみならず顎骨、骨膜および軟組織が損傷を受けた場合、GBR法を応用してインプラントを埋入するための土台を構築することが可能である。前歯部のインプラント治療においては、審美性を考慮して歯頸線を整えるため、結合組織移植などの軟組織のマネージメントが要求される。

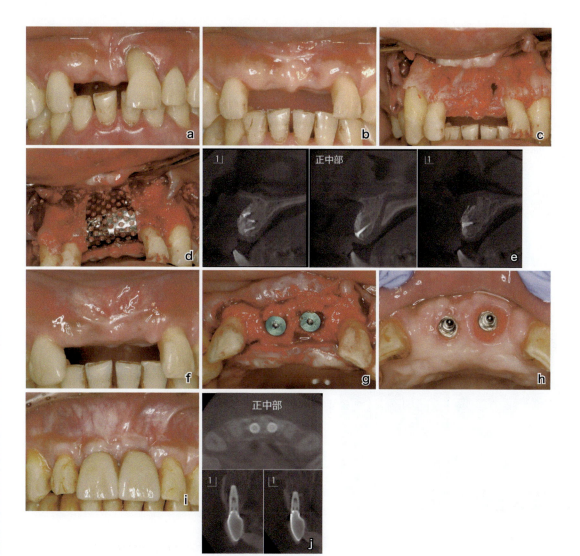

図23 抜歯の数ヵ月後に歯周外科療法および垂直的GBR法を適応した症例
上顎両側中切歯部に垂直的GBR法を適応し、口腔インプラント治療を行った。患者は56歳の男性。
a：上顎左側中切歯の動揺および右側中切歯欠損による審美障害を主訴に来院した。
b：GBR法を行う直前の口腔内の所見。
c：歯肉弁を全層弁で剝離翻転した際の所見。顎堤の幅と高さの回復が必要である。
d：スクリューピンとチタンメッシュを足場にして人工骨補塡材を使用した。
e：術後のCBCT画像。人工骨、スクリューピンおよびチタンメッシュが確認できる。
f：インプラント埋入直前の口腔内の所見。
g：インプラント埋入した際の所見。人工骨にはまだ十分な硬度はなく、唇側の骨が若木骨折した。
h：インプラント埋入して数ヵ月後の所見。
i：上部構造を装着して9年後の状態。炎症症状はなく、安定している。PD 2mm以下。
j：SPT時のCBCT画像。インプラント体の唇側に人工骨が定着していることがわかる。

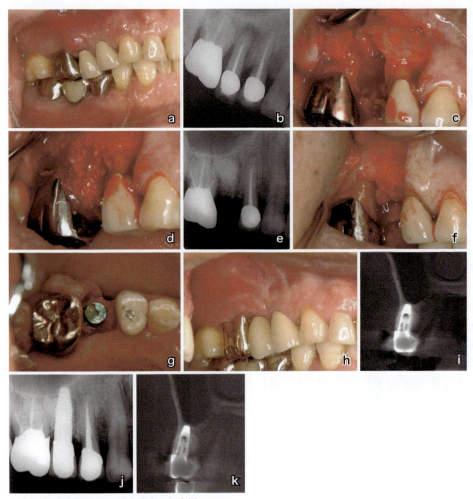

図 24 抜歯直後に GBR 法を適応した症例
- a：患者は 61 歳の男性。上顎右側第二小臼歯周囲歯肉の腫脹および咬合痛を主訴に来院した。
- b：患歯のデンタルエックス線画像。歯根膜腔の拡大から歯根破折が疑われた。歯周ポケットプロービングを行った際、頬側に狭くて深い歯周ポケットを認めた。
- c：抜歯直後の状態。頬側の骨壁が吸収しており、第一大臼歯 MB 根周辺まで骨吸収が拡大していた。
- d：抜歯窩に骨補填材と吸収性コラーゲンメンブレンを用いた GBR 法を適応した。
- e：GBR 法後のデンタルエックス線画像。人工骨が充填されていることがわかる。
- f：GBR 法を適応して半年後の所見。頬側の骨壁が再生している。
- g：インプラント埋入した際の所見。
- h：上部構造装着時の状態。
- i：SPT 時の CBCT 画像。インプラント体の頬舌側にも人工骨が設置されていることがわかる。
- j：SPT 開始 3 年後のデンタルエックス線画像。骨吸収や異常所見は認めない。第一小臼歯の根管充塡がややルーズだったため、再根管治療を行った。
- k：SPT 開始後約 10 年の CBCT 画像。治療直後に比較して変化は認めない。臨床症状は認めず安定している。

文 献

1) Nyman S: Bone regeneration using the principle of guided tissue regeneration. J Clin Periodontol, 18: 494-498, 1991.
2) Hömmerle CHF, et al: A systematic review of the survival of implants in bone sites augmented with barrier membranes（guided bone regeneration）in partially edentulous patients. J Clin Periodontol, 29: 226-231, 2002.
3) Rocchietta I, et al: Clinical outcomes of vertical bone augmentation to enable dental implant placement : a systematic review. J Clin Periodontol, 35: 203-215, 2008.

〈高橋慶壮〉

Ⅲ -7. 歯周形成手術（歯肉歯槽粘膜形成術）

<table>
<tr><th>学習目標</th><th>到達項目</th></tr>
<tr>
<td>歯周形成手術の目的、種類および適応症について学び、歯周形成手術に用いる器具や器材の名称およびその取り扱い方を理解する。</td>
<td>
☐ 1. 歯周形成手術の種類を説明できる。
☐ 2. 遊離歯肉移植術を説明できる。
☐ 3. 歯肉結合組織移植術を説明できる。
☐ 4. 歯肉弁側方移動術を説明できる。
☐ 5. 歯肉弁歯冠側移動術を説明できる。
☐ 6. 歯肉弁根尖側移動術を説明できる。
☐ 7. 小帯切除術を説明できる。
</td>
</tr>
</table>

1. 歯周形成手術（歯肉歯槽粘膜形成術）

歯周形成手術 periodontal plastic surgery：PPS は、歯肉歯槽粘膜部の形態異常を外科手術によって改善し、プラークコントロールしやすい口腔環境の確保や審美改善を目的とする外科手術の総称である。以前は、歯肉歯槽粘膜形成手術 mucogingival surgery：MGS と呼ばれていた。

2. 歯周形成手術の種類

歯周形成手術の種類を表1に示す。

表1　歯周形成手術の種類

	種類
遊離軟組織移動術	遊離歯肉移植術 歯肉結合組織移動術
有茎弁歯肉移動術	歯肉弁側方移動術 歯肉弁歯冠側移動術 歯肉弁根尖側移動術 両側乳頭弁移動術
その他	小帯切除術 口腔前庭開窓術 口腔前庭拡張術

3. 遊離歯肉移植術

角化・付着歯肉幅の拡大、露出根面の被覆および歯槽堤形成を目的とする。

[適応症]

①角化および付着歯肉幅や厚さの獲得、増大、②歯肉退縮の進行停止、③根面被覆、④口腔前庭の拡張、⑤歯槽堤の増大。

[禁忌症]

①審美性を考慮する場合、②全身疾患があり外科処置ができない場合、③急性炎症がある場合。

[使用器具]

麻酔器具一式、プローブ、メス類、スケーラー一式、縫合用器具、歯周パック。

[術式]（図1）

①口腔内の清拭消毒と局所麻酔：口腔内を消毒薬で清拭消毒し、手術部位の表面麻酔および浸潤麻酔を行う。

② SRP：キュレット型スケーラーを用いて歯根面に付着している歯石や壊死セメント質などを除去、滑沢にす

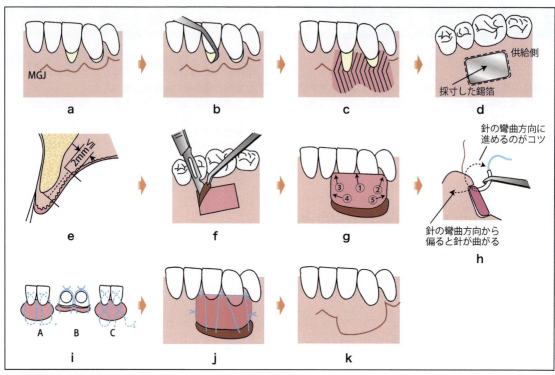

図1 遊離歯肉移植術

る（図1b）。根面被覆を目的とする場合、根面と移植片とが密着するように根面を平坦化する。クエン酸水溶液や塩酸テトラサイクリン水溶液などを用いて根面処理を行う場合もある。

③移植（受容）床の形成：替刃メスを用い部分層（粘膜）弁を形成し、目的に応じた大きさの移植床とする。移植床の可動組織は極力除去し、骨膜を一層残す程度の薄い平坦な形態とする（図1c）。

④供給側からの移植片の採取：移植床と同側の口蓋粘膜部から移植床とほぼ同じ大きさの移植片を採取する。移植床と同寸大の滅菌錫箔をインディケーターとして用いると移植片を採取しやすい（図1d〜f）。また、大口蓋動脈の走行に注意し、移植片を採取することが重要である。

⑤移植片の調整：移植片を移植床に試適、口唇、頬粘膜を動かし、移植片の可動の有無を確認しながら、大きさや形態を調整する。移植片内面は極力平坦となるようにメスあるいは歯肉鋏などで形態修正し、移植床と移植片が密着するように調整する。

⑥移植片の縫合：移植片を移植床に密着させるよう縫合する。特に根面被覆を目的とした場合、移植片と根面との隙間が生じないよう縫合することが重要である。そのために単純縫合（**図1g**①〜⑤）にオーバーレイ縫合（**図1i**）を追加する。

⑦歯周パック包埋：生理食塩水で移植床ならびに供給側を洗浄後、ガーゼで圧迫止血を施し、歯周パックで包埋する。口蓋粘膜部の止血にはアクリルレジンなどで作製したステントを用いるとよい。

⑧術後処置：7日目頃に歯周パックを除去、抜糸し、軟らかい歯ブラシでブラッシングを再開する。

4．歯肉結合組織移植術

［目的］前歯部など審美に関わる部位の露出根面に対する根面被覆を目的とする。また、遊離歯肉移植術同様、角化・付着歯肉幅の拡大および歯槽堤形成を目的に行うこともある。この術式は、移植片採取部位である口蓋部が

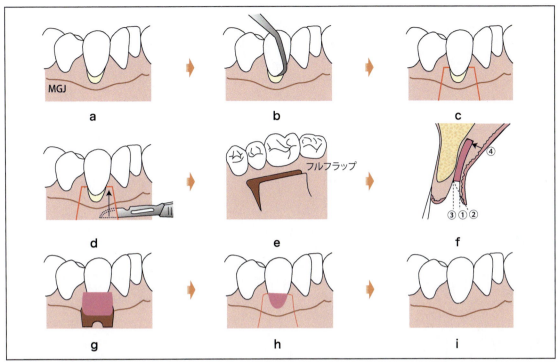

図2 歯肉結合組織移植術

開放創にならないこと、術後の審美性が確保されることなどである。移植片は、歯肉弁と骨膜側との二方向から血液供給を受けることができるために成功率は高い。

［適応症］
　①根面被覆（後述する Miller の歯肉退縮の分類を参照）、②角化および付着歯肉幅や厚さの獲得、増大、③口腔前庭の拡張、④歯槽堤の増大。

［禁忌症］
　①供給側に十分な厚さの歯肉がない場合、②全身疾患があり外科処置ができない場合、③急性炎症がある場合。

［使用器具］
　麻酔器具一式、プローブ、メス類、スケーラー一式、縫合用器具、歯周パック。

［術式］（図2）
　①口腔内の清拭消毒と局所麻酔：口腔内を消毒薬で清拭消毒し、手術部位の表面麻酔および浸潤麻酔を行う（図2a）。
　②SRP：キュレット型スケーラーを用いて歯根面に付着している歯石や壊死セメント質などを除去、滑沢にする（図2a）。根面被覆を目的とする場合は、根面と移植片とが密着するように根面形態を平坦化する必要性もある。また、クエン酸水溶液や塩酸テトラサイクリン水溶液などを用いて根面処理を行う場合もある。
　③移植（受容）床の形成：替刃メスを用い、部分層（粘膜）弁により目的に応じた形態および大きさの移植床を形成する。移植床の可動組織は極力除去し、骨膜を一層残す程度の薄い平坦な移植床とする（図2c、d）。
　④供給側からの移植片の採取：移植床と同側の口蓋粘膜部から移植床とほぼ同じ大きさの移植片を採取する。生理食塩水を浸したガーゼで圧迫止血する。止血のためのレジン製ステントをあらかじめ用意しておくと止血が容易にできる（図2e、f）。大口蓋動脈の走行に注意する。
　⑤移植片の調整：移植片を移植床に試適。口唇、頬粘膜を動かし、移植片の稼働状態を確認し、大きさや形態を調整する。移植片は極力平坦になるようにメスあるいは歯肉鋏などで軟組織を整形し、移植床と移植片が

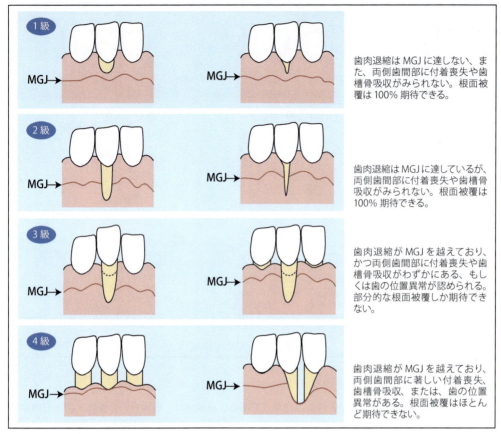

図3 Millerの歯肉退縮の分類

できるだけ密着するようにする（**図2g**）。
⑥移植片の縫合：移植片を移植床に密着するように縫合する。根面被覆を目的とする場合、移植片と根面の間隙が生じないよう縫合することが重要である（**図2h**）。
⑦歯周パック包埋：生理食塩水で移植床ならびに供給側を洗浄後、ガーゼで圧迫止血を施し、歯周パックで包埋する。
⑧術後処置：7日目頃に歯周パックを除去、抜糸し、軟らかい歯ブラシでブラッシングを再開する。

1) Millerの歯肉退縮の分類（1985）[5]

歯肉退縮の深さや歯間部の付着喪失や歯槽骨吸収の程度、さらに歯列不正の有無により分類する。該当するクラスによる、根面被覆の予知性も示している（**図3**）。

5. 歯肉弁側方移動術

[目的] 1歯または2歯に限局している露出根面に対する根面被覆。
[適応症]
①1歯から数歯に限局した歯肉退縮（歯間部歯槽骨に吸収が認められない場合）、②審美的要求が望まれる部位、③隣在歯に十分な角化・付着歯肉がある場合。
[禁忌症]
①隣在歯の供給側に十分な角化・付着歯肉が欠如している場合、②全身疾患があり、外科的処置ができない場

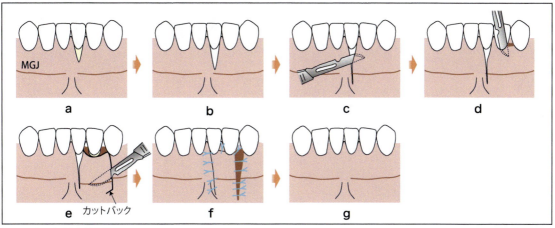

図4 歯肉弁側方移動術

合、③急性炎症がある場合。

［使用器具］

　麻酔器具一式、プローブ、メス類、スケーラー一式、縫合用器具、歯周パック。

［術式］（図4）

①口腔内の清拭消毒と局所麻酔：口腔内を消毒薬で清拭消毒し、手術部位の表面麻酔および浸潤麻酔を行う。

② SRP：キュレット型スケーラーを用いて歯根面に付着している歯石や壊死セメント質などを除去し、滑沢にする。根面被覆を目的とする場合は、根面と移植片が密着するように根面形態を平坦化する場合もある。必要に応じてクエン酸水溶液や塩酸テトラサイクリン水溶液などを用いて根面処理を行う。

③移植（受容）床の形成：替刃メスを用い、露出歯根周囲にVあるいはU字形に切開を入れ、ポケットを除去する（図4b）。

④供給側の準備：隣在歯方向に部分層弁を形成する。その場合、被移植露出歯根の約1.5〜2倍の面積に相当する部位まで縦切開を入れる（図4c、d）。

⑤歯肉弁の移動：歯肉弁を露出根面上に移動し、適合を確認する。張力（テンション）により、歯肉弁の移動が十分行えないときには、縦切開を入れた部分をカットバックしテンションがかからないようにする（図4e）。

⑥歯肉弁の縫合：歯肉弁が露出根面に密着するように縫合する。根面被覆を目的とした場合、移植片と根面との間隙が生じないように縫合することが重要である（図4f）。

⑦歯周パック包埋：生理食塩水で移植床ならびに供給側を洗浄後、ガーゼで圧迫止血を施し、歯周パックで包埋する。

⑧術後処置：7日目頃に歯周パックを除去、抜糸し、軟かい歯ブラシでブラッシングを再開する。

6. 歯肉弁歯冠側移動術

［目的］1歯から数歯の露出歯根面被覆を目的とする（歯肉弁の歯冠側方向への移動量は、隣接する歯間部歯槽骨の高さと歯間乳頭の位置によって決定される）。

［適応症］

①1歯から数歯にわたる露出歯根面の被覆。

［禁忌症］

①当該部位の根尖部に、十分な角化・付着歯肉がない場合、②全身疾患があり外科処置ができない場合、③急

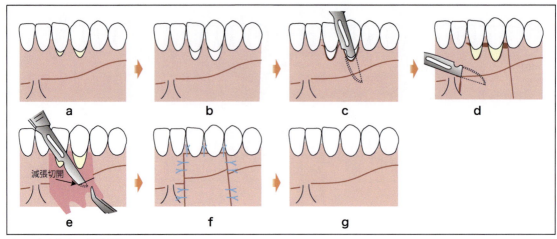

図5　歯肉弁歯冠側移動術

性炎症がある場合。

[使用器具]
　麻酔器具一式、プローブ、メス類、スケーラー一式、縫合用器具、歯周パック。

[術式]（図5a）
①口腔内の清拭消毒と局所麻酔：口腔内を消毒薬で清拭消毒し、手術部位の表面麻酔および浸潤麻酔を行う。
②SRP：キュレット型スケーラーを用いて歯根面に付着している歯石や壊死セメント質などを除去し、滑沢にする。根面被覆を目的とする場合、根面と移植片が密着するように根面形態を平坦化する必要性もある。また、クエン酸水溶液や塩酸テトラサイクリン水溶液などを用いて根面処理を行うこともある。
③移植（受容）床の形成：替刃メスを用い、露出歯根周囲にVあるいはU字形に切開を入れ、ポケットを除去する（図5b）。
④供給側の準備：根尖方向に部分層弁を形成する。その場合、被移植露出歯根の約1.5〜2倍の大きさに相当する部位まで切開を入れる（図5c、d）。
⑤歯肉弁の移動：歯肉弁を露出根面上に移動し、適合を確認する。張力（テンション）がかかり、歯肉弁の移動が十分行えないときは、根尖部に減張切開を加える（図5e）。
⑥歯肉弁の縫合：歯肉弁が露出根面に密着するように縫合する。特に根面被覆を目的とした場合は、移植片と根面との間隙が生じないように縫合することが重要である（図5f）。
⑦歯周パック包埋：生理食塩水で移植床ならびに供給側を洗浄後、ガーゼで圧迫止血を施し、歯周パックで包埋する。
⑧術後処置：7日目頃に歯周パックを除去し、抜糸し、軟らかい歯ブラシでブラッシングを再開する（図5g）。

7. 歯肉弁根尖側移動術

[目的]　歯周ポケットの除去、付着歯肉幅の増大、あるいはその両方を目的とする。骨切除などの骨外科を行い、積極的な歯周ポケット除去を目的とする場合、切除療法に分類される。

[適応症]
　①歯周ポケットが深く、ポケット底部が歯肉歯槽粘膜境を越えている場合、②角化および付着歯肉幅の獲得、増大。

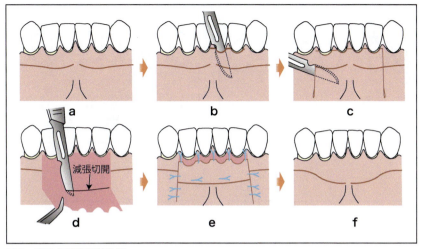

図6 歯肉弁根尖側移動術

［禁忌症］
　①著しい骨欠損や骨形態の異常がある場合、②全身疾患があり外科的処置ができない場合、③急性炎症がある場合。

［使用器具］
　麻酔器具一式、プローブ、メス類、スケーラー一式、縫合用器具、歯周パック。

［術式］（図6）
　①口腔内の清拭消毒と局所麻酔：口腔内を消毒薬で清拭消毒し、手術部位の表面麻酔および浸潤麻酔を行う（**図6a**）。
　②歯周ポケット深さ、角化および付着歯肉幅の測定
　③歯肉弁の形成：替刃メスを用い、歯肉辺縁から切開を入れ、全部層あるいは部分層弁を形成する。当該部の歯肉の厚みによるが、一般的には部分層弁を用いることが多い（**図6b、c**）。骨外科を行うときは全部層弁を形成する。
　④SRP：キュレット型スケーラーを用いて歯根面に付着している歯石や壊死セメント質などを除去、滑沢にする。その後、骨外科を行う場合がある。
　⑤歯肉弁の移動：歯肉弁を根尖側方向に移動し、必要とする角化あるいは付着歯肉幅が獲得できるかどうかを確認する（**図6d**）。
　⑥歯肉弁の縫合：歯肉弁を骨膜に密着するように縫合する（骨膜縫合）。歯肉弁と骨膜との間に空隙が生じないように縫合することが重要である。全層弁を形成した場合は両隣在歯の歯肉と単純縫合で固定し、位置を確定する（**図6e**）。
　⑦歯周パック包埋：ガーゼで圧迫止血、歯周パックで包埋する。全層弁で行った場合は歯肉弁と骨面との間に空隙が生じるので歯周パックの包埋は不可欠である。
　⑧術後処置：7日目頃に歯周パックを除去し、抜糸後、軟毛歯ブラシでブラッシングを再開させる。

1) 両側乳頭弁移動術（図7）

　歯肉弁側方移動術と類似した術式であり、1歯に限局した歯肉退縮に対し、両隣接部位の乳頭歯肉を側方移動し、露出根面を被覆する手術である。

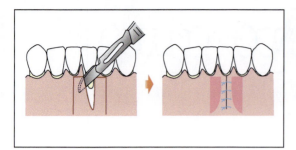

図7 両側乳頭弁移動術

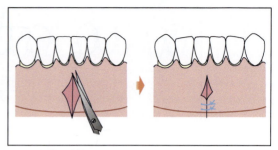

図8 小帯切除術

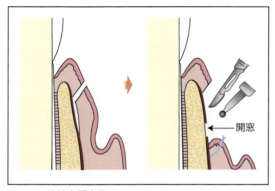

図9 口腔前庭開窓術

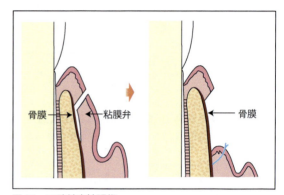

図10 口腔前庭拡張術

8. その他の歯周形成手術

小帯切除術（**図8**）、口腔前庭開窓術（**図9**）、口腔前庭拡張術（**図10**）などがある。

文献

1) 日本歯周病学会編: 歯周病専門用語集, 第2版, 医歯薬出版, 東京, 2013, 23, 40, 48, 49, 89.
2) 日本歯周病学会編: 歯周治療の指針2015, 医歯薬出版, 東京, 2016, 20, 49, 54-55.
3) 吉江弘正ほか編: 臨床歯周病学, 医歯薬出版, 東京, 2007, 84-97, 228-229, 278-285.
4) 鴨井久一ほか編: 標準歯周病学, 医学書院, 東京, 2005, 203, 233-274.
5) Miller PD Jr : Root coverage using the free soft tissue autograft following citric acid application. III. A successful and predictable procedure in areas of deep-wide recession. Int J Periodontics Restorative Dent, 5: 14-37, 1985.

〈佐藤秀一〉

III -8. 根分岐部病変

学習目標	到達項目
根分岐部病変の検査、診断と治療法を理解する。	☐ 1. 根分岐部病変の病態について説明できる。 ☐ 2. 根分岐部病変の検査と治療方針を説明できる。 ☐ 3. 歯根の保存療法を説明できる。 ☐ 4. 歯根の切除療法を説明できる。

1. 根分岐部病変とは

　根分岐部病変は歯周病が多根歯の分岐部に及んだもので、解剖学的形態が複雑なために治療が難しい。大臼歯は咬合を支持するために大切な部位であり、根分岐部病変の治療や予防は、歯周炎患者の歯列や咬合機能を回復、維持するために重要となることが多い。

2. 根分岐部病変の検査、診断

　根分岐部病変も他の部位と同様に、①病変の進行状態、②病変の原因を検査し、これを基に原因の除去方法を決める。

1）進行状態

　進行度の検査は、エックス線画像を参考にしながら歯周プローブで垂直方向の歯周ポケットを、ファーケーションプローブで水平方向のポケットを調べる。ファーケーションプローブは一般に彎曲の異なる2種類が用いられる（図1）。

（1）エックス線による検査

　分岐部歯槽骨の骨レベルと骨欠損形態を調べる。読影が困難な場合は、歯周ポケットにエックス線プローブやガッタパーチャポイントを挿入して撮影すると効果的である。また、**コーンビームCT**を用いると、分岐部の歯根形態や骨欠損形態を三次元的に把握するのに有効である。

（2）歯周プローブとファーケーションプローブによる検査

　垂直方向のポケットは、各歯根の周囲を全周、注意深く調べることが大切である。水平方向のポケットはファーケーションプローブを分岐部の彎曲に合わせて挿入する（図1）。

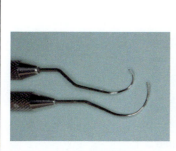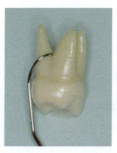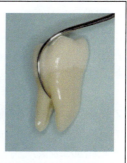

図1　ファーケーションプローブと検査法
彎曲の異なるファーケーションプローブと、分岐部の形態に合わせた挿入方向。

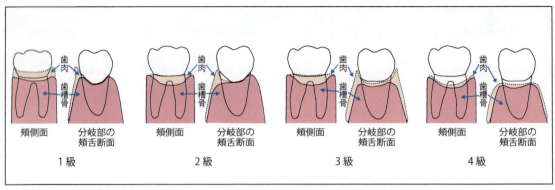

図2 Glickmanの分類
水平方向の歯周組織破壊と歯肉退縮程度による分類。

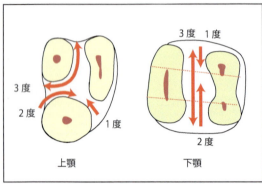

図3 LindheとNymanの分類
水平方向の歯周組織破壊程度による分類。

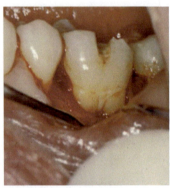

図4 エナメル突起
(東京医科歯科大学 和泉雄一先生 提供)

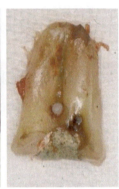

図5 エナメル滴
(昭和大学 山本松男先生 提供)

(3) 根分岐部病変の分類

根分岐部病変の進行程度は水平方向と垂直方向に分けて分類する。水平方向はGlickman[1]やLindheとNymanの分類[2]、垂直方向はTarnowの分類[3]を用いることが多い。

a. Glickmanの分類（図2）

1級：歯槽骨に吸収はなく、骨縁上に炎症が限局している。
2級：歯槽骨に吸収が認められるが、歯周プローブは貫通しない。
3級：歯周プローブは貫通するが、分岐部は歯肉で覆われている。
4級：歯周プローブは貫通し、分岐部は完全に露出。

b. LindheとNymanの分類（図3）

1度：水平的歯周組織破壊が、歯冠幅径の1/3以下。
2度：水平的歯周組織破壊が歯冠幅径の1/3以上だが、貫通しない。
3度：水平的歯周組織破壊が貫通。

c. Tarnowの分類

Grade A：根分岐部ルーフ（フォルニクス）と、歯槽骨頂部との距離が1〜3mm
Grade B：根分岐部ルーフ（フォルニクス）と、歯槽骨頂部との距離が4〜6mm
Grade C：根分岐部ルーフ（フォルニクス）と、歯槽骨頂部との距離が7mm以上

2) 原因因子

根分岐部病変の局所的原因は、単根歯における歯周炎の原因因子に加え、さらに次の解剖学的要因がある。

(1) エナメル突起（図4）
　エナメル突起は歯冠部からエナメル質が分岐部根面に細く伸びたもので、この部は上皮性付着となっており、歯周炎が局所的に進行する原因となる。エナメル突起は、視診あるいは歯周プローブによる触診で検査する。

(2) エナメル滴（エナメル真珠）（図5）
　エナメル滴は根面に異所性に生じた球形または卵円形のエナメル質の塊で、口腔清掃やSRPを著しく障害する。多くの場合は、歯周プローブによる触診でも診断は困難で、フラップ手術時に発見される。

(3) 根面溝
　歯根が分岐せず癒合している場合、根面に深い溝を生じていることがあり、口腔清掃やSRPを著しく障害する。

(4) 歯根離開度
　歯根が癒合していなくても離開の程度が著しく低い場合には、スケーラーや清掃用具が届かず、歯根の切除なども困難となる。エックス線画像とファーケーションプローブによる触診で診断する。

(5) ルートトランクの長さ
　ルートトランク（セメント-エナメル境から分岐部まで）が長い、すなわち分岐部の位置が根尖側にある場合、根分岐部病変は生じにくいが根分岐部のSRPは困難で、歯根分離などの治療も難しくなる。

(6) 根面の陥凹
　下顎大臼歯の近心根遠心面や上顎大臼歯の近心頰側根遠心面は歯根が陥凹しており、SRPや歯間ブラシによる清掃が困難となる。

3. 根分岐部病変の治療法

1) 根分岐部病変の治療法選択

　根分岐部の治療法には大きく分けて、①歯根の保存療法、②歯根の切断除去療法、がある。治療法の選択には水平方向の進行程度が大きく影響する（図6）が、垂直方法の支持骨残存量、根分岐部の数、根の大きさや形、離開の程度、ルートトランクの長さ、口腔清掃状態などを加味して決定する。

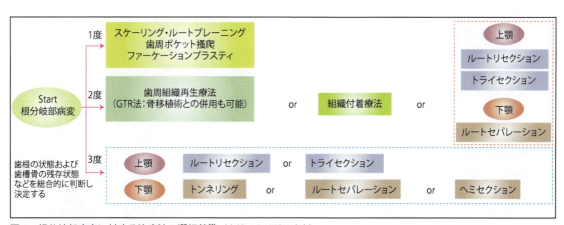

図6　根分岐部病変に対する治療法の選択基準（文献4より引用改変）

2) 歯根保存療法

(1) 基本治療
　Glickmanの1級程度では口腔清掃とSRPだけで改善が得られる場合がある。LindheとNymanの1度以上に進行すると、分岐部用の超音波スケーラーなどを使用することが重要となる。

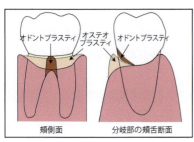

図7 分岐部整形術 furcation plasty
狭い根分岐部を広くする。

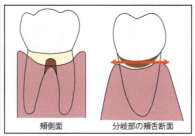

図8 トンネル形成 tunneling
水平的に歯間ブラシが貫通するようにトンネル状にする。

(2) 分岐部整形術（図7）

分岐部整形術 furcation plasty はオドントプラスティ（歯牙整形術）とオステオプラスティ（歯槽骨整形術）の2つからなり、1度から軽度の2度の症例に行われる。オドントプラスティでは、狭い分岐部入り口の歯質を切削し拡大する。整形面は齲蝕になりやすいため十分に研磨する。歯槽骨形態が不整な場合には、フラップ手術を併用してオステオプラスティを行って分岐部入り口を広げる。根分岐部病変が軽度な症例では、フラップを開かずに、オドントプラスティのみで修正可能な場合もある。

(3) トンネル形成（図8）

トンネル形成 tunneling とは進行した2度や3度の症例に対し、分岐部をトンネル状にする方法である。歯根が長く分岐部が離開していることが必要で、歯肉が分岐部入り口を覆っている場合は歯肉を切除し、分岐部天蓋（ルーフ、フォルニクス）が彎曲して歯間ブラシが貫通しない場合は、歯質を削除してトンネル状にする。切削面は齲蝕が発生しやすいため、高い口腔清掃レベルが要求される。

(4) 歯根分離（図9）

歯根分離 root separation とは分岐部で歯冠とともに歯根を切断分割し、すべての歯根を保存する治療法である。進行した2度や3度の症例で両根とも支持歯周組織が比較的多い歯が適応となる。歯根分離後は歯冠補綴が必要になり、歯質や歯髄を喪失するのが欠点であるが、両歯冠の接触点を歯冠側に作製することによって分岐部へのスケーラーや歯ブラシの到達性を高めることができる。

(5) 組織再生誘導法（GTR法）

分岐部病変2度の症例に対して、遮蔽膜を応用した GTR法 が効果的な場合がある。根分岐部に歯周組織が再生し、根分岐部病変が消失したり、2度の病変が1度になって根分岐部の歯根分離が避けられるなど、再生療法の利点は大きい。

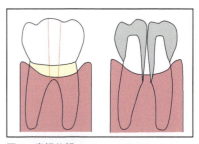

図9 歯根分離 root separation
分岐部で歯冠とともに歯根を切断分割し、術後は歯冠補綴する。

3) 歯根の切断除去療法

(1) 歯根切除（図10）

歯根切除 root resection とは、歯冠は削らず歯根のみ分岐部で切断し、除去する方法である。1根のみに高度の骨吸収がある。術後に歯冠補綴処置を行う必要がないという利点はあるが、歯根切除部がオーバーカントゥアになり適応症例は少ない。歯根切除は、抜髄して根管充填を行ってから歯根切除するのが一般的である。歯髄が健全な場合は抜髄せずに、切断面に露出した歯髄に対して直接覆髄法を行う方法もあるが、成功率は低い。歯根切除を root amptation ということもある。

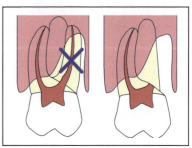

図10 歯根切除 root resection
歯冠は削らず歯根のみ分岐部で切断し、除去する。

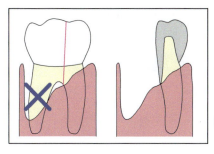

図 11　歯根分割抜去 hemisection
歯冠とともに分岐部で歯根を分割し、1 根あるいは 2 根を抜去する。

(2) 歯根分割抜去（図 11）

歯根分割抜去 hemisection とは、歯冠とともに分岐部で歯根を分割し、1 根あるいは 2 根を抜去する治療法である。

適応症は、一方の歯根の歯周組織破壊が進行し、保存が困難な場合である。また、両方の歯根とも保存可能であっても、歯根の離開状態が狭いなどトンネリングや歯根分離が困難な場合にも行われている。

上顎大臼歯では、3 根のうち 1 根を分割して抜去する方法を trisection と表現することもある。特に上顎大臼歯では、3 根のうち 1 根を分割抜歯すると、それぞれの歯根形態と位置によっては術後の形態が複雑になり、清掃しにくい形態になることもあるので、術前に十分検討することが必要である（図 12、13）。

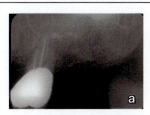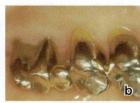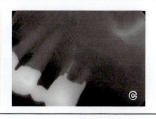

図 12　口蓋根の歯根分割抜去症例
a：初診時。
b：術後 3 年、口蓋側が陥凹した形態となっている。
c：術後 19 年。

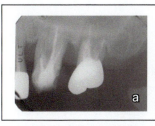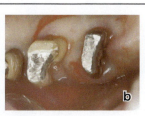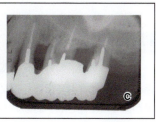

図 13　遠心頰側根の歯根分割抜去症例
a：術前。
b：遠心頰側根抜去後、⌊6 遠心面（分岐部側）は陥凹があるが ⌊7 は比較的平坦である。
c：術後 2 年。

文　献

1) Glickman I: Clinical Periodontology, 2nd ed, W.B.Saunders, Philadelphia, 1958, 694-696.
2) Lindhe J: Text book of Clinical Periodontology, 2nd ed, Munksgaard, Copenhagen, 1983, 515-533.
3) Tarnow D, et al: Classification of the vertical component of furcation involvement. J Periodontol, 55: 283-284, 1984.
4) 日本歯周病学会編: 歯周治療の指針2015. 医歯薬出版, 東京.

〈菅谷　勉〉

Ⅳ-1. 矯正治療

学習目標	到達項目
歯周治療における矯正治療を理解する。	☐ 1. 矯正治療における歯周組織の状態について説明できる。 ☐ 2. 歯周病患者における矯正治療の目的と適応について説明できる。

1. 歯列不正と歯周組織破壊

　歯の位置異常や歯軸の傾斜、捻転などの歯列不正は、歯周病の初発因子ではないが、口腔清掃を困難にしてプラークの付着を促進し歯肉の炎症を増悪させる修飾因子（プラークリテンションファクター）の一つである。すなわち、自浄作用を低下させるとともに、歯ブラシや歯間ブラシをはじめとする口腔清掃用具によるプラーク除去を困難にすることで、歯肉炎や歯周炎になりやすくなる因子として作用する。

　さらに開咬などの不正咬合が存在すると、対合関係にある歯との咬合接触関係が不正になり、早期接触、側方力を誘発し、歯周組織に咬合性外傷を引き起こす可能性がある。また、歯周組織、特に歯根膜に炎症が波及すると、歯肉線維や歯根膜線維の破壊による挺出や傾斜など歯の移動が生じてくる。そのため歯周組織に深い歯周ポケットなどの炎症が存在する場合、プラークに起因する炎症性因子と歯列不正に起因する外傷性因子の共同破壊作用によって歯根膜や歯槽骨の急速な破壊が引き起こされる可能性がある（図1）[1,2]。

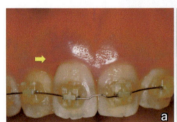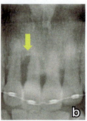

図1　歯周組織破壊
a：矯正治療中であるが、1｜遠心部歯肉に強い炎症が認められる（矢印）。
b：aの炎症部位に外傷性因子との共同破壊作用によると思われる垂直性骨吸収が認められる（矢印）。

2. 矯正力と歯周組織の反応

　矯正力によって起こる歯の移動は、骨の形成と吸収のターンオーバーが早められたものである。歯の移動中には、矯正力の方向に歯根膜が圧迫されて歯槽骨吸収が起こり、反対側で牽引されて骨添加が引き起こされる。圧迫側では、歯根膜線維が徐々に圧迫され、弱い矯正力の場合は、軽度の血流障害（充血帯）が生じ、破骨細胞による直接性吸収が起きる。一方、強い矯正力の場合は、重度の血流障害（貧血帯）が生じ、硝子様変性組織が形成される。その後、変性組織の周囲から破骨細胞による骨吸収が進行する。この吸収機転を、穿下性骨吸収という。また牽引側には、圧迫側での変化と同時に骨形成性の変化が認められる。まず骨形成に先立って線維芽細胞や骨芽細胞の数が増加し、その後、骨様組織の形成が生じる。

3. 矯正治療の目的と開始時期

　歯周病患者における矯正治療を歯周－矯正治療という。歯周－矯正治療は、歯列不正、不正咬合などのプラークコントロールを困難にする炎症性因子の除去や、咬合性外傷を惹起する外傷性因子の除去を目的としている。また、歯周－矯正治療によって、審美障害や発音障害の改善も図ることができる。

1) 矯正治療の目的

①叢生などの歯列不正を改善することにより清掃性を良くし、歯周組織の炎症の改善を図る。

②歯軸傾斜などを改善することにより、歯に加わる側方力を軽減したり、早期接触の改善を図る。

③歯の挺出などにより垂直性骨欠損や歯周ポケットの改善を図る。

④歯間離開や叢生などを改善することによって、審美的に良好な状態を得る。

⑤歯肉縁下齲蝕の際、歯を挺出させることによって適切な歯冠修復・補綴処置が行えるようにする。また、支台歯の歯軸の改善により、平行性が良くなり垂直的に咬合力が加わるブリッジを製作することができる。

2) 矯正治療の開始時期

　歯周病患者では、プラークなどの炎症性因子と外傷性咬合などの外傷性因子が共存すると、急速で不可逆的な歯周組織の破壊を生じることから、歯周－矯正治療は口腔清掃指導、スケーリング・ルートプレーニングなどの歯周基本治療終了後に再評価を行い、プロービングポケット深さが3mm以下であること、プロービング時の出血（BOP）がなく炎症が静止期であること、咬合調整によって咬合干渉が除去されていることが治療開始の目安となる。また、歯周基本治療で改善できないような深い歯周ポケットが残存している場合は、矯正治療前に歯周外科治療を行うことがあるが、矯正治療による歯の移動に伴う歯槽骨や歯肉の形態変化も予測しながら、場合によっては歯槽骨の整形や再生療法などの歯周外科治療を歯周－矯正処置後に行うこともある。

4. 矯正治療の適応と禁忌

1) 適応

　歯周組織に炎症が認められると歯根膜の再生は起こらないことが知られている[3]。歯周組織に炎症がある場合に矯正治療を行うと、矯正力が早期接触やブラキシズムと同様に歯周組織に対して外傷性因子の一つとして働き、前述のように急速な歯周組織の破壊を引き起こす可能性がある[4]。しかし適切なプラークコントロールの下では、矯正力による歯の移動が炎症を助長させることはなく、付着の喪失を起こさないことが報告されている[1]。したがって、歯周－矯正治療の適応は、上記の目的を達成するための矯正治療が必要な場合で、かつプラークコントロールの徹底をはじめとした歯周基本治療により炎症が改善された歯周組織になっている状態である。

2) 禁忌

①炎症のコントロールが不良な場合

　プラークコントロールが不十分な場合や、炎症が十分に改善しない場合、矯正治療は行うべきではない。

②適切な固定源が得られない場合

　適切な固定源がないと矯正治療は不可能である。歯周炎による歯槽骨吸収が著しい場合、歯が適切な固定源として機能させることができない可能性がある。そのため、できるだけ多くの歯を固定源としたり、床矯正装置を用いて粘膜部に固定源を求めるなどの配慮が必要である。また、固定源となる歯がない状態であっても、欠損部にインプラント治療が行われることや矯正歯科用アンカースクリューなどのスケルタルアンカレッジを併用することで解決される場合もある（**図2**）。

③歯を移動させる適切な空隙が得られない場合

　歯の移動を行うには必ず空隙が必要となるが、抜歯・拡大・外科処置などを行っても、その空隙が得られないと診断される場合は矯正治療を行うべきではない。

④矯正治療によって著しい歯根露出が想定されるなど、歯周組織の状態が悪化すると思われる場合

⑤患者の協力が得られない場合

　矯正装置による違和感や審美性の障害などを患者が受け入れられない場合、矯正治療を行うべきではない。

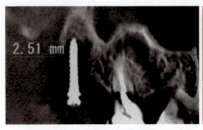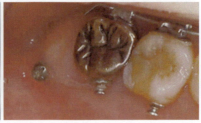

図2　矯正歯科用アンカースクリュー

5. 矯正治療中の歯周組織

　矯正治療中は、セルフケアとしてのプラークコントロールだけでなく、定期的なプロフェッショナルケアが必要である。歯周病患者における矯正治療の要点は、プラークの蓄積とそれによる歯肉の炎症を可及的に避けることであり、プラークコントロールしやすい矯正装置の設計、矯正治療中の歯周組織の管理が必要である。動的治療中に歯周組織の炎症が生じた場合には、歯の移動を中断し（ワイヤー・ブラケットの除去や暫定的な保定を行うなど）、積極的な歯周治療を再開する必要がある。

6. 保定

　保定とは歯が目的の位置に移動した後、その位置で歯周組織が安定した状態になるように、一定期間保持することである。歯は目的の位置に移動したとしても、矯正力を取り除くことで後戻りしてしまう危険性が高い。そのため、その位置で安定、機能させるためには、歯周組織に修復・再生が生じるまで長期間保定する必要がある（図3、4）。特に歯周病患者の場合は支持組織が減少しており、残存支持組織量を勘案して保定期間を長くする工夫が必要である。

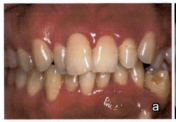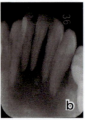 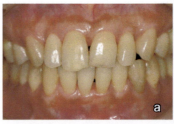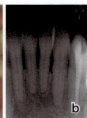

図3　初診時
　a：全顎的に歯肉腫脹が認められ、特に乳頭歯肉には歯肉腫脹と発赤を呈している。
　b：エックス線画像において下顎前歯部には著しい歯槽骨吸収が認められる。

図4　サポーティブペリオドンタルセラピー（SPT）
　a：歯周基本治療、歯周外科手術および矯正治療によって歯肉の炎症、歯列不正は改善され、管理しやすく良好な状態が維持されている。
　b：エックス線画像においても歯槽骨の改善が認められる。

文献

1) Ericsson I, et al: Effect of longstanding jiggling on experimental marginal periodontitis in the beagle dog. J Clin Periodontol, 9: 497-503, 1982.
2) Polson AM, et al: Effect of periodontal trauma upon intrabony pockets. J Periodontol, 54: 586-591, 1983.
3) Ericsson I, et al: Lack of effect of trauma from occlusion on the recurrence of experimental periodontitis. J Clin Periodontol, 4: 115-127, 1977.
4) Lindhe J, et al: Influence of trauma from occlusion on progression of experimental periodontitis in the beagle dog. J Clin Periodontol, 1: 3-14, 1974.

〈山本弦太、宮澤　健、三谷章雄〉

Ⅳ-2. 修復・補綴治療

学習目標
歯周治療における修復・補綴治療を理解する。

到達項目
- □ 1. 修復・補綴治療と歯周組織の関係について説明できる。
- □ 2. 歯周病患者における修復・補綴治療の適応と目的、治療法について説明できる。

1. 歯周組織と修復・補綴装置との関係

1）注意すべき事項

歯周病患者に対する修復・補綴治療で考慮すべきポイントは細菌感染と咬合性外傷に対する配慮である。最終的には補綴処置により新たな炎症や咬合性外傷が誘発されることがなく、歯周組織が安定し、その状態が維持されることが重要である。具体的な注意すべき事項としてはマージンの位置（生物学的幅径）や適合性、歯冠の豊隆、歯間鼓形空隙、ポンティックの形態、接触点の位置と強さ、適切な咬合面形態、修復・補綴装置の研磨状態などが挙げられる[1]。

歯冠修復物のマージンの位置は、①歯肉縁上、②歯肉縁、③歯肉縁下に分けられ、歯周組織の健康維持の観点からは歯肉縁上にマージンを設定することが望ましい。しかし審美性や修復物の維持力の観点から、歯肉縁下にマージンを設定することがある。このとき注意すべきことは、マージンの位置を生物学的幅径（biologic width）内に設定しないことである[2]。生物学的幅径は、良好な歯周組織の確立や維持に必要とされる歯肉溝底部から歯槽骨頂部までの歯肉の付着の幅（平均2.04mm）である。修復・補綴装置のマージンを歯槽骨頂から少なくとも2mm以上離さなければ、炎症が生じ、歯周組織が破壊される。そこで歯肉溝底部から少なくとも0.5mm離れた位置を目安に形成を行うことが必要である。

2）修復・補綴装置の形態

支持組織の減少した歯の補綴装置の形態では、咬合負担、食片の流れ、清掃性などに直接関係するので、特に次の点に注意すべきである。

①咬合面の頰舌側幅径を小さくし、過度の咬頭傾斜を避け、咬合力ができるだけ歯軸方向にかかるようにする。

②頰舌的な形態はオーバーカントゥアにならないように注意し、食片による歯肉辺縁部への過度の刺激やプラークの停滞が起こらないようにする。薄い歯肉では歯肉縁下の豊隆を弱く、厚い歯肉の場合は歯肉縁下の豊隆を強くして、辺縁部歯肉との調和を図る（図1）。

③適切な接触点間距離（50μmのコンタクトゲージ挿入可を基準）を設定し、食片圧入を防止する。広すぎる歯間鼓形空隙は発音不良や側方からの食片圧入を導くことがある。歯間ブラシなど補助的清掃器具の到達度や操作性を考慮し、隣接面はできるだけスムーズな凸面とし、適度の歯間鼓形空隙を設ける。

④分岐部が露出している複根歯に補綴処置を行う際は、特に清掃器具の到達度・操作性に配慮した形態にする。

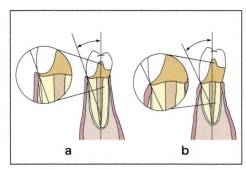

図1　歯肉の形態とエマージェンスプロファイルの関係[3]
a：正常な状態では歯肉が薄くなっている場合は、歯肉縁下のエマージェンスプロファイル（歯肉溝底部から歯頸側1/3までのカントゥア）はフラットか直線的にする。
b：歯周外科治療後、歯肉が厚くなっている場合は、クラウンのより強い支持が必要となるためエマージェンスプロファイルと歯の長軸とのなす角度を大きくする。

2. 欠損補綴の考え方

　ブリッジ、可撤性部分床義歯、インプラントなどが欠損補綴の方法として挙げられ、各治療法には長所と短所がある。少数歯欠損、多数歯欠損（残存歯数と位置）、「歯周組織の支持力 ≧ 咬合力」の状態、「歯周組織の支持力 ＜ 咬合力」の状態、咬合状態および残存歯の歯周組織の状態などを考慮し選択する[1]（**表 1**）。補綴装置は残存歯への過度な力学的負担をかけることがなく、清掃性に優れることが必要不可欠である。

　動揺歯の固定も含め企図した欠損補綴法として、固定性ブリッジが選択されることは多い（**図 2**）。ブリッジの設計において、欠損歯数と支台歯数を決める基準として Ante の法則「支台歯の歯根表面積の総和が補綴される歯の歯根表面積の総和に等しいか、それ以上でなければならない」がある。しかし、その後の研究では、適切な設計・構造のブリッジが用いられ十分なプラークコントロールがなされていれば、少数歯支台でしかも歯周組織が減少した症例であっても長期間にわたり機能すると考えられている[4]。間接的に歯の動揺を減少させる際にはクロスアーチの補綴装置設計が有効である。歯の動揺は頬舌方向が主であるが、クロスアーチスプリントの場合、両側性維持が図られるため安定し、側方圧による支台歯の有害性が少なくなる。なおカンチレバー（延長ポンティック）は特にポンティックに隣接する歯に齲蝕や歯根破折などの問題が生じやすいので注意が必要である。

　可撤性部分床義歯は多くの欠損パターンにおいて適応可能である（**表 1**）。残存歯数（咬合支持数）が少なくなるほど、残存歯の連結固定や両側性部分床義歯にすることが求められる。特定の鉤歯に過大な負担がかからないように必要に応じて鉤歯を増やし、鉤歯を含む残存歯を連結固定する。咬合力を床下粘膜に負担させることで高い支持および把持能力を有する義歯を製作し、力を分散させ義歯の動揺を抑えることが重要である。プラークは維持装置の周囲に特に付着しやすいので装着後の同部のプラークコントロールは必須である。

　残存歯を鉤歯や支台歯とすることなく欠損部を補うことが可能なインプラントは、残存歯への負担を大幅に軽減可能で、条件が合致すれば有用である。ただし、歯周病はインプラント周囲炎などのリスクとなるため、長期にわたり良好な治療経過を維持するためには、それぞれ適切な歯周治療や術後のメインテナンスは欠かせない[5,6]。

表1　補綴装置の選択（「歯周組織の支持力 ≧ 咬合力」限定）（文献 1 より引用改変）

欠損（咬合支持数）	ブリッジ	部分床義歯	インプラント
少数歯	◎	◎	◎
多数歯（9 〜 6）	（犬歯誘導と臼歯部咬合支持確保）△	（残存歯の連結固定と両側性 PD）◎	◎
多数歯（6 〜 5）	×	（残存歯の連結固定と両側性 PD）◎	○

◎ 推奨、○ 適応、△ 条件により適応、× 不適

3. 審美性の回復と歯周補綴

　歯周病は歯肉退縮と歯根露出、歯間鼓形空隙の拡大、歯の病的移動による歯列不正などを引き起こし、特に前歯部では審美的な問題が生じやすい。また歯の喪失で、筋機能が低下し顔貌にも影響を与える。中等度〜重度の歯周炎患者の審美性の回復には歯周外科治療、矯正治療、修復・補綴治療を総合的に組み合わせる必要がある。

　ブラックトライアングルは歯間乳頭が欠落し、歯間鼓形空隙が三角形の暗影となる所見で、歯周炎患者において高頻度に認められる。そのためコンタクトポイントを縦長に設定することで相対的に改善する場合がある。Tarnow らは隣接面に関し、歯槽骨頂から接触点までの距離が 5 mm 程度であれば歯間乳頭が維持されたことを報告しており、これを目安にコンタクトポイントを根尖側に設定する[7]こともある。

　歯周補綴 periodontal prosthetics とは、歯周炎の進行により生じた動揺歯や欠損歯を含む症例において行われる口腔機能回復のための補綴的処置である。支台歯、残存歯の歯周組織の維持を重視し、特に清掃性の良好な形態や咬合機能時に生じる各応力配分に考慮する必要があるため、通常の修復・補綴治療と比べ難易度は高くなる。

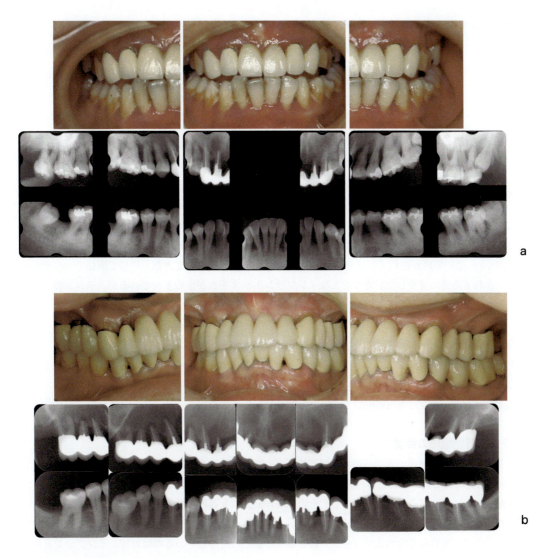

図2　固定性補綴装置による治療。43歳、女性
a：治療前、b：治療後22年、補綴処置後18年。

プロビジョナルレストレーションにより咬合、清掃性、咬合性外傷を評価し、永久固定後の咀嚼機能、清掃性、審美性などを十分検討したうえで補綴治療を進めることが重要である[8]。

文献
1) 日本歯周病学会編: 歯周治療の指針2015, 補綴装置作成時に注意すべき事項, 医歯薬出版, 東京, 60-62, 2016.
2) 日本歯周病学会編: 歯周病学用語集, 第2版, 生物学的幅径, 医歯薬出版, 東京, 57, 2013.
3) Kay HB: Physiologic dimensions of the periodontium significant to the restorative dentist. Int J Periodontics Restorative Dent, 5: 42-63, 1985.
4) Nyman S, et al: A longitudinal study of combined periodontal and prosthetic treatment of patients with advanced periodontal disease. J Clin Periodontol, 50: 163-169, 1979.
5) Roccuzzo M, et al: Ten-year results of a three-arm prospective cohort study on implants in periodontally compromised patients. Part 1: implant loss and radiographic bone loss. Clin Oral Implants Res, 21: 490-496, 2010.
6) Costa FO, et al: Peri-implant disease in subjects with and without preventive maintenance: a 5-year follow-up. J Clin Periodontol, 39: 173-181, 2012.
7) Tarnow DP, et al: The effect of the distance from the contact point to the crest of bone on the presence or absence of interproximal dental papilla. J Periodontol, 63: 995-996, 1992.
8) Amsterdams S, et al: Periodontal prosthesis.In : Goldman HM, Cohen DW ed, Periodotnal therapy, Mosby, Philadelphia, 1980, 1121-1154.

〈八重柏隆、村井　治〉

Ⅳ-3. インプラント治療

学習目標	到達項目
歯周病患者におけるインプラント治療について理解する。	□ 1. インプラント周囲組織の特徴を説明できる。 □ 2. 歯周治療におけるインプラント治療の有用性を説明できる。 □ 3. インプラント周囲疾患を説明できる。 □ 4. インプラントのメインテナンスを説明できる。

1. インプラント治療とは

1) 歯科インプラントシステム

　純チタンが骨と接合すること（オッセオインテグレーション osseointegration）を Brånemark らが見いだして以来、1960 年代からこの原理が歯科インプラント dental implant に応用されてきた。そして現在では、その高い予知性が評価されて急速に普及した。さまざまなインプラントシステムが市販されているが、チタン製のスクリュータイプのものが主流となってきている。

　インプラントは一般的に以下の 3 つのコンポーネントから構成されている（図1）。
①インプラント体 implant body：顎骨に埋入され、骨と接合する部分。
②アバットメント abutment：インプラント体にスクリューでネジ止めされ、インプラント体と上部構造を一体化させるもの。
③上部構造 superstructure：対合歯と咬合する歯冠形態を付与した構造物。

2) インプラント周囲組織の特徴[1]

　インプラント周囲組織は天然歯の周囲組織（歯周組織）と、解剖学的にも機能的にも異なる。最も大きな違いは、インプラント表面にはセメント質と歯根膜が存在しないことである（図2）。また天然歯の周囲組織では、コラーゲン線維が歯根面に対して垂直方向に走行し、その末端がセメント質内に埋入された強固な結合を形成しているのに対して、インプラントの周囲組織では、コラーゲン線維はインプラント体と平行に走行している。接合上皮の付着については、天然歯ではヘミデスモゾームを形成し強固に接合しているのに対し、インプラントにおいては単に機械的に接触しているのみであるとされている[1]。血管は、歯周組織では、歯根膜、骨膜、および骨髄内に走行しているのに対し、インプラント周囲では、骨膜および骨髄のみに走行している。

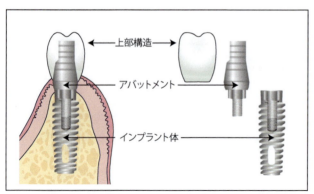

図1　インプラントを構成する 3 つのコンポーネント

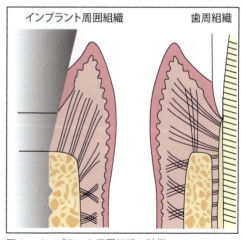

図2　インプラント周囲組織の特徴

3）インプラント治療の適応症

もともとインプラント治療は無歯顎患者を対象としていたが、インプラント治療学の進歩により、単独歯欠損、少数歯欠損、遊離端欠損、そして多数歯欠損と、さまざまな欠損形態に対応できるようになってきている。

全身状態については、血糖のコントロールが悪い糖尿病患者、喫煙者、骨粗鬆症患者、ステロイド長期服用患者、アルコール依存症患者、あるいは頭頸部放射線治療後の患者ではインプラントの成功率が低下する[2]。年齢はインプラントの生存率には大きな影響は及ぼさないが、高齢者および顎の成長発育が終わっていない若年者では注意が必要である。

また、歯周炎および口腔清掃不良は、インプラント周囲疾患のリスク因子であることから、インプラント埋入前に、患者のプラークコントロール能力やその持続性を確認し、インプラント治療を行っても問題がないと判断された患者に対してのみ行われるべきである。

2. 歯周治療におけるインプラント治療

1）歯周治療におけるインプラント治療の有用性

ブリッジは、歯が欠損している部位に隣接する歯および歯周組織でその咬合力を支えなくてはならない。さらに、歯周炎に罹患した歯は、既に支持組織が減少しているため、ブリッジは歯周組織に対する咬合性外傷を増強させる因子となる可能性がある。義歯は咬合力を粘膜で負担できるが、鉤歯となる歯に側方力がかかり、歯周組織への負担を増大させる危険性がある。インプラントは、支台歯や鉤歯を必要とせず、残存する天然歯およびその歯周組織に負担がかからないのが大きな利点となる（図3）。特に、歯周炎により多数の歯が欠損し、垂直的顎位が失われた患者の機能回復においては、その利点が十分活かされることになる。また、ブリッジとは異なり、隣在歯を切削する必要がないため、天然歯への侵襲を少なくすることができる。義歯と比較すると、粘膜ではなく、骨で支持できるため機能性に優れており、不快感も少ない。

2）歯周病患者にインプラント治療を行ううえでの問題点

歯周病患者にインプラント治療を行ううえでまず注意しなければならないのは、無歯顎患者とは異なり、歯周病患者の口腔内には歯周病原細菌が存在するということである。したがって、インプラント治療を行う前には歯周ポケットなどに存在する歯周病原細菌を排除しておかなければならない。また、インプラント治療後も周囲の天然歯とともにメインテナンスを行う必要がある。これらの処置を行わないとインプラント周囲疾患（後述）を発症するリスクが高くなる。

また、歯周病患者における歯の欠損部位は、歯周炎が進行して抜歯に至ったケースが多く、歯槽堤が吸収して

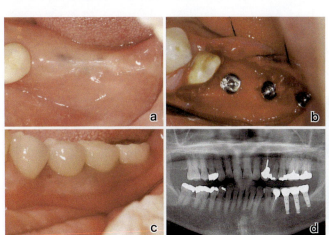

図3　インプラント治療による補綴
a：術前。
b：インプラント体埋入時。
c：上部構造装着時の口腔内写真。
d：術後のパノラマエックス線画像。

いるため、guided bone regeneration：GBR 法や上顎洞底挙上術などが必要となる場合が多い。また、前歯部などの審美領域では結合組織移植術、臼歯部では遊離歯肉移植術などを併用して軟組織の量を増大させる必要があるケースも多い。したがって、技術的に難しい症例が多く、治療期間が長期化することが多い。

3）歯周病患者に対するインプラント治療の流れ[3]

歯周病患者にインプラント治療を行う際は、歯周外科治療が終了した後の口腔機能回復治療として行う（図4）。インプラント治療の術式は、1回法と2回法に大別される。1回法では、インプラント埋入手術時に、既にインプラント体の歯冠側の部分が歯肉を貫通して口腔内に露出し、その状態で骨接合まで治癒を待つことになる。2回法ではインプラント埋入手術（一次手術）時には、インプラント体は完全に歯肉の下に埋没した状態で治癒期間を待つことになり、インプラント体の上端部分を開放させるための二次手術を行う必要がある。2回法のインプラントシステムは、外科処置が2回になるという欠点はあるが、GBR 法などの骨

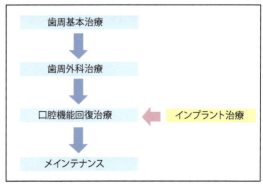

図4　歯周病患者におけるインプラント治療の流れ
（文献3を参考に作成）

増大術が必要となるケースにも対応でき、また、埋入時に口腔内の細菌がインプラントに感染するリスクが低いと考えられており、歯周病患者においては、2回法のインプラントシステムのほうが適している。上部構造を装着した後は、歯周治療と同様、定期的にリコールを行いメインテナンスする必要がある。

3. インプラント周囲疾患[4]

1）インプラント周囲粘膜炎とインプラント周囲炎

インプラント周囲組織に生じる炎症性病変は、インプラント周囲疾患と総称され、インプラント周囲粘膜炎とインプラント周囲炎に分けられる。インプラント周囲粘膜炎は、インプラント周囲軟組織に生じる可逆的炎症反応と定義されており、症状としては、インプラント周囲粘膜の発赤・腫脹、およびインプラント周囲溝からの出血がある。一方、インプラント周囲炎は、インプラント周囲組織に生じる炎症反応に加えて、周囲骨の吸収を伴うものと定義されており、症状としては、インプラント周囲粘膜炎の症状に加えて、インプラント周囲溝からの排膿、およびインプラント周囲骨の吸収がある（図5）。進行するとインプラントを喪失する原因にもなりうる。

2）インプラント周囲疾患のリスク因子

a. 歯周炎

天然歯が存在する部分欠損患者では、インプラント周囲溝の細菌叢は、天然歯の歯肉溝の細菌叢と類似しており、歯周病原細菌が同程度検出される。つまり、天然歯周囲の細菌がインプラント周囲に感染すると考えられて

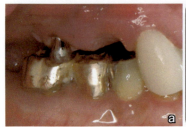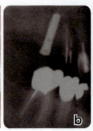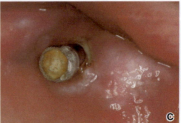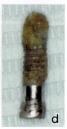

図5　上顎右側臼歯部のインプラント周囲炎（a、c：口腔内写真、b：エックス線画像、d：撤去したインプラント体）

いる。したがって、歯周炎を治療しないでインプラント治療を行う、あるいは、インプラント治療後に天然歯のメインテナンスを怠ると、インプラント周囲炎を発症するリスクは高くなる。

b. 喫煙

喫煙者は非喫煙者と比較して、インプラント周囲骨吸収の進行が速く、失敗に至るケースが多いことが明らかにされている。

c. 口腔清掃不良

プラークコントロールの状態とインプラント周囲疾患の発症には、密接な関係がある。また、インプラント体の埋入位置が悪いケースやインプラント上部構造の清掃性が悪いケースでも、口腔清掃の不良によりインプラント周囲疾患発症のリスクが高くなる。

d. セメントの溢出

インプラント上部構造のマージンが粘膜縁下から深い位置にある場合、合着時に溢れ出たセメントが除去されずに残留し、その周囲にプラークが付着してインプラント周囲疾患が発症する。

4. インプラントのメインテナンス（支持療法）

1） 意義

インプラント周囲粘膜炎は、歯肉炎と同様に可逆的炎症反応であるため、プラークコントロールにより治療することが可能である。しかし、インプラント周囲炎に対しては、現時点では確立された治療法はない。したがって、インプラントを長期にわたって機能させるためには、メインテナンスにおいて定期的にリコールを行い、インプラント周囲粘膜炎の段階で病変を早期に発見して対応することが重要となる。

2） 診査

a. プラークコントロールの評価

天然歯と同様、インプラント上部構造の辺縁粘膜に接する部分に付着しているプラークを歯垢染色液で染め出すか、あるいは探針で擦過して診査する。客観的な評価法としては、Silness & Löe のプラーク指数（PlI）を基本として改良された改良型 PlI（mPlI）が用いられる（**表1**）。

b. 炎症の評価

BOP は、インプラント周囲粘膜炎や早期のインプラント周囲炎の指標となる。客観的な評価法としては、sulcus bleeding index を基本として改良された modified sulcus bleeding index：mBI が用いられる（**表1**）。

c. プロービング深さ

正常なインプラント周囲組織では 3mm 以下とされているが、インプラント埋入深度や埋入部位によって異なる。絶対値よりも経時的な変化を評価することが重要である。プロービングは、インプラントを傷つけないような、プラスチックプローブ（**図6a**）を用いて軽圧（0.2 ～ 0.3N）で行う。

d. 排膿の有無

排膿があることは、周囲骨の吸収を伴う進行したインプラント周囲炎が存在することを示す。インプラント周囲粘膜を器具や指先で押して、インプラント周囲溝からの排膿の有無を確認する。

e. インプラントの動揺

動揺が認められた場合、インプラント体の先端まで骨吸収が進行し、骨接合が

表1　mPlI と mBI

スコア	mPlI	mBI
0	プラークが認められない	インプラント辺縁に沿ってプローブで擦過しても出血しない
1	プラークがインプラント辺縁のプローブの擦過によってのみ検知される	点在した出血
2	プラークが肉眼的に確認される	辺縁に沿った線状の出血
3	多量の軟性物質	多量の出血

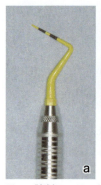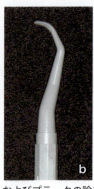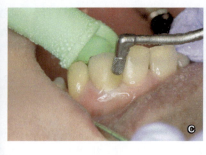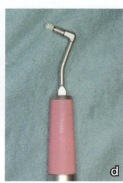

図6　診断用ステントおよびプラークの除去
 a：インプラント用のプラスチックプローブ。
 b：インプラント用のプラスチックスケーラー。
 c、d：内部注水型のナイロン性ブラシチップをサブソニック効果で振動させる器具。

すべて喪失していることを意味する。インプラント体とアバットメントの結合部にスクリューの破折や緩みが生じている場合にも、動揺と類似した症状を呈するため注意が必要である。

f. エックス線画像検査

インプラント周囲骨の吸収程度を把握するため、インプラント体頂部などを基準点として、近遠心の骨接合部までの距離を評価する。定期的に撮影して経時的な変化を捉えることが重要である。

g. インプラント周囲の角化粘膜

インプラント周囲の角化粘膜が不足すると、プラークコントロールが行いにくくなったり、インプラント周囲粘膜が退縮しやすくなったりするため、角化粘膜の幅とインプラント周囲粘膜の可動性を評価する必要がある。

h. 咬合診査

早期接触、咬頭干渉、ブラキシズム、あるいは咬合力の負担過重がないか、咬合紙などを用いて注意深く診査する。咬合は咬耗や歯の移動などによって変化する可能性があるため、大きな問題がみられなくても、定期的に診査する必要がある。

3）処置

a. 口腔清掃指導

歯周病患者に対する口腔清掃指導と同様に、口腔内のすべての歯とインプラント周囲を清掃できるよう指導する。インプラント周囲疾患の予防のためには、インプラントのネック部（天然歯の歯頸部）と粘膜の境界部に付着したプラークを除去することが重要である。インプラントは天然歯と比較して、ネック部の直径が小さいため、隣在歯よりもブラシの毛先が届きにくく、プラークが残存しやすいという点に注意するよう指導する。また、顎堤の吸収が大きい部位や、上部構造の形態によって清掃が困難な部位では、その状況に応じた個別の清掃方法を指導する。

b. プロフェッショナルクリーニング

インプラント表面に、金属製の手用器具あるいは超音波スケーラーを用いると傷がつき、プラークの付着を助長する。歯石の除去には、プラスチック製またはチタン製のハンドスケーラー（図6b）を用いる。インプラント表面に付着したプラークの除去には、内部注水型のナイロン性ブラシチップをサブソニック効果で振動させる器具（図6c、d）が有効である。

c. 累積的防御療法（cumulative interceptive supportive therapy：CIST）[5]

CIST は、インプラント周囲疾患の評価に応じた治療法を選択するプロトコルで、インプラント治療後の管理法として提唱されている（図7）。重症度が増すと、治療法が図7中のA～Dへと累積的に追加される。

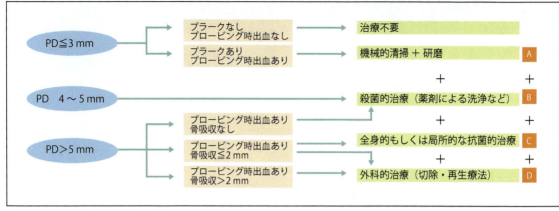

図7 インプラント周囲疾患の評価に応じた治療法を選択するプロトコール（累積的防御療法）

4）インプラントの成功基準

現時点では1998年にカナダのトロント大学で開催されたトロント会議で提唱されたものがインプラントの成功基準のスタンダードとなっている（**表2**）。

表2 インプラントの成功の基準（トロント会議、1988年）

インプラント体は、患者と歯科医師の両者が満足する機能的、審美的な上部構造をよく支持している
インプラントに起因する痛み、不快感、知覚の変化、感染の兆候などがない
臨床的に検査するとき、個々の連結されていないインプラント体は動揺しない
機能開始1年以降の1年ごとの垂直的骨吸収は平均0.2mm以下である

文献

1) Newman MG, et al ed: Carranza's クリニカルペリオドントロジー, 第9版, クインテッセンス出版, 東京, 2005, 897-958.
2) 赤川安正監訳: インプラント治療のためのAOコンセンサスレポート, クインテッセンス出版, 東京, 2008, 178-208.
3) 日本歯周病学会編: 歯周病患者におけるインプラント治療の指針2008, 医歯薬出版, 東京, 2009.
4) 山本松男ほか監訳: Peri-implantitis インプラント周囲炎, クインテッセンス出版, 東京, 2013.
5) Lang NP, et al: consensus statements and recommend clinical procedures regarding implants survival and complications. Int Oral Maxillofac Implants 19 Suppl, 150-154, 2004.

〈林丈一朗、申　基喆〉

V-1. メインテナンス・SPT

学習目標	到達項目
メインテナンスとサポーティブペリオドンタルセラピー supportive periodontal therapy：SPTについて理解する。	□ 1. メインテナンス・SPTの意義と目的について説明できる。 □ 2. リコールシステムについて説明できる。 □ 3. メインテナンス・SPT来院時の検査と治療について説明できる。

1. メインテナンス・SPTとは

1) メインテナンス・SPTの意義

歯周治療が成功すると、歯周組織は臨床的健康を回復する。歯肉に炎症およびプロービング時の出血を認めず、病的歯周ポケットや歯の動揺がなくなった状態を歯周病の治癒という。ところが、歯周病のすべての患者に完全な治癒を望むことは難しく、歯周治療により大部分の歯周組織は治癒したが、一部に病変の進行が停止したとみなされる深い歯周ポケットや、根分岐部病変、歯の病的動揺を残したままの状態になることがある。これを病状安定という[1]。

歯周病が治癒または病状安定したとしても、歯周組織の健康維持・増進のためには、患者自身によるプラークコントロールの継続は不可欠である。

モチベーションは時間とともに低下する傾向にあり、歯肉の退縮や形態の異常、根分岐部病変などを残したままではプラークコントロールを常に良好に保つことは難しく、口腔清掃状態が再び悪化することも珍しくない。プラークコントロールが悪化すると治療効果は失われ、歯周病が再発してしまう危険性がある。このため歯周病患者に対しては、定期的かつ長期にわたり口腔清掃指導を中心とした指導管理を行うことが極めて重要である。治療によって回復した健康な状態を長期間にわたって維持するためにメインテナンスはあり、定期的メインテナンス受診者が非受診者よりも良好な口腔機能を維持していることが立証されている（図1、2）[2,3]。

1989年の米国歯周病学会のワールドワークショップにおいて、積極的な歯周治療の終了後に治療の一環として行う再発予防のための治療を、サポーティブペリオドンタルセラピー／サポーティブペリオドンタルトリートメント supportive periodontal therapy/ supportive periodontal treatment：SPT〈歯周安定期治療〉と呼ぶことが提唱された[4]。「SPT」は、積極的な歯周治療が終了した後も、患者がセルフケアにより歯周組織の健康を維持していくのを「サポート」していくための治療であることをよく表した用語であるが、「メインテナンス」という表現が使われなくなったわけではない。

2003年の米国歯周病学会のポジションペーパーでは、再び「SPT」の代わりに「メインテナンス」を用いることが提唱されている[5]。一方、本邦では「SPT」は歯周病の「病状安定」後の治療として,「治癒」後の「メインテナンス」と対比して用いられる[1]（図3）。

SPTの目標は、
①歯肉炎、歯周炎およびインプラント周囲炎の治療を受けた患者における再発を予防し、進行を最小限に抑えること、
②歯列や補綴装置を定期管理することで歯の喪失を予防または減少させること、

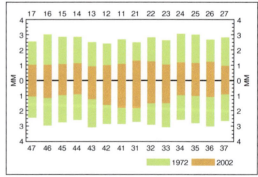

図1　プロービングアタッチメントレベルの平均値
51〜65歳の被験者の近心面のプロービングアタッチメントレベルの平均値を1972年のメインテナンス開始時と30年後の2002年で比較している[3]。

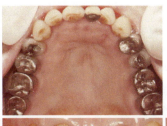
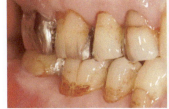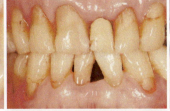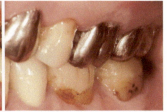
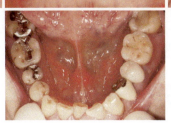

図2　89歳、男性
20年以上メインテナンスを継続しているが、27本の歯が残存しており、咀嚼機能に問題はない。

③口腔内にみられる他の疾患や症状を早期に発見し治療する確率を増加させること、
とされている[6,7]。

2) 歯肉炎と歯周炎におけるメインテナンス・SPTの役割

歯肉炎の大部分を占めるのはプラーク性歯肉炎である[8]。口腔清掃を徹底し、主原因であるプラークをコントロールすると、歯肉の炎症は顕著に改善する[9]。また、歯石などのプラークリテンションファクターにより悪化しやすいので、メインテナンス時にこれらを除去・修正することで、歯肉の炎症はさらに改善する。

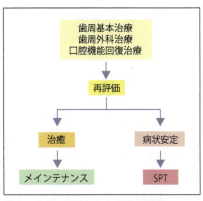

図3　メインテナンスとSPTの相違

一方、歯周炎の主原因もプラークであるが、適切な歯周治療を行っても深いポケットが残存する場合もあること、歯周炎患者はもともと歯周病への感受性が高かった可能性があることなどから、歯周炎の再発危険性が高い。したがって、歯周治療によって治癒または病状安定となった歯周組織を長期間維持するためのメインテナンスの必要性は高い。特に、歯周病の再発の危険性が高い患者や部位には、歯科医師および歯科衛生士などによるプラークコントロール、SRP、咬合調整などの治療が必要となる。

歯周炎患者のメインテナンスにおいても口腔清掃のモチベーションを高めることは非常に重要であるが、その他のプロフェッショナルトゥースクリーニング、SRP、ポケット内洗浄、局所薬物配送システム local drug delivery system：LDDS、咬合調整などの処置は個々の患者の状況に応じて適切に施し、画一的な治療にならないようにすることが肝要である。

2. メインテナンス・SPTの内容

メインテナンスは、歯肉炎や歯周炎が歯周治療により治癒または病状安定した状態を長期間維持するための健康管理であり、患者本人が行うセルフケア（ホームケア）と歯科医療従事者が行うプロフェッショナルケア（専

門的ケア）からなる。

　メインテナンスにおいて、歯周病の再発を防ぐためには、患者自身によって良好なプラークコントロールを維持することが重要である。また、口腔清掃以外の問題点についても定期的かつ長期にわたり指導管理を行う必要がある。そのために、メインテナンス来院時には、プラークの付着状況や咬合様式、ブラキシズムの有無、さらに糖尿病などの全身疾患の有無、服用薬剤、喫煙やストレスなどの生活環境を聴取し、歯周病の多因子リスク評価を行う。問題となる点があれば、患者に正確な情報提供を行い、その後の患者自身による毎日のセルフケアに役立てる。

　プラークコントロールはできるだけ患者自身で行うことが基本であるが、口腔内状態やブラッシングの技術的問題からどうしても磨き残しとなってしまう部位がある。また、全身疾患を有する患者では、セルフケアによるプラークコントロールが困難な場合がある。このような場合に、歯科医師や歯科衛生士など特別な訓練を受けた専門家が、専用の器具とフッ化物入りペーストを用いてプラークを機械的に除去することを**プロフェッショナルトゥースクリーニング professional mechanical tooth cleaning：PTC** という[10]。

　歯石の付着などのプラークリテンションファクターや外傷性咬合などがみられれば、これを改善する。根面露出がみられる場合には、フッ化物塗布などにより根面齲蝕の予防も図る（プロフェッショナルケア）。

3. メインテナンス・SPT の方法

1) メインテナンス・SPT の時期

　歯周基本治療や歯周外科処置、口腔機能回復治療後に再評価を行い、歯周病が治癒または病状安定したと判定された場合、その状態を長期間持続させるためにメインテナンスへ移行する。

　理想的なメインテナンス開始時期は、積極的歯周治療後に口腔清掃が良好で歯肉に炎症の徴候を認めず、歯周ポケットは 3 mm 以下で、BOP がなく、歯の動揺度も生理的範囲となり、文字どおり歯周組織の健康が回復した時点である。しかしながら、治療が完了しても部分的に歯周ポケットが残ってしまう場合や、歯槽骨吸収の進行した歯周炎患者では歯の動揺が残ってしまうこともある。

　また、歯肉退縮のみられる患者では歯間空隙が広く、完璧な口腔清掃は容易でない。このような症例では、歯周組織の完全な治癒を待たないまま積極的治療を中止し、メインテナンスに移行してしまう場合もある。全身疾患を有する患者や、口腔清掃についてコンプライアンスが得られにくい患者もこれに含まれる。したがって、このような症例では歯周組織の健康ができるかぎり回復し、咬合と咀嚼機能が安定した時期がメインテナンスの開始時期となる。

2) リコールの間隔

　メインテナンスにおける**リコール間隔**は、メインテナンス移行時の歯周組織の状態や患者のプラークコントロールの程度、その他のリスク因子により異なるが、一般的には約 3 カ月ごとのリコールが望まれる[7, 8]。このリコール間隔は状況に応じて適宜増減させ、メインテナンス開始時は 1 カ月ごと、リコール時の検査で歯周組織の状態が安定している場合は 3 カ月、さらに 6 カ月と間隔を長くする場合もある。

　リコール間隔は、初診時の患者の歯周病進行度や再発リスクなどの条件によっても異なってくる。すなわち、深い歯周ポケットが残っているか、根分岐部病変などの処置後であるかどうか、患者自身によるプラークコントロールがどの程度できるか、全身疾患や喫煙などの**生活習慣リスク**はないかなどを考慮する必要がある。これらのリスクが高い患者ではホームケアに限界があるため、短期間でのリコールが望まれる。

3) リコール時の検査と処置

　リコール時の検査は、初診時や再評価時の検査項目に準じて行う。プラークコントロールの状態、歯周ポケッ

トの深さやクリニカルアタッチメントレベル、プロービング時の出血、動揺度、根分岐部の状態の評価を行う。歯槽骨の状態を把握するためには、エックス線検査も必要となる。さらに、根面露出がみられる患者では根面齲蝕の発生の有無を確認し、修復・補綴治療を行った患者では、支台歯の状態や補綴装置の確認も行う。各項目ごとの評価を行い、問題点があった項目は重点的に検査を行う必要がある。

　これらの項目ごとの検査結果をもとに、必要な処置を選択する。たとえば、歯周組織の状態が悪化した場合には、プラークコントロールの強化、歯石を探知した場合にはSRP、咬合の問題を改善するためには咬合調整や固定が必要な場合もある。また、リコール時の処置だけでは対応できないと判断した場合には再治療を行う。歯周外科治療や、補綴装置の再製作を行うこともある。

4. メインテナンス・SPTの実際

　リコール来院時には、まず現在の患者の口腔状態を検査し、問題点を患者に伝え、必要なメインテナンス処置を行う。
　以下に一般的なメインテナンス時の診療内容を示す。これらのうち、患者の口腔内の状況に応じて重要と思われる項目に重点をおいて診療を行い、画一的な治療にならないことが重要である。

(1) 問診

　問診票または口頭で、前回来院時から今回まで全身的な健康上の変化や服用薬剤の変更はなかったか、また歯科的問題が生じなかったかどうか確認する。患者が異常を訴えている場合は、患者に手鏡を持たせ、口腔内のどの部位に齲蝕や歯肉の炎症があるかを一緒に観察し、病変部に対する認識を共有する。

(2) 口腔清掃状態の検査

　O'LearyのPCRなどを用いて、プラークコントロールの状態をチェックする。良好なプラークコントロールが維持されている場合は、率直に患者にこれを伝えるべきである。PCRが高い場合は、磨き残しの部位を患者に確認してもらい、どうしたらその部位を清掃できるかを指導する。このとき、悪い点を批判し否定的な態度をとって、患者の精神的ストレスとならないよう注意する。プラークコントロールに使用している歯ブラシの形状や毛先の硬さ、歯磨剤についての再確認も行う。また、プラークコントロールの一環として、含嗽剤の使用も有効であるが、長期の使用により着色を起こすこともあるので、注意を要する（図4）。

(3) 歯周組織検査

　歯周組織検査では、プロービングデプス、プロービング時の出血、角化歯肉の幅、食片圧入の有無、歯肉退縮量などを検査し、必要に応じて口腔内写真撮影を行う。また10枚法によるエックス線検査を1～2年ごとに実施し、骨梁の状態を確認する。

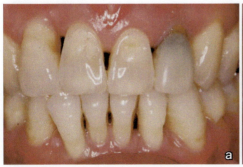 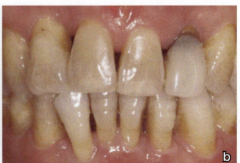

図4　48歳、女性
　a：初診時、歯肉退縮による根面露出がみられる。
　b：6年後のメインテナンス時。口腔清掃状態は比較的良好で歯周病の進行は認められないが、歯面全体に含嗽剤による着色がみられる。

歯周ポケットが残っている部位は、ポケット内細菌叢の後戻りのリスクが高いため、歯周ポケット内洗浄を行うこともある。歯石の再付着がみられた場合、超音波スケーラーや手用スケーラーで歯肉縁上および縁下の再スケーリングを行う。歯周ポケットが 4mm 以上で出血がみられる場合は、歯周炎の再発が疑われる。この場合は再 SRP を行い、炎症の改善を図る。

(4) 咬合状態の検査

まず、ピンセットなどを用いて動揺度の検査を行う。この際、前回の動揺度と比べて変化がないか確認する。次に中心咬合位から作業側、平衡側、前方へと咬合運動させるときの機能的動揺度（フレミタス）を検査する。また、セントリックストップやアンテリアガイダンスの安定性、ブラキシズムの有無を調べる。

動揺度が増加の傾向を示し、エックス線検査や歯周組織検査の結果も併せて咬合性外傷と診断された場合は、咬合調整を実施する。場合によっては固定も必要となる。

(5) 根面齲蝕や修復物の評価

中等度以上の歯周炎患者や切除的歯周外科処置を行った患者では、根面露出がみられる。根面露出は、術後の知覚過敏や根面齲蝕の原因となることが多い。プラークコントロールを徹底するとともに、PTC を行い、フッ化物を塗布すると知覚過敏の改善と根面齲蝕の予防につながる。

また、歯周補綴を伴う症例などでは長期にわたるメインテナンスの期間中に、修復物の破折や脱離、マージンからの二次齲蝕、歯根の破折などが起こることもあるので、これらの確認を行う。

(6) PTC

メインテナンスにおいては、PTC も重要な役割を果たす。PTC を行う場合も、最初にプラークを染色しておくと除去効率がよい。ポリッシングブラシやラバーカップ、ラバーチップを電気エンジンにつけて、歯面研磨用ペーストを用いながら歯肉縁上および縁下 1 ～ 3mm の清掃と研磨を行う。さらに、歯周ポケットや根分岐部病変の残存した部位は、セルフケアではコントロールが困難であるので、歯周ポケット内洗浄によりできるだけポケット内の菌数を減少させることも必要である。近年、歯肉縁下や根分岐部に到達性の良い超音波スケーラーチップが開発されているので、これらを使うことも有効である。

PTC は、セルフケアの際に取り残したバイオフィルムを破壊するだけでなく、歯面の着色の除去や術後に爽快感を与えることにより再モチベーションにも役立つ。

(7) 次回のリコールの約束

最後に、リコール時の検査結果に基づいて次のリコール時期を決定し、診療を終了する。何らかの処置が必要と判断された場合は、近日中に予約をとり、再治療へ移行する。

文献

1) 日本歯周病学会編: 歯周病の検査・診断・治療計画の指針 2008, 医歯薬出版, 東京, 2009, 36-42.
2) Axelsson P, et al: Effect of controlled oral hygiene procedures on caries and periodontal disease in adults. Results after 6 years. J Clin Periodontol, 8: 239-238, 1981.
3) Axelsson P, et al: The long-term effect of a plaque control program on tooth mortality, caries and periodontal disease in adults. Results after 30 years of maintenance. J Clin Periodontol, 31: 749-757, 2004.
4) The American Academy of Periodontology: Proceedings of the World Workshop in Clinical Periodontics. American Academy of Periodontology, Chicago, 1989.
5) Position Paper of the American Academy of Periodontology: Periodontal Maintenance. J Periodontol, 74 : 1395-1401, 2003.
6) Renvert S, et al: Supportive periodontal therapy. Periodontology 2000, 36: 179-195, 2004.
7) Committee on Research, Science and Therapy of the American Academy of Periodontology : Supportive periodontal therapy. J Periodontol, 69: 502-506, 1998.
8) 日本歯周病学会編: 歯周病専門用語集, 医歯薬出版, 東京, 2007.
9) Löe H, et al : Experimental gingivitis in man. J Periodontol, 36: 177-187, 1965.
10) Westfelt E : Rationale of mechanical plaque control. J Clin Periodontol, 23: 263-267, 1996.
11) Becker W, et al: A longitudinal study comparing scaling, osseous surgery, and modified Widman procedures: results after 5 years. J Periodontol, 72: 1675-1684, 2001.
12) Rosling B, et al: Longitudinal periodontal tissue alterations during supportive therapy. J Clin Periodontol, 28 : 241-249, 2001.

〈吉村篤利、原　宜興〉

Ⅵ-1. 薬物療法

学習目標	到達項目
歯周治療における抗菌薬物療法を理解する。	□ 1. 歯周薬物療法の概念を説明できる。 □ 2. 歯周治療に用いる局所投与薬剤を説明できる。 □ 3. 歯周治療に用いる全身投与薬剤を説明できる。

1. 歯周治療における薬物療法の位置づけ

　歯周病は、病因因子・宿主因子・環境因子、そして咬合因子などによる多因子性疾患である。しかし、最も重要な因子である病因因子は、細菌により形成される細菌性プラーク（バイオフィルム）のみであり、プラークコントロールは歯周治療の中心的な存在として捉えられている。歯周治療は原因となる細菌性プラークや歯石の除去を目的とし、歯肉縁上および歯肉縁下プラークのコントロールの改善を基本とする。

　プラークコントロールには物理的方法と化学的方法とがあり、物理的方法の代表的例は、歯ブラシや補助清掃器具による歯肉縁上のプラークコントロールと、SRP による歯肉縁下のプラークコントロールである。

　一方、化学的方法としての薬物療法には、含嗽剤、歯磨剤、歯周ポケット内洗浄、歯周ポケット貼薬剤といった局所投与法と、抗菌薬、抗炎症薬、酵素製剤などによる全身（経口）投与法とがある。局所療法は基本的に、歯周ポケット内といった組織外に存在する細菌へのアプローチであり、全身投与は歯肉上皮および歯肉結合組織内での抗菌作用と消炎作用を主目的とする。現在の抗菌薬などの使用は、切開、排膿などの処置や、抜歯や歯周外科処置後の感染予防として行われるものと、上に挙げたような歯周基本治療における細菌のコントロールを目的とする感染症治療としての使用とに大別することができる。

　これまでの歯周治療は、口腔内あるいは歯周ポケット内の細菌数をできるかぎり少なくするという伝統的アプローチ法である、非特異的抗感染療法であった。しかし 1960 年代に入り、*P. gingivalis*、*T. forsythia*、*T. denticola*、*A. actinomycetemcomitans*、*P. intermedia* など主要な歯周病原細菌が特定されるようになると、これら歯周病原細菌の排除を目的とした、抗菌薬を長期間投与する特異的抗感染療法へと進んでいった。しかしながら歯周病は内因性感染症であることから、短期的には歯周病原細菌をポケット内から排除することは可能であるが、長期間にわたり維持することは困難であり再感染が生じること、また長期投与により腸管内の腸内細菌にも大きな影響が生じることとなり、悪心、吐き気、下痢などの消化器系の異常をはじめとした副作用が大きな問題となった[1]。

　そのため、現在の歯周薬物療法の目的は、口腔内から歯周病原細菌を完全に排除しようというものではなく、プラーク中に歯周病原細菌が存在していても歯周病を発症あるいは進行させないような安定した細菌叢の確立であり、歯周治療のステージでは基本的には歯周基本治療に位置づけられる（図1）。

　薬物療法を行うにあたっては、歯周病原細菌の種類や総菌数に占める割合や量、歯周病の進行度や病態などを十分に判断したうえで、それぞれの治療時期、治療内容に応じて適切な抗菌薬を使い分けることで、その効果を最大限に発揮することができる。

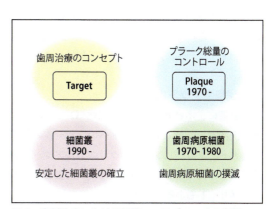

図1　歯周治療における細菌へのアプローチの変遷

2. 抗菌薬の適正使用の基準

歯周治療において抗菌薬などを用いる場合、適正かつ効果的に用いるために一定の基準に沿って投与することが求められる。日本歯周病学会では歯周病患者における抗菌療法の指針を2010年に刊行し、次のような使用基準を示している[2]。

1) 計画的使用

歯周病患者における薬物療法は、検査、診断、歯周基本治療、歯周外科治療、SPTといった系統的かつ基本的な歯周治療体系のなかで計画的に実施することが重要で、その場かぎりの対症療法的な使用を避けるべきである。

2) 目的の明確化

抗菌療法の目的は、① 急性炎症の軽減、② SRPによる臨床的治療効果の促進、③ 菌血症の予防、④ 歯周治療後の感染防止、である。症例ごとに目的を明確にして薬物療法を実施し、乱用、漫然とした使用、長期投与は慎むべきである。

3) 副作用の確認

抗菌薬の副作用としては、① 薬物アレルギー、②他の服用薬剤との相互作用、③胃腸・腎臓・肝臓障害、④薬剤耐性、⑤菌交代現象、などがある。副作用を十分に配慮して、抗菌療法の利点とのバランスから、患者にとって総合的にみて有益となることを判断したうえで使用する。

4) 細菌検査の必要性

歯周基本治療前や基本治療後に、細菌検査や薬剤感受性検査を実施して、検査結果に基づいて抗菌療法を行うことが望ましい。一方、原因菌の予測による仮診断から薬剤を選択して使用する抗菌薬の経験的投与もあり得る。

3. 歯周ポケットへの薬物療法

歯周ポケット内への薬剤の応用方法としては、ポケット内洗浄あるいはイリゲーションといった洗浄薬剤としての応用と、歯周ポケット内への直接投与法とがある。ポケット内洗浄などに用いる薬剤には、クロルヘキシジン、塩化セチルピリジニウムおよびエッセンシャルオイルを薬効成分とする洗口剤などがある。エッセンシャルオイルはフェノール化合物を主体とする複数の天然由来成分（メントール、サリチル酸メチル、チモール、ユーカリプトール）を含有しており殺菌作用のほかに抗炎症作用を示す。

一方、歯周ポケット内注入型軟膏製剤は、主にテトラサイクリン塩酸塩、ミノサイクリン塩酸塩などの抗菌薬が局所投与されている。また、抗炎症作用をもつデキサメタゾンやヒドロコルチゾンなどステロイド剤、生薬（ヒノキチオール）も注入型製剤として製品化されている[3]。

1) 歯周ポケット内洗浄

SRP時に、ポビドンヨード、塩化ベンゼトニウム、オキシドール、アクリノールなどの消毒薬で歯周ポケット内を洗浄することにより、歯面へのプラークの付着を阻害あるいは遅延させる効果があることが知られている[4]。

しかし、プロービング値、クリニカルアタッチメントレベルの変化において、付加的有効性は示されておらず、洗浄による機械的な効果か薬剤の効果によるかは不明である。反面、長期使用しても薬剤耐性菌は発現しないというメリットもある。

2) 局所薬物配送システム

　抗菌薬の局所投与は、全身投与と比較して、局所に高濃度の薬剤濃度を少ない薬剤量で長時間適用できること、全身への影響が少なく副作用や耐性菌の出現が抑えられるなどといった利点がある。

　現在、抗菌薬を歯周ポケット内で一定期間、徐放性を維持して歯周病原細菌を除去する**局所薬物配送システム**local drug delivery system：LDDS が普及している。この目的のために用いられる抗菌薬には、テトラサイクリン系抗菌薬である塩酸ミノサイクリン歯科用軟膏ペリオクリン®などがあり、急性歯周膿瘍の症状の改善および歯周組織破壊の抑制に有効であることが示されている。ミノサイクリン塩酸塩は歯周病原細菌に対して強い抑制効果をもつとともに、その広い抗菌スペクトラムによって、歯周ポケット内に存在するバイオフィルムから放出された浮遊菌に対しても抗菌活性を示す。このほか抗炎症剤としてエピジヒドロコレステリンを含有した製品もある。

4. 抗菌薬の経口投与（内服）による薬物療法

1) 歯性感染症の分類

　歯科における感染症の多くは歯性感染症であり、厚生労働省は 1 群：歯周組織炎、2 群：歯冠周囲炎、3 群：顎炎、4 群：顎骨周辺の蜂巣炎の 4 つに分類している（**表 1**）。歯周病は、歯周ポケットからの感染に伴う炎症性疾患である慢性歯周炎であり、歯周組織炎にあたる。歯性感染症はこの分類に従い、経口抗菌薬の適応が決定されている。この目的でさまざまな抗菌薬が用いられている（**表 2**）。

2) 歯周治療における薬物療法の考え方

　多くの歯性感染症は歯槽部の限局した炎症で、切開、排膿などの処置や、抜歯などの外科的治療後の感染予防として抗菌薬が使用されてきた。歯周病においても歯周外科処置後などでは同様の考え方であり、術後の感染防止が主な目的となる。しかし、歯周病は歯周病原細菌による感染症であるという見地から、歯周基本治療において積極的に抗菌薬を用いる場合、感染予防としてよりも感染症治療としての側面で捉えるべきである。このように感染症治療として歯周治療のなかで、適切にかつ効果的に抗菌薬を応用することが今後求められる。そのためには細菌検査を行い、歯周ポケット内の細菌について把握しておくことが必要である。さらに、薬物療法後でも細菌検査を行い、その効果を客観的に評価することが求められる（**表 3**、**図 1**）。

表 1　歯性感染症の分類（厚生労働省、1982 年）

第 1 群：歯周組織炎
歯槽骨炎、歯槽骨膜炎、歯根膜炎、歯周囲膿瘍、歯根周囲炎、歯槽膿瘍抜歯後骨炎、抜歯後感染、歯肉膿瘍、歯肉炎など
第 2 群：歯冠周囲炎
智歯周囲炎、歯冠周囲炎など
第 3 群：顎炎
顎骨骨髄炎、顎骨骨膜炎、顎骨周囲炎、急性顎炎など
第 4 群：顎骨周辺の蜂巣炎
顎骨周辺の隙の蜂巣炎

表 2　代表的な経口抗菌薬の投与方法

種類	用量	投与方法	期間
テトラサイクリン系			
ミノサイクリン塩酸塩	100 ～ 200 mg ／ 1 日量	1 日 1 ～ 2 回	1 ～ 2 週間
ドキシサイクリン	100 ～ 200 mg ／ 1 日量	1 日 1 ～ 2 回	1 ～ 2 週間
ペニシリン系			
アモキシシリン	750 ～ 1,000 mg ／ 1 日量	1 日 3 ～ 4 回	7 日間
クラブラン酸カリウム・アモキシシリン	750 ～ 1,000 mg ／ 1 日量	1 日 3 ～ 4 回	7 日間
ニトロイミダゾール化合物			
メトロニダゾール	500 ～ 1,000 mg ／ 1 日量	1 日 2 回	7 日間
セフェム系			
塩酸セフカペンピボキシル	300 mg ／ 1 日量	1 日 3 回	3 ～ 5 日間
セフニジル	300 mg ／ 1 日量	1 日 3 回	3 ～ 5 日間
マクロライド系			
クラリスロマイシン	400 mg ／ 1 日量	1 日 2 回	7 ～ 10 日間
アジスロマイシン	2 g ／ 1 日量	1 日 1 回	1 日間

表3 薬物療法前後の歯周ポケット内細菌の変化

	初診時		薬物療法後	
	菌数	対総菌数比率%	菌数	対総菌数比率%
総菌数	1,500,000		920,000	
A. actinomycetemcomitans	10 未満	0.00%	10 未満	0.00%
P. intermedia	4,900	0.33%	10 未満	0.00%
P. gingivalis	18,000	1.20%	2,900	0.32%
T. forsythia	70,000	4.67%	7,300	0.79%
T. denticola	620	0.04%	35	0.00%

初診時と薬物療法後のPCR Invader法による細菌検査の結果。
45歳、女性。主訴：歯肉の腫脹、発赤。診断名：広汎型慢性歯周炎。
基本治療後、歯周組織の改善が認められず、薬物療法を行った。薬物療法後、歯周組織が改善した（図1参照）。

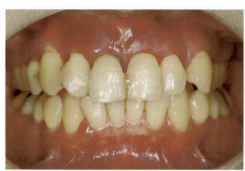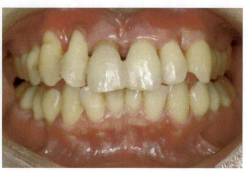

図1 薬物療法前後の口腔内写真（45歳、女性）
左：初診時、右：薬物療法後。

3）歯周治療における薬物療法の応用

　歯周治療における抗菌療法はあくまでも機械的アプローチの補助的療法として位置づけられており、通常の歯周基本治療では改善の認められない歯周炎患者（治療抵抗性、難治性歯周炎患者など）に対して歯周基本治療時SRPと併用することが推奨される。

　これ以外にも観血的治療の不可能な患者、免疫力が低下している易感染性歯周炎患者、広汎型侵襲性歯周炎患者および広汎型重度慢性歯周炎患者において抗菌薬の経口投与を検討する。

　抗菌薬の投与時期に関する研究によると、SRP終了後4～6週後に抗菌薬の投与を行った研究では臨床的効果を認めていない。しかし、SRPと同時あるいはSRP直後に投与することで、SRP単独で行った場合よりアタッチメントゲイン、歯周ポケットの減少の点で効果があることが示されている[2]。

　Herreraらのシステマティックレビュー[5]によると、SRPを短期間（1週間以内が好ましい）に終了し、SRP完了の日から抗菌薬の服用を開始することが望ましいとしている。また、最近では1～2日前に経口抗菌薬を投与してからSRPを行う方法も報告されて良好な臨床成績を示している[6]。投与期間は抗菌薬の種類や投与量、標的とする細菌の種類などによって変わってくるが、おおよそ7日間以上の連続投与が必要と考えられる。

5. まとめ

　抗菌薬の適切な使用により、歯周治療における適応症や治療方法の選択肢が広がり、より確実な歯周治療が行えるものと考えられる。そのためには、①抗菌薬使用の目的、②適切な抗菌薬の選択と適正な投与期間、③利点と欠点、④副作用、などについて十分検討したうえで使用すべきである。

さらに、感染症治療という立場から歯周病原細菌に対する細菌検査を極力行い、抗菌療法の効果を客観的に把握することが求められる。

1）　抗菌療法の応用

　今後の抗菌療法の応用として、全身疾患があり歯周外科治療を行うことのできない高齢者、障害者への応用、歯周外科処置により歯の寿命を逆に縮めてしまう症例、全身疾患を伴う重度慢性歯周炎で、細菌叢のコントロールを早期に伴う必要がある場合などに歯周薬物療法を応用することで、炎症を抑え、歯周組織の状態を維持し、患者のQOLを維持することが可能となると考えられる。このように感染症治療という立場から薬物療法を考えた場合、新たな歯周治療の方向性が示されると思われ、今後のこの分野の臨床研究のさらなる発展が待たれる。

文　献

1) Ciancio, SG: Tetracyclines and periodontal thrapy. J Periodontol, 47: 155-159, 1976.
2) 日本歯周病学会編: 歯周病患者における抗菌療法の指針 2010, 医歯薬出版, 東京, 2010.
3) 王宝禮ほか: 薬08/09－口腔疾患からみる治療薬の処方例, クインテッセンス出版, 東京, 2008.
4) Addy M, et al: Chemical Supragingival Plaque Control. Lang NP, et al, eds. Clinical Periodontology and Implant Dentistry, 5th ed, Blackwell Munksgaard, Oxford, 2008, 734-65.
5) Herrera D, et al: Antimicrobial therapy in periodontitis: the use of systemic antimicrobials against the subgingival biofilm. J Clin Periodontol. 2008; 35 (Suppl. 8): 45-66.
6) Gomi K, et al: Drug Concentration in Inflamed Periodontal Tissues After Systemically Administered Azithromycin. J Periodontol, 78: 918-923, 2007.

〈五味一博〉

VI-2. レーザー

学習目標	到達項目
歯周治療にレーザーを応用するうえで必要な知識を学ぶ。	□ 1. レーザーの発振原理と特性および生体組織に及ぼす影響について説明できる。 □ 2. 各種レーザーの特徴について概説できる。 □ 3. レーザー治療の意義と歯周治療への各種レーザーの応用について理解する。

1. 歯周治療におけるレーザー

歯周病領域では 80 年代の後半から **CO₂ レーザー**や **Nd:YAG レーザー**が口腔軟組織治療に応用されはじめ、90 年代に入り Nd:YAG レーザーによるポケット治療が開始された。さらに、90 年代中頃になると **Er:YAG レーザー**による根面の歯石除去が可能となり、今日では骨の切削やインプラント周囲炎治療まで行われるようになっている[1-3]。

2. レーザーの発振原理と特性

LASER とは light amplification by stimulated emis-sion of Radiation（放射の誘導放出による光の増幅）の頭字語である。通常、励起状態にある核外電子にさらに外部からエネルギーが与えられると、基底状態に移る際に、それと同じ位相・周波数のエネルギー（光）を放出する「誘導放出」と呼ばれる現象を示すが、レーザーはこの誘導放出を利用して増幅された人工的な光で、同じ波長で位相のそろった光を発振する（**図1**）。それにより、低い出力で強力なエネルギーを狭い範囲に集中でき、主に熱作用により組織が蒸散する。

レーザーの光は生体に対し、反射、散乱、吸収、透過の反応を示すが、そのなかで、組織への吸収性がその光学特性に最も影響を与える。

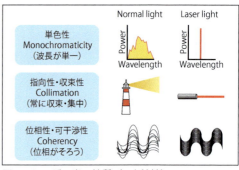

図1　レーザー光の性質（3大特性）
白熱電球やサーチライトと違い、レーザーは波長が単一で、位相がそろった秩序正しい波。常に収束・集中している。

3. 各種レーザーの特性

代表的なレーザーは、**炭酸ガス（CO₂）**、**ネオジウム・ヤグ（Nd:YAG）**、**半導体（diode）**、**エルビウム・ヤグ（Er:YAG）** レーザーである。組織への光の深達性により、CO₂ と Er:YAG は表面吸収型、Nd:YAG と半導体は組織深達型（深部透過型）レーザーに大別される。それぞれの特性は**表1**に示す。

表1　各種レーザーの特性

レーザーの種類	波長	深達性	組織への効果
半導体（diode）	810	組織深達型（深部透過型）	コンタクトチップ先端の発熱により、軟組織の切開切除に効果的で止血作用にも優れているが、水への吸収性がかなり低いため、熱凝固層は厚くなる。しなやかな光ファイバーによる導光が可能で、歯周ポケットの搔爬にも多用されている。
ネオジウム・ヤグ（Nd:YAG）	1,064	組織深達型（深部透過型）	
エルビウム・ヤグ（Er:YAG）	2,940	表面吸収型	水への高い吸収性により、軟組織・硬組織両者の蒸散が可能である。照射部のごく表面で吸収が生じ、発熱が非常に小さく周囲組織の熱変性層も極めて少ないため、軟組織の治癒は速い。また Er:YSGG、Cr:YSGG レーザー（波長 2.78 μm）も基本的に Er:YAG と同様の作用を示す。
炭酸ガス（CO₂）	10,600	表面吸収型	軟組織を非常に容易に蒸散し、止血作用に優れている。熱凝固層は比較的薄いが、熱作用が強いため照射面に炭化層を生じやすい。

4. 歯周・インプラント治療におけるレーザーの応用

1) 軟組織治療

歯肉切除・整形や小帯切除に多用されており（図2）、歯肉のメラニン除去やメタルタトゥーなどの色素沈着の除去にも応用されている。一般に、術中および術後の疼痛や腫脹が少なく、止血効果が高いレーザーでは術野が明瞭となり、さらに開放創として縫合を必要としない。Er:YAG レーザーでは組織の熱変性が少ないため治癒が迅速で、また、注水冷却により局所麻酔が不必要になることも多い[2-5]。

2) 歯周ポケット治療

従来の SRP にレーザーを併用することで、ポケット内のより確実な殺菌無毒化および感染組織や深行上皮の蒸散掻爬、さらには周囲細胞の賦活効果が期待され、炎症の軽減や組織の修復・再生に有利に作用する可能性がある。さらに Er:YAG レーザーでは、歯肉縁下歯石の除去も可能なため、レーザー単独での根面のデブライドメントも行われている（図3）[1-5]。

3) 歯周外科治療

Er:YAG レーザーは注水下において、非常に少ない熱影響で骨組織の蒸散が可能である。術後の治癒も良好で、骨組織の切除・整形などの骨外科手術に応用されている。ただし、わが国では骨組織への応用は厚生労働省の承認が得られていない[2,4,6]。フラップ手術においては、根面の歯石除去について Er:YAG レーザーが保険適用されており、注水下において根面の廓清および骨欠損部からの不良肉芽組織の効率的な除去や、術野の殺菌に有効である（図4）。特に従来の機械的操作が困難な狭い垂直性骨欠損底部や根分岐部において、より確実な肉芽組織の掻爬が可能であり、動物実験において骨再生の促進も報告されている。今後、Er:YAG レーザーは歯周組織再生のためのより効果的なツールになることが期待される[2-5]。

4) インプラント治療

Nd:YAG レーザーはチタンを容易に熔解するため禁忌であるが、他のレーザーは、埋入インプラント体を露出させる二次手術（歯肉切除）に頻用されている。最近では、インプラント周囲炎のポケット内の除菌や外科治療における汚染インプラント体表面の除染や骨欠損部のデブライドメントに応用されている。

5) 低出力レーザー治療　low-level laser therapy：LLLT

組織を変性させず組織細胞を刺激活性化する弱い出力を用いて、創傷治癒や組織再生を促進したり、疼痛を抑制するために行われている。高出力レーザーでの治療時にも、必ず周囲組織に低出力効果が作用するため、処置面の組織細胞の活性化が得られることがレーザー治療の特徴であり利点である[2,4]。

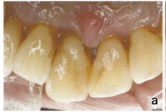 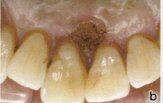 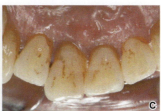

図2　CO_2 レーザーによる歯肉切除・整形
　a：術前。1|1 間に比較的大きな切歯乳頭が存在し、BOP（＋）、PD 6mm。
　b：浸潤麻酔下で SRP 後に、出力 3～4W、連続波での非接触照射により乳頭歯肉を蒸散。出血なく容易に平坦化され、表面には軽度の凝固と炭化が認められる。
　c：術後5年の状態。PD は 2～3mm に減少し、BOP（－）となり安定。

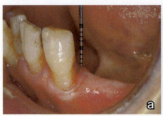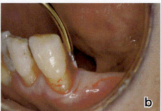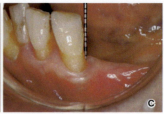

図3　Er:YAGレーザーによる歯周ポケット治療
a：術前。歯肉に炎症が認められ、PD6〜8mm、BOP（+）。
b：コンタクトチップ挿入後、出力70mJ/pulse（先端約35〜40mJ）、25pps、注水下にてレーザー照射中。
c：3カ月後のプロービング時。PD2mm、BOP（−）となり安定。

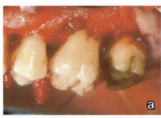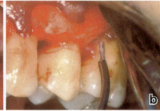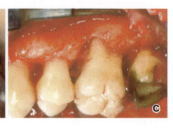

図4　Er:YAGレーザーを用いたフラップ手術
a：歯周基本治療後、|6 の頰側近心にPD6mm、BOP（+）が残存。フラップ翻転後。
b：出力100 mJ/pulse、10 pps、生理食塩水の注水下にて骨欠損部の肉芽組織除去と残存歯石の除去を含む根面の廓清を行った。
c：3根面および骨組織の明らかな炭化や凝固などの熱傷害はなく、根面と骨欠損部の廓清は効果的に達成された。

6）抗菌的光線力学療法　antimicrobial photodynamic therapy：a-PDT

　光感受性薬剤である色素と特定の光（低出力レーザーやLED）の光化学反応による活性酸素の発生を利用した殺菌法である。わが国では未承認であるが、半導体レーザーやLEDの赤色光源とトルイジンブルーやメチレンブルーの青色色素との組み合わせによる各種のa-PDT装置が、歯周炎やインプラント周囲炎および粘膜疾患の治療に応用されはじめている[4]。

7）レーザー使用時の安全性とその確保

　臨床使用においては、まず第一に、眼への誤照射に最も注意しなければならない。そのため、レーザー使用時には、患者、術者およびアシスタントの全員が、各レーザーの波長に適した十分なOD値（optical density：光学濃度）を有する防護眼鏡（ゴーグル）を着用することが必須であり、デンタルミラーや金属冠からの反射光にも注意する必要がある。

5. 今後の課題と展望

　今後、レーザーのもつ炎症抑制、疼痛緩和、創傷治癒・組織再生促進などの生物学的効果がさらに解明されるにつれ、より効果的な応用法が開発、確立され、臨床応用が増加するであろう。

文献

1) Aoki A, et al: Lasers in non-surgical periodontal therapy. Periodontology 2000, 36: 59-97, 2004.
2) 和泉雄一ほか編著: 歯周治療・インプラント治療におけるEr:YAGレーザーの使い方, 医学情報社, 東京, 2011.
3) 石川烈: Er:YAGレーザーの基礎と臨床, 第一歯科出版, 東京, 2011.
4) 青木章ほか編著: 歯科用レーザー120%活用術, デンタルダイヤモンド社, 東京, 2012.
5) Aoki A ,et al: Periodontal and peri-implant wound healing following laser therapy. Periodontol 2000, 68: 217-269,2015.

〈青木　章、水谷幸嗣〉

VII-1. 突発的な歯の動揺

学習目標	到達項目
突発的な歯の動揺への対応を理解する。	□ 1. 突発的に歯に動揺が生じた原因について説明できる。 □ 2. 突発的に動揺が生じた歯の治療法について説明できる。

1. 原因因子と診断

　歯の動揺を主訴として歯科医院を受診する患者には、慢性的な歯の動揺と**突発的な歯の動揺**を訴える場合があり、後者の場合は急患として来院されることが多い。まず、動揺が突発的に生じた原因を確認する必要がある。この診断のために、医療面接により患者から情報を聴取する。続いて実施すべき主な検査として、歯周組織の視診、歯周ポケット検査、歯の動揺度の検査、エックス線画像検査が挙げられる。ただし、医療面接にて全身疾患、特に感染症や免疫機能の低下を疑う場合は、炎症症状の助長や敗血症の発症の危険性を考慮し、歯周ポケット検査は控える。エックス線画像検査で、**歯の破折**や**歯根の破折**が認められた場合は（図1）、急性炎症の消退後に抜歯を行うことが多い。

2. 重度歯周炎や急性歯周膿瘍の場合

　重度歯周炎患者においては咬合性外傷や口腔清掃不良による、急性発作を伴う突発的な歯の動揺が生じる（図2）。この場合は暫間固定により患歯の安静を図り、口腔清掃指導などにより可及的に炎症性因子を除去し、経過観察を行う。また、保存不可能な場合は、急性炎症の消退を確認してから抜歯を行う場合もある。

　急性膿瘍により急速な歯周組織破壊が生じ、突発的な歯の動揺が生じた患者に対しては、膿瘍に対する治療を行う（215頁『第5章 VII-3. 急激な腫脹や膿瘍形成の処置』参照）。

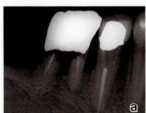
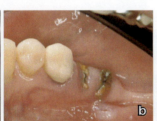

図1　歯の破折や歯根の破折
　a：齲蝕に伴い歯の破折を生じた6⏌のエックス線画像。
　b：同部の口腔内写真。破折により歯冠部は喪失した。

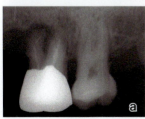
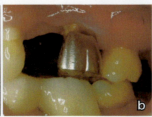
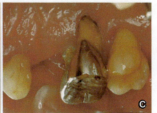

図2　歯の動揺
　a：⏌6 のエックス線画像。重度の歯槽骨吸収を認める。
　b：口腔内写真、頰側面観。歯肉に炎症所見を認める。
　c：口腔内写真、口蓋側面観。歯石の沈着と歯周組織の喪失が認められる。

〈青山典生〉

Ⅶ-2. 歯の挺出

学習目標	到達項目
歯の挺出について理解する。	□ 1. 歯の挺出の原因について説明できる。 □ 2. 挺出歯の治療法を説明できる。

1. 歯の挺出について

　歯の挺出は対合する歯の喪失または対合歯との咬合接触が失われた場合に生じる。また、歯周治療による炎症の消退に伴い歯が挺出してくることもある。
　咬合平面から突出した挺出歯は、対合歯との咬頭干渉などにより、スムーズな咀嚼運動が阻害され下顎の偏位が生じる原因となることがある。さらに、過度の挺出の場合には対顎の歯肉や粘膜に圧痕や炎症を生じさせることもある。

2. 挺出した歯に対する治療

　挺出歯による障害には、機能的なものと審美的なものがある。一般的に少数歯のみの挺出に対しては、咬合調整や歯冠形態修正を行う。このとき、削除量によっては知覚過敏が生じることがあり、抜髄処置が必要となる場合がある（図1）。知覚過敏が発生する可能性とその後にとりうる対応については十分なインフォームドコンセントを行い、歯冠形態修正に先立って患者の理解を得ておくことが重要である。
　全顎的な歯周炎に伴い多数歯に及ぶ挺出がある場合は、咬合関係が崩壊して咬合高径の低下を生じていることがある。このようなケースでは咬合の再構築が必要となることが多く、矯正治療や全顎にわたる補綴治療を考慮に入れて治療を行う。

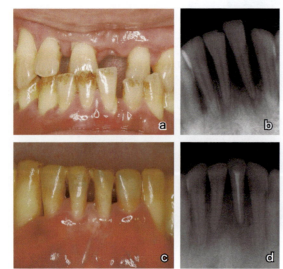

図1　挺出歯による障害
a：著しく挺出した⌈1。
b：同部のエックス線画像。
c：⌈1に歯冠形態修正と抜髄処置を行った。
d：治療後のエックス線画像。

〈青山典生〉

VII-3. 急激な腫脹や膿瘍形成の処置

学習目標
急激な腫脹や膿瘍形成の処置について理解する。

到達項目
- □ 1. 腫脹・膿瘍形成の原因について説明できる。
- □ 2. 腫脹・膿瘍に対する治療法を説明できる。

1. 急激な腫脹や膿瘍形成の原因

　歯肉や粘膜の急激な腫脹や膿瘍は、歯間ブラシの誤用や歯肉ポケット内への異物の圧入、深い歯周ポケットの開口部が歯石や食物残渣などによって閉鎖されることによって形成される。また、深い歯周ポケットの排膿路が何らかの原因により閉鎖され、歯周ポケット内に膿汁が溜まることでも、歯肉に腫脹が生じる（図1）。特に、免疫機能の低下した糖尿病患者や治療を受けていない重度歯周炎患者では、急性歯周膿瘍の発現頻度が高い[1]。さらに、歯や歯根の破折により歯周組織へ炎症が波及した場合、歯肉や粘膜の腫脹が生じる。根尖性歯周膿瘍の場合にも、根尖付近の歯肉や粘膜に腫脹が認められる。

2. 重度歯周炎や急性歯周膿瘍の場合

　急性歯肉膿瘍や急性歯周膿瘍、根尖性歯周膿瘍に対する応急処置として、炎症により貯留した膿汁の排出が必要である。異物により排膿路が塞がれている場合は異物の除去を行い、ポケットや瘻孔からできるだけ内容物を排出することによって内圧の軽減を図る。

　膿瘍の切開前に行う浸潤麻酔は膿瘍内には刺入せず、腫脹している部分の周囲へ行う。これにより、膿瘍部内圧の上昇や内容物の周囲組織への拡散を防ぐ。切開は内容物をできるだけ完全に除去できる長さで、膿瘍底部に確実に達する深さまで行う。膿瘍部の内容物の排出は鋭匙やスケーラーを用いて行い、生理食塩水や消毒薬による洗浄を十分に行う。

　一方、歯周ポケットからの排膿においては、手用スケーラー、超音波スケーラーによる内容物の除去を行った後、ポケット内への抗菌薬含有軟膏の注入を行う（図2）。膿瘍を切開した場合は抗菌薬や消炎鎮痛薬を投与し経過観察する。ポケットから内容物を排出した場合は症状の程度により投薬が不要な場合がある。

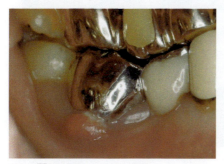

図1　6]頰側歯肉に生じた腫脹

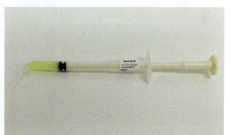

図2　局所投与用の抗菌薬軟膏

文献
1) Topoll HH, et al : Multiple periodontal abscesses after systemic therapy. J Clin Periodontol, 17: 268-272, 1990.

〈青山典生〉

VII -4. 歯周治療に関連する肉芽組織の異常増殖の対策

学習目標	到達項目
歯周治療に関連する肉芽組織の異常増殖について理解する。	□ 1. 歯肉の異常増殖の原因について説明できる。 □ 2. 歯肉の異常増殖に対する治療法を説明できる。

1. 全身的因子の関与

　てんかん患者での抗けいれん薬、高血圧患者でのカルシウム拮抗薬、臓器移植を受けた患者での免疫抑制薬などの服用を原因として、歯肉の肥大に伴う肉芽組織の増殖が認められる場合がある（268頁『第9章6. 薬物性歯肉増殖症』参照）。これらの薬物の内服に加えて口腔の清掃不良が原因となり、歯周組織の肉芽組織が増殖する。

　歯肉肥大や肉芽組織の増殖にはプラークが大きく関与するため、まずは徹底的な口腔清掃を十分に行うことが重要である。歯肉の形態異常がプラークリテンションファクターとなることから、抗けいれん薬や降圧薬は他の種類の薬剤に変更することで歯肉肥大を抑制できることがある。ただし、免疫抑制薬は種類の変更が不可能なことも多い。

　肉芽組織を増殖させるその他の全身的因子として、妊娠、壊血病、白血病などがある。妊娠性歯肉増殖は適切なプラークコントロールにより治癒することがある。壊血病や白血病については機械的清掃により症状が悪化することがあるため、内科との綿密な連携が必要となる。

2. 重度歯周炎や急性歯周膿瘍の場合

　歯周炎患者に適切な治療が行われなかった場合、結合組織での持続的な炎症反応により肉芽組織が増殖し、歯間乳頭歯肉や辺縁歯肉が浮腫性に増大することがある（図1）。この場合は歯周病の原因因子であるプラークの除去を主体とした歯周基本治療を行うことで、肉芽組織の増殖を抑制できる。必要に応じて、歯周外科治療により歯肉の形態修正を行うことがある。

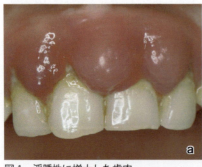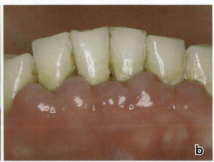

図1　浮腫性に増大した歯肉
　a：清掃不良により生じた肉芽組織の増殖を伴う上顎前歯部歯肉。
　b：同じ患者の下顎前歯部の口腔内写真。

〈青山典生〉

Ⅶ-5. 歯周外科処置後における持続性出血の対策

学習目標	到達項目
歯周外科処置後における持続性出血の原因とその処置法について理解する。	□ 1. 歯周外科処置後における持続性出血の原因を説明できる。 □ 2. 歯周外科処置後における持続性出血への対策を説明できる。

1. 歯周外科処置後における持続性出血の原因

1) 全身的因子

持続性出血の全身的因子には、①血管壁の異常、②血小板の異常、③血液凝固因子の異常、④線溶系の亢進、⑤複合異常がある。併せて、抗凝固剤を服用している場合や非管理下の心臓血管疾患（高血圧症）なども原因となる。いずれも術前の適切な医療面接によりスクリーニング可能だが、患者本人が認知していない場合があり、十分に注意を払う必要がある。出血性素因が認められた場合は、まず医科へ対診を行う必要がある。また、抗凝固剤や抗血小板剤などの投薬中止による塞栓症リスクの増加が報告されていることから、現在では基本的に服用を継続し、観血的処置が行われることが多い。そのため、日本で頻用されているワルファリンカリウム（ワーファリン®）服用者では、直近の prothrombin time-international normalized ratio：PT-INR を知っておく必要がある。

2) 局所的因子

(1) 急性期の炎症が残存している場合
プラークコントロールや歯肉縁下歯石の除去などの歯周基本治療が十分でない場合、辺縁組織の炎症が改善せずに歯周外科処置に移行すると、処置が完了しても術後出血が続くことがある。

(2) 不良肉芽組織の取り残し
深い歯周ポケットや根分岐部には炎症性不良肉芽組織が存在する。除去が不十分であると、血管増生している不良肉芽組織より持続性出血を引き起こす（図1）。

(3) 縫合や歯周パックの緩み
歯周外科処置後の縫合や歯周パックが緊密でなく、緩んでいる場合には持続的出血が起こることがある。

(4) 血管の損傷
上顎口蓋部、上顎前歯部や下顎小臼歯部に対する歯周外科処置の際に、動静脈の一部を損傷することがある。そのためには術前の検査を十分に行い、口腔内の血管（特に大口蓋動脈、鼻口蓋動脈、オトガイ動脈、舌下動脈）の走行を十分に理解したうえで施行する必要がある。（図2、3）。

(5) 歯槽骨の損傷
歯槽骨整形術や歯槽骨切除術の際に異常な出血をみることがある。歯周組織再生療法などの場合、血餅を作る

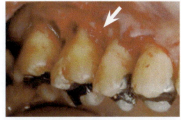

図1　口腔内に残存した不良肉芽組織
矢印：不良肉芽組織。

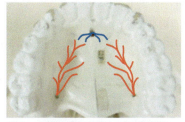

図2　上顎口蓋で走行している動脈
赤色：大口蓋動脈、青色：鼻口蓋動脈。

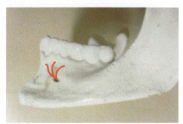

図3　下顎で走行している動脈（オトガイ動脈）

目的で意図的に皮質骨に穿孔する場合があるが、骨組織中の血管損傷により出血が続く場合がある。

2. 処置法

1) 出血部位の確認

最初に出血している部位を確認することが大切である。血管（動脈、静脈）、肉芽組織、歯槽骨、あるいは周囲組織からなのかを確実に把握する。

2) 止血法

(1) 全身的因子による出血

PT-INR が 3.0 以下であれば抗血小板薬を併用しても、観血処置後の出血に大きな差異はないとされる。局所止血剤や止血用シーネを事前に準備し、出血が予想される大手術の場合は、ワルファリンの量を減らして PT-INR が 1.5 の時点で手術を行うか、術前にヘパリンに切り替えて手術 6 時間前に中止する（もしくは直前にプロタミンにて中和する）ヘパリンブリッジングを行う方法がある。

また、血友病や血友病関連疾患などの血液疾患を有する患者の場合、欠乏しているいずれかの因子を投与する必要があるので、血液内科と相談のうえ処置を行うべきである。

(2) 局所的因子による出血

a. 肉芽組織からの出血

浸潤麻酔下で肉芽組織の再掻爬を行う。それでも止血しない場合は、トロビンなどの局所的止血剤などを用いて創面を圧迫、縫合し、歯周パックやシーネにて固定する。

b. 縫合や歯周パックの緩み

原因を特定し、創部の洗浄、圧迫止血を行った後に、再度縫合や歯周パックを行う（**図 4**）。

c. 血管の損傷による出血

大別して、①動脈性出血、②静脈性出血、③毛細血管系出血に分けられる。

①動脈性出血：拍動性で鮮紅色を呈し、短時間で失血死の恐れもあるため迅速な処置を必要とする。血管損傷部位を確認できる場合は、止血鉗子で血管を把持し結紮する。出血点が不明な場合は出血部位周囲を圧迫止血

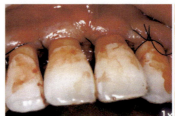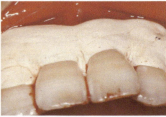

図 4　緊密な縫合および歯周パック時の口腔内

するか、周囲組織結紮を行う。レーザーで出血部を焼灼することもある。大出血を起こした際には、個人で対応するのは困難な場合が多いため、血管外科などのある病院に速やかに連絡し、対応を求めることが重要である。

②静脈性出血：滲出性で暗赤色を呈し、短時間で多量出血することは少ない。基本的に出血部位の圧迫止血を行う。出血点が明らかな場合は血管縫合を行う。

③毛細血管系出血：動脈血と静脈血の中間色で、通常、自然に止血する。

d. 歯槽骨からの出血

骨組織中の血管損傷による出血は、骨組織周囲を挫滅させ、生理食塩水含有ガーゼにて圧迫止血を行う。

文 献

1) Lindhe J, et al: 岡本浩監訳, Lindhe 臨床歯周病学とインプラント（基礎編）, 第4版, クインテッセンス出版, 東京, 2005.
2) 丹羽均ほか: 臨床歯科麻酔学, 第 3 版, 永末書店, 京都, 2005.

〈佐故竜介、吉成伸夫〉

VII -6. 急性および慢性疼痛

学習目標	到達項目
歯周組織における急性および慢性疼痛について理解する。	☐ 1. 歯周組織における急性および慢性疼痛の原因を説明できる。 ☐ 2. 歯周組織における急性および慢性疼痛の対策について説明できる。

1. 定義

痛みは、時間的経過により急性疼痛、慢性疼痛に大別される。

急性疼痛とは、組織を障害する可能性をもった侵害刺激が身体に加わると、その局所に分布する侵害受容線維が興奮して痛みを生じるもので、生態に対する傷害の強さや範囲を警告する重要な生物学的信号である。不安と交感神経系の活動亢進（頻脈、呼吸数増加、血圧上昇、発汗）が伴い、その持続は通常1カ月以下である。

慢性疼痛とは、組織を損傷する可能性のある侵害刺激が生体に加わり、疼痛が生じた後、3カ月以上続く持続性疼痛や、数カ月～数年後に感じる再発性疼痛、急性組織損傷の後1カ月以上の持続性疼痛で、治癒不良病変を伴う疼痛のことを指す。

2. 診断

口腔内の痛みを、痛みの部位にて大きく大別すると、①歯の痛み、②歯肉の痛み、③その他の部位とに分けられる。口腔内にみられる疼痛の種類と疾患名を表1に示す。

一般的に歯肉炎および歯周炎は、疼痛を伴いにくい疾患ではあるが、歯周膿瘍（図1）や壊死性歯周疾患（NUG〈図2〉、NUP）などの急性症状を伴う場合には強い疼痛を生じることがある。また、根尖性歯周（組織）炎や咬合性外傷などの疼痛では、痛みを起こしている部位とはかけ離れたところに痛みを自覚する関連痛として現れることも多く、発症部位を特定することが困難な場合が多いため、口腔内所見、エックス線画像、歯周ポケット検査から慎重に鑑別診断する必要がある。

疼痛検査には表2のようなものが挙げられる。特に、疼痛の原因が歯周病由来か否かを鑑別するには、ウォーキングプロービングテクニック、口腔内写真、エックス線画像による診断が重要である。

表1　口腔内でみられる疼痛の部位と原因

痛みの部位	痛みの種類	疾患名
歯の痛み	接触による誘発痛	象牙質知覚過敏症
	咬合による誘発痛	歯の破折、歯髄炎、咬合性外傷
	冷温熱痛	歯髄炎、根尖性歯周組織炎
	自発痛	破折、歯髄炎、根尖性歯周組織炎
歯肉の痛み	誘発痛	慢性歯周炎
	自発痛	歯周膿瘍
	接触による誘発痛	慢性歯周炎、壊死性歯周疾患（NUG・NUP）、アフタ、扁平苔癬、手足口病、天疱瘡、帯状疱疹、単純疱疹、癌
その他の痛み	唾疝痛	唾石症
	自発痛	舌痛症、骨膜炎・骨髄炎
	接触による誘発痛	アフタ、扁平苔癬、手足口病、天疱瘡、帯状疱疹、単純疱疹、癌
	関連痛	顎関節、顎骨、歯根膜などの深部組織の病変（関連痛は深部痛を体表痛と認識するため）

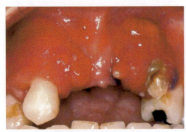
図1　歯周膿瘍

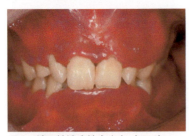
図2　壊死性潰瘍性歯肉炎（NUG）

表2　疼痛の診査項目とそのポイント

検査名	検査内容
問診	痛みの種類、発症時期
視診	歯肉の炎症状態、瘻孔の有無と位置、齲蝕の有無
触診	（根尖部）圧痛の有無、位置
打診、咬合痛の検査	水平、垂直打診の有無
エックス線画像検査	齲蝕、歯根破折、根尖性歯周（組織）炎
歯周ポケット検査	歯石の有無、ポケットの深さ、排膿の有無、根分岐部の状態
歯髄検査	生活歯、失活歯の判断
診断的麻酔検査	痛みの局在

3. 対策

　口腔内でみられる疼痛の疾患名とその対処法を**表3**に示す。特に、適切な治療を行い急性疼痛を慢性疼痛に移行させないことが重要である。患者が訴える疼痛部位に、原因となりうる病変がみられない場合には、精神状態や全身状態を考慮しながら検査することが大切である。

表3　疼痛の原因とその対処法

	疾患名	処置法
急性疼痛	歯周膿瘍	排膿による減圧を試みる。また、抗菌薬の投与を行い消炎を図る。
	壊死性歯周疾患（NUG・NUP）	抗菌薬の投与。歯肉上皮が被覆されたらプラークコントロールを行う。
	象牙質知覚過敏症	薬剤の塗布、レーザー照射などの処置を行う。痛みの激しい場合は抜髄処置を考慮する。
	急性の歯髄炎	咬合調整を行い、消炎後に抜髄処置を行う。
	急性根尖性歯周組織炎	激しい痛みを伴う場合には、髄腔を開放し排膿させる。また、全身的に抗菌薬の投与を行う。
	智歯周囲炎	急性期には全身的に抗菌薬の投与を行う。その後に歯の保存の可否を検討する。
	歯根破折	急性期には抗菌薬の投与を行う。その後に抜歯処置を行う。
	根管治療後の疼痛	疼痛が引かない場合は再度根管治療を行う。
	手足口病	積極的な治療は必要とせず、安静・清潔を保ち含嗽を行い、栄養ある食事を摂取するように心がける。
	帯状疱疹・単純疱疹	場合によっては抗ウイルス薬、副腎皮質ステロイド軟膏などを対症療法的に処方する。
	扁平苔癬	副腎皮質ステロイド軟膏の塗布、口腔内の清掃、抗菌薬による含嗽、刺激因子の除去などを行う。
	アフタ性口内炎	抗菌薬含有の軟膏の塗布を行う。症状が軽減しない場合にはレーザーで焼灼することもある。
	骨膜炎・骨髄炎	全身的には原因菌への抗菌薬の投与を行う。局所的には原因歯の早期除去、骨開窓術、腐骨除去術などを行う。
慢性疼痛	咬合性外傷	咬合痛がある場合は咬合調整を行い消炎を図る。また必要に応じて暫間固定や、スプリントの使用を行う。
	根尖膿瘍	根管治療を行い、消炎処置を行う。
	薬剤関連顎骨壊死（MRONJ）	壊死部の洗浄や抗菌薬の投与を行う。また、腐骨の除去や重症例では顎骨切除を行う。

文　献

1) 石川烈ほか編：プログレッシブテクニック 臨床医のための歯周治療, 永末書店, 京都, 2001, 209-211.
2) Beers MH：福島雅典（総監修）：メルクマニュアル, 第18版, 日本語版, 第14節 神経疾患, 日経BP社, 東京, 2006.
3) 別部智司ほか編：フローチャート式 歯科医のための痛みの診断・治療マニュアル, 医歯薬出版, 東京, 1999, v-viii.
4) 福島和昭ほか編：歯科麻酔学, 第7版, 医歯薬出版, 東京, 2011, 第13章.

〈尾﨑友輝、吉成伸夫〉

VII-7. ポケットの再発

学習目標	到達項目
歯周治療修了後のポケット再発について理解する。	□ 1. ポケットの再発の原因を説明できる。 □ 2. ポケット再発に対する対策を説明できる。

1. ポケットの再発の原因

　歯周治療終了後、歯肉の炎症、付着の喪失、そして歯槽骨の吸収が再度生じた場合を歯周炎の再発としている。一般的に、2～3mm以上の付着の喪失や10%以上の歯槽骨の吸収を認めた場合である[1,2]。臨床的には、ポケット底部の組織抵抗性が減弱した状態であるプロービング時の出血（BOP）を伴う、ポケットの深化として表れる（図1）。

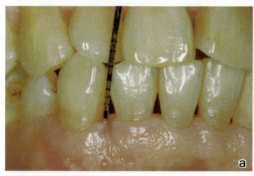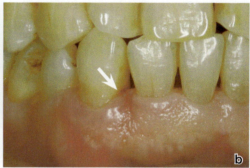

図1　ポケットの深化
　a：SPT時における検査でPD 4mmを認めた。
　b：BOP陽性（矢印）のため、ポケット内デブライドメントを行う。

1) 病原因子の不完全な除去
　不確実なプラークコントロールは、プラークを付着・停滞させ、不完全なスケーリング・ルートプレーニングは一時的に歯肉の炎症を改善させるものの、残存したプラークや歯石が感染源となりポケットの再発につながる。

2) プラークおよびプラークリテンションファクター（図2、3）
　プラークリテンションファクターとは、プラークが付着・停滞しやすい口腔内環境因子である。小帯の高位付着、歯列の異常、歯の形態異常、口腔前庭の異常、歯石、不適合修復物・補綴物などがある。しかし、プラークが再発に対する直接原因であり、プラークリテンションファクターは再発の修飾因子である。

3) 歯周組織の抵抗力を減弱させるような全身疾患の発症および増悪
　プラークの付着を抑制することにより再発の防止は可能である。しかし、歯周組織が全身の一部分であることを鑑みると、全身疾患を考慮することは重要である。すなわち、全身疾患による歯周組織の抵抗性の減弱が、再発の可能性として考えられるからである。全身疾患の一症状として、口腔内に発現する歯周疾患には、糖尿病、後天性免疫不全症候群（AIDS）などがある。特に、糖尿病患者（図4）での歯周病罹患率は高く、歯周病が糖尿病を増悪させるリスクファクターであるとも考えられている[3]。

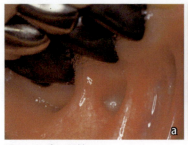 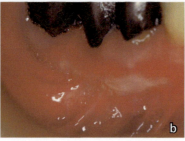 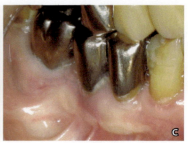

図2　81歳、男性
a：下顎右側頬側における小帯異常。
b：遊離歯肉移植術と小帯切除術にて口腔内の環境を改善した。
c：術後11年経過後の状態。ポケットの再発は認められないものの、後期高齢者となり口腔清掃の質の低下が認められるために、動機づけの強化と定期的なSPTが不可欠である。

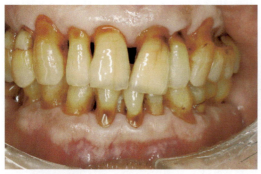 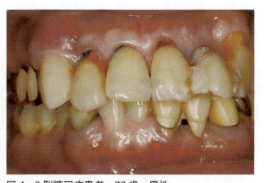

図3　93歳、男性
下顎前歯部の叢生。プラークリテンションファクターであるが、質の高いセルフケアと患者にあったSPTプログラムによりポケットの再発は認められない。

図4　2型糖尿病患者、77歳、男性
H-A1c（NGSP）は7.5である。比較的口腔清掃は良好であるも歯肉退縮による歯頸部齲蝕が散見される。歯槽骨の吸収は1/3〜1/2である。SPTの間隔は2〜3カ月である[3]。

2. ポケット再発に対する対策

　歯周疾患の再発を防止するためには、プラークの付着・停滞の防止が重要である。つまり、質の高いセルフケア、専門医による定期的な歯肉縁上・縁下のコントロールと各患者に合った口腔清掃指導である。再発もしくはその兆候が認められた場合、直ちに原因因子の除去を行う。また、全身疾患を伴う患者には口腔のみならず全身の管理も併せて行う。その戦略を現実とするために、質の高いホームケアに加えて定期的なSPTを行うことが、歯周病の再発防止に有効である[4-6]。

文献

1) 日本歯周病学会編: 歯周病専門用語集, 医歯薬出版, 東京, 2007, 35.
2) 日本歯周病学会編: 歯周病学用語集第2版, 医歯薬出版, 東京, 2013, 34.
3) 日本歯周病学会監: 糖尿病患者における歯周治療ガイドライン, 日本歯周病学会, 東京, 2009, 66-69.
4) Rosling B, Nyman S, Lindhe J, Jern B: The healing potential of the periodontal tissues following different techniques of periodontal surgery in plaque free dentitions. A 2-year clinical study. J Clin Periodontal, 3:233-250, 1976.
5) Nyman S, Lindhe J, Rosling, B: Periodontal surgery in plaque-infected dentitions. J Clin Periodontal, 4:240-249, 1977.
6) Lang NP, Tonetti MS: Periodontal risk assessment (PRA) for patients in supportive periodontal therapy (SPT). Oral Health and Preventive Dentistry, 1: 7-16, 2003.

〈伊藤　弘〉

VII-8. ビスホスホネート関連顎骨壊死

学習目標	到達項目
ビスホスホネート関連顎骨壊死を理解する。	□ 1. ビスホスホネート関連顎骨壊死について説明できる。

1. ビスホスホネート関連顎骨壊死

1) ビスホスホネート（BP）製剤とビスホスホネート関連顎骨壊死（BRONJ）発症の関連

　BP製剤は、破骨細胞を抑制し、骨吸収を阻害することから、骨転移を有するがん患者および骨粗鬆症患者への有効な治療薬として用いられるようになった。ところが、BP製剤による治療を受けている患者の顎骨に強い疼痛を伴う骨露出が発現することが2003年に初めて報告された[1]。そして、BP製剤投与患者にみられることからBP関連顎骨壊死 bisphosphonate-related osteonecrosis of the jaw：BRONJ と呼ばれるようになった。

　BRONJの症例を図1に示す。

　BP製剤以外にも抗RANKL抗体製剤デノスマブでもBRONJと同様の顎骨壊死（デノスマブ関連顎骨壊死 denosumab-related osteonecrosis of the jaw：DRONJ）が生じること[2]から、骨吸収抑制薬関連顎骨壊死 antiresorptive agent related osteonecrosis of the jaw：ARONJ、さらには薬剤関連顎骨壊死 medication-related osteonecrosis of the jaw：MRONJ という名称が用いられることがある。本邦でも、顎骨壊死に対するポジションペーパー[3]（ポジションペーパー中では、ARONJの名称が用いられている）が発行され、その予防、対応に対しての統一的見解が示されるに至っている。

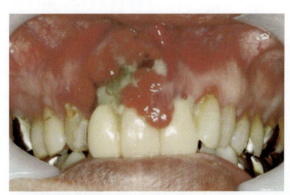

図1　BRONJの臨床像。60歳代、女性
乳がんの骨転移のためBP製剤の注射投与を受けている。
（日本歯科大学附属病院口腔外科　吉田和正先生 提供）

2) BRONJの病態と治療法[3]

　BRONJの治療は、発見当初に比べると進歩がみられるものの、明確な医学的根拠によりその有効性が証明されてはいない。

　ポジションペーパー2016では、BRONJの治療について、以下の3つ基本方針に集約している。
- 骨壊死領域の進展を抑える。
- 疼痛、排膿、知覚異常などの症状の緩和と感染抑制により患者のQOLを維持する。
- 歯科医療従事者による患者教育及び経過観察を定期的に行い、口腔管理を徹底する。

　さらに、臨床症状のステージングに対応した治療方法が示されている（表1）。なお、いずれのステージにおいても歯／歯周疾患の積極的治療と抗菌性洗口剤使用による口腔衛生状態の改善、そして全身的抗菌薬投与による治療は共通して重要であり、ステージにかかわらず分離した腐骨は除去し、軟組織の治癒を促進させ、かつ顎骨壊死の進展を防がなければならないとしている。

3) BRONJの発症機序[3]

　BRONJ発症のリスクとしては、局所的には、骨への侵襲的歯科治療（抜歯、インプラント埋入、根尖あるいは

表1　BRONJ のステージング、症状、治療 [3]

ステージ		臨床症状および画像所見	治療
ステージ0	臨床所見	骨露出／骨壊死なし、深い歯周ポケット、歯牙動揺、口腔粘膜潰瘍、腫脹、膿瘍形成、開口障害、下唇の知覚鈍麻または麻痺（Vincent 症状）、歯原性では説明できない痛み。	ステージ0および1 抗菌性洗口剤の使用、瘻孔や歯周ポケットに対する洗浄、局所抗菌薬の塗布・注入。
	画像所見	歯槽骨硬化、歯槽硬線の肥厚と硬化、抜歯窩の残存。	
ステージ1	臨床所見	無症状で感染を伴わない骨露出や骨壊死またはプローブで骨を触知できる瘻孔を認める。	
	画像所見	歯槽骨硬化、歯槽硬線の肥厚と硬化、抜歯窩の残存。	
ステージ2	臨床所見	感染を伴う骨露出、骨壊死やプローブで骨を触知できる瘻孔を認める。 骨露出部の疼痛、発赤を伴い、排膿がある場合とない場合とがある。	ステージ2 抗菌性洗口薬と抗菌薬の併用。 難治例：複数の抗菌薬併用療法、長期抗菌薬療法、連続静注抗菌薬療法、腐骨除去、壊死骨掻把、顎骨切除。
	画像所見	歯槽骨から顎骨に及ぶびまん性骨硬化／骨溶解の混合像、下顎管の肥厚、骨膜反応、上顎洞炎、腐骨形成。	
ステージ3	臨床所見	疼痛、感染または1つ以上の下記の症状を伴う骨露出、骨壊死、またはプローブで触知できる瘻孔。 歯槽骨を超えた骨露出、骨壊死（たとえば、下顎では下顎下縁や下顎枝に至る。上顎では上顎洞、頬骨に至る）。その結果、病的骨折や口腔外瘻孔、鼻・上顎洞口腔瘻孔形成や下顎下縁、上顎洞までの進展性骨溶解。	ステージ3 腐骨除去、壊死骨掻把、感染源となる骨露出／壊死骨内の歯の抜歯、栄養補助剤や点滴による栄養維持、壊死骨が広範囲に及ぶ場合は顎骨の辺縁切除や区域切除。
	画像所見	周囲骨（頬骨、口蓋骨）への骨硬化／骨溶解進展、下顎骨の病的骨折、上顎洞底への骨溶解進展。	

*　ステージ0のうち半分は ONJ に進展しないとの報告があり、過剰診断とならないよう留意する。
**　病期に関係なく、分離した腐骨片は非病変部の骨露出させることなく除去する。露出壊死骨内の症状のある歯は、抜歯しても壊死過程が増悪することはないと思われるので抜歯を検討する。

歯周外科など）、不適合な義歯、過大な咬合圧、口腔衛生の不良、炎症性疾患（歯周病、歯肉膿瘍、根尖性歯周炎など）などが挙げられている。その他、BP 製剤の種類、投与量、投与期間、併用薬も関連するといわれる。発症機序はいまだ十分には解明されているとはいえないものの、文献的には以下のような機序が挙げられている。

- 骨吸収抑制薬投与による骨リモデリングの抑制と、過度の破骨細胞活性の抑制
- BP 投与による口腔細菌の易感染性増加
- BP 投与による口腔上皮細胞のリモデリングおよび遊走抑制
- 骨吸収抑制薬投与による免疫監視機構の変化
- BP の血管新生抑制作用

4）　BRONJ を予防するための医科歯科連携の必要性 [3]

　患者が、適切ながん治療、骨粗鬆症治療、あるいは歯科治療が受けられないことは避けねばならない。そのためにも、BRONJ の発症を予防するため、医師と歯科医師の密接な連携は不可欠となる。

　主治医は、BP 製剤を含め、骨吸収抑制薬による治療を開始する前に治療薬の効果と ONJ 発生のリスクをについて十分に説明し、歯科医師と対応を協議、検討する必要がある。歯科医師は、患者の口腔環境を改善し、ONJ 発症のリスク軽減に努める。骨吸収抑制薬投与開始2週間前までに歯科治療を終了しておくことが望ましいが、主疾患の状況により、骨吸収抑制薬治療と歯科治療を並行せざる得ない場合もある。また、骨吸収抑制薬治療中は、歯科医師による継続的な口腔内の管理が推奨される。

　骨吸収抑制薬投与を受けている患者に対し、顎骨に侵襲を及ぼすような歯科治療を行う場合には、骨吸収抑制

薬を休薬すべきか否かについては、統一した見解は得られていない。いずれにしても、ONJ の発生リスク、骨吸収抑制薬の効果を勘案し、主治医と協議、検討することは不可欠である。また、歯科治療においては、治療前からの患者自身の適切な口腔清掃、抗菌性含嗽薬の使用、術前からの抗菌薬の投与など感染予防の徹底、骨の鋭縁の平坦化、術創を確実に閉鎖することなどに留意する必要がある。

文 献

1) Marx RE: Pamidronate(Aredia) and zolendronate(Zometa) induced avascular necrosis of the jaw: a growing epidemic. J Oral Maxillofac Surg 61: 1115-1117, 2003.
2) Saad F, et al: Incidence, risk factors, and outcomes of osteonecrosis of the jaw: integrated analysis from three blinded active-controlled phase III trials in cancer patients with bone metastases. Ann Oncol 23: 1341-1347, 2012.
3) 米田俊之ほか: 骨吸収抑制薬関連顎骨壊死の病態と管理：顎骨壊死検討委員会ポジションペーパー2016. http://www.perio.jp/file/news/info_160926.pdf

〈仲谷　寛〉

第 **6** 章

THE
PERIODONTOLOGY

ライフステージを
通じた歯周治療

1. 小児の歯周病

学習目標	到達項目
小児の歯周疾患の特徴を理解する。	☐ 1. 小児の歯周疾患の特徴を説明できる。 ☐ 2. 小児の歯周疾患の細菌学的特徴を伝播も含め説明できる。 ☐ 3. 小児における歯周疾患罹患の割合を説明できる。 ☐ 4. 小児期からの歯周組織破壊を伴う歯周疾患をそれぞれ列挙し、その特徴を説明できる。

1. 小児の歯周病の特徴および細菌学的特徴

　小児の歯周病は大部分が歯肉炎であり、口腔清掃が不良である場合に起こるが、明らかな歯槽骨の吸収や、クリニカルアタッチメントの喪失はみられない（図1）。このような歯肉炎は適切な口腔清掃および除石によって改善する。小児の歯肉炎に関する細菌学的な特徴を報告したものは少ないが、小児の実験的歯肉炎において大人の歯肉炎と比較した場合、歯肉縁下プラーク中の *Actinomyces* 属、*Capnocytophaga* 属、*Leptotrichia* 属および *Selenomonas* 属の増加が報告された[1]。特に6歳以降、乳歯から永久歯に生え替わる混合歯列期において口腔清掃困難となり、局所において一時的にポケットが生じ、口腔内の環境が悪化する恐れがある。このような混合歯列期に生じるポケットは、歯周病原細菌が生育しうる環境を提供する。混合歯列の小児患者の口腔からは、乳歯列および永久歯列の小児患者の口腔内より高頻度に歯周病原細菌が検出されることが報告されている[2]。小児の口腔清掃のレベルもまた歯周病原細菌の生育環境に影響すると考えられる。*Tannerella forsythia*、*Prevotella intermedia*、*Treponema denticola* などの歯周病原細菌が口腔内から検出された小児患者のほうが、これらの細菌が口腔内から検出されなかった患者よりプラークの歯面への付着量を示す OHI の DI-S 値が高かったと報告されている。これはプラークの付着量が歯周病原細菌の小児口腔内での存在に関与することを示唆している[2]。

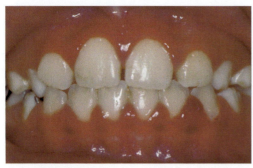

図1　小児の歯肉炎
乳頭および辺縁歯肉に発赤、腫脹が認められる（三輪全三先生 提供）。

　小児の口腔において検出される歯周病原細菌は、もとから存在したわけではなく、伝播によるものと考えられる。親子で口腔内の歯周病原細菌の検出を調べた報告によると、*T. forsythia*、*P. intermedia*、*Prevotella nigrescens* などの歯周病原細菌が親から子へ唾液を介して伝播したことが示唆されている[2]。小児の口腔内への伝播定着を防ぐため、唾液を介した細菌の伝播に対する対策、徹底的な口腔清掃の励行が重要である。特に、小児の混合歯列期において注意を払う必要がある[3]。

2. 小児における歯周病を有する者の割合

　小児において歯肉出血を有する者の割合は、平成28年厚生労働省歯科疾患実態調査によると、10～14歳で24.6％と4人に1人に認められる。歯肉出血を有する者の割合は、15～19歳では30.6％とわずかに増加する。4mm以上の歯周ポケットを有する者は15～19歳では6.1％であり、20～24歳では25.7％に上昇し、年齢階層が上がるにつれて上昇していく。小児期の後半から歯肉出血を有する者が増え、その後の年齢階層では歯周ポケットを有する割合が増えることから小児期後半からの早期の歯周病の発症に気をつけるべきである。

3. 小児期から歯周組織破壊を伴う歯周病の分類、特徴

　小児期における歯周病は、歯肉炎が大部分で高度な歯周組織破壊を示すものはまれであるが、以下の疾患では小児期から急速に歯周組織破壊が進行する。

1) Papillon-Lefèvre 症候群（PLS）

　Papillon-Lefèvre 症候群は、手足の過角化および乳歯列、永久歯列における高度な歯周組織破壊を示す 100 万人に数名しかみられない、極めてまれな疾患であり、適切な歯周治療を受けなければ成人までに無歯顎となってしまう難治性の歯周疾患である。その歯周組織破壊に *A. actinomycetemcomitans* が関与する可能性が示され、この菌の徹底的な除菌によって歯周組織破壊を食い止め長期に良好な歯周組織を維持できたことが報告された[4,5]（図 2）。Papillon-Lefèvre 症候群に対しては、細菌診断による原因菌の特定と、徹底的な除菌が必要である（276 頁『第 9 章 10. Papillon-Lefèvre 症候群による歯周炎』参照）。

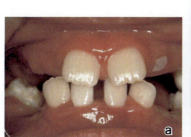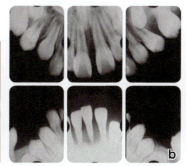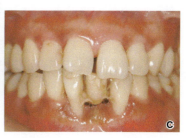

図 2　Papillon-Lefèvre 症候群患者
細菌感染をコントロールすることによって 20 年以上にわたりほとんどの歯を維持できた。
a：初診時 7 歳 7 カ月、b：急速な歯周組織破壊を示した際のエックス線画像、c：30 歳時。

2) Down 症候群（Down's syndrome）

　Down 症候群は、21 番染色体トリソミーによって発症する先天性の疾患群であり、一般に知的障害が特徴的であるが、口腔においては若年期からの歯周炎の発症、増悪が報告されている。口腔清掃不良や、不正咬合、免疫機能の低下などが原因と考えられている（272 頁『第 9 章 8. Down 症候群と歯周炎』参照）。

3) 好中球減少症（Neutrophenias）

　好中球の減少のため、周期的に好中球の減少を示すものは周期性好中球減少症という。好中球の減少時には細菌に対する防御が低下するため小児期から歯周組織破壊が進行する（282 頁『第 9 章 13. 好中球減少症』参照）。

4) 低フォスファターゼ症（Hypophosphatasia）

　この疾患は骨や歯の石灰化不全を示す先天性疾患であり、血清および骨のアルカリフォスファターゼの活性の低下が認められる。軽症型である小児期型、成人型（adult form）、odontohypophosphatasia では乳歯や永久歯の早期脱落を示す。低アルカリフォスタータゼ患者における遺伝子の変異が報告されている[6]（274 頁『9 章 9. 低フォスファターゼ症』参照）。

5) 限局型侵襲性歯周炎

　侵襲性歯周炎のうち限局型は小児期に既に発症し、全身的な症状はみられないが萌出して間もない第一大臼歯および切歯に限局した歯周組織破壊が認められる。細菌学的特徴として、*A. actinomycetemcomitans* の関与が疑

われている[7]。宿主側に関して、白血球の走化能、貪食能、殺菌能やスーパーオキサイド産生などにおいてさまざまな機能異常が報告されている。

　侵襲性歯周炎に関しては、家族性に歯周組織破壊が認められる傾向があることから、家族に重症な歯周病を有する場合、本人の早期の歯周組織検査、歯周病の発症が認められる場合、細菌検査および早期の歯周治療、必要に応じて抗菌療法も行う。

4. まとめ

　小児の歯周病のほとんどが歯肉炎であり、適切な口腔清掃および除石によって改善する。小児期において混合歯列期など歯肉に一時的にポケットができ、口腔清掃が不良であると歯周病原細菌伝播のリスクが高まる。特に親からの歯周病原細菌の伝播に注意する必要がある。小児期において高度な歯周組織破壊を示すものとして、Papillon-Lefèvre 症候群、Down 症候群、好中球減少症、低アルカリフォスファターゼ症、限局型侵襲性歯周炎などが挙げられる。

文 献

1) Moore WE, et al: Bacteriology of experimental gingivitis in children. Infect Immun, 46: 1-6, 1984.
2) Umeda M, et al: The distribution of periodontopathic bacteria among Japanese children and their parents. J Periodont Res, 39: 398-404, 2004.
3) 梅田 誠: 歯周病の親から子への伝播について. 歯科臨床研究, 5: 66-72, 2008.
4) 梅田 誠, 牛田由佳, 野口和行, 石川 烈: Papillon-Lefèvre 症候群患者の10年間に及ぶ治療経過について. 日歯周誌, 46: 315-324, 2004.
5) Ishikawa I, Umeda M, Laosrisin N: Clinical, bacteriological, and immunological examinations and the treatment process of two Papillon-Lefèvre syndrome patients. J Periodontol, 65: 364-371, 1994.
6) Watanabe H, Goseki-Sone M, Orimo H, Hamatani R, Takinami H, Ishikawa I: Function of mutant (G1144A) tissue-nonspecific ALP gene from hypophosphatasia. J Bone Miner Res, 17:1945-1948, 2002.
7) Haraszthy VI, Hariharan G, Tinoco EM, Cortelli JR, Lally ET, Davis E, Zambon JJ: Evidence for the role of highly leukotoxic Actinobacillus actinomycetemcomitans in the pathogenesis of localized juvenile and other forms of early-onset periodontitis. J Periodontol, 71: 912-922, 2000.

〈梅田　誠〉

2. 思春期の歯周病

学習目標	到達項目
思春期の歯周疾患の特徴を理解する。	□ 1. 思春期の歯周疾患の特徴を説明できる。 □ 2. 思春期における歯周疾患罹患の割合を説明できる。 □ 3. 思春期からの歯周組織破壊を伴う歯周疾患を挙げ、その特徴を説明できる。

1. 思春期の特徴

　思春期は第二次性徴の始まりから成長が終わるまでの期間を指し、個人差はあるが、一般に小学校高学年から高校卒業までの期間に該当する。この時期は、小児の後半以降に相当し、思春期においては、性ホルモンの増加によって身体的変化が生じ、精神的に不安定になることも多い。口腔内の特徴としては、一般に小臼歯および第二大臼歯の萌出からそれ以降であり、混合歯列期の後半から永久歯列期に該当する。

　一般に思春期においては、口腔衛生が不良になることが多いと指摘されているが、精神的に不安定になることによって口腔衛生がおろそかになりがちであること、歯の生え替わりの部位においては、口腔清掃がしにくくなることが原因と考えられる。したがって思春期において、プラークの堆積の結果、歯肉炎が起こりやすくなる（図1、2）。思春期において、歯周病原細菌に属する *P. intermedia* や *Capnocytophaga* 属の検出率が増加すると報告されている[1]。特に、*P. intermedia* は女性ホルモン（エストロゲン、プロゲステロン）によって発育が促進されると報告されている[2]ことから、思春期におけるこの細菌の増加は要注意である。

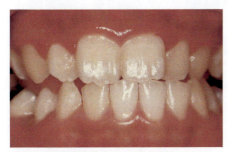

図1　思春期性歯周炎、12歳、男性
乳頭および辺縁歯肉に炎症が認められる。|1 遠心において歯肉からの出血も認められた。

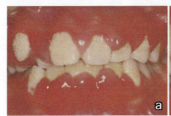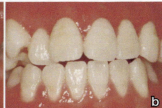

図2　思春期性歯周炎、13歳、女性
a：口腔衛生不良による歯面のプラークの堆積と著明な歯肉の腫脹が認められた。
b：1年後の口腔内写真。歯周基本治療によって歯肉の炎症腫脹は改善した。

2. 思春期における歯周疾患罹患状況

　平成23年度、28年度歯科疾患実態調査報告（厚生労働省）によると、プロービング後の出血や歯石の沈着、歯周ポケットなどの歯肉の所見のない者の割合が5〜9歳で64.5%であるのに対し、10〜14歳では54.7%、15〜19歳では30.9%と急激に低下する。これは、思春期で歯肉に所見のある者の割合が急激に増加することを示す。思春期では、ほとんどの歯肉の所見がプロービング後の出血、歯石の沈着のため、歯肉炎に罹患している者が大半である（表1）。4mm以上の歯周ポケットを有する者が10〜14歳では0%、15〜19歳では4.5%で、歯周炎に罹患している者が15歳以降認められるため思春期以降、歯周病が発症しないよう注意する必要がある。

3. 思春期から主に発症する侵襲性歯周炎

　現在の分類では侵襲性歯周炎（1999年米国歯周病学会）に含まれるが、そのうち1989年米国歯周病学会での

表1 若年者における歯肉に（歯肉の炎症、歯石の付着、歯周ポケットなど）所見のある者および所見のない者のパーセンテージの年齢階級別比較

（厚生労働省平成23年および平成28年〈括弧内〉歯科疾患実態調査結果、歯肉の所見の有無より抜粋）

年齢階級（歳）	所見のない者	所見のある者		
		プロービング後の出血	歯石の沈着	歯周ポケット4～6mm未満
5～9	64.5	25.0	10.5	ー
10～14	54.7	26.7（24.6）	18.6	ー
15～19	30.9	23.6（30.6）	40.9	4.5（6.1）

若年性歯周炎の分類に相当するものが、主に10歳代の思春期に発症し、急速で著明な歯周組織破壊の進行を示すもので、1,000人に1名程度発症するまれな疾患である（図3）。侵襲性歯周炎に関与する細菌として特に、*A. actinomycetemcomitans* や *P. gingivalis* が挙げられている。この疾患に対し、原因菌の細菌診断およびその菌を取り除く積極的な歯周治療が必要である[3,4]。

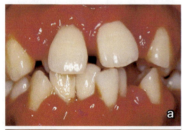
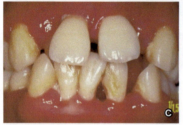
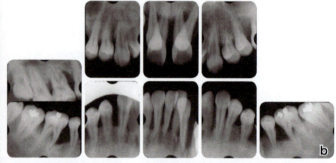

図3 広汎型侵襲性歯周炎、17歳、女性
a：口腔内写真。著明な歯肉の炎症・腫脹、および排膿が認められた。
b：エックス線画像。高度な歯槽骨の吸収が認められた。
c：4カ月後の口腔内写真。ある程度の歯肉の炎症の改善がみられるが、歯周組織破壊が高度で深い歯周ポケットが残存するため、歯周基本治療後、歯周外科処置、抗菌療法など専門的な歯周治療が必要である。

4. まとめ

　混合歯列期の後半である思春期は、口腔衛生が不良となり、歯肉炎を起こしやすくなる。特に、思春期の女性に増加する女性ホルモンは *P. intermedia* の発育を促進させると報告されており[2]、歯肉の炎症を亢進すると考えられる。また、歯周炎への罹患が15歳以降で認められることから、思春期以降から歯周病が発症しないよう注意する必要がある。侵襲性歯周炎はまれな疾患であるが、主に10歳代の思春期に発症し、急速に歯周組織破壊が進行する。細菌診断によって *A.actinomycetemcomitans* や *P. gingivalis* などの原因菌を特定し、積極的に取り除く歯周治療が重要である。

文献

1) Gusberti FA, et al: Changes in subgingival microbiota during puberty. A 4-year longitudinal study. J Clin Periodontol, 17: 685-692, 1990.
2) Kornman KS, et al: Effects of estradiol and progesterone on Bacteroides melaninogenicus and Bacteroides gingivalis . Infect Immune, 35: 256-263, 1982.
3) van Winkelhoff AJ, et al: Metronidazole plus amoxicillin in the treatment of Actinobacillus actinomycetemcomitans associated periodontitis. J Clin Periodontol, 16: 128-131, 1989.
4) Ishikawa I, et al: Three case reports of aggressive periodontitis associated with Porphyromonas gingivalis in younger patients. J Periodont Res, 37: 324-332, 2002.

〈梅田　誠〉

3. 女性の歯周病（妊娠性歯肉炎：妊娠と関連する歯肉炎）

学習目標	到達項目
女性の歯周病の病態の特徴を理解する。	□ 1. 妊娠と関連して発現する歯周病の病態を説明できる。 □ 2. 妊娠と関連して発現する歯周病の原因と対応を説明できる。

1. 妊娠性歯肉炎

　妊娠時には女性ホルモンの分泌量が増加し、局所刺激に対する歯肉の反応が強まり、通常とは異なった臨床所見をもつ歯肉炎が発現することがあり、これを妊娠性歯肉炎 pregnancy gingivitis または妊娠と関連する歯肉炎 pregnancy-associated gingivitis[1,2] という。

　妊娠性歯肉炎の主因はプラークで、この病態の背景には口腔清掃不良による歯肉炎が存在する。間接因子は妊娠時に増加するエストロゲン、プロゲステロンなどの女性ホルモンの変調と、歯肉組織の抵抗性の減弱と考えられている。歯周病原性細菌のなかの P. intermedia は、女性ホルモンを栄養源として増殖することから、特に歯周ポケット内のこの菌の存在との関連が指摘されている。妊娠性歯肉炎は妊娠2〜8カ月に発現して悪化し、出産後2カ月程度で軽減する。

　症状は歯肉や歯間乳頭の浮腫性腫脹と、輝紅色から暗赤色の歯肉、さらに出血傾向を特徴とする。一般に急性症状はなく、疼痛もない。重症化すると歯肉増殖症に類似した所見やエプーリスの症状（妊娠性エプーリス）を示すことがある。

　病理組織学的には、歯肉上皮の過形成と上皮脚の増殖、歯肉固有層では著明な炎症性細胞浸潤、血管拡張が観察される。

　治療方針はプラークや歯石の除去である。炎症が顕著な場合は局所の消炎処置または消炎鎮痛薬を処方することがあるが、処方の際には胎児への影響を十分に考慮する必要がある。

　70頁『第3章 5. 歯周病と骨粗鬆症』、72頁『第3章 6. 歯周病と早産・低出生体重』も参照。

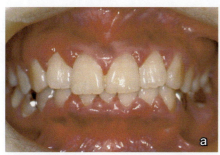 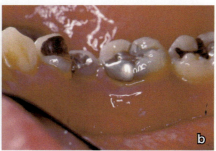

図1　妊娠性歯肉炎。28歳、女性、妊娠4カ月
a：歯間乳頭部の発赤腫脹がみられる、b：下顎右側舌側部の腫脹は顕著である。

文献

1) Niederman R: Pregnancy gingivitis and causal inference. Evid Based Dent, 14: 107-108, 2013.
2) Figuero E, et al: Effect of pregnancy on gingival inflammation in systemically healthy women: a systematic review. J Clin Periodontol, 40: 457-473, 2013.

〈沼部幸博〉

4. 高齢者の歯周病

学習目標	到達項目
高齢者における歯周病の特徴と治療時の留意点を理解する。	☐ 1. 高齢者の歯周病の特徴を説明できる。 ☐ 2. 高齢者の歯周治療における留意点を説明できる。

1. 高齢者の特徴および治療時の注意点

1) 高齢者の身体的特徴

高齢者の身体的特徴を**表1**に示す。高齢者は日常生活に必要な体力は保持しているが、予備力が低下していることが多い。予備力が低下すると、感染やストレスに対する脆弱性が亢進し、疾患に罹患しやすくなる。

2) 運動能力の低下

高齢者では、加齢に伴う下肢や体幹の筋力低下、体力・持久力の低下、膝や腰の痛みで、身体活動が減少する。身体活動の減少が起こると、バランス機能や歩行能力が低下し、容易に転倒・骨折するようになる。また、体力の低下から疾患にも罹患しやすくなり、安静時間が長くなることで、廃用症候群の状態となり、容易に運動能力の低下を起こす。また、歩行や日常生活に介助が必要な状態になると、外出することが億劫となり、社会的な役割を喪失し精神的にふさぎ込みがちとなり、ますます身体活動の機会が減少、運動機能のさらなる低下を招く悪循環となる[1]。

近年、健康長寿の妨げになるものとして、サルコペニアやフレイルが注目されている。サルコペニアは、加齢や疾患により筋肉量が減少し、握力や下肢筋・体幹筋など全身の筋力低下が起こることを指す。これにより、要介護状態につながる可能性が高くなり、運動、身体機能を低下させるだけでなく、生命予後、日常動作 activities of daily living：ADL を低下させる。

表1　高齢者の身体的特徴

① 予備力の低下（疾患に罹患しやすい）

② 内部環境の恒常性維持機能の低下（環境の変化に適応する能力の低下）
a) 体温調節能力の低下（外気温が高いと体温が上昇してしまう）
b) 水・電解質バランスの異常（発熱、下痢、嘔吐などにより容易に脱水症状を起こす）
c) 耐糖能の低下（血糖値を一定に維持することが困難となり、インスリンや経口糖尿病薬治療を受けている糖尿病患者では低血糖を起こしやすくなる）
d) 血圧の変化（上昇傾向）

③ 感覚器機能の低下（視覚障害、聴力障害など）

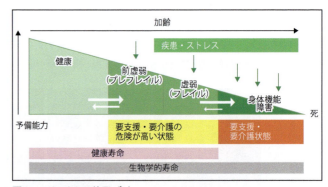

図1　フレイルの位置づけ

一方、フレイルは高齢期に生理的予備能が低下することでストレスに対する脆弱性が亢進し、転倒、ADL 低下、要介護状態に陥りやすい状態とされる。フレイルは生理的な加齢変化と機能障害、要介護状態の間にある状態として理解されている（**図1**）。近年、口腔に特化したフレイルをオーラルフレイルと呼び、口腔機能の軽微な低下や、食の偏りなどからさまざまな検討が進められている。オーラルフレイルは、フレイルと同様、健康と機能障害との中間にあり、可逆的であることが大きな特徴である。始まりは、滑舌低下、食べこぼし、わずかなむせ、噛めない食品が増える、口の乾燥など、ほんの些細な症状であり、見逃しやすく、気づきにくいため注意が必要である。

3) 高齢者の疾患の特徴

次に、高齢者の疾患の特徴を**表2**に示す[2]。高齢者は複数の慢性疾患に罹患していることが多く、臓器障害という点から多病で、治癒も悪く障害が残りやすい。症状や薬剤に対する反応、治療経過や予後は、個人差が大きく注意が必要である。疾患や病態特有の症状が現れないことが多く、原因の特定が困難となる。また、心理状態は、①思考や行動のスピード低下、②知的機能の衰退、③うつ気分、④被害者的な気持ち、⑤新しいことを避ける保守性と頑なさに示すように否定的に捉えられることが多い[3]。

これらの特徴を象徴するように、高齢者の多くは体の機能が衰退していき、不可逆な変化を伴う退行性病変をもつようになる。痴呆、認知症などの高齢者に多発する特有な疾患（老年病）や、転倒・骨折、低栄養などの高齢者に特有のさまざまな症候や障害（老年症候群）が増加し、要支援、要介護状態に移行する。

4) 常用薬剤（表3）

高齢者では、若年層に比べて薬物有害事象（薬物アレルギーなどの確率的有害事象の他に薬物効果の増強による有害事象や血中濃度の過上昇による臓器障害）の発生頻度が高い。さらに、多臓器に出現し、重症例の多いのが特徴である。

歯周治療を施行する際は、患者ごとの服用薬剤による危険因子を正確に把握し、リスクが高い場合には医科と連携し、慎重な歯科的投薬と内服中のモニタに努める必要がある。薬物有害事象が疑われた場合には、速やかに対応しなければならない。

表2　高齢者の疾患の特徴

①1人で多くの疾患をもっている
②個人差が大きい
③症状が非定型的である
④水・電解質の代謝異常を起こしやすい
⑤慢性の疾患が多い
⑥薬剤に対する反応が成人と異なる
⑦生体防御力が低下しており、疾患が治りにくい
⑧予後が医療のみならず社会的環境に大きく影響される

表3　常用薬剤と歯科用薬剤の相互作用

常用薬剤	歯科用薬剤	相互作用
抗血栓剤 　ワーファリンカリウム	セフェム系 ペニシリン系 マクロライド系 NSAIDs	抗凝固作用増大 抗凝固作用増大 抗凝固作用増大 抗凝固作用増大
アスピリン	ニューキノロン系 NSAIDs	併用によりニューキノロン系抗生物質の吸収阻害 副作用増大
テオドール （気管支喘息）	マクロライド系 ニューキノロン系	中毒
降圧剤 　利尿剤 　カルシウム拮抗薬	リドカイン リドカイン	降圧作用減弱 心室細動
抗糖尿病薬 トリブタミド	NSAIDs	血糖低下作用減弱

5) 嚥下機能の低下

高齢者は、摂食・嚥下に必要な機能が低下する。たとえば、咳反射が低下することにより、「むせる」という反

表4 嚥下障害の要因となる加齢変化

分類	変化
形態的な変化	・自分の歯が少なくなる ・のどぼとけの位置が下がる ・唾液が少なくなる
機能的な変化	・飲み込みの反射が遅くなる ・むせの反射が出にくくなり、むせの勢いが弱くなる ・飲み込むときに、のどぼとけの上がる量が減る

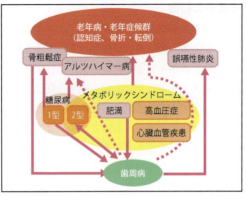

図2 歯周病と老年病・老年症候群との相互関係

射が起こりにくくなり、誤嚥に気づかなくなる。また、歯周病、齲蝕などにより歯数が減少、あるいは咬合（義歯を含む）が良好でないと、嚥下反射も徐々に衰える。さらに、罹患している複数の併発疾患に対する服用薬剤の影響も摂食嚥下障害に大きく影響する。たとえば、抗コリン薬や抗ヒスタミン薬を内服している場合は、唾液分泌が抑制される。また、抗てんかん薬や向精神薬は、嚥下反射を抑制する可能性がある。さらに、高齢になると小さな脳梗塞が増加し、神経や筋を指令するバランスが崩れ、摂食嚥下障害を起こしやすくなる[4]（表4）。

これらは誤嚥性肺炎の発症につながる。歯周病原細菌はさまざまな病原因子を保有しているが、他の口腔細菌とともに歯周炎だけではなく誤嚥性肺炎の原因となっている可能性が高く、誤嚥性肺炎の予防にもプラークコントロールが重要である。

2. 超高齢社会における歯周治療の意義

歯周病は、口腔という局所の感染症と捉えるだけでなく、全身に対する歯周ポケットからの持続的な慢性炎症性疾患として捉えることも重要である。ペリオドンタルメディシンの概念のもと、歯周病に罹患した歯周組織内のさまざまな物質が血液を介して全身に影響する可能性（糖尿病、心臓血管疾患、肥満・メタボリックシンドローム、誤嚥性肺炎、骨粗鬆症、低出生体重・早産）が報告されている[5]。介護が必要となる主な原因が、生活習慣病と、認知症や転倒・骨折などの老年症候群であり、老年症候群の原疾患としても生活習慣病が関連している。これらはいずれも歯周病と関連があり、ここに超高齢社会における介護予防としての歯周治療の意義があると思われる（図2）。

また、高齢者に対する歯周治療は、高齢になってからの対応だけでなく、幼児期から高齢者になることを見据えて対応する必要がある。すなわち、ライフコースアプローチの観点から歯周治療に取り組むべきである。高齢者で問題となる高度に進行した歯周疾患は、幼児期から成人期におけるしっかりとした歯周治療により、高齢期での予防、あるいは発症を遅延でき、要支援、要介護予防につながる可能性がある。

現在、8020運動などの啓蒙活動により80歳で20本以上の歯が残っている人（8020運動達成者）の割合は、平成28年歯科疾患実態調査において51.2％となり、今後も増加することが推測されている。しかし、現在歯に4mm以上の歯周ポケットを有する75歳以上の高齢者の割合も8020達成者率と比例して増加しており、8020達成者が非達成者に比較して、全身疾患の発症リスクが高い可能性も報告されている[6]。わが国は「高齢者数」、「高齢化のスピード」、「平均寿命の延伸」という特徴をもつ超高齢社会であり、要介護予防による健康寿命の延伸は医療の最重要課題である。そのために歯周病が健康寿命に与えるインパクト、すなわち要介護予防としての歯周治療の意義や、歯を失っても口腔内機能を維持することの意義を証明していく必要がある。

3. 高齢者に対する歯周治療

　高齢者は加齢に伴い老化が進行し、臓器、免疫の機能低下が生じ、生体防御力の低下が起こる。また、歯石および修復、補綴物などのプラーク付着因子が増加する。さらに、筋力の衰えや、脳梗塞後の麻痺などによる運動機能の低下などによりブラッシング自体が困難になる。このため、歯周炎が進行する環境になりやすく、発症すると進行しやすい。しかし、健康な高齢者では歯周病の進行は限定的であり、歯レベルでも個人レベルでも重症化しない[7]。

　現在まで非外科的、外科的歯周治療ともに、年齢に関係なく効果的であることが多数報告されている。そして、定期的なメインテナンス、SPT治療を受けている高齢者は、そうでない人よりも多くの歯が残存することが報告されている[8]。しかし、歯周病に関して多くのエビデンスが確立されているのにかかわらず、高齢者の歯周治療が、患者のQOLの維持向上につながるかどうかはいまだ不明である。このように、歯周治療の効果に対する年齢の影響を考慮した報告は少ないため、加齢と歯周治療の効果の関連性は不明であるが、高齢者の特徴をよく理解し、個々に応じた歯周治療が必要である。

1）通院高齢者における歯周治療

　通院高齢者の場合、通法通り病因を除去し、歯肉の根面への付着を促進することで、個々の歯および機能的な歯列を保全することができる（**図3**）。しかし、健康とはいえ高齢者の歯周治療は全身状態、服薬状態、費用負担能に合わせていかねばならない。すなわち、運動機能の衰え（プラークコントロール技術の低下）、全身状態の悪化（生体防御・臓器の機能低下、慢性疾患の罹患、薬剤服用）、心理状態の変化（新しい環境に適応する能力の低下、思い出す能力の低下、孤独・不安が強まる傾向）からセルフケアだけで口腔清掃を維持できないことが多い。このような場合にはプロフェッショナルケアにて多く介入し、歯周病の進行をコントロールすることで、生涯にわたり快適で機能的な歯列を維持するという方向に治療目標をシフトさせることが重要である。常に全身状

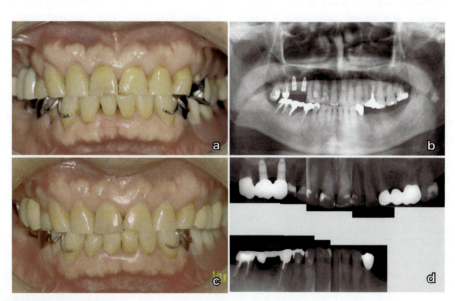

図3　通院高齢者における歯周治療
a：74歳、男性。初診時の口腔内写真。歯肉の炎症は著明ではないが、プラークコントロール不良にてインプラント周囲粘膜炎に罹患している。
b：初診時のエックス線画像。下顎臼歯部に歯槽骨吸収、咬合関係の乱れが認められる。
c：83歳、SPT時の口腔内写真。プラークコントロールは改善し、咬合関係も補綴処置により良好となっている。
d：83歳、SPT時のエックス線画像。通常の歯周治療が施行され、改善している。

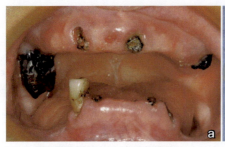
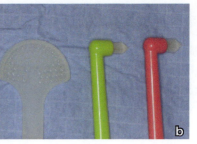

図4 要介護高齢者における歯周治療
a：84歳，女性。多系統萎縮症のため寝たきり状態である。積極的な治療は施行できないが，家族，歯科衛生士による口腔ケアで全顎のプロービングデプスは2mm程度，BOPはなく，歯周組織は良好な状態を維持している。
b：主にタフトブラシと舌ブラシにてケアしている。

態，服薬状態を主治医らに確認し，多病をもつ患者には薬剤の副作用を考慮する。そして，歯周治療の一環として臨床検査値の把握，バイタルサインのチェックを診療の一部にしなければならない。

　一般的に，治療はより侵襲性の低い方法を選択することが多くなる。しかし，これは歯周病治癒を断念するという意味ではなく，病態の複雑な歯に高度の歯周外科治療を施行するというよりは，むしろ非外科的治療，あるいは抜歯処置を適応し，将来の介助者による口腔ケアを考慮に入れ，シンプルで清掃性の高い口腔内環境にすることが適切な治療方法である場合が多いということである。

　さらに，高齢期の口腔健康状態は，歯肉退縮，歯周外科既往の有無にかかわらず歯周治療の結果として根面露出が起こり，根面齲蝕の危険性を考慮しなければならない。それゆえ，露出根面がある高齢者には，歯周治療の一部として齲蝕予防プログラムも含むべきである。

2）　要介護高齢者における歯周治療

　要介護高齢者における歯周治療は，歯周基本治療が中心となる。すなわち，プラークコントロール，SRPで病因を除去し，固定や義歯で咬合，咀嚼できるようにすることで患者のADLの改善を目指す。患者本人によるプラークコントロールが困難な場合が多いので，家族や介護者と良好な関係を構築し，口腔衛生の重要性を十分に理解してもらう。また，大きな負担を要求することなく，それまでの方法を少しずつ変更するなどの状況に合わせたプラークコントロール指導を行うことが重要である（図4）。

　さらに，介護度が重度の場合は看護師，介護者，家族などが簡単に行え，安全で効率的なブラッシングに口腔内に関わる高度な知識と技術をもった歯科医師，歯科衛生士といった専門家が患者の全身状態を把握したうえで，専門的な清掃用具，スケーラーを用い，個人の状態に合わせて可及的に病因を除去する。

文献

1) 運動器の機能向上マニュアル（改訂版）平成21年3月「運動器の機能向上マニュアル」分担研究班 http://www.mhlw.go.jp/topics/2009/05/dl/tp0501-1d.pdf（2018年4月12日アクセス）
2) 折茂 肇：21世紀の高齢者医療. Modern Physician, 19: 667-670, 1999.
3) 鈴木 章：4章高齢者の精神的・心理的特徴. 植松 宏ほか編. 高齢者歯科ガイドブック 第1版, 医歯薬出版株式会社, 東京, 39-53, 2003.
4) 長屋政博：高齢者の摂食・嚥下障害. 臨床看護. 35: 476-482, 2009.
5) Linden GJ, et al: working group 4 of the joint EFP/AAP workshop.: Periodontitis and systemic diseases: a record of discussions of working group 4 of the Joint EFP/AAP Workshop on Periodontitis and Systemic Diseases. J Periodontol, 84: S20-23, 2013.
6) Tachibana M, et al: Prevalence of periodontopathic bacteria on the tongue dorsum of elderly people. Gerodontology. 23: 123-126, 2006.
7) Wennström JL: Treatment of periodontal disease in older adults. Periodontol 2000. 16:106-112, 1998.
8) Lindhe J, Nyman S: The effect of plaque control and surgical pocket elimination on the Establishment and maintenance of periodontal health. A longitudinal study of periodontal therapy in cases of advanced disease. J Clin periodontal, 2: 67-69, 1975.

〈吉成伸夫〉

5. 更年期、周術期における歯周病への対応

学習目標	到達項目
更年期、周術期における歯周疾患の特徴を理解する。	□ 1. 更年期における歯周疾患の特徴を説明できる。 □ 2. 周術期における歯周疾患の特徴を説明できる。

1. 更年期への対応

　更年期とは、女性の場合には卵巣機能が衰え始めて女性ホルモンが減少していく閉経前後の期間を指す。更年期を迎える時期は個人差もあるが、閉経年齢で最も多いのが50歳頃であり、だいたい45歳くらいが更年期の始まりの目安である。

　更年期女性の約20～50％は更年期障害 postmenopausal syndrome：PMS を有すると考えられている[1]。更年期障害とは、ホルモンバランスの乱れが原因で身体的・精神的に不調が現れる、自律神経失調症の一種である。女性ホルモンの一つである**エストロゲン**と密接な関係があり、このエストロゲンの減少に体が対応できず起こる不調である。

　更年期障害における身体症状の訴えはさまざまで、頻脈・動悸・血圧変動・ホットフラッシュ・多汗・肩こり・関節痛・口渇・食欲不振・便秘などが挙げられるが、さらに不眠・頭痛・疲労感・情緒不安定・イライラ感・抑うつ気分などの精神的な症状に加え心身症を呈することが多い。一方、男性においても更年期障害の症状は出現し、自律神経をコントロールしているテストステロンの分泌異常が原因となり、身体・精神的症状のほか、泌尿器系症状や性機能症状など男性機能に関わる症状の出現が特徴である。

1）多様な臨床所見
(1) 更年期障害の影響で起こる口腔内のトラブル
① ドライマウス（口腔乾燥症、図1）

　40歳前後になると起床時に口の中がネバついていると感じたり、口臭が強くなるなどの女性に多い口腔症状で、唾液が減少することによって起こる症状である。口腔内が乾くことによって唾液の自浄作用が失われ、感染症に罹患しやすいことから齲蝕や歯周病が進行する。また、咀嚼・嚥下・会話が困難になることがあり、QOLの低下に関与する症状も多い。

　日本には約800万人ものドライマウス患者がいるといわれており、その多くは更年期以降の女性である。原因としては、唾液を分泌する唾液腺が性ホルモンの影響を受けるためエストロゲンが減少し、唾液量が低下する、また更年期障害の症状を緩和するために抗うつ剤を服用している場合には種類によって副作用によりドライマウスが起こる可能性もある。

　医療機関で行う治療では、唾液分泌促進剤にセビメリン塩酸塩水和物（エボザック®、サリグレン®）やピロカルピン塩酸塩（サラジェン®）がある。また、両者とも重篤な虚血性心疾患、気管支喘息などがある場合は禁忌であるため注意が必要である。副作用として、発汗、動悸、吐気などの症状が出る場合があるため少量から始め、効果や副作用の状態をみながら投与量を調節していく必要がある。また東洋医学的アプローチを行うことも効果的との報告もある。口腔乾燥症状緩和のためには、唾液腺マッサージや保湿剤の使用といったセルフケアも有用である。唾液腺マッサージは、三大唾液腺である耳下腺、顎下腺、舌下腺を機械的に刺激するものである。耳下腺マッサージは指全体を上顎大臼歯付近である耳朶の前方

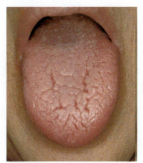

図1　ドライマウス

に当て、円を描くように行う。顎下腺・舌下腺のマッサージは母指で下顎骨の内側を軽く押し上げるようにして行う。ただし、唾液腺マッサージではシェーグレン症候群や放射線による分泌障害などの器質的変化がある症例には効果が期待できないこともある。

　保湿剤は、スプレータイプ、ジェルタイプ、洗口液タイプに大別される（図2）。スプレータイプは口腔内に数回噴霧するもので、簡便だが効果の持続時間が短い。ジェルタイプは、指に取って舌に乗せ、舌を口腔内で動かして口腔全体に塗布する。粘性が高いため持続時間が長い一方、ネバネバするという欠点がある。洗口液タイプは、1日数回含嗽するものであり、アルコールフリーで刺激が少ないのが特徴である。

　このように保湿剤にはさまざまな種類があり、また、製品によって味や性状、含まれる成分が異なる。したがって、選択にあたっては、患者の症状、嗜好、コストなどを考慮しつつ助言することが重要である。唾液分泌量が低下している患者は、齲蝕、歯周疾患が増悪する可能性が高いため、定期的な歯科受診を勧めることが大切である。歯や充填物、義歯に鋭縁や粗糙面がある場合は念入りに研磨する。また、口腔カンジダ症を発症しやすいため、安易にステロイド剤を使用しないことも重要である。口腔カンジダ症が疑われる際は検査を行い、必要に応じて抗真菌薬の投与を行う。

② **骨粗鬆症による歯周病の進行**

　骨粗鬆症とは骨量が減少し、骨微細構造の劣化により骨強度が低下し、骨折を起こしやすくなった全身的疾患と定義されている。その性別、年齢別発症頻度をみると女性の場合、閉経年齢である50歳を超えると急激にその頻度が増加し、男性の6〜8倍高率になるといわれている。

　日本骨代謝学会骨粗鬆症診断基準検討委員会によれば、低骨量の評価は原則として腰椎骨密度を、脊椎エックス線は骨密度の測定または評価が困難な場合に用い、腰椎骨密度が適当でないと判断される場合には、大腿骨頸部や第二中手骨あるいは踵骨の骨密度を用いるとされている。骨密度を用いた場合、20〜44歳の若年成人平均値の80％以上が正常、80％未満70％以上が骨量減少、70％未満が骨粗鬆症と定義されている[2]。

　骨量とは骨形成と骨吸収のバランスにより規定されている。骨量の経年的変化をみると、男女ともに最大骨量である30〜40歳頃まで増加し、その後加齢とともに生理的に減少する。骨量はどの年代でも女性に比較し男性が多く、女性の場合には、50歳を過ぎると急激に減少する。つまり女性では、閉経後5〜10年の間に年間骨減少率が3％以上の急速な骨減少が起こり、10年間の平均骨減少率は20％を超えるとされる[2]（図3）。

　したがって、閉経後骨粗鬆症の最大の原因はエストロゲン濃度の減少であり、好発部位は腰椎や橈骨末端といわれている。閉経後に骨量減少する際の骨代謝は骨吸収も骨形成も亢進する高回転型であることが知られているが、骨吸収の割合が骨形成に比較して圧倒的に多いために骨量は減少する。

　骨粗鬆症の治療には、カルシウム製剤、ビタミンD製剤、ビスホスホネート製剤、エストロゲン製剤などが用

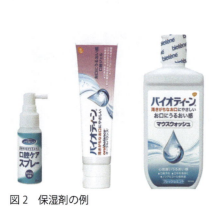

図2　保湿剤の例

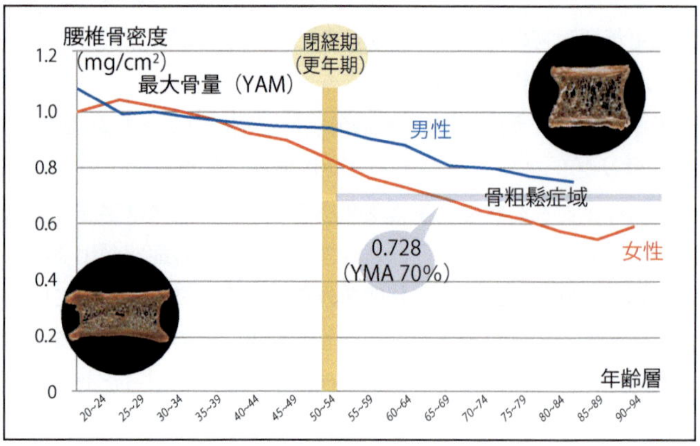

図3　腰椎骨密度の加齢に伴う推移

いられる。しかし、骨吸収抑制剤であるビスホスホネートのヒトへの応用研究により歯周炎の進行の抑制に寄与している可能性は報告されているが、ビスホスホネート長期投与患者に対する抜歯などの処置による難治性の顎骨壊死（BRONJ）の可能性も示唆されているため、主治医と相談のうえ、慎重に対処する必要がある。

　閉経後女性の歯周病罹患患者では、一般でのスクリーニング以上に骨粗鬆症の検出率が高く、閉経後女性や卵巣摘出女性ではエストロゲン欠乏により、閉経後に発症した歯周炎の進行過程に影響を及ぼす。

　歯周治療により改善していた患者でも、更年期を迎えると口腔内の灼熱感、口腔乾燥症、味覚の変化、口内炎などが起こりやすくなり、以前よりもプラークに起因する歯肉出血をきたしやすく、より進行が加速されやすくなることを留意しておく必要がある。

③　セルフケアとプロフェッショナルケア

　このように更年期ではさまざま要因によって感染症を引き起こしやすい年代である。疲労感、情緒不安定などの精神的減退時には、自らの口腔清掃への関心も弱く、ブラッシングに対する意欲低下に随伴して、セルフケアによるプラークコントロールが不良となり、歯周病の重症化を導く可能性が高くなる。したがって、口腔清掃指導は、プラークコントロールの重要性についての再確認と動機付けの強化を図り、歯周病予防の基盤となる的確な手用歯ブラシ、電動歯ブラシを使用するブラッシングテクニックの習熟が肝要となる。さらに、歯間ブラシ、デンタルフロス、口腔洗浄器など付帯的口腔清掃器具や、化学的プラークコントロールを考慮した歯磨剤や洗口液、ならびに口腔乾燥症への対症療法として潤滑材系洗口液の使用を検討する。加齢による歯槽骨吸収に伴う歯肉退縮によって認められる歯根露出に随伴する知覚過敏症は、更年期障害における心因性症状ならびに知覚障害症状に相応して、過度の訴えを呈する場合もあるので、知覚過敏症薬剤の適正な使用とともに歯間部のブラッシングを強化、徹底する。

　歯科医療機関、すなわち、かかりつけ歯科医における定期的な歯周病対策としてのプロフェッショナルケアを継続することが大切である。セルフケアの減衰に伴う局所病因因子の蓄積を阻止し、これを徹底的に除去する歯科専門職によるプロフェッショナルケアは、重要である。定期的な歯周病検査、スケーリング・ルートプレーニングによる歯石除去、歯面清掃など歯周基本治療・SPT の継続は必須であり、咬合治療や高度な歯周治療を必要に応じて実施して、歯周病の重症化を回避することが重要である。また、舌清掃用具による口臭予防も大切な視点であり、自臭症と認められる場合には専門領域と連携する心理学的アプローチが必要となる場合もある。更年期障害の頻度として、身体性愁訴のみが異常な自律神経失調症型（25%）、精神性愁訴のみが異常な神経症型（6%）、併存する心身症型（68%）といわれており [1]、特に心因が強く疑われるものや心身症型に対しては心身医学的治療の必要性があると考えられるため、専門領域の医療機関と対診を進め、症例に応じた個別的対応の必要がある。

2. 周術期における対応

　2012 年歯科診療報酬改訂により周術期の口腔機能管理が新設された。周術期とは、手術を中心に入院前から術後、退院後を含めてという意味であり、これは主に医科疾患の治療時に適切な口腔管理を行うことにより、治療に伴う有害事象を予防しようというものである。具体的な医科疾患としては全身麻酔下での癌、心臓、臓器移植手術、がん放射線治療、がん化学療法、緩和医療などが対象となっている。

　口腔がんを含む頭頸部・消化器がん、心臓血管外科などの全身麻酔下での手術を受ける予定の患者に対し、入院・手術前から歯・口腔状態を評価し、必要であれば（応急的な）歯科治療を行うことが典型的な方法となる。手術などの治療開始までの時間的制約があること、治療が必要のため何らかの疾患を有する患者である、ということはあるが歯科で提供することは日常臨床で行っていることと変わりはない。また、治療内容によっては、治療後に咀嚼や嚥下などの口腔機能の向上を図り、経口摂取を促し、栄養の改善につなげる嚥下リハビリの取り組みも含まれる。このように周術期に計画的に関わることで、種々の合併症を予防し、回復を促すことによって、手術などの治療効果や患者の QOL の向上を期待するものである。

第6章　ライフステージを通じた歯周病

5　更年期、周術期における歯周病への対応

周術期口腔機能管理の目的は、口腔の感染源を除去することと、医科疾患治療時の経口摂食を支援することである。良好な口腔衛生状態を確立するために、口腔衛生指導からスケーリング、専門的機械的歯面清掃（PMTC）、粘膜ケアまで短期間で行う必要がある。さらに歯周病や根尖病巣など、感染源を除去する目的で、医科の治療が開始されるまでの限られた期間に治療または抜歯を行う。短期間に多数歯抜歯となることもしばしばあり、そのような場合には直ちに補綴処置を行い、早期に経口摂食を開始できるような状態にする。

　実際の臨床においては、がんと診断されてから固形がんの場合2週〜1カ月後、血液がんの場合数日以内にがんに対する治療が開始されることが多い。その期間に良好な口腔衛生状態の確立や抜歯から補綴処置まで行う必要がある。そのため短期集中的に歯科治療を行う体制が必要で、診療は担当医制ではなくグループ制で行うことも必要とされる。術後においては、原則的に術後1日目からベッドサイドに往診に行き、口腔内状態を確認し必要な口腔清掃を行う。また担当看護師とともに口腔ケアの連携を行うことにより術後肺炎や創部感染を防ぐことができ、入院期間を短縮することにもつながっていく。

　周術期口腔機能管理で必要なことは、患者がこれから受ける手術の内容を把握し、口腔内の環境から考えられる周術期におけるリスクを確認したうえで、可能な限り合併症をなくすことだが重要である。

　そのためには、実際に看護にあたる看護師と、歯科医療専門職の連携を密にすることで、患者の口腔内の状況はより改善する可能性が考えられるため、医科歯科のチーム医療として新設された周術期口腔機能管理において、患者に関わるすべての医療スタッフが連携し、支援していくことが重要である。

文　献

1) 秋谷 清ほか: エッセンシャル産婦人科学, 医歯薬出版株式会社, 東京, 277-282, 1988.
2) 日本骨代謝学会, 日本骨粗鬆症学会合同原発性骨粗鬆症診断基準改訂検討委員会: 原発性骨粗鬆症の診断基準, 2012年度改訂版, Osteoporosis Japan, 21: 9-21, 2013.

〈深谷千絵、中川種昭〉

第 **7** 章

THE
PERIODONTOLOGY

歯周病の疫学

1. 歯周病の疫学

学習目標	到達項目
歯周病の疫学および罹患状況を理解する。	☐ 1. 疫学調査の目的と調査手法について説明できる。 ☐ 2. 歯周病の疫学調査に用いられる指標について説明できる。 ☐ 3. 世界の歯周病罹患状況について説明できる。 ☐ 4. 日本の歯周病罹患状況について説明できる。 ☐ 5. 歯周病のリスクファクター解明における疫学調査の重要性を説明できる。 ☐ 6. 歯周医学における疫学調査の重要性を説明できる。

1. 疫学 epidemiology とは

　疾患について、有病率、発症率、病態、病因の解明、予防法や治療法の確立を行うには、調査集団を抽出し、その集団において研究目的に合致する調査および検査手法を用いて疫学調査を実施する必要がある。ここでは、歯周病を理解するにあたって必要な疫学調査の総論について概略する。

1) 研究目的による分類

　ある疾患の調査対象集団における有病率とその重篤度を理解するために、また他の集団との比較を行うために用いられる疫学的手法を記述疫学 descriptive epidemiology という。記述疫学では、年齢、男女比、それぞれの計測値などに関して平均値、標準偏差、標準誤差などを算出することによって集団の特徴を数値化し、それらの数値に対してさまざまな検定処理を行い、結果について比較・検討を行う。次に、ある疾患について臨床的な疫学調査結果に、その集団における生化学的、細菌学的、遺伝子学的検査などの他のさまざまな検査結果を照らし合わせて、その疾患の病因を探る疫学手法を病因疫学 etiological epidemiology という。

　また、in vitro 研究や臨床における観察事項から推測されたある疾患に関するさまざまな仮説について、その妥当性、普遍性を疫学調査によって評価することがある。その際に用いられる疫学研究手法を分析疫学 analytical epidemiology 、あるいは仮説疫学 hypothetical epoidmiology という。一方、疾患に対して治療を行い、その治療効果を判定するための研究手法を実験疫学あるいは介入疫学 experimental/interventional epidemiology という。安全で効果的な治療法の確立には、介入研究の実施が不可欠である。

2) 研究手法による分類

　ある時点における一つあるいは複数の集団についてその集団の特徴、あるいは集団間の相関関係を分析するための研究手法を横断研究 cross-sectional study という。そのなかで、疾病罹患群と非罹患群を比較することで疾患の特徴を明らかにしていく研究を、症例対照研究 case-control study という。一方、ある集団あるいは複数の集団を長期的に追跡調査する研究手法を縦断研究 longitudinal study という。そのなかで、ある因子に曝露された集団を経時的に追跡することで、その因子と疾患との関連性あるいは因果関係を分析する疫学的手法をコホート研究 cohort study という。また、縦断研究には、診療録の参照などによって時間の経過を遡って分析する後向き研究 retrospective study と、時間の経過に沿って経過を観察する前向き研究 prospective study とがある。介入研究の手法として、治療効果を治療の前後あるいは経過を追って比較する症例集積研究 case series study と、治療群のほかに偽薬の投与などのシャム治療を施す対照群を無作為に設ける無作為対照研究 randomized controlled study（RCT 研究）がある。治療効果を正確に判定するには、複数の研究機関において多くの被験者を対象とした大規模な RCT 研究を行い、それらの研究結果を総合的に分析することが必要とされている。近年、複数の RCT

の結果をメタアナリシスなどの手法によって総合的に分析した論文が**システマティックレビュー**として発表され、根拠に基づいた医療 evidence based medicine：EBM の実践のための基盤となっている。

2. 歯周病の疫学研究に用いられている指標

疫学研究では歯周病の罹患状況や重篤度を数値化して表すために指標を用いることがある。以下に、いくつかの指標について、計測する内容別に分類し解説する。

1）　口腔清掃状況を評価する指数

（1）　plaque index：PI と calculus index：CI（PI, CI 1959）

plaque index：PI、calculus index：CI は Ranfjord らが 1959 年に発表した[1]。1 口腔の代表歯 6 歯（$\frac{6}{4}\frac{1}{1}\bigm|\frac{1}{1}\frac{4}{6}$）について、プラークと歯石の付着状態を**表 1** に示す基準によって評価する。これは、後述する PDI と同時に発表されている。

（2）　口腔衛生指数と簡略化口腔衛生指数（OHI 1960, OHI-s 1964）

口腔衛生指数 oral hygiene index：OHI と**簡略化口腔衛生指数 simplified OHI：OHI-s** は、Green & Vermilion が、1960 年に発表した[2]。プラーク debris index：DI と歯石 calculus index：CI の付着状態を**表 2** に示す基準によって評価する。全歯を 6 群に分け、それぞれの群のなかで最も付着量の多い歯面の指数を代表値とする。プラークと歯石についてそれぞれ各群の代表値を合計、群数で除し、平均値を合計したものを OHI 値として算出する。OHI は、1964 年に Green & Vermilion によって簡略化され OHI-s として発表されている[3]。変更点は、指数の計測代表歯面（$\underline{1}$および$\overline{1}$唇側面、$\frac{6}{6}\bigm|\frac{6}{6}$舌側面）のみに限定、それぞれの歯面において DI と CI を計測、計測値の合計を歯面数で除し、個人の OHI-s 値として算出する点である。

（3）　プラーク指数（PlI 1964[4]、1967[5] 改変）

プラーク指数 plaque index は、Silness & Löe が 1964 年に発表した[4]。オリジナルのものでは、代表歯 6 歯（$\frac{6}{6}\frac{2}{2}\bigm|\frac{2}{2}\frac{4}{6}$）を検査対象としていたが、1967 年のものでは、代表歯の選定が除かれ一口腔内の対象歯の範囲が広がった[5]。1 歯の近心、遠心、頰側、舌側の 4 面について**表 3** の基準によってプラークの付着を評価する。

プラークについて、その付着範囲の評価ではなく歯肉辺縁部における厚さの評価に重点をおいたものであり、歯肉炎との相関が高い指数として、臨床研究などに多く利用されている。

表 1　Ramfijord の plaque index と calculus index（1959）[1]

plaque index
0：プラークなし
1：プラークは存在するが隣接歯面や歯頸部歯面には認められない
2：隣接歯面や歯頸部歯面にプラークがあるが歯冠全体の面積の 1/2 未満である
3：隣接歯面や歯頸部歯面全体にわたってプラークがあり、歯冠全体の 1/2 以上を覆っている
calculus index
0：歯石がない
1：歯肉辺縁から 3mm 以内にある歯肉縁上歯石が認められる
2：中等度の歯肉縁上歯石と歯肉縁下歯石が認められる、または歯肉縁下歯石だけがある
3：大量の歯肉縁上歯石と歯肉縁下歯石が認められる

表 2　oral hygiene index（OHI）（1960[2]、1964 簡略化[3]）

プラーク指数（debris index：DI）
0：プラークや着色物の付着なし
1：プラークの歯面 1/3 未満の付着または着色物の付着
2：プラークの歯面 1/3 以上 2/3 未満の付着
3：プラークの歯面 2/3 以上の付着
歯石指数（calculus index：CI）
0：歯石の付着なし
1：歯肉縁上の歯石が歯面の 1/3 未満までの付着
2：歯肉縁上の歯石が歯面の 1/3 以上 2/3 未満までの付着、または歯肉縁下歯石の点状の付着
3：歯肉縁上の歯石が歯面の 2/3 以上の付着、または歯肉縁下歯石の帯状の付着

表3 Silness & Löe の plaque index（1964）[4]

| 0：プラークなし |
| 1：歯肉辺縁に隣接する歯面にフィルム状にプラークが認められる。プラークは、プラーク染色剤で染め出すか歯周プローブで歯面を擦過して識別する |
| 2：歯周ポケット内、歯面、または歯肉辺縁に肉眼でプラークが認められる |
| 3：歯周ポケット内、歯面、または歯肉辺縁に大量のプラークが認められる |

表4 Löe & Silness の gingival index（1963[8]、1967[5] に改訂）

| 0：炎症なし |
| 1：軽度の炎症。歯肉の色調と表面の形態にわずかな変化がみられる |
| 2：中等度の炎症。中等度の歯肉辺縁の光沢、発赤、浮腫および腫脹がある。あるいは圧迫により出血がみられる |
| 3：重度の炎症。著しい発赤と腫脹、突発性の自然出血、および潰瘍の形成が認められる |

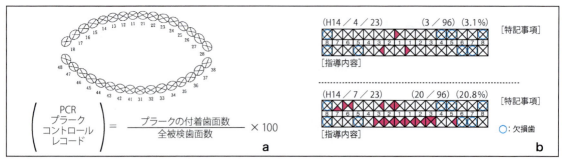

図1　a：PCRチャート　b：PCRの例

（4）プラークコントロールレコード（PCR 1972）

プラークコントロールレコード plaque control record：PCR は、1972年に O'Leary らが発表した[6]。

1歯を近遠心、頬舌側の4面に分け、歯肉辺縁に接する歯頸部歯面におけるプラークの有無を記録する。プラークが付着している歯面数を検査した総歯面数で除し、百分率として算出する。口腔衛生状態がプラーク付着の平面的な広がりによって判断され、プラークの厚さが評価されていないため、臨床研究には適応度が低いとされている。しかしながら、プラーク染色液によってプラークを染め出した後に評価を行うため、患者にもプラークの付着状況を視覚的に認識することが可能となり、口腔衛生管理状態の評価および口腔清掃指導の効果判定に有用であることから、臨床現場で最も広く用いられている指数である（図1）。

2）歯肉炎を評価する指数

（1）PMA指数（PMA 1948）

PMA指数 PMA-index は、Schour & Massler が1948年に発表した[7]。被験歯の1歯について、乳頭歯肉 papillary gingiva、遊離歯肉 marginal gingiva、付着歯肉 attached gingiva のそれぞれの炎症の有無を評価する指数である。1957年に Parfitt らは、オリジナルの PMA-index では評価されていなかった炎症の程度を加味して、modified PMA-index を発表している。

（2）歯肉炎指数（GI 1963, 1967 改変）

歯肉炎指数 gingival index：GI は Löe & Silness[8] が1963年に発表した。前述した PlI と同様に、オリジナルのものでは代表歯6歯（$\frac{6}{4}\,\frac{}{}\,\frac{4}{6}$）を検査対象としていたが、1967年の改定版では代表歯の選定が除かれ対象歯の範囲が広がった。1歯の近遠心、頬（唇）舌（口蓋）側の4面について表4の基準によって歯肉炎の有無と程度を評価する。歯周プローブによる検査法について、オリジナルでは歯肉辺縁を外側から擦過するものであったが、1967年の改定[5]ではプローブで歯肉溝あるいは歯周ポケットの入り口を擦過する方法へと変更されている。肉眼による歯肉炎の有無の判断（スコア0あるいは1）には主観的なところがあり、適用するには訓練を要する。しかし、歯周プローブによる機械的な刺激を与えることで出血の有無の検査（スコア1あるいは2）を行う点はより客観的である。前述したように PlI との相関が高く、プラーク付着と歯肉炎の評価にそれぞれ PlI と GI を用いた臨床研究が数多く行われている。

(3) 歯肉溝出血指数（SBI 1971）

歯肉溝出血指数 sulcus bleeding index は、Muhlmann & Son が 1971 年に発表している[9]。1 歯について、唇舌（頬口蓋）面、近遠心面の 4 部位の歯肉溝あるいは歯周ポケットに、先端の直径が 0.5 mm のプローブを軽く挿入し、30 秒後までの出血の有無を評価する。

3) 歯周炎を評価する指数

(1) 歯周組織指数（PS 1956）

歯周組織指数 periodontal scores：PS は、Russel が 1956 年に発表した歯周炎の程度を示す指数である[10]。**表 5** に示されている基準によって評価を行う。フィールド研究に適した基準とエックス線画像による評価を併用する場合の基準に分けられている。後述するように、評価基準に主観的な判断によるものが含まれていること、また、スコア間の間隔が一定でない点など、その使用法と得られた結果の解釈には注意を要する指数である。

(2) 歯周病指数（PDI 1959）

歯周病指数 periodontal disease index：PDI は Ranfjord が 1959 年に発表している[1]。一口腔内の代表歯 6 歯（$\frac{6}{4}\frac{}{1}\big|\frac{1}{1}\frac{4}{6}$）について**表6**に示す基準で評価する。クリニカル（臨床的）アタッチメントレベル clinical attachment level：CAL の概念を導入した指数である。炎症に対する主観的な評価と計測値である CAL を一つのスコアリングシステムに組み込んでいることから、この指数から算出された平均値の評価には注意が必要である。

表 5　Russel の periodontal score（1956）[10]

field study のための評価基準	エックス線画像併用時の評価基準
0：炎症なし、歯周組織の明らかな炎症、また歯周組織破壊による機能障害も認められない。	エックス線画像所見は基本的に正常である。
1：軽度の歯肉炎、遊離歯肉に明らかな炎症があるが、歯の全周に及んでいない。	
2：歯肉炎、炎症が歯の全周に及んでいるが、上皮付着の確かな破壊はない。	
4：	歯槽骨頂部に切痕状の初期の骨吸収がある。
6：ポケットの形成を伴う歯肉炎、上皮付着が破壊されポケットが存在する（遊離歯肉の腫脹により単に歯肉溝が深くなった状態ではない）、通常の咀嚼機能障害はなく、歯はしっかり歯槽内に収まり、動揺もない。	歯根長（根尖からセメントーエナメル境距離）の 1/2 までの範囲内の歯槽骨全体を含む水平的骨吸収がある。
8：咀嚼機能障害を伴う高度な破壊。歯は弛緩し、動揺して金属の器具で打診すると鈍い音を発したり、歯槽内で歯が沈下する場合がある。	歯根長の 1/2 以上より進んだ骨吸収がある。または、歯根膜腔の明らかな拡大を伴う、骨縁下ポケットの形成がある。歯根吸収、または根尖の透過像が認められる。

表 6　Ramfjord の periodontal disease index：PDI（1959）[1]

0：炎症なし
1：歯の全周に及ばない軽度から中等度の歯肉の炎症性変化
2：歯の全周に及ぶ、軽度から中等度の歯肉の炎症性変化
3：発赤、出血傾向、および潰瘍形成を特徴とする高度な歯肉炎
4：唇（頬）舌（口蓋）側、近遠心側の歯周ポケットが、セメントーエナメル境（CEJ）から根尖側へ 3mm までの深さの場合
5：ポケットの深さが CEJ から 3mm を超え 6mm までの範囲の場合
6：ポケットの深さが CEJ から 6mm を超えている場合

4) 歯周治療の必要性を評価する指数

(1) 地域歯周病指数（CPI 1982, 2013 改変）

community periodontal index：CPI は、WHO の提唱によって **community periodontal index of treatment need：CPITN** として 1982 年に Ainamo らが初めて発表した[11]。検査対象歯は、その調査集団に応じて 10 歯（成人群が対象の場合）あるいは 6 歯（若年者群が対象の場合）とし、プローブの先端が直径 0.5 mm の球状である

第 7 章　歯周病の疫学

1　歯周病の疫学

WHOのプローブ（**図2**）を用いて評価することとした。そして、各個人の各1/6分画（セクスタント）に与えられたそれぞれのコードの最大値をその個人における歯周病の状態とし、各個人のコードの最大値に対応する歯周治療をその個人に必要とされる治療内容として提示するシステムであった。この指数の特徴は、それぞれのコードが、歯周病の罹患状況のみならず、必要とされている歯科治療の内容を表すとしている点であった。CPITNは発案されて以来、その利便性から世界各国の疫学調査で広く利用され、その結果がWHOによってGlobal Oral Data Bank：GODBとして管理されている。しかしながら、WHOはその後CPITNに2度の大きな変更を加えている。まず、1997年にTN部を削除しCPIとし、対象とする歯のない分画をコードXとした。また、プロービングアタッチメントレベルprobing attachment level：PALの同時測定も可能なように、WHOの歯周プローブに目盛りを2カ所（先端からそれぞれ8.5 mm、11.5 mmの位置）追加し、改良を加えている（**図2**）。さらに、2013年にCPIは、対象歯を残存歯全歯とする歯肉出血スコアとポケットスコア（15歳以上に限定）の2つの測定スコアから成り立つシステムに変更され、また、上述の対象歯についてはアタッチメントロスについてもスコアが与えられている（**表7**）。

宮崎は、CPIによるGODBの管理について、目的に応じた使い方を考慮し、算出されたデータを正しく解釈することで、CPIの有用性は高まるとしている[15]。

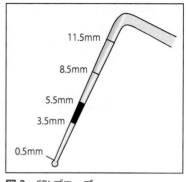

図2 CPIプローブ

表7 community periodontal index：CPI（2013）

歯肉出血スコア
0：出血なし
1：出血あり
9：測定不能歯
X：欠損歯
ポケットスコア
0：ポケットなし
1：4〜5mmのポケット
2：6mm以上のポケット
9：測定不能歯
X：欠損歯
アタッチメントロス
0：0〜3mm（CEJが黒バンドの下に位置する）
1：4〜5mm（CEJが黒バンド部に位置する）
2：6〜8mm（CEJが黒バンドの上端から8.5mmのリングの間までに位置する）
3：9〜11mm（CEJが8.5mmと11.5mmのリングの間に位置する）
4：12mm以上（CEJが11.5mmのリングより上に位置する）

3. 世界における歯周病有病率の疫学調査

1955年にMarshal-Dayら[13]、1964年にScherp[14]、から古典的疫学調査結果が報告されている。しかしながら、これらの古典的な疫学研究には調査手法と用いられたデータ分析法にいくつかの根本的な問題があったことが1980年代以降の疫学研究者から指摘され、調査集団における歯周病罹患状況について概略は把握できていたが、詳細を正確に反映するには至っていなかったことが明らかにされている。

1980年代以降、世界各地で歯周病に関する近代的な疫学調査が行われている。それらの調査の特徴は、
① probing pocket depth：PD、probing attachment level：PALなどの、より客観的な計測値を用いて歯周病の有病率や重篤度を分析していること
② 平均値の算出のみならず度数分布などを提示して調査集団の実態をより正確に反映していること
である。そのような近代的な疫学研究の結果を概略すると、
① 歯周病の所見がみられない個人は少ないこと
② 4〜5割の個人は、軽度から中等度の歯周病に罹患していること
③ 重度歯周病に罹患している個人は、調査集団の10〜15％程度にすぎないこと

などが明らかにされている。

　1982年以降、世界でCPITNを用いた疫学調査が行われ、WHOのデータバンク（GODB）に保管されている。そのデータについて宮崎は、

① 15～19歳では歯肉炎が多いこと
② 35～44歳では歯周組織が健全な人はほとんどみられず、大多数に歯石沈着と4～5mmのPDがみられ、PD 6mm以上の割合は20%以下であること
③ 65～74歳に関しては、十分なデータがそろっていないこと

をまとめている[15]。WHOによるGODBへのデータ収集は、その後も継続して行われており、過去10～30年間における歯周病罹患率の推移は世界の各地域にそれぞれ増減があり、異なることが明らかにされている。

4. わが国における歯周病有病率の疫学調査

　わが国では、PD、PALなどの複数の歯周計測値を用いた本格的な疫学調査の結果が1988年に発表されている[16, 17]。それらによると、

① 調査対象者（319名）の多くに歯周病の所見がみられること
② そのなかでも重度の歯周炎罹患者は年齢の高い群に多く、全体では10～15%であること

が明らかにされている。この結果は、上述した世界における近代的な歯周病に関する疫学調査結果とほぼ一致するものである。また、わが国では、厚生労働省による歯科疾患実態調査が1957年から6年ごとに行われていたが、2016年からは5年ごとに実施されることになった。歯周組織の検査は、1993年までは肉眼所見による評価であったが、1999年からはCPIが導入されている。2016年に行われた最新の調査[18]では、6,278名のデータがまとめられ、その結果によると80歳で20本以上の残存歯を有する、いわゆる8020運動の達成者は、前回の40.2%からさらに増加し51.2%（推定値）に達している。歯周組織の状態については、

① すべての年齢層において50～70%の人に歯肉からの出血を認めること
② 歯周ポケットを有する人は10代後半から急増し、成人の37%を占めること
③ 6mm以上の歯周ポケットを有する人（重度歯周病患者）は、成人の8%（各年齢層の5～15%）を占めていること
④ 60歳以降に対象歯のない人の占める割合が急激に増加していること

が明らかにされた（図3～5）。

　また、4mm以上の歯周ポケットを有する人の割

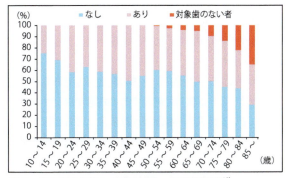

図3　歯肉出血を有する者の割合、年齢階級別[18]

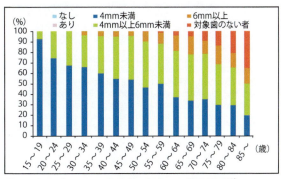

図4　歯周ポケットの保有者の割合、年齢階級別[18]

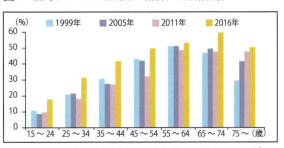

図5　4mm以上の歯周ポケットを有する者の年次推移[18]

合について 1995 年から 2011 年までは、60 歳未満では減少傾向、60 歳以上では増加傾向が認められていたが、2016 年の調査ではすべての年齢層で増加していたことが明らかにされた（**図5**）。

5. 歯周病のリスクファクターに関する疫学調査

近年の疫学研究、特に前述した病因疫学研究の結果から、歯周病の発症と進行に影響を与えるいくつかのリスクファクターの存在が明らかにされている。それらのリスクファクターの代表的なものとして、喫煙、コントロールされていない糖尿病が挙げられている（42 頁『第 2 章 4. リスクファクターの各論』参照）。そのため、歯周病あるいは歯周治療に関するさまざまな臨床研究の研究計画を立案する際、および結果分析において、それらのリスクファクターについて十分な考察を行うことが必要とされている。

6. 歯周病と全身疾患との関連性に関する疫学調査

1990 年代半ばから、歯周病の全身の疾患や状態に及ぼす影響を解明しようとする学問、いわゆる「ペリオドンタルメディシン（歯周医学）」が注目を集めている（60 頁『第 3 章 1. ペリオドンタルメディシンの定義』参照）。歯周医学に関する研究において、関連性の有無の検定や関連性のメカニズムの解明を行うには大規模な疫学研究の実施が不可欠である。また、歯周治療による介入の効果判定には、大規模無作為対照研究（RCT 研究）の結果が必要とされている。

歯周病はプラークがその直接の発症原因であるが、多くの先天的（遺伝的）な要因と、後天的（環境的）な要因（喫煙など）が複雑に絡んでその病態が決定されており、多因子疾患であること、また歯周病との関わりが注目されている糖尿病や動脈硬化性疾患なども同様に多因子疾患であることなどから、歯周医学をテーマとする疫学研究には、多くの交絡因子の存在とその影響を考慮した研究計画と分析手法を採用することが重要である。

文 献

1) Ramfjord SP: Indices for prevalence and incidence of periodontal disease. J Periodontol, 30: 51-59, 1959.
2) Green JC, et al: The Oral Hygiene Index: A method for classifying oral hygiene status. JADA, 61: 172-179, 1960.
3) Green JC, et al: The simplified oral hygiene index. JADA, 68: 7-13, 1964.
4) Silness J, et al: Periodontal disease in pregnancy. II. Correlation between oral hygiene and periodontal condition. Acta Odonto Scandinavica, 24: 747-759, 1964.
5) Löe H: The Gingival Index, the Plaque Index and the Retention Index Systems. J Periodontol, 38: 610-606. 1967.
6) O'leary TJ: The plaque control record. J Periodontol, 48: 32, 1972.
7) Schour I, et al: Survey of gingival disease using the PMA index. J Dent Res, 27: 733, 1948.
8) Löe H, et al: Periodontal disease in pregnancy. I. Prevalence and severity. Acta Odonto Scandinavica, 21: 533-551, 1963.
9) Muhlmann HR, et al: Gingival sulcus bleeding - a leading symptom in initial gingivitis. Helv Odontl Acta, 15: 107, 1971.
10) Russel AL : A system of classification and scoring for prevalence surveys of periodontal disease. J Det Res, 35: 350-359, 1956.
11) Ainamo J, et al: Development of the World Health Organization（WHO）Community Periodontal Index of Treatment Needs（CPITN）. Int Dent J, 32: 281-291, 1982.
12) World Health Organization: Oral Health Surveys. Basic Methods. 5th ed, Geneva, 2013.
13) Marshall-Day CD, et al: Periodontal disease: Prevalence and incidence. J Periodontol, 26: 185-203, 1955.
14) Scherp HW: Current concepts in periodontal disease research: Epidemiological contributions. JADA, 68: 667-675, 1964.
15) 宮崎秀夫: 歯周病の記述疫学, ライオン歯科衛生研究所編, 歯周病と全身の健康を考える, 医歯薬出版, 東京, 69-74, 2004.
16) Okamoto H, et al: Methods of evaluating periodontal disease data in epidemiological research. J Clin Periodontol, 15: 430-439, 1988.
17) Yoneyama T, et al: Probing depth, attachment loss and gingival recession. Findings from a clinical examination in Ushiku, Japan. J Clin Periodontol, 15: 581-591, 1988.
18) 厚生労働省: 平成28年歯科疾患実態調査結果. https://www.mhlw.go.jp/toukei/list/62-28.html.

〈古市保志〉

THE PERIODONTOLOGY

第 **8** 章

歯周病の予防管理

1. ライフステージと歯周病

学習目標	到達項目
各ライフステージにおける歯周病の予防法を説明できる。	□ 1. 歯周病の予防法を具体的に説明できる。 □ 2. ホームケア（セルフケア）、プロフェッショナルケアについて説明できる。 □ 3. 一次、二次、三次予防について説明できる。

1. 口腔保健（予防）

　歯周病にかかわらず、口腔や歯の疾患を予防し健康を維持・増進することは、全身の健康とも深く関連するため、生活の質 quality of life：QOL の維持・向上につながっている。これらを達成するために、世界保健機構（WHO）により「人々が自らの健康をコントロールし、改善できるようにする過程である」と定義されたヘルスプロモーションの概念が適用され、実践されている[1]。ヘルスプロモーションのなかで、個人へ働きかける主要な手段として、健康教育がある。この健康教育のモデルには、対象者に知識を与えることを主眼とした「指導型」と対象者が主体的に学習することを援助する「学習援助型」があり、近年は後者が重視されている。

1)　学習援助型健康教育の基本

学習援助型健康教育の基本的な特徴は、
①対象者と上下関係はなく、対象者の喜怒哀楽に共感し、理解する関係である
②対象者が主体となり、かつ専門家はフィードバックすることが必須であり双方向のコミュニケーションを確立する必要がある
③専門家が聞き上手になることで、対象者の学習意欲を引き出すように助力することが必要である
④対象者同士での相互関係を重視する
といった特徴がある。
　学習の主体はあくまで対象者であるとの認識をもつことが重要で、専門家の役割は「助言者」と考えられる。

2)　学習援助型健康教育の進め方

a. 問題の掘り起し

　歯周病に関しては、まず、probing pocket depth：PD、動揺度、plaque control record：PCR などの意味を考えてもらう。次に、他の対象者や健康（理想）の値と比較し、自分の相対的な位置、継時的な変化を確認してもらい、対象者自身が自らの歯周組織の状態を自覚することが肝要である。専門家の役割は、検査結果の意味を理解し、問題がどこにあるのかを対象者が認識できるよう知的・物的・人的環境を整えることにある。

b. 問題意識の向上

　a で問題点を認識できたなら、そうなった理由を対象者に考えてもらう必要がある。まず、日常生活のなかでの口腔清掃時間、頻度、方法、使用器具などについて把握してもらう。ここでは、自己観察を通して自分自身の健康上の問題（歯周病）を身近に感じてもらうことが主眼である。

c. 問題の把握

　自己観察を継続し、どのような点が不備であるかについて問題点を具体的に把握してもらう。

d. 解決方法の策定

　専門家はこれまで対象者が把握した問題点を整理し、問題解決能力が身につくよう助言者として関わる。

e. 解決策の実践・習慣化

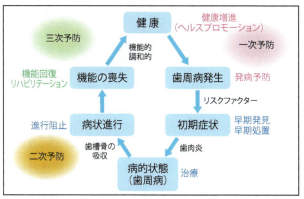

図1 歯周病における予防の概念：一次予防、二次予防、三次予防

一次予防は、健康な人を対象とし、疾病の発生を未然に防ぐ行為。二次予防は、発症後の患者を対象とし、重症化すると治療が困難または大きなコストのかかる疾患を早期診断・即時処置する行為。三次予防は、発症後の患者を対象とし、重症化した疾患から社会復帰するための機能回復を主眼とする行為。

表1 歯周組織の健康保持：一次予防のための対応

	プロフェッショナルケア	ホームケア	パブリックケア
健康増進	歯科保健指導 歯科健診 リスク検査 栄養指導	プラークコントロール 食生活の適正化	歯科保健指導 栄養指導 生活習慣の改善
特異的予防	スケーリング PTC PMTC 食生活指導	ブラッシング フロス・歯間ブラシの使用	プラークコントロールの重要性・喫煙と歯周病の関係・歯周病と全身疾患の関係などの広報

対象者が専門家の助言のもとに自ら得た解決策を実施、評価することで、さらに解決策を改善していく。

これらa〜eのステップを繰り返す。以上のようなプロセスを踏まえることで、対象者は自己管理能力を高めることになる。専門家が助言を行う場合、イラストなどを提供するといった手段も推奨される。

2. 疾病予防のコンセプト

予防とは「疾病の進行を最小限にとどめて、それ以上の進行を防止する」という概念であり、一次予防、二次予防、三次予防の3相に区分される[2]。

一次予防：健康な人を対象とし、疾病の発生を未然に防ぐ行為である。"健康増進"と"特異的予防"に分かれる。健康増進には生活習慣の改善（生活環境改善、適切な食生活、運動・活動の励行、適正飲酒、禁煙、ストレス解消、介護予防など）、特異的予防には予防接種、事故防止、職業病対策、公害防止対策などがある。

二次予防：発症後の患者を対象とし、疾患を早期診断・即時処置する行為である。"早期発見"と"早期治療"に分かれ、それぞれ健康診断（スクリーニング）・人間ドック、臨床的治療が含まれる。

三次予防：発症後、重症化した疾患から社会復帰するための機能回復を主眼とする行為である。機能低下防止、治療、リハビリテーションが含まれ、一般的な「予防」の認識とは一致しない概念である。

特に、歯周病における予防は以下のように考えられる（図1）。一次予防は、大きくプロフェッショナルケア（専門的ケア）、ホームケア（セルフケア：家庭療法）、パブリックケア（公衆衛生的手段）に分けることができる（表1）。歯周病に関するパブリックケアとしては、歯科保健指導などを挙げることができ、日本歯周病学会から「生涯を通じての歯周病対策―セルフケア、プロフェッショナルケア、コミュニティケア―」と題したポジション・ペーパーが上梓された[3]（表2）。

1）歯周病の発症・再発の予防（一次予防）

健康増進としては、生活習慣の改善を図り、免疫反応を向上させることが挙げられる。特異的防御としては、局所的病原因子である歯周組織へ付着したプラーク（バイオフィルム）を除去すること、すなわちプラークコントロールが重要となる。

予防法としては、患者が日常的に行うホームケア（セルフケア）と歯科医療従事者の行うプロフェッショナルケアがある。

表2　ライフステージ別歯周病予防のまとめ[3]

	要点	セルフケア	プロフェッショナルケア	コミュニティケア
学齢期	・健康な環境づくり	・ブラッシング習慣の確立 ・口腔への関心、観察力の養成 ・食選択力の獲得	・歯周炎の遺伝子診断 ・GO、Gの的確な判定と事後措置	・学級担任、養護教諭への知識、技術支援 ・学校保健委員会への積極的参画
青年期	・歯肉炎予防 （特に歯肉出血の予防）	・デンタルフロスの使用 ・電動ブラシの使用 ・歯周組織の自己評価能力の養成	・歯肉炎（BOP）の適確な判定 ・侵襲性歯周炎患者の早期発見 ・禁煙支援	・脱タバコ教育 ・学級担任、養護教諭への知識、技術支援
妊娠期	・健康に対する意識が高まり口腔衛生に関心をもつ絶好の機会	・歯ブラシの種類時間帯の工夫	・産科ならびに心理カウンセラーとの連携 ・禁煙支援	・母子健康手帳による知識普及 ・「歯周病と早産」についての啓発 ・脱タバコ教育
壮年期	・共通リスク因子のコントロール ・将来の歯の喪失防止	・歯ブラシの使用 ・歯周病予防歯磨剤、洗口剤の活用	・専門職との連携 ・定期的なPMTC ・禁煙支援	・質問紙によるふるい分けや医科検診との同時の対策 ・セルフケアや検診受診を促す社会環境整備 ・禁煙週間（5月31日）と歯の衛生週間（6月4日）との連携
更年期	・プラークコントロールの重要性についての再確認と動機づけの強化	・口腔清掃（舌清掃）用具の使用 ・生活習慣の改善（食生活、喫煙、飲酒など） ・知覚過敏症薬剤の使用 ・補助的療法（サプリメント、アロマケアなど）	・口腔乾燥への対応 ・骨粗鬆症などの把握 ・心身医学領域医療機関との連携 ・口臭予防 ・禁煙支援	・健康医療に基づく広報戦略の策定 ・歯科用パノラマエックス線画像を併用した骨粗鬆症骨折のスクリーニング事業
高齢期	・健康な歯を多く残す ・要介護にならないための方策	・口腔清掃 ・血糖コントロール ・栄養素（食物、サプリメント）の摂取	・運動機能の確認 ・口腔乾燥への対応（定期的な唾液量検査に基づく早期対応） ・全身疾患状態の把握 ・菌血症への予防 ・禁煙支援	・口臭検査 ・QOL評価 ・わかりやすい検診票
要介護者	・家族・社会が対応する基盤体制の確立 ・介護者の口腔清掃に対する認識、知識、技術の向上	・多くを期待しづらい ・介護者によるケア	・口腔清掃の支援 ・全身状態の把握 ・誤嚥性肺炎の予防 ・咀嚼・嚥下機能の把握	・介護者への教育的指導 ・地域における歯科的教育、講話の場の設定 ・地域の特色を反映したスローガンの設定 ・在宅、訪問医療の推進、一般化 ・不測事態への危機管理マニュアルの作成 ・行政との連携

（1）　機械的プラークコントロール

　セルフケアで行うブラッシングの方法については、画一的な方法を指導するのではなく、その患者の口腔内の環境や手技に応じた方法・器具を指導することが必要である。プロフェッショナルケアとしては、歯面・歯根面の滑沢化を行い、プラークが付着しにくい環境を作ることを目的として、スケーリング、professional mechanical tooth cleaning：PMTC などを行う。

（2）　化学的プラークコントロール

　プラークはバイオフィルムを形成しており、化学的にバイオフィルム中の細菌を殺菌することは非常に困難である。しかし、機械的に除去した後に、バイオフィルムの再形成を抑制するために、洗口法は有効である。

2）　疾病の進行防止のための継続管理（二次予防）

　二次予防では、疾病の早期発見・早期治療とその後の処置が行われる。治癒、病状安定を維持するためには、それぞれメインテナンス、supportive periodontal therapy：SPT を行う。口腔保健管理の究極の目標は、自己管理能力を有し、医療従事者と協力し、長期にわたり継続的に管理を行える人（元患者）を育成することである。患者自身がプラーク付着部位を把握することには困難であるため、プロフェッショナルケアとして、リコール時に付着部位を指摘し、自己管理能力の向上、モチベーションの維持につなげることが重要である。

3. 各ライフステージにおける歯周病予防

1) 各ライフステージにおける歯周病罹患の実態

平成 28 年歯科疾患実態調査（厚生労働省）によれば、5 ～ 9 歳児の学童期で約 1.9 %、15 ～ 19 歳では約 4.4 % が歯肉の腫れ、出血、痛みを自覚している。20 ～ 69 歳では 4mm 以上の歯周ポケットを保有する人の割合が漸次、増加し、55 歳からは、喪失歯のある人の割合が増加している [4]。

成長発育期の健康水準は、成人期、老年期に大きな影響を及ぼすことが明らかになっており、小児期・成人期を通して適切なセルフケアを実行し、良好な生活習慣を維持することが重要である [5]。

2) 各ライフステージにおける歯周病予防

(1) 妊産婦（胎生期）

妊娠期間中は女性ホルモン（**エストロゲン**）の分泌が促進されるため、歯周局所での血管の透過性亢進、*Prevotella intermedia* の増殖促進 [6] が起こり、歯肉に炎症が惹起されやすく、妊娠関連歯肉炎の発症頻度が高い。また妊婦が歯周炎に罹患している場合、低体重児出産を招く危険性が増大すること [7] に留意することも重要である。

妊産婦においては、ヘッドの小さい歯ブラシを使用するなど、嘔吐感の少ないブラッシング法をホームケアとして励行してもらう。プロフェッショナルケアにおいては、徹底的なプラークコントロール、産科などと連携した口腔ケアのアプローチが重要となる。パブリックケアとしては、母子健康手帳において、歯科保健に関する部分が充実されたが、情報提供を積極的に行い、さらなる健診実施率の増大を目指すことが重要である。

(2) 乳幼児期

乳歯萌出から萌出完了する時期である。乳歯齲蝕予防と将来歯周病の発症を予防するために、口腔清掃の習慣づけを行う必要がある。各年齢の口腔内状況に合わせて、子ども自身による口腔清掃の習慣を確立する。特に永久歯萌出開始期である 5 歳児に対しては、本人の口腔清掃の後、保護者による点検・仕上げ磨きが必要となる。また、保護者も気づかない点があるため、歯科医療機関での健診なども必要となる。

(3) 学齢期（混合歯列期）

児童（小学校）から生徒（中学校）が対象になる。5 ～ 9 歳児の学童期においては約 35 %が歯肉炎（萌出期関連歯肉炎）に罹患しており、永久歯の齲蝕予防に加えて、小学校高学年からは歯周病予防も中心的な課題になる。

歯肉炎罹患児童は、G（歯科医師による精密検査や診断、治療が必要な歯周病の認められる者）または、歯肉炎要観察者（gingivitis for observation：GO「歯肉に軽度の炎症症候が認められるが、歯石の沈着は認められず、歯の清掃指導を行い注意深い歯磨きを続けて行うことによって炎症反応が消退すると思われる者」）としてチェックされる [8]。GO に対しては、パブリックケアとして養護教諭などによる保健指導以外に、学校保健委員会への歯科医の積極的な参加も必要となる。さらに、歯科医院における専門的口腔保健指導、家庭でのセルフケアも必要不可欠である。

混合歯列期では口腔清掃が困難なため、萌出時に一時的にポケットが形成され、歯周病原細菌が定着しやすい環境にある。児童の口腔内から歯周病原細菌が検出され、親から伝播することが明らかになっている [9]。したがって、親からの唾液を介した伝播を避け、その定着を防止するためにも口腔清掃を励行することが重要である。

また、学童期における歯周病の原因として、環境因子としてファストフードなどの軟性食品、甘味食品の摂食頻度が高いことも挙げられており、ビタミン C や D、カルシウムなどの微量栄養素の重要性も指摘されている [10]。また、就寝時間の遅延、塾通いによる夕食時間の不規則化など、生活習慣の変化なども原因として考えられている [11]。そのため歯周病予防としては、生活指導も必要となる。

(4) 思春期

この時期は第二、第三大臼歯の萌出期であり、また永久歯咬合の完成期でもある。平成 28 年度歯科疾患実態調査によれば、15 ～ 19 歳では約 4.4 %が歯肉の腫れ、出血、痛みを自覚しており、6.1 %に 4mm 以上 6mm 未満

のポケットが認められている。特に女性においては、妊産婦と同様に女性ホルモンの分泌が亢進されるため、月経周期関連歯肉炎などに罹患しやすくなる。また、侵襲性歯周炎の発症時期でもあり、若年者での早期発見、早期治療が重要となる。自己管理能力の向上が必要であるが、この時期のセルフケアが将来の歯周病の予防をはじめとする口腔の健康にいかに重要であるかを理解させることが重要である。

(5) 成人期

成人期は、社会的にも自立・独立の時期であり、健康に対しても自己診断能力や自己管理能力が求められる。一方、多忙などの理由によって自己の健康管理に充てる時間的余裕が減少する時期でもあるため、歯周病をはじめとする口腔疾患の罹患率の増加と重症化が認められる。また、歯周病のリスクファクターのうち、環境因子である食習慣の不良、喫煙、ストレスなどもこの時期の特徴であり、さらに、生活習慣病を発症する時期でもある。

成人期では、セルフケアによるプラークコントロールを、定期的にプロフェッショナルケアを受ける際に修正していくなど、セルフケアとプロフェッショナルケアを組み合わせて行うこと重要がである。

また、パブリックケアとしては、歯周病と全身の健康との関係の知識などの啓発事業を地域のメディアやネットワーク情報を活用して実施したり、定期的な歯科検診を促す必要がある。

(6) 老年期

日本の高齢者人口は 3,515 万人で、65 歳以上の高齢者が 27.7％を占め、超高齢社会である[12]。運動能力低下や歯肉退縮によるプラークコントロールの困難さが増大する。さらに加齢、薬剤の服用による唾液分泌低下により物理的自浄作用が低下し、歯周病予防にとって厳しい環境にある。特に、閉経後の女性では、エストロゲンの分泌低下により、骨粗鬆症を発症する確率が高くなる。

したがって、プラークコントロールの動機付けの強化を行い、音波ブラシ・超音波ブラシや、高齢者が持ちやすい柄の太い歯ブラシの使用などを検討する。歯肉退縮部位に対してはタフトブラシなどを用いた丁寧なブラッシング法を指導する必要がある。唾液分泌低下に対しては、潤滑剤系洗口液の使用を勧める。また誤嚥性肺炎の防止の観点からも、舌ブラシ、粘膜ブラシの使用も指導する必要がある。

セルフケア減退の対策として、かかりつけ歯科医院でのプロフェッショナルケアの重要性が増加する時期である。パブリックケアとしては、まず定期受診を習慣づけてもらうことが重要である。さらに、歯科医師会や保健所が連携し、定期受診を勧めるような積極的介入が必要である。

(7) 要介護者

要介護者自身によるセルフケアは困難であり、家族、介護者が口腔ケアをせざるを得ない。特に四肢に障害のある高齢者や寝たきりの高齢者は、定期的な歯科医院でのメインテナンスや SPT を受けることが困難であるため、訪問歯科診療を利用することが推奨される。その際、家族や介護者に対して歯科医療従事者から積極的にアプローチし、ヘルスプロモーションの観点から啓発を行うことが重要である。

文 献

1) The Ottawa Charter for Health Promotion: First International Conference on Health Promotion Ottawa, November, 17-21, 1986.
2) Leavell HR, et al: Preventive medicine for the doctor in his community. An epidemiologic approach, McGraw Hill, NY, 20, 1965.
3) 生涯を通じての歯周病対策—セルフケア, プロフェッショナルケア, コミュニティケアー. 日歯周誌, 54: 352-374, 2012.
4) 厚生労働省: 平成23年歯科疾患実態調査結果, 歯肉の所見の有無. http://www.mhlw.go.jp/toukei/list/62-17b.html.
5) 森田一三ほか: 住民の8020達成のための市町村「歯の健康づくり得点」の作成, 日本公衛誌, 47: 421-429, 2000.
6) Muramatsu Y, et al: Oral health status related to subgingival bacterial flora and sex hormones in saliva during pregnancy. Bull Tokyo Dent Coll. 1994 Aug; 35:139-51.
7) Ide M, et al: Epidemiology of association between maternal periodontal disease and adverse pregnancy outcomes-systematic review. J Periodontol. 84(4 Suppl): S181-194, 2013. doi: 10.1902/jop.2013.134009.
8) 日本学校歯科医会: 「学校における歯・口腔の健康診断」についてのご連絡（Q6Aを含めて）, 日学歯発, 13: 1995.
9) Umeda M, et al: The distribution of periodontopathic bacteria among Japanese children and their parents. J Periodontal Res, 39: 398-404, 2004.
10) Van der Velden U, et al: Micronutritional approaches to periodontal therapy. J Clin Periodontol, 38(Suppl. 11): 142-158, 2010.
11) 赤坂守人ほか編: 小児歯科学, 第2版, 医歯薬出版, 東京, 49-59, 2002.
12) 総務庁統計局: 平成29年10月1日現在推計. http://www.stat.go.jp/data/jinsui/neu.html.

〈荒川真一〉

2. 歯科関係者と多職種との連携

学習目標	到達項目
歯科関係者が歯周病について普及・啓発するには職種とどう連携をとるかを説明できる。	☐ 1. 対象者によりどの多職種と連携をもつか説明できる。 ☐ 2. それぞれの職種の歯科関係者との関わり方を説明できる。 ☐ 3. それぞれの職種が対象者と関わる内容を説明できる。

1. 歯科医師と歯科衛生士の連携

　歯科医師と歯科衛生士の連携は、多職種連携の基本である。歯科衛生士は、歯科衛生士法第二条により、歯科予防処置・歯科診療補助・歯科保健指導の3つの業務が定められている。

1) 歯科予防処置

　歯・口腔の疾患を予防する処置として、「フッ化物塗布」などの薬物塗布、歯垢（プラーク）や歯石などを専門的に除去する「機械的歯面清掃」を行う。予防処置に関しては、2014年に「歯科医師の直接の指導の下」の「直接」の文言が削除された。

2) 歯科診療補助

　歯科診療は、歯科医師を中心とした「チーム医療」として行われており、歯科衛生士は歯科医師の診療を補助するとともに、歯科医師の指示を受けて歯科治療の一部を担当するなど、歯科医師との協働で患者の診療にあたる。具体的には歯科医行為のうち「相対的歯科医行為（歯周基本治療、メインテナンス、SPTなど）」のみが歯科医師に代わって行うことが可能である。しかし、歯科医師は指示する処置内容について患者、処置の影響の軽重、歯科衛生士の知識・技能の判断を行う必要がある。ただし、次の業務は「絶対的医療行為」であり主治の歯科医師が歯科衛生士に指示することは適切ではない。

　①歯の切削、②切開、抜歯などの観血的処置、③精密印象や咬合採得、④スケーリング時の除痛処置を除く各種薬剤の皮下、皮内、歯肉などへの注射。

　歯科診療補助の範囲は多岐にわたり、歯科診療を円滑に行うために大切な役割を果たしている。

3) 歯科保健指導

　治療よりも予防、さらに本人自らが生活習慣を改善することが大切であり、正しい生活習慣やセルフケアを実行するための専門的な支援（指導）が不可欠である。歯科保健指導は、幼児期から高年期までの各ライフステージにおいて、また、健康な人、病気や障害のある人などすべての人に必要な支援である。歯口清掃法の指導、訪問口腔ケア、摂食嚥下機能訓練も新たな歯科保健指導の分野として注目されている。

2. 多職種との関わり

　1980年代、障害をもつ小児の口腔ケアが開始された。また、同時期に在宅の高齢者を対象とした訪問歯科診療がクローズアップされるようになった。どちらも、多職種により問題の解決が提起された。小児においては摂食嚥下の問題から、高齢者においては誤嚥性肺炎防止などに効果があるとして、口腔のケアの重要性が認識されている。2012年からは、周術期における合併症の軽減や予後の回復、患者のQOL低下を防ぐという大きな役割が歯科に期待されるようになり[1]、多職種との連携が必要とされている。

257

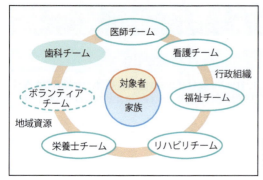

図1 口腔のケアへの多職種の連携の必要性
専門性・個別性の高い対象者に対して安全が保障された望ましい口腔ケア方法を実施し、QOLの向上を目指す。

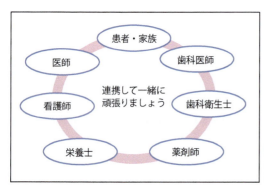

図2 患者協働
患者・家族が多職種連携の中心でなく、その輪のなかに入るという考え方。

1) 多職種との連携の必要性

急速に進む高齢化に伴い、現在日本は超高齢社会にあり、地域の一定規模以上の病院では、急性期型と療養型とに機能が分けられ、在宅療養や介護といった保健の分野とともに、医療や福祉の分野でもチーム単位で活動することが必要である（図1）。さらに近年、多職種連携というこれまでの患者中心の考え方から、「患者協働」の概念で考えられ始めている（図2）。これは、患者・家族が多職種連携の中心ではなく、その輪のなかに入るというものである。多職種連携においては、病気の治療は、方法やスケジュールなどの方針を医師が提案し、患者および家族がそれに同意する流れで治療が行われている。それに対し、「患者協働」は、患者・家族も積極的に自分の希望を伝えて、医療チームの一員として方針を決めるとの考え方である。患者自身が「自分はどう生きたいか」を軸に、患者側も医師にきちんと意思を伝え、医師や多職種とともに疾患に向き合う姿勢が尊重されている。

特に、慢性疾患の場合には、「同意」ではなく「合意」が大切であり、医師と患者が対等な関係で考えることが核となる。

これまで歯科は他分野と連携する機会が少なかったが、近年、医科における周術期管理、早期退院や介護現場における適切な口腔機能管理の有効性が実証されたことで、歯科に対するニーズが高まっている[1]。

2) ライフステージと多職種連携

多職種連携においては、それぞれの職種の専門性を理解し、協働することが重要である。各ライフステージの他職種との関わりを述べる[2]。

(1) 妊産婦

産婦人科医師・看護師から、歯科診療所（歯科医師、歯科衛生士）は、必要な情報を提供してもらう。また、産婦人科や管轄の行政で開催される母親教室・両親学級に積極的に関わりをもつことも必要であり、助産師・保健師・管理栄養士・臨床心理士と協働することもある。

（2） 乳幼児期・幼児期

産婦人科医師・看護師、小児科医師・看護師、行政の保健師、栄養士、臨床心理士、保育士、幼稚園教員、地域の民生委員、児童相談所職員などと協働する。行政では管理カードを作製し、母子健康手帳とともに就学までの状況を管理し、子どもたちにとって生活習慣の基本を身につけさせる大事な時期である。親の口腔内常在菌が伝播してしまうため、母子ともに生活習慣病・歯周病の予防を多職種と連携していくべきである。地域児童民生委員や警察官とともに、育児放棄やネグレクト、虐待などを口腔の状況から発見しやすい時期でもあり、児童相談所職員などとの連携も必要である[3.5)]。

（3） 学童期

小学校、中学校の教師や養護教員との連携により、学校健診・学校歯科健診の結果を評価することにより、口腔内状況の改善が期待できる。個々の口腔内状況から、生活習慣を改善することも可能となる。また、学校医師との連携も重要である。PTA（parent-teacher association）の保健担当者と積極的に関わり、保護者が子どもの口腔保健・治療に関心をもつような啓発も重要である。

（4） 思春期

教師、学校医師、養護教員、学校（大学）職員との連携はもちろんであるが、生徒や学生個々への口腔保健の実践を交えた知識の普及啓発が必要である[1,3)]。多くの場合、学校（大学）での健康診断が義務づけられているので、それを利用するのが最も効果的である。

（5） 成人期

個々の事業所の健康保険組合の事務職員・看護師・保健師やかかりつけ医院や病院のソーシャルワーカー・医師・看護師・栄養師との連携、時には臨床心理士・理学療法士・薬剤師などとの連携が求められる。特に、最近は癌の罹患率が第1位を占めることから、歯周病予防とともに周術期口腔機能管理にも重点がおかれている。したがって、患者の全身疾患の治療に関わる専門職種との連携は極めて重要である[2,3,5)]。

（6） 老年期

自立高齢者であっても、歯周炎を予防するため専門的口腔ケアが必要である。さらに有病者や支援や介護が必要な者に対しては、口腔ケアのレベルを下げないよう、専門職の連携が重要な鍵となる。かかりつけの医師・看護師との連携は当然必要であるが、その高齢者のおかれている状況によっては、ソーシャルワーカー・地域包括支援センターの職員（看護師・保健師・社会福祉士）との関わりも必要となる。

在宅療養者の場合には、訪問看護師や理学療法士・作業療法士・薬剤師・管理栄養士・介護福祉士・ケアマネージャーなどと連携をもたなくてはならない。もちろん場合によっては、民生委員、地域のボランティア、認知症サポーターなどとも関わりをもつことにもなる。

健康長寿の延伸のためには、口腔の健康が重要な位置を占めることが重要である[5)]。特に高齢者の場合は、口腔機能の低下により歯周病や根面齲蝕が増加するだけではなく、口腔、さらには全身のフレイルを惹起する[6)]。その予防のためには、多職種と連携し口腔機能を向上させることが必要となり、これらが ADL（activities of daily living）、QOL を改善させることにつながる（表1）。

表1　口腔機能向上の実施による科学的論証

①食べる楽しみを得ることから、生活意欲の高揚が図れる。
②会話、笑顔がはずみ、社会参加が継続する。
③自立した生活と日常生活活動に維持、向上が図れる。
④低栄養、脱水を予防する。
⑤誤嚥、肺炎、窒息の予防をする。
⑥口腔内の崩壊（むし歯・歯周病・義歯不適合）を予防する。
⑦経口摂取の質と量が高まる。

3. 多職種との関わりで成果を上げるためには

1) 多職種を理解する

専門職やボランティアと連携・協働し、対象者のニーズに対処していかねばならない。そのためには、それぞれの職種の仕事内容を理解して、歯科関係者が最も苦手とする部分を、担ってもらうことがより良い成果を上げることにつながる。

また、歯科医療従事者は、対象者を患者としてのみ捉える傾向にあるため、生活者としての視点を意識する必要がある。

2) 「コミュニケーション」を理解しておく

日常的なコミュニケーションは、保健・医療・福祉の場において大変重要である。現在、ITの発達とともに、コンピューターリテラシーや情報格差などの問題が発生し、コミュニケーション不足、コミュニケーション能力の欠如が表面化している。多職種連携においては、職種間のコミュニケーションなくしての連携は不可能であり、多職種と連携し仕事を遂行するためには、各職種における共通言語を修得し、コミュニケーション能力を培い、それを発揮することが必要である[7]。

文 献

1) 厚生労働省: 歯科医療について その1, 中医協総2, 2013 (http://www.mhlw.go.jp/stf/shingi/0000017070.html)
2) 真木吉信ほか: 臨地実習HAND BOOK, クインテッセンス出版, 東京, 2009.
3) 伊藤公一ほか: 新版家族のための歯と口の健康百科, 医歯薬出版, 東京, 2013.
4) 品田佳世子ほか: 小児における口腔ケア. 小児看護, 34(12), 2011.
5) 石井拓男ほか: 健康寿命を延ばす歯科保健医療, 医歯薬出版, 東京, 2009.
6) 平野浩彦: オーラルフレイルの概要と対策, 日老医誌, 52: 336-342, 2015.
7) 髙江洲義矩ほか: 保健医療におけるコミュニケーション・行動科学, 医歯薬出版, 東京, 2006.

〈荒川真一〉

第 9 章

特殊な歯周病

1. 喫煙関連歯周炎

学習目標	到達項目
ニコチン依存症とその関連疾患としての喫煙関連歯周炎について理解する。	☐ 1. ニコチン依存症を説明できる。 ☐ 2. 喫煙の歯周組織に及ぼす悪影響を説明できる。 ☐ 3. 喫煙関連歯周炎の特徴を説明できる。

1. ニコチン依存症

タバコは嗜好品ではなく、禁煙できないのは心理的依存を含めた「ニコチン依存症」（薬物依存症の一つ）という精神疾患として認識されている。すなわち、喫煙は病気で、「ニコチン依存症とその関連疾患からなる喫煙病」という疾患で、「喫煙者は積極的禁煙治療を必要とする患者（タバコの犠牲者）」という考え方が基本になる[1,2]。

2. 喫煙の口腔、歯周組織への影響

タバコ煙（以下、煙）が最初に通過する口腔は、喫煙の悪影響が貯留する器官である。煙による直接的影響と、血液を介した間接的影響が関わる。煙の影響は、上皮の厚さやその直下の粘膜下組織に分布する血管の分布度に依存する。一般的に歯肉は角化し、口腔粘膜の上皮は、口腔底、舌下、口唇、歯槽粘膜で薄く、硬口蓋や舌背で厚くなっている。特に口腔底粘膜は、物質透過性が高く、煙の影響を受けやすい。

喫煙直後、ニコチンの血管収縮作用により歯肉上皮下毛細血管網の血流量の減少、ヘモグロビン量および酸素飽和度の低下を起こす。そして長期間の喫煙により、炎症を起こした歯肉出血の減少をきたす。そのため、臨床的に歯周ポケットが深く進行した歯周炎であっても、プロービング時の出血 bleeding on probing：BOP が少なく、歯肉のメラニン色素沈着もあるため、歯肉の炎症症状がわかりにくくなっている[3,4]。

喫煙する歯周病患者の歯肉出血が少ないことは、疾患の発症や進行の自覚を遅らせる。また、ニコチンは線維芽細胞の増殖抑制、付着障害、コラーゲン産生能の低下をきたすため、線維性で（硬く）深い歯周ポケットが形成され、進行していく。

歯周組織の破壊については、喫煙者では BOP が少ないが、歯周ポケットの深さ probing pocket depth：PD、クリニカル（臨床的）アタッチメントレベル clinical attachment level：CAL、歯槽骨吸収がともに大きく、その結果、歯周炎の罹患率が高く、重度である[3,4]。喫煙は、免疫機能に対して抑制的にも作用する。ニコチンは、好中球の貪食能や化学走化性を低下させ、マクロファージによる抗原提示機能も抑制する。また、粘膜面での局所免疫に関与する免疫グロブリン A（IgA）、細菌やウイルス、薬物に対して生体反応を示す免疫グロブリン G（IgG）の低下をもたらす。

日本歯周病学会の歯周病分類[5]に準じると、歯周炎の発症や進行に喫煙が強く関連した喫煙関連歯周炎 periodontitis associated with smoking と診断される（図1a）。喫煙関連歯周炎の歯周治療では、歯周基本治療の段階で早期に禁煙を促し、禁煙支援をスタートさせる。

3. 受動喫煙による歯周組織への影響

小児・胎児に対する受動喫煙は、気管支喘息などの呼吸器疾患、中耳疾患、胎児の発育異常、乳幼児突然死症候群、小児の発育・発達と行動への影響、小児癌、注意欠陥多動性障害（ADHD）などの危険因子となる[4]。受動喫煙により、歯周病、小児の齲蝕や歯肉のメラニン色素沈着のリスクが高くなることも報告されている[4]。受動喫煙による歯肉のメラニン色素沈着は、歯科医療従事者や本人にとって、発見しやすい部位にあるという特徴

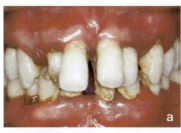 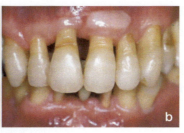 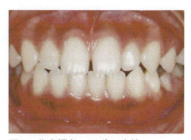

図1 喫煙者、男性
a：初診時、40歳。1日20本、20歳より喫煙。侵襲性歯周炎を伴う喫煙関連歯周炎。歯周組織の高度な破壊が進行。健康診断で糖尿病の精査を促されていた。
b：約22年後。禁酒、禁煙を実践。歯肉メラニン色素沈着は消失し、歯周組織は著しく改善された。矯正治療を行い、良好に経過。糖尿病も発症していない。

図2 非喫煙者、13歳、女性
歯肉のメラニン色素沈着がみられる。父親の喫煙による受動喫煙の継続的影響が疑われる。

がある[4]（図2）。

4. 禁煙による歯周組織への影響

1） 禁煙による歯周組織への影響

歯周炎ではない喫煙者の禁煙後の歯肉血流量（GBF）と歯肉滲出液量（GCF）を評価した報告[6]によると、GBF率は3日後で有意に上昇し、GCF量は5日後に有意に増加し、2週後に非喫煙者レベルまで回復していた。すなわち、喫煙者の歯肉微小循環は、禁煙後の早い段階で回復する。

2） 歯周治療に対する禁煙の効果

喫煙により抑制されていた歯肉の炎症徴候や歯周治療後の治療反応性も改善し、歯周組織が早期に回復する（図1b）。しかし、喫煙の蓄積効果のリスク（歯周病の場合、治療後のエンドポイントである歯の喪失リスク）が禁煙により非喫煙者のレベルまで減少するのに5～10年必要であることも示唆されている[7-9]。歯周治療における禁煙支援の効果に関するシステマティックレビュー[10]から、禁煙支援の優位性が支持されている。

5. 禁煙のもたらすもの

齲蝕や歯周病、歯列不正などで訪れた歯科医院や病院歯科での禁煙支援は重要である。歯科医院を訪れた患者が1人、禁煙支援がきっかけで禁煙に成功したとすると、危険因子となっていた歯周病は改善され、口腔癌のリスクは減少し、味覚が正常となり、楽しい食生活となる。そして口腔以外の臓器も、さまざまな病気のリスクが減少する。さらに他者の受動喫煙、三次喫煙もなくなる。

文献

1) 藤原久義,他: 循環器病の診断と治療に関するガイドライン（2003-2004年度合同研究班報告）禁煙ガイドライン. Circ J, 69(Suppl. IV): 1005-1103, 2005.
2) 日本禁煙学会: 禁煙学, 第3版, 南山堂, 東京, 6-15, 2014.
3) 大森みさき,他: 喫煙の歯周組織に対する影響, 日歯周誌, 53: 40-49, 2011.
4) 稲垣幸司: 歯科衛生士のためのQuint Study Club プロフェッショナルケア編③ 歯科から発信！あなたにもできる禁煙支援, 第1版, クインテッセンス出版, 東京, 2012.
5) 日本歯周病学会: 歯周治療の指針2015, 医歯薬出版, 東京, 10-11, 2016.
6) Morozumi T, et al: Smoking cessation increases gingival blood flow and gingival crevicular fluid. J Clin Periodontol, 31: 267-272, 2004.
7) Hanioka T, et al : Causal assessment of smoking and tooth loss: a systematic review of observational studies. BMC Public Health, 11: 221, 2011.
8) Krall EA, et al : Risk of tooth loss after cigarette smoking cessation. Prev Chronic Dis, 3: A115, 2006.
9) Dietrich T, et al : Tobacco use and incidence of tooth loss among US male health professionals. J Dent Res, 86: 373-377, 2007.
10) Leite FRM, et al: Impact of smoking cessation on periodontitis: A systematic review and meta-analysis of prospective longitudinal observational and interventional studies. Nicotine Tob Res. 2018 Jul 13. doi: 10.1093/ntr/nty147.

〈稲垣幸司、野口俊英〉

2. 壊死性潰瘍性歯肉炎・歯周炎

学習目標	到達項目
壊死性潰瘍性歯肉炎・歯周炎について理解する。	☐ 1. 壊死性潰瘍性歯肉炎（NUG）・歯周炎（NUP）の原因を説明できる。 ☐ 2. 壊死性潰瘍性歯肉炎・歯周炎の症状を説明できる。 ☐ 3. 壊死性潰瘍性歯肉炎・歯周炎の治療法を説明できる。

1. 病変とその成り立ち

壊死性潰瘍性歯肉炎 necrotizing ulcerative gingivitis：NUG（図1）は、歯肉が壊死し潰瘍を形成した結果、激しい痛みを症状とする疾患である。さらに、壊死性潰瘍性歯肉炎が治癒しないまま進行し、著しいアタッチメントロスと歯槽骨吸収を示す疾患を壊死性潰瘍性歯周炎 necrotizing ulcerative periodontitis：NUP という。先進国では主に18〜30歳前後の成人に発症するが、発展途上国では小児に発症することが多い[1-3]。HIV 感染者の場合は NUP を発症することが多く、急激なアタッチメントロスを引き起こす[4]。リスクファクターとして、精神的ストレスの増加、免疫力低下、栄養不良、口腔清掃不良、喫煙、歯肉炎や外傷があること、HIV 陽性などが報告されている。病変部からスピロヘータ属、*Prevotella intermedia* が多く分離されることから、これらの細菌の関与が指摘されている[5]。

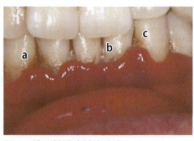

図1　壊死性潰瘍性歯肉炎
33歳、男性。歯肉出血と疼痛を主訴として来院。
a：軽く接触しただけでも出血が認められる。
b：歯間乳頭部の壊死組織と実質欠損。
c：ブラッシングが困難なため、著明なプラークの付着が認められる。

2. 症状と診断

歯肉辺縁、特に歯間乳頭部に歯肉の壊死と潰瘍を認め、進行すると歯間乳頭が陥凹し実質欠損が生じる。壊死部位は壊死組成からなる灰白色の膜様物質（偽膜）で覆われている。歯肉辺縁の炎症と結合組織の露出を伴った壊死のため接触痛を生じ、歯肉出血も伴うため、ブラッシング時の疼痛と歯肉出血を主訴として来院することが多い。重篤になると発熱や全身の倦怠感、強い口臭を生じる。診断は上記の臨床症状により行われるが、ヘルペス性歯肉口内炎や急性白血病患者の口腔粘膜に発症する壊死性潰瘍などとの鑑別が必要である。特に急性白血病では NUG に似た症状が現れることもあるので注意が必要である（280頁『第9章12. 白血病性歯肉炎』参照）。

3. 治療

基本的には細菌因子を除去することで症状が緩和する。初診時は、患部の洗浄程度にとどめる。通常ブラッシングが困難であるため洗口剤の使用を勧め、抗菌薬の局所または全身投与を行う。症状が緩和されたら、ブラッシング指導、SRP などの原因除去療法を開始する。

文献

1) Atout RN, et al: Managing Patients with Necrotizing Ulcerative Gingivitis. J Can Dent Assoc, 79: d46, 2013.
2) Lindhe J, et al: Clinical Periodontology and Implant Dentistry, 4th ed. Blackwell Publishing Ltd., Mundsgaard, 243-259, 2003.
3) Diouf M, et al: Prevalence of Necrotizing Ulcerative Gingivitis and Associated Factors in Koranic Boarding Schools in Senegal. Community Dent Health, 29: 184-187, 2012.
4) Wolf HF, et al: Color Atlas of Dental Medicine. Periodontology, 3rd ed. Thieme, Stuttgart-New York, 139-154, 2004.
5) 奥田克爾：口腔内バイオフィルム, 医歯薬出版, 東京, 45-46, 2004.

〈須田玲子〉

3. 急性ヘルペス性歯肉口内炎

学習目標	到達項目
急性ヘルペス性歯肉口内炎について理解する。	□ 1. 非プラーク性歯肉病変を説明できる。 □ 2. 急性ヘルペス性歯肉口内炎の症状を説明できる。 □ 3. 急性ヘルペス性歯肉口内炎の治療法を説明できる。

1. 病変とその成り立ち

急性ヘルペス性歯肉口内炎 acute herpetic gingivo-stomatitis は、単純疱疹ウイルス herpes simplex virus type I：HSV I の初感染病変のうち、最も多く発症する口腔粘膜疾患である[1,2]。プラーク中の細菌が原因でないため、非プラーク性歯肉病変に分類されている。唾液を介した接触感染により発症し、好発部位は歯肉、口腔粘膜、舌や口蓋部で急性の炎症病変が生じる[3]。好発年齢は6歳以下の小児だが、最近ではHSV I に対する抗体非保有者が増加しているため初感染年齢が上昇傾向にある[4]。初感染が高年齢になるほど症状は重篤化する。副腎皮質ステロイド薬や免疫抑制薬の使用などが増悪因子となることがある。

2. 症状と診断

感染後3～7日の潜伏期間を経て全身倦怠感と発熱を伴い、歯肉、頬粘膜、舌に小水疱が観察され、小水疱が破れるとびらん（地図状）が形成され、痛みを伴う（図1）。熱い物など刺激物の接触により激痛を誘発する。
一般的には臨床所見や現病歴などから診断するが、確定診断として水疱の塗抹標本や血清抗体価測定がある。

3. 治療

小児の初感染は、痛みにより食事や水分補給が困難となり、また、発熱による脱水が起こるので、補液・輸液を含めた栄養補給に主眼をおく。成人では主に対症療法として、痛みをとるため表面麻酔薬を含む含嗽剤を用いる。歯肉病変部では紡錘菌やスピロヘータの混合感染を生じ、壊死性潰瘍性歯肉炎へ移行することが多いため[1]、抗菌薬の投与と口腔衛生管理を徹底することが重要である。また重症の場合はHSVの増殖を抑える抗ウイルス薬アシクロビル（ゾビラックス®）の経口服用や静脈注射を行う。

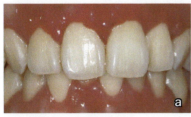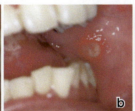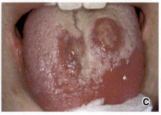

図1　ヘルペス性歯肉口内炎
17歳、女性。
a：上顎歯肉、b：左側頬粘膜、c：舌に潰瘍がみられる。

文献
1) アメリカ歯周病学会編; 石川烈監訳: 歯周病の最新分類, クインテッセンス出版, 東京, 2001.
2) Main DMG: Acute herpetic stomatitis: Referrals to Leeds dental hospital 1978-1987, Br Dent J, 166: 14-16, 1989.
3) 小峰徹ら: 単純ヘルペスウイルスI型初感染後の再発病態を観察した2症例. 口腔外科学会雑誌, 47: 392-396, 1998.
4) 内田安信ら: 顎口腔外科診断治療体系, 講談社, 東京, 1991, 68-69.

〈滝口　尚〉

4. 剝離性歯肉炎

学習目標	到達項目
剝離性歯肉炎について理解する。	□ 1. 剝離性歯肉炎の原因を説明できる。 □ 2. 剝離性歯肉炎の症状を説明できる。 □ 3. 剝離性歯肉炎の治療法を説明できる。

1. 病変とその成り立ち

　歯肉上皮の浮腫性紅斑と、剝離性びらんを主症状とする疾患である。そのほとんどが水疱性粘膜疾患である**天疱瘡**や**類天疱瘡**、**扁平苔癬**などの皮膚科的疾患の歯肉病変と考えられている[1]。しかし、自己免疫疾患、アレルギー、ストレス、感染、ホルモン異常などの全身的要因の関与が疑われる症例も報告されており、その成り立ちや病態はさまざまである。つまり、本疾患は単一の疾患名ではなく、さまざまな疾患に伴って歯肉・粘膜に生じる症状名として解釈すべきである。

2. 症状と診断

　主な臨床症状として、遊離歯肉から付着歯肉にかけて**剝離性びらん**や**浮腫性紅斑**が認められる（図1〜3）。紅斑は斑点状や帯状の場合もあれば、小水疱や偽膜の形成を伴う場合もあり多様である。軽い擦過やエアーの吹きつけで、容易に粘膜表層が剝離し、露出した結合組織が軽度の刺激で出血する。自覚症状として患部の灼熱感や**疼痛**を訴えることが多い。経過は極めて緩慢で、長期にわたり悪化と軽快を繰り返しながら数年に及ぶ。閉経後の女性に多いのも特徴である。病理組織所見としては、**歯肉上皮の萎縮と剝離**・菲薄化、角化層の消失、上皮棘の短縮、上皮下の水疱形成、結合組織の炎症性細胞浸潤などが認められる。

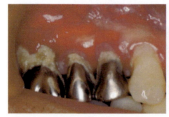
図1　79歳、男性
6 5 4│歯肉が剝離し、浮腫性紅斑を認める。

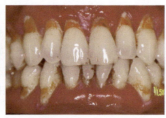
図2　65歳、女性
歯肉上皮が剝離し、光沢のある赤味を帯びている。

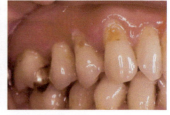
図3　65歳、女性
浮腫性紅斑が認められ、灼熱感がある。

3. 治療

　原因不明のため、対症療法がほとんどである。プラークや歯石は修飾因子となるため、口腔清掃状態の改善が必要である。また、二次感染を防止するために含嗽剤を使用することも多い。症状が増悪する場合や急性症状の緩和にはステロイドホルモン合剤（ステロイドホルモンと抗生物質を含む）の局所貼付と全身投薬が一般的である。自然軽快することもあるが、一般的に難治性で長期経過をたどる[2]。

文献
1) Glickman I : Chronic desquamative gingivitis, Its nature and treatment. J Periodontol, 35: 31-39, 1964.
2) 森本光明ほか：剝離性歯肉炎, チェアーサイドで活躍する口腔粘膜疾患の診かた, 日本歯科評論増刊, 66-67, 2007.

〈臼井通彦、中島啓介〉

5. 歯肉線維腫症

学習目標	到達項目
歯肉線維腫症について理解する。	□ 1. 歯肉線維腫症の症状を説明できる。 □ 2. 歯肉線維腫症の治療法を説明できる。

1. 病変とその成り立ち

　高度な線維性の歯肉増殖が特徴の歯肉線維腫症は、遺伝性歯肉線維腫症 hereditary gingival fibromatosis：HGF と、特発性歯肉線維腫症 idiopathic gingival fibromatosis：IGF がある。遺伝性歯肉線維腫症は常染色体顕性（優性）遺伝形式と考えられている。組織学的には結合組織の線維成分が密で、上皮脚が下方へ伸長する。固有層でのⅠ型コラーゲンを含む細胞外マトリックスの産生・分解バランスの不均衡化により発症し、薬物性歯肉線維腫症とは発症のメカニズムが異なる。これまでの解析で、第2染色体 2p21-p22 領域では *SOS1* 遺伝子の点変異が確認されており[1]、線維芽細胞数の増加や細胞外マトリックスのⅠ型コラーゲンの蓄積が報告されている[2]。また、第4染色体 4q12 にある転写因子 REST に変異のある症例が見つかり[3]、TGF-β や IL-6 の機能を増幅してコラーゲン産生が増加すると考えられている。その他に、第2染色体 2p23.3-p22.3、第5染色体 5q13-q22、第11染色体 11p15 の点変異が報告されている[4]。

2. 症状と診断

　HGF は若年者ならびに女性に多くみられる。また全身的には、多毛症、精神発達遅滞、てんかんなどを伴うことがあり、小児に発症する症候群の口腔症状として現れることもある[5]。歯肉増殖は乳歯あるいは永久歯が生える頃から始まり、通常口腔全体に対称性に生じる（**図1**）。正中離開、歯の位置異常、乳歯の晩期残存、などを伴うこともある。永久歯の萌出時に最も歯肉増殖がみられ、成人時期になると増殖の程度は軽くなる。増殖肥厚した歯肉はピンク色をしており、表面は比較的平滑で硬く、炎症症状は顕著ではない。

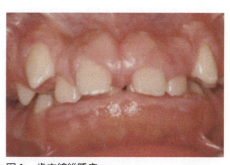

図1　歯肉線維腫症
13歳、男児。歯冠を覆うほど増殖した歯肉肥厚が認められる（昭和大学 宮澤康先生 提供）。

3. 治療

　治療は薬物性歯肉増殖と同様に、歯肉切除術が主で、歯周炎を併発している症例はフラップ手術が適応となる。また、歯列不正や歯の位置異常を伴う症例では、矯正・補綴学的治療が必要となることがある。術後は、厳格なプラークコントロールで再発のリスクは軽減する。

文献

1) Hart TC, et al : A mutation in the SOS1 gene causes hereditary gingival fibromatosis type1. Am J Hum Genet, 2002;70: 943-954.
2) Lee EJ, et al : Characterization of fibroblasts with Son of Sevenless-1 mutation. J Dent Res. 2006;85(11):1050-5.
3) Bayram Y, et al : REST Final-Exon-Truncating Mutations Cause Hereditary Gingival Fibromatosis. Am J Hum Genet. 2017;101(1):149-156.
4) Gawron K, et al : Gingival fibromatosis: clinical, molecular and therapeutic issues. Orphanet J Rare Dis. 2016;11:9.
5) Ramnarayan BK, et al : Management of idiopathic gingival fibromatosis: report of a case and literature review. Pediatr Dent, 2010; 33: 431-436.

〈山本松男〉

6. 薬物性歯肉増殖症

学習目標	到達項目
薬物性歯肉増殖症について理解する。	☐ 1. 歯肉増殖を誘発する薬剤について説明できる。 ☐ 2. 薬物性歯肉増殖症の病態について説明できる。 ☐ 3. 薬物性歯肉増殖症の治療について説明できる

1. 薬物性歯肉増殖症とは

薬物性歯肉増殖症とは、ある種の薬物の長期服用による副作用として、歯肉が肥大し口腔機能や審美性が著しく損なわれる病態をいう（図1）。原因となる代表的な薬物に、抗けいれん薬フェニトイン、カルシウム拮抗薬ニフェジピン、免疫抑制薬シクロスポリンの3種類がある。

2. 歯肉増殖症を起こす薬物

1） フェニトイン

フェニトインは、痙攣発作の第一選択薬として主にてんかん患者に適用されている。優れた抗けいれん作用を有するが、その長期服用により10～83％の患者に歯肉増殖症が認められる[1]。

2） ニフェジピン

カルシウム拮抗薬は強力な血管拡張作用を有することから高血圧症や狭心症患者に広く適用されている。ジヒドロピリジン系（ニフェジピンなど）、ベンゾチアゼピン系（ジルチアゼム）、フェニルアルキルアミン系（ベラパミル）の3種類があり、いずれも歯肉増殖症を引き起こすが、ニフェジピンによる発症例が最も多く、歯肉肥大の程度も著しい。ニフェジピン服用患者の30～50％に歯肉増殖症が認められる[1]。

3） シクロスポリン

シクロスポリンは強力なTリンパ球抑制作用をもち、臓器移植後の拒絶反応抑制やベーチェット病など自己免疫疾患などに適用されている。腎障害、血圧上昇、貧血、悪心嘔吐、多毛などの副作用があり、それらに加え歯肉増殖症が発現する。シクロスポリン服用患者の7～80％に歯肉増殖症が認められる[1]。腎移植患者では、シクロスポリンとニフェジピンが同時処方されることが多く、その場合は歯肉増殖症の発症頻度と程度が高くなる[2]。

3. 臨床所見

上記3種どの薬物においても服用後3カ月頃から歯肉増殖症を発症することが多く、歯間部を起点とした線維性歯肉の増大を特徴とし、臼歯部よりも前歯部、上顎よりも下顎に現れやすい。歯間部歯肉がわずかに肥大するものから歯冠がほとんど覆われるものまで程度はさまざまである。臨床的に重要な点は、プラークコントロールが不良で歯肉に炎症が持続している場合に歯肉増殖症が発症・進行しやすいことである。

4. 組織学的所見（図2）

病理組織学的な特徴は、歯肉結合組織におけるコラーゲン線維の増生と歯肉上皮の肥厚である。コラーゲン線維は密で束状に走行し、上皮突起の不規則な延長も認められる。炎症を伴う歯肉では、血管周囲に好中球の著し

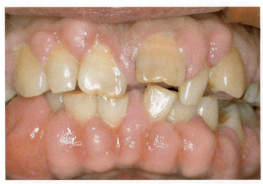
図1 シクロスポリンとカルシウム拮抗薬による歯肉増殖症
59歳、女性。腎移植の既往。

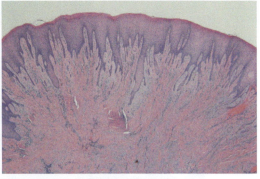
図2 薬物性歯肉増殖症の病理組織像
ヘマトキシリン・エオジン染色。

い浸潤が観察される。

5. 発症機構

　薬物性歯肉増殖症の発症機構の全容は明らかにされていないが、原因となる薬物が共通して陽イオンチャネルの阻害作用を有することから、二次的に歯肉線維芽細胞における葉酸の取り込み障害が惹起され、組織分解に関わるマトリックスメタロプロテアーゼの合成が低下し、結果として結合組織の分解が低下すると考えられている[1]。また、発症に個人差があることから遺伝子多型の関与も指摘されている[3]。

　一方、歯肉増殖症の発症に関わる種々の臨床的リスクファクターとして、年齢、性別、薬物の種類・服用期間・血中濃度、併用薬剤、歯肉組織の炎症が挙げられている[4]。

　特に、プラークとそれに起因する歯肉の炎症、シクロスポリンとカルシウム拮抗薬の併用は、歯肉増殖の程度と再発リスクを高める重要な因子であると考えられている。

6. 治療法

　軽度の症例を除き、ほとんどの場合に歯周外科手術が適用される。まず通常の歯周基本治療を行い、その間に内科主治医へ服用薬剤の変更の可否を問い合わせるとともに、患者の全身状態や合併症について把握することが重要である。フェニトインの薬剤変更は難しいが、ニフェジピンやシクロスポリンの薬剤変更は可能な場合もある。歯周基本治療においてはクロルヘキシジンによる含嗽や抗菌薬の服用も推奨されている[5]。歯肉増殖の程度が著しく歯冠全体が覆われているような場合には、最初から歯周外科手術を選択することもある。

　歯周外科手術としては、アタッチメントロスが認められない場合は**歯肉切除術**、歯周炎に罹患しアタッチメントロスが認められる場合は**歯肉剝離搔爬術（フラップ手術）**が適用となる。症例頻度としては歯肉切除術が圧倒的に多い。**図3**は歯肉切除術の術中写真、**図4**は術後1年経過時の写真である。出血性素因のある患者や抗凝固剤を服用している患者では、止血を考慮してレーザーメスによる歯肉切除を行うこともある。

　歯周外科手術後は口腔衛生指導の徹底が特に重要である。薬剤が変更されていない患者では再発の可能性があり、術後3～12カ月は再発リスクが高いため、少なくとも3カ月に1回はリコールすべきである。患者にはプラークコントロールが再発予防策となることを伝え、口腔清掃を徹底するよう指導する。

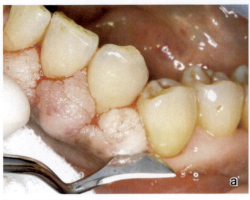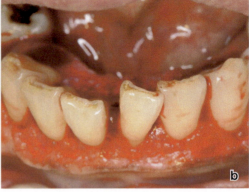

図3 歯肉切除術の術中写真
a：カークランドメスで外斜切開を行っている。
b：増殖歯肉の外科的切除が終了したところ。この後、不整な歯肉の整形を行う。

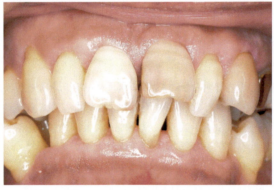

図4 歯肉切除術1年後
歯周基本治療中に内科医による薬剤変更も行われ、再発傾向は認めない。

文献

1) Brown RS, et al : Mechanism of drug-induced gingival overgrowth revisited: a unifying hypothesis. Oral Dis, 21: e51-e61, 2015.
2) Ellis JS, et al : Prevalence of gingival overgrowth in transplant patients immunosuppressed with tacrolimus. J Clin Periodontol, 31: 126-131, 2004.
3) Ogino M, et al : Alfa2 integrin +807 polymorphism in drug-induced gingival overgrowth. J Dent Res, 84: 1183-1186, 2005.
4) Seymour RA, et al : Risk factors for drug-induced gingival overgrowth. J Clin Periodontol, 27: 217-223, 2000.
5) Mavrogiannis M, et al : The management of drug-induced gingival overgrowth. J Clin Periodontol, 33: 434-439, 2006.

〈菅野真莉加〉

7. 侵襲性歯周炎

学習目標	到達項目
侵襲性歯周炎について理解する。	□ 1. 侵襲性歯周炎について説明できる。

1. 侵襲性歯周炎

　若年期から、急速な歯周組織破壊（歯槽骨吸収、アタッチメントロス）、家族内発症を認めることを特徴とする、10〜30歳代で発症することが多い歯周炎である。また、好中球などの貪食細胞に異常が認められるが全身的に健康である。以前に若年性歯周炎、急速進行性歯周炎と呼ばれていた疾患が含まれるが、現在は限局型（図1）と広汎型（図2）に分類される。

(1) 原因
　プラークが原因であるが、特に *Aggregatibacter actinomycetemcomitans* や *Porphyromonas gingivalis* の存在が関与していると考えられている。

(2) 臨床所見、限局型・広汎型共通の特徴
　全身的には健康である／急速な歯槽骨吸収とアタッチメントロス／家族内発症が認められる。

a. 限局型の特徴
　思春期前後に発症／感染因子に対する著明な血清抗体反応／特に第一大臼歯と前歯に限局した隣接面の垂直性骨吸収が左右対称に認められる（ミラー像様の歯槽骨吸収）。

b. 広汎型の特徴
　通常30歳以下に発症／感染因子に対する血清抗体反応が十分に誘導されない／第一大臼歯と切歯以外の部位で、少なくとも3歯以上の広い範囲にわたる隣接面骨吸収が認められる。

(3) 処置法
　慢性歯周炎と同様にプラークコントロールを主体として原因除去療法が行われるが、欧米では抗菌薬の長期の全身的経口投与が有効という報告がある。

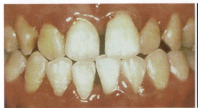
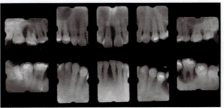

図1　限局型侵襲性歯周炎
18歳、女性。上下顎中切歯部および上下顎両側第一大臼歯部に高度の歯槽骨吸収を認める。

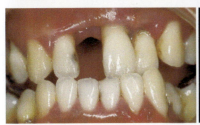
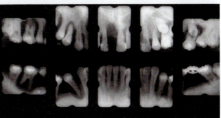

図2　広汎型侵襲性歯周炎
24歳、男性。全顎的に高度の歯槽骨吸収を認める。

注：現在の歯周病分類システムでは86頁「II 歯周炎」のなかで、1. 慢性歯周炎、2. 侵襲性歯周炎、3. 遺伝疾患に伴う歯周炎として分類があるが（84頁『第4章1. 歯周病の分類と診断』参照）、今後、本邦での分類の改訂時に慢性歯周炎に侵襲性歯周炎が統一され、病名がなくなる可能性が出てきている（90頁『歯周病分類の新国際基準』参照）。

〈沼部幸博〉

8. Down 症候群と歯周炎

学習目標	到達項目
Down 症候群の歯周炎の特徴と病原因子を理解する。	□ 1. Down 症候群の歯周炎の特徴を説明できる。 □ 2. Down 症候群に対する適切な歯周治療の方法を説明できる。

1. Down 症候群と歯周炎の関連

Down 症候群 Down syndrome は、**21 番目染色体異常**により特徴的な身体所見や多くの合併症を伴う遺伝的疾患である。発症率は約 1/1,000 で、母親の出産時年齢が高くなるほど発症率が上がり、40 歳では約 1/100 となる。平均寿命は 50 歳を超える。主な合併症は、知的能力障害、先天性心疾患、消化器官奇形、甲状腺機能低下、難聴、白血病などで、青年期以降から著しく心身機能が低下する急激退行を認めることがある。

口腔内の形態的特徴として、中顔面劣成長による不正咬合、狭口蓋、歯列不正、矮小歯、短根歯、先天性欠如歯、乳歯晩期残存、巨舌などを認める（**図 1**）。口腔疾患は、齲蝕や歯周病の罹患率が高く、特に歯周病は同年代の健常者と比較して重症度が高い[1]。その病態は**侵襲性歯周炎**と類似し、歯周病分類システム[2]において遺伝疾患に伴う歯周炎に分類されている。

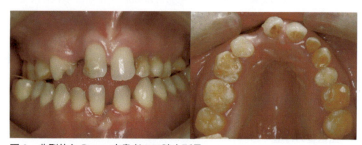

図 1　典型的な Down 症患者の口腔内所見
32 歳。上顎列成長に伴う交叉咬合、開口、狭口蓋、永久歯先天欠如、乳歯晩期残存を認める。ブラキシズムがあり、特に上顎大臼歯に深い歯周ポケットと動揺を認める。

2. Down 症候群が歯周炎に罹患しやすい要因

1）外因性因子

Down 症候群の多くは知的能力障害を合併し、セルフケアが不十分となりやすく、プラークコントロール不良である。また、歯列不正や歯の形態異常、巨舌などの口腔内の形態的特徴は介助者によるケアも困難にさせる。Down 症患者のプラークの付着状態と歯肉炎の程度には関連が示され[3]、主な病原因子は細菌性プラークと考えられる。細菌学的評価では、主要な歯周病原細菌である *Porphyromonas gingivalis*、*Tannerella forsythia*、*Treponema denticola*、*Prevotella intermedia*、*Aggregatibacter actinomycetemcomitans* などが健常者と比較して低年齢から定着している[4]。また、これらの歯周病原細菌は、歯肉炎より歯周炎で検出率が高くなり、特にⅡ型線毛を有する *P. gingivalis* が有意に高いことが報告されている[5]。悪習癖として低年齢からのブラキシズムがあり、**不正咬合**では開咬や交叉咬合が多く、外傷性咬合の要因となる。また短根歯のため、相対的に歯周組織の破壊の程度は重度となる。

2）内因性因子

免疫担当細胞の異常として、B 細胞や T 細胞、IgA の減少[6]や多形核白血球（PMN）の**走化性、貪食能の低下**が報告されている[7]。特に幼児期にリンパ球の減少や TNF-α や IFN-γ が高値を示す[8]ことから、これらが歯周病原細菌の早期定着に関連している可能性がある。また、健常者と比較して Down 症患者の歯肉線維芽細胞は、Ⅱ型線毛を有する *P. gingivalis* が細胞内に容易に浸潤し、細胞運動性が低下することが報告されている[9]。Down 症患者は、歯周病原細菌の感染に対する防御機構や歯周組織の修復力が低下していることが考えられる。

3. 治療

　Down症患者の歯周治療は一般的な歯周治療の流れ[2]に準じて行う。知的能力障害により検査や治療に対して協力性が低い場合は、適切な行動調整法を応用しながら診療を進める。全身状態に問題のある場合は医科と連携を取り、歯科治療上のリスクを判断する。特に先天性心疾患を合併することが多いため、ハイリスク患者の治療の際は、感染性心内膜炎予防のための**抗菌薬術前投与**を行う。

　口腔衛生指導の効果については、中程度の知的能力障害を伴うDown症患者に2週間ごと、3カ月間、口腔清掃指導を行った結果、年齢が若いほどプラーク付着の減少と歯肉炎が改善することが報告されている[10]。このことからDown症患者の歯周治療では、知的能力を評価し、低年齢から口腔衛生指導を繰り返して行うことが推奨される。また、セルフケアが不十分な場合は、保護者や介助者によるケアが必要である。

　歯周治療の効果は、スケーリング・ルートプレーニングや歯周外科によって、歯周ポケットや炎症の改善が認められることが報告されている[11]（**図2〜4**）。しかし、インプラント治療については失敗率が高い傾向がある[12]。メインテナンスでは、患者だけではなく保護者や介助者に対する口腔衛生指導や動機づけの継続が重要である[13]。

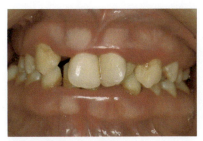

図2　初診時口腔内写真
21歳。歯列不正、矮小歯、全顎的に強い歯肉の炎症と6〜10mmの深い歯周ポケットを認める。

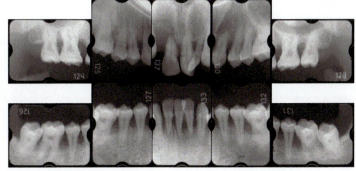

図3　初診時デンタル10枚法
全顎的に中等度から重度の歯槽骨の吸収を認める。上下顎前歯は短根歯。

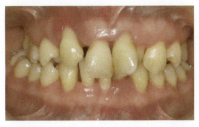

図4　サポーティブペリオドンタルセラピー（SPT）移行後2年の口腔内写真
全身麻酔下での全顎のSRPで歯周ポケットは大幅に改善し、毎月のSPTで維持している。

文献

1) Bagić I, et al: Periodontal conditions in individuals with Down's syndrome. Coll Antropol, 27: 75-82, 2003.
2) 日本歯周病学会編: 歯周治療の指針2015, 医歯薬出版, 東京, 2016.
3) López-Pérez R, et al: Oral hygiene, gingivitis, and periodontitis in persons with Down syndrome. Spec Care Dentist, 22: 214-220, 2002.
4) Faria Carrada C, et al: Salivary Periodontopathic Bacteria in Children and Adolescents with Down Syndrome. PLoS ONE, 11: e0162988, 2016.
5) Amano A, et al: Relationship of periodontopathic bacteria with early-onset periodontitis in Down's syndrome. J Periodontol, 72: 368-373, 2001.
6) Ram G, et al: Infections and immunodeficiency in Down syndrome. Clin Exp Immunol, 164: 9-16, 2011.
7) Izumi Y, et al: Defective neutrophil chemotaxis in Down's syndrome patients and its relationship to periodontal destruction. J Periodontol, 60: 238-242, 1989.
8) Rostami MN, et al: Altered serum pro-inflammatory cytokines in children with Down's syndrome. Eur Cytokine Netw. 23: 64-67, 2012.
9) Murakami J, et al: Cellular motility of Down syndrome gingival fibroblasts is susceptible to impairment by Porphyromonas gingivalis invasion. J Periodontol, 79: 721-727, 2008.
10) Shyama M, et al: Supervised toothbrushing and oral health education program in Kuwait for children and young adults with Down syndrome. Spec Care Dent, 23, 94-99, 2003.
11) Zaldivar-Chiapa RM, et al: Evaluation of surgical and non-surgical periodontal therapies, and immunological status, of young Down's syndrome patients. J Periodontol, 76: 1061-1065, 2005.
12) Najeeb S, et al: Outcomes of Dental Implant Therapy in Patients with Down Syndrome: A Systematic Review. J Evid Based Dent Pract, 17: 317-323, 2017.
13) Rafael Ferreira, et al: Prevention and Periodontal Treatment in Down Syndrome Patients: A Systematic Review. PLoS ONE, 11: e0158339, 2016.

〈関野　仁〉

9. 低フォスファターゼ症

学習目標	到達項目
低フォスファターゼ症と歯周炎について理解する。	☐ 1. 低フォスファターゼ症と歯周炎について説明できる。

1. 低フォスファターゼ症

低フォスファターゼ症 hypophosphatasia は、歯周炎を併発する遺伝性疾患の一つとして知られている（87 頁『第 4 章 1. 歯周病の分類と診断』）。その特徴は以下の通りである[1]。

①血清中のアルカリフォスファターゼ（ALP）活性が低い。
②硬組織形成不全がみられ、くる病様骨変化や骨軟化症様化骨障害を伴う。
③乳歯の早期脱落がみられる。
④組織非特異型 ALP（TNSALP）遺伝子の変異が原因である。
⑤生化学的なマーカーとして、尿中フォスフォエタノールアミン濃度や血清中ピリドキサール 5'- リン酸が上昇する。

2. 低フォスファターゼ症の分類

低フォスファターゼ症は、発症時期や症状の広がりに基づき、以下の 7 型に分類される[1]。

①歯限局型　Odontohypophosphatasia
②成人型　Adult hypophosphatasia
③小児型　Childhood hypophosphatasia
④乳児型　Infantile hypophosphatasia
⑤周産期型　Perinatal hypophosphatasia
⑥出生前良性型　Benign prenatal hypophosphatasia
⑦偽性型　Pseudohypophosphatasia

歯限局型は最も頻度の高く、軽症な臨床病型である。骨格に症状はなく、特に 5 歳未満での乳歯の早期脱落を特徴とする。またセメント質の形成不全がみられ、歯周炎に関係すると考えられている。一方、周産期型では重度になることが多く、出生後の致死率が高い。

3. 低フォスファターゼ症の遺伝子解析

ヒトアルカリフォスファターゼには、組織非特異型、小腸型、胎盤型、生殖細胞型の 4 種が同定されている。組織非特異型 ALP 遺伝子は、1 番染色体の短腕に存在し、全長約 50 kb で 12 のエクソンと 11 のイントロンから構成されている。

低フォスファターゼ症の多くは、組織非特異型 ALP 遺伝子の点突然変異により発症する[2-5]。

渡辺らは、小児型の低フォスファターゼ症患者（図 1、2）について遺伝子解析を実施した[6]。その結果、2 つの点突然変異 G1144A（エクソン 10）と T979C（エクソン 9）を認めた。このうち、G1144A は COS-1 細胞における強発現実験において、ALP 活性を全く示さなかったことから、低フォスファターゼ症の原因遺伝子の一つ

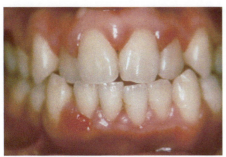

図1 小児型の低フォスファターゼ症
15歳6カ月、男性。血清ALP活性の低下、尿中フォスフォエタノールアミン濃度の上昇、2歳の頃より乳歯の早期脱落がみられた。

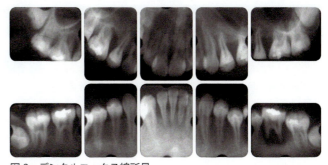

図2 デンタルエックス線所見
前歯部および臼歯部に限局した垂直性骨欠損が認められる。侵襲性歯周炎との鑑別が必要である。細菌学的には、P. gingivalisの関与が疑われた。

であることが見出された[7]。その他、多くの報告が世界中でなされ、現在少なくとも300以上のTNSALP変異が報告されている。

　低フォスファターゼ症は10万人に1人のまれな疾患であるが、軽症な歯限局型の場合は歯科で発見されることが多い。昨今のめざましい遺伝子解析の発達により、今後の遺伝子診断の充実が期待される。

4. 低フォスファターゼ症の歯周病の特徴と治療の注意点

　低フォスファターゼ症の患者の場合、セメント質や歯槽骨に一部形成不全、象牙質の石灰化遅延および不全、無細胞セメント質の欠落が認められる[5,6]ので、歯根を取り巻く歯肉線維、歯根膜線維が脆弱であり、一旦、炎症が惹起するとポケット形成が急激に進み、歯周病が重症化すると考えられる。したがって、プラーク（バイオフィルム）に対し極めて感受性が高い特徴がある。小児型の低フォスファターゼ症の場合、前歯部および臼歯部に限局した垂直性骨吸収が認められることが多いので、侵襲性歯周炎との鑑別が必要である[6]。

　低フォスファターゼ症を背景にもつ患者の歯周治療はできるだけ早期に行う必要がある。治療の基本はプラークコントロールの徹底である。そのうえで、綿密なSRP（スケーリング・ルートプレーニング）が要求される。ただし、セメント質が希薄なので過度のSRPは控えるように注意が必要である。再評価後、予後不良歯の抜歯や歯列不正のため起因する咬合性外傷がみられる歯の咬合調整に加えて、ポケット除去のため外科処置が必要な場合もある。低フォスファターゼ症の治療法も新たに開発されつつある[8,9]ので、専門医と連携しつつ歯周治療を行うのが望ましい。

文献

1) Whyte MP: Hypophosphatasia - aetiology, nosology, pathogenesis, diagnosis and treatment. Nat Rev Endocrinol 12, 233-246, 2016.
2) Mornet E: Hypophosphatasia, the mutations in the tissue-nonspecific alkaline phosphatase gene. Hum Mutat 15, 309-315, 2000.
3) Watanabe H, et al: A novel point mutation (C571T) in the tissue-non-specific alkaline phosphatase gene in a case of adult-type hypophosphatasia. Oral Dis 7, 331-335, 2001.
4) Watanabe H, et al: Molecular diagnosis of hypophosphatasia with severe periodontitis. J Periodontol 70, 688-691, 1999.
5) Watanabe H, et al: Characterization of the mutant (A115V) tissue-nonspecific alkaline phosphatase gene from adult-type hypophosphatasia. Biochem Biophys Res Commun 327, 124-129, 2005.
6) Watanabe H, et al: Clinical and laboratory studies of severe periodontal disease in an adolescent associated with hypophosphatasia. A case report. J Periodontol 64, 174-180, 1993.
7) Watanabe H, et al: Function of mutant (G1144A) tissue-nonspecific ALP gene from hypophosphatasia. J Bone Miner Res 17, 1945-1948, 2002.
8) McKee MD, et al: Enzyme replacement therapy prevents dental defects in a model of hypophosphatasia. J Dent Res 90, 470-476, 2011.
9) Whyte MP, et al: Enzyme-replacement therapy in life-threatening hypophosphatasia. N Engl J Med 366, 904-913, 2012.

〈前川祥吾、渡辺　久、和泉雄一〉

10. Papillon-Lefèvre 症候群による歯周炎

学習目標	到達項目
Papillon-Lefèvre 症候群による歯周炎について理解する。	☐ 1. Papillon-Lefèvre 症候群による歯周炎について説明できる。

1. Papillon-Lefèvre 症候群の特徴

　Papillon-Lefèvre 症候群（PLS）は、掌蹠の過角化の皮膚症状と、乳歯および永久歯列で急激に進行する歯周炎の口腔内症状を特徴とする、常染色体潜性（劣性）遺伝性疾患である（図1、87頁『第4章1. 歯周病の分類と診断』表5参照）。極めてまれな疾患で、100万人に1～4人の頻度といわれる[1]。性差、人種差による発症の差はみられない。

　皮膚症状の過角化は、生後早期にみられることもあるが、一般に乳歯の萌出に伴う6カ月から4歳頃に、足の裏、手のひらに認められる。さらに皮膚の過角化は、手足の甲、肘、膝、アキレス腱部などにもみられる場合がある。その他、皮膚症状以外にも肝膿瘍、硬膜の石灰化も報告されている[2,3]。

　歯の萌出前の口腔粘膜には、異常はみられない。乳歯の形成、萌出には異常がないものの、乳歯列になると、重篤な歯肉の発赤、腫脹などの炎症症状を伴う急激な歯槽骨吸収、歯周ポケットの形成を認める。

　一般に6歳頃までに、乳歯の自然脱落、抜歯により全乳歯を喪失するが、乳歯を喪失した歯肉は健康な状態に回復する。そして、永久歯の萌出とともに、再び重度の歯肉の炎症症状、歯周組織破壊を起こし、15歳頃までに、第三大臼歯を除く永久歯をすべて喪失することが多い。

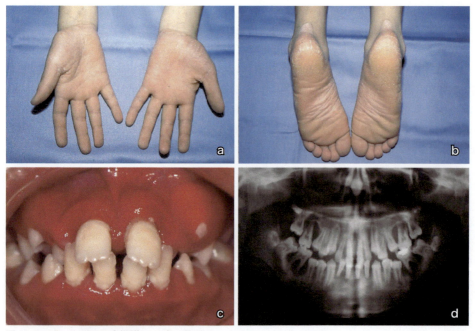

図1　Papillon-Lefèvre 症候群、11歳、男児
a：手のひらの過角化。
b：足の裏、アキレス部の過角化。
c：歯肉の発赤、腫脹は顕著である。
d：重度の歯槽骨吸収を認める。

永久歯を喪失した歯肉は、乳歯喪失時と同様に健康な状態に回復するものの、顎堤の吸収が大きい。

PLS では、カテプシン C 遺伝子の変異が報告されている[4-6]。カテプシン C は上皮、好中球、マクロファージなどに強く発現しており、タンパク分解と酵素の活性化に働く。エラスターゼ、カテプシン G、プロテアーゼ 3 の活性も喪失していることが報告されている[7, 8]。そして、カテプシン C の酵素活性低下に起因する白血球機能障害が、重篤な歯周組織の破壊につながると考えられている。

2. PLS 患者に対する歯周治療

PLS では、通常の歯周治療に対して良好な反応は認められず、急激な歯周組織の破壊が進行し、早期に永久歯の喪失に至る。したがって、顎堤の保存のため、早期に永久歯を抜歯してしまうこともある。現状では、極めて治療の困難な歯周病の一つといえる。

しかしながら、保存不可能な歯の抜歯、SRP などの通常の歯周治療に加え、抗菌薬の全身投与を併用することにより、治療が成功したとの報告もみられる[3, 9-13]。PLS 患者の歯肉縁下プラークからは、代表的な歯周病原細菌が検出されている。なかでも *A. actinomycetemcomitans* の検出が多く報告されており、PLS における歯周組織の破壊に重要な役割を果たしているのではないかと考えられている。そのため、テトラサイクリン、アモキシシリン／クラブレン酸、オフロキサシン、アモキシシリン／メトロニタゾールなどの抗菌薬を全身投与し、*A. actinomycetemcomitans* の検出を指標とした症例報告が多くみられる[5,6,9]。

文 献

1) Gorlin RJ, et al: The syndrome of palmar-plantar hyperkeratosis and premature periodontal destruction of the teeth: A clinical and genetic analysis of the Papillon-Lefèvre syndrome. J Pediatr, 65: 895-908, 1964.
2) Hart T, et al: Papillon-Lefèvre syndrome. Periodontol 2000, 6: 88-100, 1994.
3) Wiebe CB, et al: Successful Periodontal Maintenance of a case with Papillon-Lefèvre syndrome: 12-year follow-up and review of the literature. J Periodontol, 72: 824-830, 2001.
4) Fischer J, et al: Mapping of Papillon-Lefèvre syndrome to the chromosome 11q14-q21 region. Eur J Hum Grnt, 5: 156-160, 1997.
5) Lass MW, et al: Localization of a gene for Papillon-Lefèvre syndrome to chromosome 11q14-21q by homozigosity mapping. Hum Genet, 101: 376-381, 1997.
6) Hart TC, et al: Sublocalization of the Papillon-Lefèvre syndrome locus on 11q14-q21. Am J Med Genet, 79: 134-139, 1998.
7) Toomes C, et al: Loss-of-function mutations in the cathepsin C gene result in periodontal disease and palmoplantar keratosis. Nat Genet, 23: 421-424, 1999.
8) De Haar SF, et al: Loss-of-function mutation in cathepsin C in two families with Papillon-Lefèvre syndrome are associated with deficiency of serine proteinases in PMNs. Hum. Mutat, 23: 524-530, 2004.
9) Preus H, et al: Clinical management of prepubertal periodontitis in two siblings with Papillon-Lefèvre syndrom. J Clin Periodontol, 14: 156-160, 1987.
10) Umeda M, et al: Clinical, bacteriological, and immunological examination and treatment of two Papillon-Lefèvre syndrome patients. J Oral Pathol, 57: 430-440, 1990.
11) Pacheco JJ, et al: Treatment of Papillon-Lefèvre syndrome periodontitis. J Clin Periodontol, 29: 379-374, 2002.
12) Lundgren T, et al: Periodontal treatment of patients with Papillon-Lefèvre syndrome: a 3-year follow up. J Clin Periodontol, 31: 933-938, 2004.
13) Toygar HU, et al: Combined therapy in a patients with Papillon-Lefèvre syndrome: a 13-year follow-up. J Periodontol, 78: 1819-1824, 2007.
14) Tinanoff N, et al: Dental treatment of Papillon-Lefèvre syndrome: 15 year follow-up. J Clin Periodontol, 22: 609-612,1995.

〈仲谷　寛〉

11. 良性腫瘍と悪性腫瘍との鑑別診断

学習目標	到達項目
歯周組織に生じる腫瘍を理解する。	□ 1. 歯周組織に生じる腫瘍性病変の特徴を説明できる。 □ 2. 悪性腫瘍の鑑別に関する留意点を説明できる。

1. 歯周組織の腫瘍

歯周組織に生じる腫瘍は良性腫瘍と悪性腫瘍に大別できる（表1）。特に悪性腫瘍は生命に関わる疾患で、初期では炎症性病変と類似した症状を示すことがあるため、その鑑別には注意を要する。また、顎口腔領域悪性腫瘍の80％を占める扁平上皮癌は、早期（Stage I、II）の治療成績が80〜95％と高いのに対して、進行期（Stage III、IV）では40〜75％に低下し[1]、治療後の機能的・審美的障害も大きくなる。

したがって、歯周組織の診査においては、常に悪性腫瘍の可能性を念頭におき、可能な限り初期の段階で発見できるように努める。

表1　歯周組織に生じる主な腫瘍

A. 良性腫瘍とその類似疾患
1. 歯原性腫瘍 エナメル上皮腫、セメント質腫、歯牙腫、歯原性角化嚢胞（角化嚢胞性歯原性腫瘍）など
2. 非歯原性腫瘍 線維腫、乳頭腫、神経鞘腫、神経線維腫、血管腫、骨腫、骨形成線維腫など
3. 腫瘍類似疾患 エプーリス、外骨症、線維性骨異形成症など

B. 悪性腫瘍と前癌病変
1. 癌腫 扁平上皮癌など
2. 肉腫 骨肉腫、悪性線維性組織球腫（MFH）、カポジ肉腫など
3. 悪性黒色腫
4. 悪性リンパ腫
5. 白血病
6. 転移性腫瘍
7. 前癌病変 白板症、紅板症、扁平苔癬、色素性母斑など

（臨床的頻度の高い疾患を抜粋して分類）

2. 良性腫瘍と悪性腫瘍

良性腫瘍と悪性腫瘍の臨床的な相違点として、発育速度や発育様式、境界の状態、硬結の有無などが挙げられる。一般に良性腫瘍は発育が遅く、周囲の正常組織を圧迫するように増大するが、悪性腫瘍では発育が速く、正常組織内に浸潤しながら増殖する。したがって、肉眼的に良性腫瘍と周囲組織との境界は比較的明瞭であるが、悪性腫瘍は辺縁不整で境界が不明瞭となることが多い。また、悪性腫瘍ではしばしば周囲の硬結を伴うが、歯肉に生じた場合は骨の裏層があるため、舌や口底などの軟組織と比べて硬結が不明瞭になりやすい。

エックス線所見として、歯肉原発の良性腫瘍では圧迫吸収様の透過像を呈することが多いが、病変が軟組織に限局している場合は骨吸収を認めないこともある。顎骨原発の良性腫瘍では一般に境界明瞭な透過像〜不透過像を認めるが、顎骨内の病変が大きすぎるとデンタルエックス線画像だけでは病変を捉えられないことがある。顎骨腫瘍はほとんどの場合無症状のまま病変が増大し、進行すると顎骨の区域切除や再建が必要となる。よって、1年に1回程度は病変のスクリーニングのためにパノラマエックス線画像を撮影することが望ましい。悪性腫瘍の場合、骨吸収縁が明瞭な「平滑型 pressure type」から骨吸収縁が不明瞭かつ不整な「虫喰い型 moth-eaten type」まで、さまざまな骨吸収像がみられる[2]。単純エックス線所見のみで歯周病などの炎症性疾患と鑑別することは困難であり、より正確に評価するために CT や MRI、PET-CT の撮影を行う。いずれにせよ、最終的な診断には生

検が必要である。

3. 歯周領域における診断時の注意点

　日常の臨床において最も発生頻度が高いものは、腫瘍類似疾患のいわゆるエプーリスである。エプーリスは歯肉に生じた限局性腫瘤に対する総称であるが、通常、炎症性および反応性の増殖物を意味し、真の腫瘍は含まない。有茎性、半球状、結節状などさまざまな形態を示し、表面平滑で周囲健常組織とは明瞭に区別される（図1）。しかしながら、他臓器癌の口腔転移や悪性リンパ腫の節外病変も、エプーリス様の腫瘤性病変を呈することが多いため注意を要する（図2、3）[3]。

　悪性腫瘍では扁平上皮癌の頻度が最も高く、辺縁不整な肉芽様の隆起や潰瘍を呈する場合が多い（図4）。「表在型」では扁平苔癬や白板症と、「外向型」や「内向型」では歯周炎との鑑別が困難なことがあり（図5、6）、ステロイド塗布や抗菌薬投与などの消炎療法を2週間行っても改善しない場合、速やかに口腔外科へ対診する。その際、切開やポケット掻爬、レーザー照射など病変に刺激を加える治療は避ける。また、必ず所属リンパ節を触診し腫脹や固着性の有無を確認しておく。

　なお、顎骨内に悪性腫瘍が生じた場合、歯肉に異常がなくとも、多数歯の急速な動揺やオトガイ神経領域の知覚鈍麻を認めることがある。急性骨髄炎でも同様の症状がみられるが、原因歯が明らかでないならば悪性腫瘍の可能性を考慮すべきである。顎骨内に生じる悪性腫瘍には、原発性骨内扁平上皮癌のほか、骨肉腫、悪性リンパ腫、エナメル上皮癌、腺様囊胞癌、他臓器癌の顎骨転移などがある。

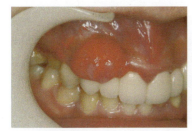

図1　上顎前歯部エプーリス
表面平滑で境界明瞭な有茎性腫瘤を認める。

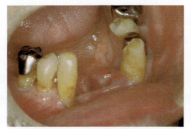

図2　肝細胞癌の下顎歯肉転移
下顎左側犬歯の舌側に、易出血性で境界不明瞭な半球状腫瘤を認める。

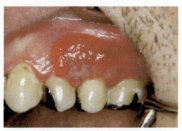

図3　上顎歯肉悪性リンパ腫
表面赤色で不均一な半球状腫瘤を認める。

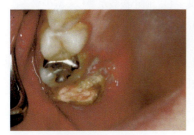

図4　上顎歯肉扁平上皮癌
辺縁不整な潰瘍を呈し、周囲に堤防状隆起（硬結）を認める。

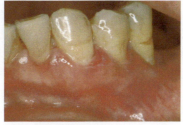

図5　下顎歯肉扁平苔癬
小臼歯部の歯間乳頭に白斑を伴う発赤を認める。表在型の扁平上皮癌との鑑別には生検が必要である。

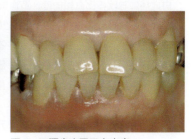

図6　下顎歯肉扁平上皮癌
下顎右側前歯部に境界不明瞭で歯間乳頭部の肥厚を伴う紅斑を認める。歯周病や扁平苔癬との鑑別に生検が必要である。

文献

1) 白砂兼光, 古郷幹彦: 口腔外科学, 第3版, 医歯薬出版, 東京, 255, 2010.
2) 日本口腔腫瘍学会編: 口腔癌取扱い規約, 第一版, 金原出版, 東京, 3, 2010.
3) Lindhe, J., ed. Lindhe text of clinical periodontology, 2nd edition, Copenhagen, Munksgaard, 305-307, 1989.

〈苗生田整治、中川種昭〉

12. 白血病性歯肉炎

学習目標	到達項目
白血病性歯肉炎を理解する。	□ 1. 白血病性歯肉炎の病態・治療法について説明できる。 □ 2. 白血病性歯肉炎への対応における留意点を説明できる。

1. 病変とその成り立ち

白血病とは、血球を作る細胞すなわち造血細胞が腫瘍化して無制限に自律性の増殖をする疾患である。白血病は分化能を失った幼若細胞が増加する急性白血病と、分化・成熟を伴いほぼ正常な形態を有する細胞が増殖する慢性白血病に分けられる。また、分化の方向により骨髄性とリンパ性に大別される[1]。本邦では急性骨髄性白血病が約50％と最も多く、次いで成人では慢性骨髄性白血病、小児では急性リンパ性白血病が続き、慢性リンパ性白血病が最も少ない[2]。原因についてはいまだ不明であるが、ウイルス感染、放射線、化学物質、遺伝的要因などが関与し、多段階の遺伝子異常を経て発生していると考えられている。

2. 症状と診断

急性白血病では、骨髄で白血病細胞が増加するために正常な血球の産生が障害される。このため、正常白血球減少に伴う感染症状（発熱）、赤血球減少に伴う貧血症状（倦怠感、動悸、めまい）、血小板減少に伴う出血傾向（歯肉出血、鼻出血、皮下出血など）が生じる。慢性骨髄性白血病では、病期が進行しないと症状はほとんど現れないが、数年の移行期を経て急性転化を起こす。慢性リンパ性白血病は高齢者に好発し、初期に頸部リンパ節の腫脹を認めることがある。無症状のまま経過することも多く、健康診断で白血球増加を指摘されて発見に至ることが多い。

白血病の口腔内病変として、歯肉の腫脹や出血、口腔潰瘍を認めることがある。全白血病での口腔内症状の発現率は約20～35％といわれており、慢性より急性、リンパ性より骨髄性で発現率が高い[3]。

白血病における出血傾向は、造血機能の障害のために骨髄巨核球産生が減少し、血小板数が著しく減少することが最大の原因であり、急性白血病ではしばしば初期から歯肉出血を認める。特に急性前骨髄性白血病（AML-M3＝APL）では、出血を初発症状とする症例が大半を占め、播種性血管内凝固（DIC）を高率に伴うため、線維素溶解と血小板減少により著しい出血を示す。一方、慢性白血病では重症化しない限り血小板数が保たれていることが多く、出血傾向は軽度である。歯の動揺や歯肉出血の出現率は、急性白血病で17.7％、慢性白血病患者で4.4％と報告されている[4]。

白血病患者の歯肉では、正常なスティップリングが消失し、赤色から紫色で光沢のあるスポンジ状の腫脹を呈することがある[5]。歯肉の腫脹は、歯間乳頭部から辺縁歯肉へと拡大し、歯間乳頭の一部に壊死を伴うことも多い（図1）。このような歯肉腫脹は口腔衛生状態の悪化による炎症性腫脹である場合と、白血病細胞が増殖して歯肉に浸潤する腫瘍性腫脹の場合がある。なかでも急性骨髄単球性白血病（AML-M4）は組織浸潤性が強く、歯肉腫脹が生じやすい。また、白血球減少時には、主としてスピロヘータやアスペルギルスを原因菌とする壊死性潰瘍性歯肉炎 necrotizing ulcerative gingivitis：NUG がみられることもある（図2）。

局所症状が歯肉腫脹のみの場合、歯周病や薬剤性歯肉炎との鑑別が困難となるが、白血病であれば出血や発熱、全身倦怠感、頸部リンパ節の腫脹などの症状を伴うことが多い。特に急性白血病は口腔内病変が初発症状であることも多く、必要と判断すれば早急に内科専門医に精査を依頼し、血液検査や骨髄穿刺などで全身状態の客観的

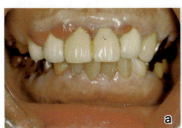
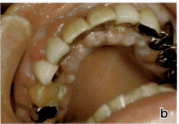
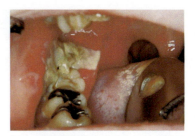

図1　急性骨髄性白血病　（元・がん・感染症センター都立駒込病院歯科口腔外科　茂木伸夫先生のご厚意による）
 a：正面像。正常なスティップリングが消失し、歯間乳頭に光沢のあるスポンジ状腫脹を認める。
 b：咬合面像。口蓋側の歯肉も著しく腫脹し、一部に易出血性で悪臭を伴う潰瘍を形成する。

図2　急性骨髄性白血病における壊死性潰瘍性歯肉炎
　　白後部に智歯周囲炎の増悪による壊死性潰瘍を認める。

評価を行うことが重要である。

3. 治療

　白血病における発熱は正常白血球減少に伴う感染症に起因することが多く、腫瘍熱であることは少ない[6]。しばしば口腔内も原病巣となり、健常時には無症状であった歯周炎が原因で発熱をきたし、敗血症、肺炎などに進展することもある。また、白血病の治療中は、化学療法や放射線療法、骨髄移植 bone marrow transplantation：BMT などによって白血球数がさらに減少するため、易感染状態が継続する。このような理由から、白血病の治療にあたる医師と口腔管理を行う歯科医師は密接に連携して協力する必要があり、特に骨髄移植を行う場合の口腔管理は極めて重要である。同種骨髄移植は、レシピエント（recipient）の悪性細胞および免疫担当細胞を大量の抗がん剤と全身放射線照射で根絶・破壊した後に、健全なドナー donor の骨髄細胞を移植する方法である。化学療法と放射線療法を行うことにより極度の免疫不全状態となるため、口腔内では歯性感染巣の増悪がみられ、細菌性、真菌性、ウイルス性などさまざまな粘膜病変が出現する。また、骨髄移植後はドナー由来のTリンパ球が宿主（host）を非自己と認識する移植片対宿主病 graft-versus-host disease：GVHD が生じる。このため、口腔内には扁平苔癬様の口内炎と口腔乾燥症をきたし、時には口腔潰瘍を呈する。

　これらの病変は口腔内細菌に修飾されて増悪するため、白血病治療に先行して口腔内のスクリーニングを行い、歯周炎を含む歯性感染巣の治療を行う。易感染性で出血傾向を認める状態では、炎症拡大や出血のリスクが高いため、基本的に抜歯や縁下スケーリングなどの侵襲的治療は避ける。口腔清掃指導（TBI）や口腔ケアは極めて重要で、徹底したプラークコントロールや保湿、疼痛管理、凍結療法 cryotherapy によって白血病治療中の口腔内病変を軽減することができる。一方で、保存的治療によって感染がコントロールできない場合もあり、白血球や血小板が減少していても抗菌薬投与、血小板輸血下に抜歯が必要となることがある。また、移植後に重度の歯周炎や口内炎を呈する際には、速やかに抗菌薬、抗真菌薬、抗ウイルス薬などを増量して重篤化を防止する必要がある。いずれの場合も内科主治医と十分に検討を重ねたうえで、リスクとベネフィットについて患者に情報を提供し、インフォームドコンセントを得て治療を進める。

文　献

1) 日本血液学会, 日本リンパ網内系学会編集: 造血器腫瘍取扱い規約, 第1版, 金原出版, 東京, 2, 2010.
2) 進藤潤一ほか: 口腔外科学, クインテッセンス出版, 東京, 1988, 220.
3) 高木実, 石川梧郎: 白血病の口腔所見について, 口病誌, 49: 524-534, 1982.
4) 小野尊睦, 吉武一貞: 口腔外科学, 第3版, 金芳堂, 東京, 1986, 184.
5) Archer, W.H. Oral and Maxillofacial Surgery 5th edition, Philadelphia, W. B. Saunders Company, 18, 1975.
6) 宮崎 正, 松矢篤三, 白砂兼光: 口腔外科学, 第2版, 医歯薬出版, 東京, 2000, 481.

〈莇生田整治、中川種昭〉

13. 好中球減少症

学習目標	到達項目
好中球減少症の特徴を理解する。	□ 1. 好中球減少症の特徴を説明できる。

1. 好中球減少症 neutrophenias とは

　好中球数の正常値は 2,500 ～ 7,500/μL であるが、1,500/μL 以下が好中球減少症である。1,000/μL 以下で感染の危険性が高く、500/μL 以下で重篤な感染症を起こしやすいといわれている。

　先天性好中球減少症では先天的に好中球が減少しており、幼少期から感染症を引き起こしやすく、早期の歯周組織破壊がみられることが多い（図1）。そのうち周期的に好中球の減少を示すものは周期性好中球減少症といわれ、約 21 日周期で好中球の減少を繰り返す血液疾患である。好中球の減少時には細菌に対する防御が低下するため急速に歯周組織破壊が起こり、小児期から歯周組織破壊が進行する。重症化に対しては適切な抗菌薬による治療が必要であり、口腔ケアも重要である。

　基本的に予後は不良であるが、日頃から厳密にプラークコントロールを行い、好中球減少時に適切に治療すれば、進行を遅らせることができる。

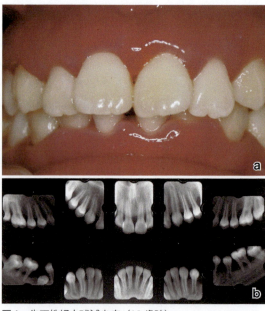

図1　先天性好中球減少症（10歳時）
　a：口腔内写真。特に第一大臼歯を中心に高度な歯周組織破壊が認められた。母親も好中球減少症の為成人に達する前に無歯顎になった。
　b：エックス線画像。

〈梅田　誠〉

14. Chédiak-Higashi 症候群

学習目標
Chédiak-Higashi 症候群を理解する。

到達項目
- 1. Chédiak-Higashi 症候群での歯周組織症状を説明できる。
- 2. 白血球機能異常と歯周炎の病態の関係を説明できる。

1. 病変とその成り立ち

Chédiak-Higashi 症候群（図1）Chédiak-Higashi syndrome とは、白血球の原形質に巨大顆粒を有する免疫不全症であり、常染色体潜性（劣性）遺伝疾患である。食細胞（特に好中球）の数的減少、機能異常（遊走能低下・食胞内での殺菌の遅延）が存在し、乳児期早期より感染症を反復する。

好中球が貪食した病原体を消化できず、好中球のリソソーム内に巨大な顆粒が蓄積する。このため病原体の処理能力が低下し、種々の感染症への抵抗性の低下（易感染性）を示す。

顆粒は白血球だけでなく赤血球や血小板やメラニン細胞などにも存在する。このため血小板の機能低下による出血傾向や、メラニン細胞の色素顆粒異常による白斑や白髪、光線過敏症を認める。口腔内においても萌出した歯の歯周組織に炎症と骨吸収を伴う高度な破壊がみられる。

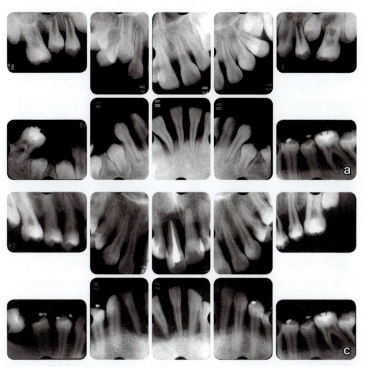
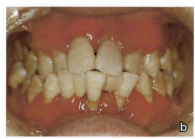

図1　Chédiak-Higashi 症候群、女性
　　a：9歳時、b：15歳時、c：16歳時。

文献
1) Shibutani T, et al : Long-term follow-up of periodontitis in a patient with Chédiak-Higashi syndrome. A case report. J Periodontol. 71: 1024-1028, 2000.
2) Hajishengallis E, et al : Neutrophil Homeostasis and Periodontal Health in Children and Adults. J Dent Res. 2013 Oct 4. [Epub ahead of print]

〈澁谷俊昭〉

索引

欧文

A

abfraction 51
abscesses of periodontium 85
abutment 194
acquired immunity 20
Actinomyces属 17, 228
adipokine 65
ADL：activities of daily living 234, 259
AGE：advanced glycation endproduct 52
Aggregatibacter actinomycetemcomitans 3, 16, **18**, 35, 67, 87, 205, 208, 229, 232, 271, 272
AI：autoinducer 16
AIDS：acquired immunodeficiency syndrome 52
Ainamo 247
allergic reactions 86
allograft 159
ALP 274
ALT 66
AML-M4 280
Anteの法則 192
antimicrobial photodynamic therapy 212
ANUG：acute necrotizing ulcerative gingivitis 17
a-PDT 212
ARONJ：antiresorptive agent related osteonecrosis of the jaw 53, 223
artificial bone graft（alloplast） 159
AST 66
attached gingiva 6, 246
attachment level 93
autogenous bone graft 159
A-スプリント（splints） 133

B

β-TCP 161
β-グルクロニダーゼ 99
β-リン酸三カルシウム 166
Barkann固定法 132
BDNF：brain-derived neurotrophic factor 166

bFGF：basic fibroblast growth factor 166, 169
biofilm 107
biologic width 150, 191
Bio-Oss 161
BMI：body mass index 65
BMP：bone morphogenetic protein 161, 166
bone graft 159
BOP：bleeding on probing 43, 90, **92**, 93, 110, 142
BP製剤 223
Brånemark 194
BRONJ：bisphosphonate-related osteonecrosis of the Jaw 223, 241
bruxism 49
BULLの法則 135
B細胞 21, 23
B細胞（性）病変 13, 25
B-スプリント（splints） 132

C

CAL：clinical attachment level 77, 90, 93, 110, **142**
Campylobacter rectus 17
CD4 **22**, 23, 25, 52, 100
CD8 22, 100
CEJ：cemento-enamel junction **12**, 14, 84, 93, 248
cementoid 27
cementum 6
centric stop 135
Chédiak–Higashi 症候群（syndrome） 283
CI：calculus index 245
CKD：chronic kidney disease 81
CO_2レーザー 210
Cohen症候群 87
combined periodontic-endodontic lesions 85, 86
complex 3, 17
continuous resin crown splints 132
COX：cyclooxygenase 29
CPI：community periodontal index 247, 249
CPITN：community periodontal index of treatment need 247, 249

Cr:YSGGレーザー 210
Crane-Kaplanのポケットマーカー 153
crown lengthening procedure 157
CTL 24
C反応性タンパク（CRP） 24, 60, 63, 65, **67**, 69, 82

D

dental floss 118
DFDBA：demineralized freeze-dried bone allograft 159, 161
DI（debris index） 245
diagnosis 107
DILUの法則 135
diode 210
disk predictor 40
DNA 17
………probe 17
………塩基配列 56
………損傷 30
………のメチル化 56
………プローブ法 101
………レベル 56
Down（ダウン）症候群 229, 230, **272**, 273
drug-induced gingival overgrowth 86
DUMLの法則 135

E

ECM：extracellular matrix **26**, 27, 28, 30, 31
eGFR 81
Ehlers-Danlos 症候群 87
Eikenella corrodens 76
EMD：enamel matrix derivative **166**, 167, 168, 169
Emdogain 4, 166
enamel-bonding resin splints 132
enamel matrix derivative 166
ENAP：excisional new attachment procedure 153
epidemiology 244
EPS：extracellular polymeric substance 16
ePTFE膜 164

Er:YAGレーザー　210, 211
Er:YSGGレーザー　210
Eubacterium nodatum　17

F

Fcγレセプター　87, 100
FcγRⅢB NA2/NA2多型　87
FDBA：freeze-dried bone allograft
　161
FGF-2：fibroblast growth factor 2　4,
　36, **166**, 169, 170
Filifactor alocis　17
FimA　18
floss or die　60
free gingiva　6
free gingival groove　6
furcation plasty　186
Fusobacterium nucleatum　15, **17**,
　18, 74, 76
Fusobacterium属　**15**, 17, 74, 76

G

GBR法　171, 174
GI：gingival index　92, 246
gingival abscess　85
gingival diseases　84
gingival epithelium　7
gingival lesions　85
gingival overgrowth　85
gingival recession　85
gingivitis　84
　………for observation　255
　………induced by dental plaque
　　　　only　86
　………modified by malnutrition
　　　　86
　………modified by systemic
　　　　conditions　86
Glickmanの分類　163, **184**, 185
GODB：global oral data bank　**247**,
　248, 249
GOHAI　110
Green＆Vermilion　245
grinding　49
GTR：guided tissue regeneration
　………膜　162, 163
　………法　162, 186

H

habit　114
hand scaler　125, 161
hemisection　187
herpes simplex virus type I　265
Hertwig epithelial sheath　166
HIV　161
　………感染　52, 53
　………陽性　264
HLAアリル　57
host　281
host responses　42
HSP60　69
HSV I　265
hypophosphatasia　274

I

ICAM-1：intercellular adhesion mole-
　cule-1　28
idiopathic gingival fi bromatosis
　267
IFN：interferon　23
　………-γ　**21**, 22, 23, 24, 25, 272
IgA：immunoglobulin A　262, 272
IgG：immunoglobulin G　23,
　　　　67, 100, **102**
IL：interleukin　23, 35
　………-1　3, 20, 23, **25**, 29, 31, 32,
　　　　34, 35, 36, 57, 77, 87
　………-1Aアリル　87
　………-1Bアリル　87
　………-2　21, 24, 25
　………-4　22, **23**, 24, 25
　………-5　23, 25
　………-6　3, 20, **23**, 24, 25, 32, 35,
　　　　63, 65, 66, 67, 68, 69, 75, 77,
　　　　267
　………-8　20, 24, **25**, 74, 75, 100
　………-10　20, 22, **23**, 24, 25
　………-12　24
　………-12/23阻害剤　58
　………-13　23, 25
　………-17　**23**, 24, 25
　………-1β　**56**, 73, 74, 75
implant body　194
initial periodontal therapy　107
innate immunity　20
interdental brush　118

J

jankelson　134
junctional epithelium　108

L

LAD　57
LASER：light amplification by stimu-
　lated emis-sion of radiation　210
LDDS　201
LindheとNymanの分類　167, 184
lipopolysaccharide　22, 35
LLLT　211
local drug delivery system　201
Löe　2, 41, 197, 245, **246**
long epithelial attachment　162
LPS　22, 35

M

marginal gingiva　246
matrix metalloproteinase　13, 31
Maynard　48
mBI：modified sulcus bleeding
　index　197
McCallのフェストゥーン　14, 48
M-CSF　34
medication-related osteonecrosis of
　the jaw　220, 223
Melcher　163
MGJ：mucogingival junction　152
MGS：mucogingival surgery　175
MIBLの法則　135
Miller　48, 177
　………の歯肉退縮の分類　94, 96,
　167, **178**
MIP-1α　24
MIP-1β　24
MMP　13, 31
modified pen grasp　128
modified PMA-index　246
modified sulcus bleeding index　197
mPII　197
MRONJ：medication-related osteo-
　necrosis of the jaw　220, 223
MUDLの法則　134

interdental papilla　6
interventional epidemiology　4

索引

N

NASH：non-alcoholic steatohepatitis 60, 66, **79**, 80
Nd:YAGレーザー 210, 211
necrotizing periodontal diseases 85
Neisseria 15
Neutrophenias 282
new attachement 151
NF-κ-B 21
NK細胞 20
non plaque-induced gingival lesions 85, 86
nonsurgical periodontal therapy 107
NSAID(s)：non-steroidal anti-inflammatory drug **29**, 30, 235
NUG：necrotizing ulcerative gingivitis 85, 86, 219, 220, **264**, 280
NUP：necrotizing ulcerative perio-dontitis 85, 86, 219, 220, **264**

O

occlusal splint 133
occlusal trauma **50**, 85, 86
OD値 212
OHI：oral hygiene index 228, 245
OHIP-14 110
OHI-s：simplified OHI 245
OHRQL 110
O'Leary 123
……のplaque control record 246
OPG 34
oral microbiome 15
orange complex 17
osseointegration 194
osteoectomy 158
osteoplasty 157

P

PAL：probing attachment level 248, 249
papillary gingiva 246
Papillon-Lefèvre症候群（PLS） 56, 58, 229, 230, **276**
patient-reported outcomes 110
PCR：plaque control record 92, 246

PCR（polymerase chain reaction）法 101
PD（PPD）：probing pocket depth **93**, 110, 142, 252, 262
PDGF：platelet derived growth factor 36, 166
PDI：periodontal disease index 245, **247**, 248
pen grasp 128
periodontal abscess 85, 111
periodontal diseases 84
periodontal ligament 6
periodontal medicine 60
periodontal plastic surgery 175
periodontal tissue 10
PGE$_2$ 13, 29, 60
PI：plaque index 245
plaque control 115
platelet-derived growth factor 166
PMA指数 246
PMS：postmenopausal syndrome 239
PMTC：professional mechanical tooth cleaning **116**, 202, 242, 253, 254
Porphyromonas gingivalis 3, **16**, 17, 66, 67, 102, 122, 232, 271, 272, 275
Porphyromonas gingivalis GroEL 68
PPS 175
pregnancy gingivitis 233
Prevotella intermedia 16, **17**, 35, 54, 122, 205, 208, 228, 231, 255, 264, 272
primary intention 150
primary occlusal trauma 85
probing attachment level 248
prognosis 107
prognostic factor 40
provisionak restoration 132
PTA：parent-teacher association 259
PTC：professional mechanical tooth cleaning **202**, 204, 253
PT-INR：prothrombin time-inter-national normalized ratio 217, 218

Q

QOL：quality of life 11, 75, 82, 110, 207, 223, 237, 241, **252**, 257, 259
quorum sensing 16

R

Ramfjord 248
RamfjordとNissle 154
randomized controlled study 244
RANKL 25, 34
RCT研究 244
reattachment 151
red complex 3, 17
re-evaluation 110, 142
Regroth 169
risk factor 40, 86
risk indicator 40
risk predictor 40
root planing 108
root resection 186
root separation 186
Runx2 29

S

scaling 108
Schour 246
secondary intention 150
secondary occlusal trauma 85, 86
Silness 197
Simonの分類 136
Socransky 3, 17, **38**, 42
SPT：supportive periodontal the-rapy/ supportive periodontal treatment 64, 103, 106, 110, 114, 142, **200**, 254
SRP：scaling and root planing 92, 108, 119, 122, **124**, 201, 203
Stillmanのクレフト 14, **48**, 51
Streptococcus 15
Streptococcus constrellatus 17
Streptococcus gordonii 16
Streptococcus mutans 16
Streptococcus pneumoniae 76
Streptococcus salivarius 15
subgingival pocket irrigasion 121
subgingival scaling 124
sulcus bleeding index 197, 247
superstructure 194

supragingival scaling　124

T

Tannerella forsythia　**17**, 18, 19, 35, 67, 102, 206, 208, 228, 272
Tarnowの分類　184
TBI：teeth blushing instruction　281
TCP：tricalcium phosphate　161, 166
temporary splinting　132
TGF（transforming growth factor）- β　22, **23**, 24, 25, 31, 32, 36, 267
Th1　22, 23, 24
third intention　150
TIMP：tissue inhibitors of metallo-proteinases　31, 32
　………1-4　32
TLR：toll-like receptor　21, 22
TNF：tumor necrosis factor　23, **57**, 77
　………-α　3, **20**, 21, 25, 32, 35, 36, 63, 65, 66, 69, 73, 75, 272
toll-like receptor　21
treatment planning　107
Treponema denticola　**17**, 18, 19, 35, 67, 102, 206, 208, 228, 272
tunneling　186
T細胞　3, 13, 19, 21, **22**, 23, 25, 100, 272

V

VCAM-1　24
Veillonella　15
VSC：volatile sulfur compound　104

W

WHO　70, 247, 252
wire resin splints　133

X

xenograft　159

数字

1回法　196
1型糖尿病　62
Ⅰ型病変　136
1壁・2壁混合性骨欠損　97
1壁性骨欠損　97
2回法　196
2型糖尿病　52, 55, **62**, 63, 65, 66, 79, 222
Ⅱ型病変　136
2壁・3壁混合性骨欠損　97
2壁性骨欠損　97
Ⅲ型病変　136
3壁性骨欠損　97
4壁性骨欠損　97
8020運動　236, 249
8020達成者　4, 236
8の字縫合　149

和文

あ

悪習癖　108, 272
悪性腫瘍　278
アクセスフラップ　154
　………手術　154
アクリルレジン　176
アジスロマイシン　122, 207
足場　124, **151**, 159, 172
アスコルビン酸欠乏性歯肉炎　87
アスパラギン酸アミノトランスフェラーゼ　99
アスピリン　29, 235
アタッチメントゲイン　**143**, 144, 145, 168, 208
アタッチメントレベル　40, 145
アタッチメントロス　43, 53, 71, 85, **88**, 248, 264, 269, 271
圧痕　51, 119, **214**
圧接　152
圧迫止血　**154**, 176, 178, 180, 218
アディポカイン　24, **62**, 63, 65
アテローム形成　68
アテローム性動脈硬化症　69
アドレナリン　43
アバットメント　194, 198
アブフラクション　46, 51
アメリカ歯周病学会　90, 91
アメリン　167
アメロジェニン　167
アモキシシリン　**122**, 207, 277
アラキドン酸代謝物　29
アルカリフォスファターゼ　102, 229, 230, **274**
アルコール　72, 73, **79**, 195, 240
アルコール性脂肪性肝疾患　79
アレルギー　**54**, 89, 163, 266
　………性疾患　52
　………性歯肉病変　86
　………反応　87
アンテリアガイダンス　204

い

医科歯科連携　224
易感染性　**58**, 77, 208, 224, 281, 283
医原病　137
異種骨移植　159

索引

移植床　**176**, 177, 178, 179, 180
位相差顕微鏡　100
一次手術　196
一次性咬合性外傷　**50**, 85, 88
一次創傷治癒　150
一酸化炭素　43
遺伝　3
　………因子　267
　………疾患に伴う歯周炎　272
遺伝子診断　**56**, 57, 58, 102, 254, 275
遺伝性歯肉線維腫症　85, 267
遺伝的素因　57
遺伝的な要因　250
遺伝的背景　55, 56
移動　28
医療面接　213, 217
印象　106, 257
インスリン　62, 235
　………抵抗性　3, **62**, 63, 79
　………分泌　62
　………非依存性糖尿病　4
　………様増殖因子　36
インターフェロン　21, 36
インターロイキン　36
　………-1　29, 77
　………-1β　56
　………-6　63, 77
　………-8　100
インテグリン　27
インフォームド・コンセント　140
インプラント　108, 194
　………周囲炎　90, **196**, 197
　………周囲疾患　196
　………周囲組織　194
　………周囲粘膜炎　196, 197
　………周囲の角化粘膜　198
　………の動揺　197
　………の埋入　172, 196
　………用チップ　127, 128
インプラント体　194
インプラント治療　159, 172, 189, **194**, 196, 211
　………の流れ　196
　………の成功基準　199

う

ウィドマン改良フラップ手術　154
ウイトロカイト　45

ウイルス感染細胞　20
ウォーキングプロービング　219
齲蝕治療　109

え

エアスケーラー　127
永久固定　132, 193
栄養　43
栄養障害関連歯肉炎　86, 87
エキソペプチダーゼ　32
壊死　264
壊死性潰瘍性歯周炎　**53**, 85, 264
壊死性潰瘍性歯肉炎　220, **264**, 265, 280
壊死性歯周疾患　85, 219
壊死セメント質　**119**, 170, 175, 177, 179, 180, 181
エストロゲン　53, 54, 70, 231, **233**, 239, 240, 255
エックス線画像検査　96, 143
エックス線検査　137, **203**, 204
エッセンシャルオイル　121, 206
エナメリン　167
エナメル上皮　7, 166, **278**, 279
エナメル真珠　46, 185
エナメル滴　46, 185
エナメル突起　46, **136**, 184, 185
エナメルボンディングレジン固定　132, 133
エナメルマトリックスタンパク質　4, 166
エナメルマトリックス様物質　166
エナメルマトリックデリバティブ　166
エピジェネティクス　56
エピジヒドロコレステリン　207
エプーリス　278, 279
エマージェンスプロファイル　191
エムドゲイン　166, 167
　………ゲル　167
エラスターゼ　30, 31, **32**, 33, 99, 277
エリテマトーデス　87
エルビウム・ヤグ（Er：YAG）　210
塩化セチルビリジニウム　120, 206
塩化ベンゼトニウム　120
塩化リゾチーム　120, 121
塩基性線維芽細胞増殖因子　36, 166, **169**, 170

嚥下機能　235
嚥下反射　76, 236
塩酸テトラサイクリン水溶液　176, 177
塩酸ミノサイクリン　207
炎症歯周組織　24
炎症性因子　**44**, 109, 133, 188, 189, 213
炎症性骨吸収　35, 48
炎症性サイトカイン　13, **68**, 69
炎症性細胞浸潤　**25**, 233, 266
炎症性腫脹　280
炎症性不良肉芽組織　217
炎症反応　13, 25, **28**, 35, 41, 47, 57, 62, 68, 102, 136, 196, 216, 255
炎症メディエーター　28, 60
延長ポンティック　192
エンドペプチダーゼ　32
エンベロップフラップ　148

お

応急処置　107, **111**, 134, 215
横切開　148
横断研究　244
オートインデューサー　16
オーバーカントゥア　**45**, 186, 191
オーバーレイ縫合　176
オープンフラップキュレッタージ　154
オーラルフレイル　234
オキシタラン線維　8, 27
オクルーザルインディケーターワックス　98
オクルーザルスプリント　28, 133, 151
オッセオインテグレーション　194
オトガイ　160
　………神経領域　279
　………動脈　217
オドントプラスティ　186
オフロキサシン　277
親からの歯周病原細菌の伝播　230
オルソパントモグラフィー　95
オルバンメス　147, 155
オレリーのプラークコントロールレコード　123
音波歯ブラシ　117

か

カークランドメス　147, 270
壊血病　43、216
開咬　47
外向型　279
開口反射　10
外骨症　157, 278
外斜切開　**148**, 156, 157, 270
外傷　14, **48**, 50
外傷性因子　49, **188**, 189
外傷性咬合　48, **50**, 88, 90, 97, 134, 189, 202, 272
外傷性歯肉病変　86
外傷性病変　87
外側性固定　132
介入疫学　244
海綿骨　160
潰瘍　264
改良型PlI　197
過蓋咬合　47
下顎管　224
化学的歯肉縁下プラークコントロール　121
化学的歯肉縁上プラークコントロール　120
化学的プラークコントロール　116, 120, 241, 254
かかりつけ歯科医　241, 256
角化歯肉幅　**96**, 147, 153, 155, 163, 203
角化層　116, 266
角化粘膜　198
角化・付着歯肉幅　175, 176
顎関節症　49
学習援助型健康教育　252
学習の段階　114
獲得免疫　20, 21
学齢期　255
仮骨延長術　174
ガスクロマトグラフィー法　104
カスケード　29, 32
ガストロビージョ　163
仮性ポケット　12, 156
仮説疫学　244
家族性　55, 56
家族性周期性好中球減少症　87
家族内発症　271
学校歯科健診　259

顎骨壊死　34, 71, 241
活性酸素　30
カッティングエッジ　128
カットバック切開　148
家庭療法　253
カテコールアミン　43
可撤式　132, 133
カテプシンC遺伝子の変異　277
カポジ肉腫　278
カラー部　165
顆粒球　99
カルシウム　43
　………拮抗薬　216
加齢　54
環境因子　39, 41, **42**, 55, 106
環境的な要因　250
桿菌　115
患者教育　223
患者中心の評価　110
患者報告アウトカム　110
関節リウマチ　77
感染性心内膜炎　273
含嗽剤　**120**, 202, 205, 266
カンチレバー　192
冠動脈疾患のリスクマーカー　68
官能検査　104
間葉系幹細胞　4, 151, **169**

き

既往歴　137, 170
機械的プラークコントロール　120, 254
気管支喘息　**235**, 239, 262
危険因子　**40**, 60, 72, 235, 262
義歯　45
器質的口腔ケア　75
記述疫学　244
基礎疾患　4
喫煙　**4**, 35, 42, 77, 85, 104, 144, 197, 250, 262
　………関連歯周炎　262
基底状態　210
基底層　7
機能的口腔ケア　75
揮発性硫黄化合物　104
基本的検査　98
虐待　259
キャビテーション　127, 130

吸収性　163
　………膜　**163**, 164, 165, 166, 172
急性壊死性潰瘍性歯肉炎　17
急性期型　258
急性骨髄単球性白血病　280
急性歯周膿瘍　111, 207, 213, **215**, 216
急性歯肉膿瘍　215
急性疼痛　219, 220
急性膿瘍　213
急性ヘルペス性歯肉口内炎　265
急性発作　213
急速進行性歯周炎　271
キュレッタージ　145
キュレット型スケーラー　126, 152
共感　252
供給側　179
狭心症　60, 268
矯正治療　109, **189**, 190
　………中　190
矯正力　188
協働　260
局所（的）因子　39, 42
局所投与　112, 169, **205**, 215
局所薬物配送システム　121, 201
虚血性心疾患　67, 239
禁煙　263
　………支援　263
　………指導　107
菌血症　**64**, 206, 254
緊張性歯根膜咀嚼筋反射　10

く

くいしばり　49
空洞現象　127
クエン酸水溶液　176, 177
クオラムセンシング　16
くさび状欠損　46
グラインディング　49
グラム陰性桿菌　17
クラリスロマイシン　207
グリコーゲン代謝疾患　87
グリコサミノグリカン　26
クリニカル　110
　………アタッチメントレベル　93
グルカン　123
くる病様骨変化　274
グレーシー型キュレット　**126**, 127,

289

128
クレフト型　96
クレンチング　47, **49**, 134
クロスアーチ　192
クロルヘキシジン　120

け

計画的使用　206
経口抗菌薬　122
蛍光抗体法　101
経口投与　207
形質細胞　23
傾斜　46, 188
形態異常　**146**, 154, 175, 216, 221, 272
形態検査　96
外科結び　149
血液細胞検査　99
血液疾患　53
血管収縮作用　262
血管内皮細胞　13, **24**, 28, 33, 35, 67, 100
血管病変　67
月経周期関連歯肉炎　87, 256
結合組織　7
………移植術　196
………性付着　7, 12, **150**, 162
………由来細胞　150
結紮法　149
楔状咬頭　48, 108
血小板数　280
血小板由来増殖因子　166
血清IgG抗体価　67
………検査　102
血清アルブミン　53
血清抗体反応　271
欠損補綴　192
血糖値　234
ケモカイン　24
原因除去療法　107
限局型侵襲性歯周炎　**229**, 230, 271
健康　4
………寿命　236
………診断　259
………長寿　259
犬歯ガイド　46
懸垂縫合　149, 165
顕性誤嚥　75

原生セメント質　7
減張切開　148
原発性骨粗鬆症　70
現病歴　265

こ

抗RANKL抗体　71
降圧薬　216
好塩基球　99
抗炎症薬　29, 116, 120, **205**
口蓋裂溝　46, 136
高感度CRP　68
後期高齢者　222
抗菌的光線力学療法　212
抗菌薬　**101**, 112, 120, 206, 215, 273, 277
抗菌療法　4, 63, 64, 110, 206, 207, **208**, 209, 230
口腔インプラント　171
口腔衛生管理　113
口腔衛生指数　245
口腔衛生状態　43, **246**, 280
口腔潰瘍　280
口腔カンジダ症　240
口腔感染症　239
口腔乾燥症　**239**, 241, 281
口腔関連QOL　110
口腔機能回復治療　106, 108, **196**, 197, 202
口腔機能向上　259
口腔ケア　**75**, 76, 238, 242, 255, 259, 281, 282
口腔細菌叢　15
口腔歯肉上皮　7
口腔上皮細胞　224
口腔清掃　242
………器具　242
………指導　123, 189, **198**, 200, 213, 222, 241, 281
口腔洗浄器　119
口腔前庭開窓術　182
口腔前庭拡張術　182
口腔前庭の異常　221
口腔軟組織の形態異常　46
口腔保健　252
抗けいれん薬　53, **216**, 268
高血圧症　53
抗血小板薬　218

高血糖　52, **62**, 65
抗原提示細胞　**21**, 22, 24
咬合関係　47, 132, **134**, 214, 237
咬合干渉　46, 189
咬合検査　134
咬合紙　97, 98, **134**, 198
咬合性外傷　**50**, 85, 109, 220
咬合調整　109, 133, **134**, 203, 214
………の原則　109
咬合痛　137, 173, **220**
咬合の検査　97
咬合の再構築　214
咬合崩壊　47
口呼吸　49, 109
………線　49
交叉咬合　272
好酸球　99
鉤歯　45, **192**, 195
口臭　264
………検査　104
公衆衛生的手段　253
高出力レーザー　211
合成高分子膜　164
向精神薬　236
高速運動電動歯ブラシ　117
酵素活性測定法　101, 102
酵素抗体法　102
酵素剤　121
硬組織形成不全　274
抗体反応　68
抗体分子　23
好中球　24
………減少症　53, 230, **282**
………数　282
抗てんかん薬　236
後天性免疫不全症候群　52, 221
後天的な要因　250
後天的リスクファクター　52
咬頭嵌合位　134
咬頭干渉　47, **49**, 98, 109
行動変容　113
更年期障害　239
広汎型侵襲性歯周炎　208, **232**, 271
咬耗　46, 47, 49, **51**, 108, 198
咬翼法　95
交絡因子　250
高齢者　234

誤嚥　236
　………性肺炎　**75**, 236, 254, 256
コーンビームCT　143, 183
コーンプライヤー　164, 165
呼吸器感染症　76
国際歯槽膿漏学会の分類　2
骨移植術　159
骨縁下ポケット　12, 152, **156**, 247
骨縁上ポケット　12, 152, **156**
骨芽細胞　24, **34**, 36, 151, 159
骨吸収　**35**, 156, 283
　………抑制関連顎骨壊死　223
　………抑制薬関連顎骨壊死　53
骨形成　151
　………タンパク質　166
　………能　160
骨再生　151
　………誘導法　174
骨髄巨核球産生　280
骨折　70
骨粗鬆症　53, **70**, 240
固定　203
骨伝導能　161
骨ノミ　160
骨補塡材　159, 174
コッホの原則　38
骨膜縫合　149
骨密度　70
骨誘導能　160
コホート研究　41, 244
コミュニケーション能力　260
コミュニティケア　254
固有歯槽骨　157, 158
コラーゲン　26
　………膜　164
コル　6
コルチゾール　43
根幹　94
混合歯列期　255
根尖側方向　181
コンプライアンス　140
根分岐部病変　94, 143, 167, **183**
根面齲蝕　46, 238
根面溝　140, 185
根面処理　167, 168, **176**, 177, 179, 180
根面被覆　178
根面露出　204

さ

細菌因子　39, 41
細菌検査　206
細菌診断　232
最終糖化産物　52
再生医療　169
再生療法　**159**, 161, 166, 171, 186
再治療　203
サイトカイン　**20**, 23, 36, 56, 75, 151, 166
　………遺伝子　3
再評価　110, 142
再付着　151
細胞外マトリックス　7, **26**, 31, 36, 151, 267
細胞間相互作用　25
細胞遮断性　164
細胞性免疫　**20**, 22, 52, 81, 87
細胞接着タンパク質　26
細胞接着分子　25
細胞セメント質　7, 162
細胞致死膨化毒素　19
作業側　135
削合　134, 135
殺菌能　100
サポーティブペリオドンタルセラピー　110, 140, 142, 151, **200**, 273
　………トリートメント　200
サルコペニア　234
暫間固定　109, 132
三次喫煙　263
三次創傷治癒　150
三叉神経　10, 11
三重結び　149
散乱　210

し

シェーグレン症候群　240
ジェルタイプ　240
歯科衛生過程　107
歯科衛生ケアプロセス　107
歯科衛生士　107
自家骨　159
　………移植　159
歯科疾患実態調査　249
歯科疾患実態報告　4
歯科診療報酬改訂　241

歯科診療補助　257
歯科保健指導　257
歯科用コーンビームCT　95
　………像　95
歯科予防処置　257
歯冠形態修正　214
歯間鼓形空隙　**45**, 48, 191
歯冠歯根比　51, 157
歯冠周囲炎　207
歯冠修復・補綴　189
歯冠長延長術　157
歯間乳頭　**6**, 95, 150, 153, 179, 192, 264, 279
歯間ブラシ　118
歯間離開　189
色素沈着　211
糸球体濾過量　81
シグナル分子　151
シクロオキシゲナーゼ　29
シクロスポリン　268
　………A　53
止血　19, 156, 176, 210, **218**
自己管理能力　253
自己免疫疾患　**24**, 35, 60, 79, 266, 268
歯根　7
　………吸収　52, 247
　………切除　186
　………象牙質　141
　………粘膜機械受容器　9
　………の破折　213
　………分割抜去　187
　………分離　186
　………離開度　185
　………露出　**96**, 189, 192, 241
歯根膜　6
　………幹細胞　8
　………求心性神経　10
　………咬筋反射　10
　………組織由来　162
　………の破壊　13
　………由来細胞　162
歯根膜腔拡大　**50**, 52, 88, 95, 142, 173
歯根膜線維　7, **8**, 12, 188, 275
歯根膜線維芽細胞　8
支持咬頭　135
支持歯槽骨　8, 50

索引

支持組織　139
歯周安定期治療　200
歯周医学　60, 250
歯周炎　84
　………の再発　204
　………の再発の危険性　201
　………の病態の関係　283
　………の病理組織　12
歯周基本治療　75, 107
歯周-矯正治療　188, 189
歯周形成手術　175
歯周外科治療　**145**, 146, 211
　………用器具　147
歯周-歯内病変　107
歯周組織　6, 283
　………幹細胞　169
　………検査　91, 203
　………再生治療　3
　………指数　247
　………の健康維持・増進　200
　………破壊　282
歯周治療の特徴　106
歯周治療用被覆冠　109
歯周膿瘍　107, **111**, 215, 219, 220
歯周パック　217
歯周病
　………と全身疾患　60
　………の疫学　244
　………の原因　38, 39
　………の検査　91
　………の診断　84
　………の分類　84
　………の罹患率　81, 272
　………のリスクファクター
　　　　　42, 244
歯周病感受性　87
歯周病原細菌　13, **20**, 35, 38, 42, 67,
　75, 228
　………の遺伝子　69
歯周病指数　247
歯周病への感受性　201
歯周病変　146
歯周プローブ　246
歯周包帯　170
歯周ポケット　12
　………除去　180
　………掻爬術　152
　………治療　211

　………内洗浄　**121**, 204, 206
　………の掻爬　108
　………の深さ　110
歯周補綴　192
思春期　**231**, 255, 256
思春期性歯周炎　231
思春期性歯肉炎　53
歯小嚢　6
歯髄炎　136
歯髄検査　220
歯髄電気診　138
システマティックレビュー　245
歯性感染症の分類　207
歯石　44
自然免疫　20
歯槽硬線　**8**, 52, 95, 168, 224
歯槽骨　6
　………吸収　13, 87
　………形成術　156
　………欠損の分類　97
　………整形術　157
　………切除術　156, 158
　………頂　154
　………の吸収　43
歯槽堤形成　175
歯槽膿瘍　111
歯槽膿漏　2
疾患感受性　55
疾患の病因　244
シックル型キュレット　126
シックル型スケーラー　126
実験疫学　244
執筆法変法　129
児童相談所職員　259
歯内-歯周病変　136
歯内治療　109
歯肉　6
歯肉炎　84, 228
歯肉縁下プラーク　15
歯肉縁下プラークコントロール
　115
歯肉縁下ポケット　156
歯肉縁下用・根分岐部用チップ
　131
歯肉縁下用チップ　127
歯肉炎指数　246
歯肉縁上歯石　126
歯肉縁上プラーク　15

歯肉縁上プラークコントロール
　115
歯肉結合組織移植術　176
歯肉溝　150
　………外切開　148, 155
　………出血指数　247
　………上皮　7, 13
　………滲出液　99
　………内切開　161, 165
歯肉固有層　6, **7**, 27, 61, 233
歯肉歯槽粘膜境　**96**, 152, 157, 180
歯肉歯槽粘膜形成手術　175
歯肉歯槽粘膜病変　146
歯肉腫脹　280
歯肉出血スコア　248
歯肉上皮　7
　………の萎縮　266
　………の剥離　266
歯肉切除術　156, 269
歯肉線維芽細胞　269, 272
歯肉線維腫症　267
歯肉増殖　267
歯肉退縮　14, 125, 167
歯肉頂縁切開　165
歯肉膿瘍　111
歯肉剥離　154
　………掻爬術　154, 269
歯肉肥大　216, 268
歯肉辺縁　246
歯肉弁根尖側移動術　156
歯肉弁歯冠側移動術　179
歯肉弁側方移動術　181
歯肉弁の移動　179
歯肉ポケット　12
歯胚　167
自発痛　111
脂肪肝　79
脂肪細胞　65
歯磨剤　141
ジメチルサルファイド　106
歯面研磨　204
シャーピー線維　8, 27
シャープニング　128, 129
若年性歯周炎　232
斜切開　148
遮蔽膜　162, 163
周期性好中球減少症　229, 282
充血　12

周術期　241, 257
周術期口腔機能管理　242, 259
縦切開　148, 165
重層扁平上皮　7
縦断研究　244
重度歯周炎　213
重度慢性歯周炎　101, 208
習癖　109
宿主因子　39, 41, **42**, 106
宿主の感受性　3
樹状細胞　21, 22
腫脹　111
術前投与　273
受動喫煙　262, 263
腫瘍壊死因子　**29**, 36, 57, 63, 77
腫瘍細胞　170
受容床　179
手用スケーラー　125, 126
腫瘍性腫脹　280
手用歯ブラシ　116
受容野　10
循環器疾患　4
順応性　10
消炎鎮痛薬　**112**, 215, 233
上顎洞　224
上顎洞底挙上術　196
上行性歯髄炎　136, 138
蒸散　210
掌蹠の過角化　276
常染色体顕性（優性）遺伝　267
常染色体潜性（劣性）遺伝（子性）
　疾患　276, 283
小帯切除術　182
小帯の付着位置異常　46
小児遺伝性無顆粒球症　87
小児の歯周病　228
上皮棘　266
上皮細胞　23
上皮（性）付着　7
上部構造　194
静脈性出血　218
常用薬剤　235
症例対照研究　244
食細胞　283
食片圧入　108
食物残渣　45, 111, **119**, 215
女性ホルモン　53, 231, 232,
　233, 255
初発因子　39

歯列不正　46, 47, 109, **188**, 189
心筋梗塞　60, 63
人工骨　159
　………移植　159
深行増殖　12
新国際基準　90
心疾患　53
ジンジパイン　18
侵襲性歯周炎　55, 57, 85, 101, 231,
　256, **271**
滲出性炎　13
浸潤麻酔　129, 152
尋常性天疱瘡　53, 87
新生セメント質　151, 162
真性ポケット　12
診断用ステント　198
審美障害　**156**, 177, 188
刃部　126
新付着　151, 153

す

髄管　136
髄床底側枝　136
垂直GBR　174
垂直性骨吸収　134
垂直性骨欠損　52, **159**, 163, 167, 169,
　170, 189, 211, 275
垂直打診　220
垂直マットレス縫合　149, 168
水平的なプロービング　94
水平マットレス縫合　149
スーパーオキシドディスムターゼ
　30
スケーラー　125
　………の動かし方　129
　………の種類　125, 126
　………の把持法　128
スケーリング　108, **124**, 141
スケーリング・ルートプレーニング
　92, 119, **124**
　………の難易度を決める因子
　131
　………を始める時期　125
スティップリング　8, 280
スティルマン法　116, 117
ステロイド　29, 195, **206**, 220, 240,
　266, 279
ストレス　43, 264

ストローク　130
スピロヘータ属　264
スプレータイプ　240
スペースメイキング　164, 165

せ

生活者としての視点　260
生活習慣病　4, 43
生活習慣リスク　203
生活の質　252
制御性T細胞　23, 25
成人期　256
精神疾患　262
生体親和性　160, 163
生体反応　262
生体防御機能　89, 99
正中離開　267
成長因子　151, 166
生物学的幅径　150, 191
性ホルモン　231, 239
生理的動揺　94
セクスタント　247
セチルピリジニウム塩化物水和物
　120
切開　112, 215
石灰化　**44**, 151, 275
接合上皮　**7**, 12, 108
舌習癖　50
摂食嚥下　257
切除療法　156
舌清掃　241, 254
絶対的医療行為　257
切端咬合　47
切断除去療法　185, 186
接着分子　28
舌ブラシ　238, 256
セフェム系　112, 206
セフニジル　207
セメント-エナメル境　12, 165
セメント芽細胞　7, 8
セメント質　6, 7
セルフケア　**107**, 202, 237, 241,
　253, 254
セルフコントロール　116
線維芽細胞　7, 13, **21**, 24, 35
線維性結合組織　7, **8**, 14
線維性歯肉増殖症　156
線維性付着　6, 169

293

索引

前駆細胞　34
洗口液　166
　………タイプ　240
前骨芽細胞　159
先進医療　167
全身因子　39
　………関連歯肉炎　86, 87
全身疾患　60
　………関連歯周炎　86
全身投与　205
全層弁　165
先天性好中球減少症　282
先天的な要因　250
先天的リスクファクター　38, 53
全部層　181
前方運動　135
専門的（口腔）ケア　**76**, 202,
　　　253, 259

そ

走化性　57, 272
臓器移植　**216**, 241, 268
早期接触　**50**, 51, 98, 109, 134
早期発症型歯周炎　271
象牙細管　141
象牙質知覚過敏　14, 141
　………症　220
総抗酸化物質レベル　43
早産　72, 73, 74
創傷治癒　150
増殖因子　166
相対的歯科医行為　257
ソーシャルワーカー　259
側枝　136
促進因子　39
続発性骨粗鬆症　70
側方運動　135
側方力　**134**, 188, 195
組織球症症候群　86
組織再生誘導法　186
組織付着療法　162
咀嚼筋　49, 50

た

タール　43
体液性免疫　**21**, 22, 87, 102
大口蓋動脈　177
代謝性疾患　106

大動脈瘤　68
第二セメント質　7
多因子　106
多因子性疾患　38, 39
唾液分泌低下　256
他家骨異種骨　159
他家骨移植　159
他家骨同種骨　159
多形核白血球　22
　………顆粒酵素　33
多血小板血漿　160
多職種　260
　………連携　258
打診痛　**51**, 134, 138
脱灰凍結乾燥骨移植　161
脱タンパク質ウシ骨ミネラル　161
タッピング　49
縦磨き法　116, 117
タフトブラシ　119
他分野と連携　258
炭酸ガスレーザー　210
単純性歯肉炎　117
単純縫合　176, 181
単純疱疹ウイルス　265
タンパク質分解酵素　30, 32

ち

地域歯周病指数　247
地域の民生委員　259
地域包括支援センター　259
チーム医療　257
知覚過敏　125
　………抑制剤　141
智歯周囲炎　207, **220**, 281
チゼル型スケーラー　127
チャーターズ法　116, 117
中心位　134
中心滑走　135
中心咬合位　134
中性脂肪　65
中等度歯周炎　88
超音波スケーラー　127, 128
超音波歯ブラシ　117
超高齢社会　256, 258
張力　180
直線状切開　148
治療　200
治癒計画　139

　………の修正　91
　………の立案　91
治療用義歯　109
治療用修復物　132

つ

通院高齢者　237

て

低アルカリフォスファターゼ症
　230
低血糖　234
挺出　214
低出生体重　72, 73, 74
低出力レーザー治療　211
堤状隆起　49
低フォスファターゼ症　229, 274
デキストラナーゼ　121
テトラサイクリン　112, 121,
　　　176, **207**, 277
デノスマブ製剤　71
てんかん　**216**, 267, 268
テンション　180
テンションリッジ　48
デンタルプラーク　15, 107
デンタルフロス　118
電動歯ブラシ　117
伝播　228
天疱瘡　266

と

砥石　129
動機づけ　**107**, 113, 256, 273
凍結乾燥骨移植　161
同種骨移植　159
糖タンパク質　27, 44
疼痛　219
動的治療　140
糖尿病　43, 52, 53, **62**, 221, 250
　………関連歯肉炎　87
動脈硬化症　68
動脈硬化性疾患　250
動脈性出血　218
動揺　134, 142
特異抗体　101
特異細菌　3, 4
特発性歯肉線維腫症　267
トライセクション　139

ドライマウス　239
トルイジンブルー　212
トレフィンバー　160
貪食能　57, 100
　………の低下　272
トンネル形成　186

な

内科主治医　269, 281
内向型　279
内斜切開　148, 153
内臓脂肪型肥満　65
内毒素　18, 19, 30
内皮細胞　27
ナイフエッジ状　96
長い上皮性付着　**150**, 152, 153, 154, 162
軟組織治療　211
軟組織のマネージメント　174
難治性歯周炎　86

に

肉芽組織　97, 167
ニコチン　262
　………依存症　262
二次齲蝕　204
二次手術　164
二次性咬合性外傷　50
二次創傷治癒　150
二次予防　253, 254
日常生活動作　234, 259
ニフェジピン　53, 268
ニューキノロン系　235
乳酸-グリコール酸共重合体　164
乳児期早期　283
乳歯の早期脱落　275
乳幼児期　255, 259
妊産婦　255, 258
妊娠関連歯肉炎　255
妊娠時　53
妊娠性エプーリス　233
妊娠性歯肉炎　53, 233
妊娠と関連する歯肉炎　233
認知症　60, **235**, 236, 259

ね

ネイバースプローブ　94
ネオジウム・ヤグ（Nd:YAG）　210

熱ショックタンパク　60
捻転　46, 188
粘膜骨膜弁　165
粘膜皮膚病変　86, 89
粘膜ブラシ　256
粘膜弁　148, 158

の

脳血管疾患　75
脳血管障害　72
脳梗塞　60, 75, 236
脳由来神経栄養因子　166

は

肺炎　75
バイオフィルム　3, **16**, 35, 38, 42, 60, 107, 254
バイオ・リジェネレーション法　167
バイタルサイン　238
ハイドロキシアパタイト　161
排膿　215
排膿路　112, 136
歯ぎしり　49
白板症　279
剥離性歯肉炎　266
剥離性びらん　266
破骨細胞　12, 22, 34
破歯細胞　8
把持法　128
白血球機能異常　283
白血球接着異常症　57
白血病　53, 264, 280
白血病性歯肉炎　280
抜歯　109, 139
歯の移動　47, 57, 132, **188**, 189
歯の形態異常　46
歯の喪失原因　4
歯の動揺　213
歯の動揺度の検査　93
歯の破折　213
歯の病的動揺　200
パノラマエックス線　95
　………画像　95
母親教室　258
歯ブラシ指導　113
パブリックケア　253
パラファンクション　98

バルカン固定法　132
パワードリブンスケーラー　127, 130
反対咬合　47
半導体レーザー　210

ひ

非アルコール性脂肪肝　79
非アルコール性脂肪性肝炎（肝疾患）　66, 79
ピエゾサージェリー　158
光感受性薬剤　212
非吸収性　163
　………膜　**164**, 166, 174
非外科的歯周治療　107
ビスホスホネート関連顎骨壊死　223
ビスホスホネート製剤　71, **223**, 240
ビタミンC　43, 53
ビタミンD　43
ヒト型リコンビナント　169
非特異細菌説　2
ヒト免疫不全ウイルス　52
ヒドロコルチゾン　206
非プラーク性歯肉病変　**85**, 87, 88, 265
肥満　65
肥満細胞　7, **24**, 28, 29
病因疫学　244
標準撮影法　95
病状安定　110, 200
病状進行　110
病態診断　91
病的セメント質　108, 124
表面麻酔　129, 152

ふ

ファーケーションプローブ　183
ファイル型スケーラー　126
フィブロネクチン　27, 31
フィンガーレスト　129
フェストゥーン型　96
フェニトイン　268
フェノール化合物　121, 206
副根管　136
副作用　206
不顕性誤嚥　75
浮腫性紅斑　266

295

索引

不正咬合　188, 272
付着歯肉　6
　………の増大　157
　………の喪失　156
付着歯肉幅　**96**, 156, 157, 180
付着上皮　108
付着性プラーク　115, 119
付着の喪失　87
付着様式　7
フッ化物　120, 202
物理的歯肉縁下プラークコントロール　119
物理的歯肉縁上プラークコントロール　116
物理的プラークコントロール　116
部分床義歯　50, 192
部分層弁　179, 181
浮遊状態　15
プラーク　3
プラークコントロール　92, **115**, 142, 216, 236, 241, 282
プラークコントロールレコード　246
プラーク指数　245
プラーク性歯肉炎　12
プラーク染色液　91
プラークバイオフィルム　84, 275
プラーク付着増加因子　44
プラークリテンションファクター　**44**, 108, 221
ブラキシズム　44, **49**, 109, 272
プラスチックプローブ　197
ブラックトライアングル　192
ブラッシング　116, 141
フラップキュレッタージ　154
フラップ手術　269
フラップの形態　148
プランクトニック　15
プランジャーカスプ　49, 108
不良肉芽（組織）　152, 162
ブルシャイト　45
フレアーアウト　47
フレイル　234, 259
フレミタス　98, 134
プロービング　92
プロービングアタッチメントレベル　248
プロービング時の出血　43, 110

プロービングデプス　142
プロービングポケットデプス　93
プロゲステロン　231, 233
プロスタグランジン　36
プロテアーゼ　179, 181
プロテオグリカン　26
プロビジョナルレストレーション　193
プロフェッショナルケア　190, **202**, 237, 241, 254
プロフェッショナルコントロール　116
プロフェッショナルトゥースクリーニング　202
分岐部整形術　186
分子相同性　68, 69
分析疫学　244

へ

平滑型　278
閉経　53, 70
閉経後骨粗鬆症　70, 240
平衡側　135
ペプチドグリカン　**21**, 22, 35
ヘミセクション　139, 187
ヘミセプター状歯槽骨欠損　97
ヘミデスモゾーム　7, 194
ペリオドンタルメディシン　3, 42, 60, 236, 250
ペリクル　46
ヘルトヴィッヒ上皮鞘　166
ヘルペス性歯肉口内炎　264
辺縁歯肉　246, 280
辺縁不正　278
偏性嫌気性菌　15
ベンゼトニウム塩化物　121
扁平上皮癌　278
扁平苔癬　266, 279

ほ

ボイントン　163
ホウ型スケーラー　127
縫合　153
方向特異性　10
縫合法　149
訪問歯科診療　256
ホームケア　202, 253

ボーンサウンディング　**96**, 97, 143, 154
ボーンスクレイパー　160
ボーンソウ　160
ボーンミル　160
ポケット検査　92
ポケット上皮　12, 152
ポケットスコア　248
ポケット底部　153
ポケット内細菌叢の回復　204
ポケット内洗浄
ポケットの再発　221
保護膜　162, 163
ポジションペーパー 2016　71
保湿剤　240
補助清掃用具　113, 117
保存療法　185
保定　190
ポビドンヨード　121
ポリッシングブラシ　204
ポリテトラフルオロエチレン　164
ホルモン補充療法　71
ポンティック　171, 191

ま

マージン　191
マクロファージ　13, 21, 22
マクロライド系　207, 235
末梢血　67
マトリックスメタロプロテアーゼ　13, 30
マラッセの上皮残遺　8
慢性炎症細胞浸潤　12
慢性歯周炎　2, 12, **85**
慢性腎臓病　81
慢性剝離性歯肉炎　53

み

ミノサイクリン塩酸塩　207
未分化間葉系細胞　163, 169
ミラー像様の歯槽骨吸収　271

む

無細胞セメント質　7
無作為対照研究　244
虫喰い型　278
むせ　234
ムチナーゼ　121

め

メインテナンス 142, 200
メタアナリシス **63**, 77, 245
メタクリル酸 141
メタゲノム解析 102
メタボリックシンドローム 65
メタルタトゥー 211
メチルメルカプタン 104
メチレンブルー 212
メラニン色素 43
　………除去 211
　………沈着 262
免疫機能 43
免疫グロブリンG 102
免疫担当細胞 20, **22**, 102, 272, 281
免疫反応 67
免疫抑制薬 216

も

毛細血管系出血 218
モチベーション **107**, 113, 254
モニタリング 103

や

薬剤関連顎骨壊死 220, 223
薬物性歯肉増殖症 268
薬物配送システム 121, 207
薬物有害事象 235
薬物療法 205, 208

ゆ

有茎弁歯肉移動術 175
遊走能 100
　………低下 283
遊離歯肉 6
　………移植術 175
　………溝 6
ユニバーサル型キュレット
　　126, 127

よ

要介護高齢者 238
要介護者 256
要介護予防 236
横磨き法 116
幼児期 259
予備力 234

ら

ライソゾーム酵素 22, 36
ライフステージ 258
ラウンドバー 147
ラグランジュ 164
ラバーチップ 116
ランゲルハンス細胞 22

り

リウマチ 77
リエントリー手術 143
リグロス 169, 170, 171
リコール間隔 203
リスク 106
　………アセスメント 40
　………因子 40
　………インディケーター 3
　………ファクター 3, 39, 41, **42**, 53, 84, 140, 250
　………マーカー 67
リポ多糖 13, 22
硫化水素 104
両側乳頭弁移動術 182
両親学級 258
良性腫瘍 278
療養型 258
リン酸三カルシウム 161
臨床推論 137
臨床的アタッチメントレベル 142, 145

る

累積的防御療法 199
類天疱瘡 266
ルートトランク 94, 185
ルートプレーニング 108, 124

れ

励起状態 210
レーザー 210
連携 242, 260
連続レジン冠固定 133

ろ

ロイコトキシン 18
瘻孔 136
ローリング法 116, 117

老年期 256

老年症候群 235
老年病 235
露出根面 175

わ

ワイヤー結紮レジン固定 132
ワイヤーレジン固定 133
ワセリン 127
ワルファリンカリウム 217

297

この度は弊社の書籍をご購入いただき、誠にありがとうございました。
本書籍に掲載内容の更新や訂正があった際は、弊社ホームページ「追加情報」
にてお知らせいたします。下記のURLまたはQRコードをご利用ください。

http://www.nagasueshoten.co.jp/extra.html

ザ・ペリオドントロジー 第3版　　　　　　　　　　　　　　　　　　　　　　ISBN 978-4-8160-1358-4

© 2009. 10. 14	第1版 第1刷	編　　　　著	沼部 幸博　梅田 誠　齋藤 淳　山本松男
2014. 3. 18	第2版 第1刷	発　行　者	永末 英樹
2019. 2. 20	第3版 第1刷	印　刷　所	株式会社 サンエムカラー
		製　本　所	新生製本 株式会社

発行所　株式会社　永末書店

〒602-8446　京都市上京区五辻通大宮西入五辻町 69-2
(本社) 電話 075-415-7280　FAX 075-415-7290　　(東京行) 電話 03-3812-7180　FAX 03-3812-7181
永末書店 ホームページ　http://www.nagasueshoten.co.jp

＊内容の誤り、内容についての質問は、弊社までご連絡ください。
＊刊行後に本書に掲載している情報などの変更箇所および誤植が確認された場合、弊社ホームページにて訂正させていただきます。
＊乱丁・落丁の場合はお取り替えいたしますので、本社・商品センター(075-415-7280)までお申し出ください。

・本書の複製権・翻訳権・翻案権・上映権・譲渡権・貸与権・公衆送信権（送信可能化権を含む）は、株式会社永末書店が保有します。
・本書を代行業者等の第三者に依頼してスキャンやデジタル化することは、たとえ個人や家庭内の利用でも著作権法違反です。
　いかなる場合でも一切認められませんのでご注意ください。

JCOPY　＜(社)出版者著作権管理機構　委託出版物＞

本書の無断複写は著作権法上での例外を除き禁じられています。複写される場合は、そのつど事前に、(社)出版者著作権管理
機構（電話 03-3513-6969、FAX 03-3513-6979、e-mail: info@jcopy.or.jp）の許諾を得てください。